U0225626

甜蜜一生由自己（第2版）
1型糖尿病病人自助全书

写给儿童、青少年以及年轻人的书
Type 1 Diabetes in Children, Adolescents and Young Adults

审：张培毅

著：（瑞典）拉格纳·哈纳斯（Ragnar Hanas）

译：黄洁芝和团队

北方联合出版传媒（集团）股份有限公司
辽宁科学技术出版社
沈阳

©2022 辽宁科学技术出版社
著作权合同登记号：第 06-2021-223 号。

图书在版编目（CIP）数据

甜蜜一生由自己：第 2 版 /（瑞典）拉格纳·哈纳斯
（Ragnar Hanas）著；黄洁芝和团队译 . — 沈阳：辽宁
科学技术出版社，2022.11（2024.6 重印）

ISBN 978-7-5591-2605-4

Ⅰ . ①甜… Ⅱ . ①拉… ②黄… Ⅲ . ①糖尿病—防治
—普及读物 Ⅳ . ① R587.1-49

中国版本图书馆 CIP 数据核字（2022）第 135419 号

出版发行：辽宁科学技术出版社
　　　　　（地址：沈阳市和平区十一纬路 25 号 邮编：110003）
印 刷 者：辽宁新华印务有限公司
经 销 者：各地新华书店
幅面尺寸：185mm×260mm
印　　张：28.75
插　　页：4
字　　数：700 千字
出版时间：2012 年 5 月第 1 版
　　　　　2022 年 11 月第 2 版
印刷时间：2024 年 6 月第 5 次印刷
责任编辑：凌　敏
封面设计：张金铭
版式设计：袁　舒
责任校对：栗　勇

书　　号：ISBN 978-7-5591-2605-4
定　　价：98.00 元

联系电话：024-23284363
邮购热线：024-23284502
E-mail:lingmin19@163.com
http://www.lnkj.com.cn

特别声明

For dosages and applications mentioned in this book, the reader can be assured that the author has taken great lengths to ensure that the indications reflect the standard of knowledge at the time this work was completed. However, insulin needs and diabetes treatment must be individually tailored for each and every person with diabetes. Treatment methods and dosages may change. Advice and recommendations in this book cannot be expected to be generally applicable in all situations and always need to be supplemented with individual assessment by a diabetes team. The author and the publishers do not accept any legal responsibility or liability for any errors or omissions, or the use of the material contained herein and the decisions based on such use. Neither the author nor the publishers will be liable for direct, indirect, special, incidental or consequential damages arising out of the use, or inability to use, the contents of this book.

作者已经尽了全力，确保本书的剂量以及使用方法都正确无误并且符合当下的医学知识，但是胰岛素需求以及糖尿病治疗方案的制订因人而异，治疗方式和剂量都可能有所改变。书里的建议不可能适用于所有的情况，糖尿病医疗团队的诊疗绝对不可或缺。如果读者阅读本书，因为对本书的内容解读不当而造成了任何的直接、间接的损害，作者、译者、审阅者和出版公司并不背负任何法律责任。

第 1 版推荐序 1

　　糖尿病是一种以高血糖为主要特征的全身慢性代谢性疾病。儿童糖尿病和成人糖尿病一样，其发病率呈逐年增高趋势，欧美国家发病率较高，亚太地区发病率相对低些。据我们调查，上海市14岁以下儿童1型糖尿病的发病率在1980—1990年是0.65/10万，到2000年为1.2/10万。中国的发病率虽不高，但我国人口众多，全国儿童糖尿病的总人数并不少。

　　小儿任何年龄均可患糖尿病，从出生几个月到青少年，以4~9岁发病最多。有些家长百思不解的是家中几代人均无糖尿病，而孩子怎么会患糖尿病呢！目前认为儿童1型糖尿病的病程进展有6个阶段，即遗传易感、环境因素诱发、胰岛自身免疫反应、胰岛功能受损伤、临床出现糖尿病、最终胰岛功能衰竭。患者有遗传易感基因，在环境因素（诱因）作用下启动了针对胰岛的特异性自身免疫过程，胰岛特异性自身反应T细胞则是导致胰岛功能损伤的直接原因。

　　目前已知1型糖尿病是一种多基因性疾病。致病诱因主要为病毒感染，如柯萨奇B3病毒、柯萨奇A13病毒、埃可病毒、人副肠孤病毒、腮腺炎病毒和脊髓灰质炎病毒，还有一种在仓鼠中发现的微小核糖病毒——Ljungan病毒，感染此病毒的仓鼠会发生糖尿病，也发现新发病的1型糖尿病患者Ljungan病毒抗体阳性。病毒感染可能触发了自身免疫反应而引起糖尿病。除病毒感染外，还有饮食因素，如小儿出生后过早地摄入谷物类，人工喂养的牛奶中含有胰岛素，维生素D缺乏或缺乏不饱和脂肪酸Omega-3均可引起糖尿病。另有研究发现，城市小孩患糖尿病的概率比农村小孩多很多，由于城市小孩良好的卫生状况，肠道菌群改变，影响免疫系统成熟，感染机会少，会降低人群的免疫力，即体内抗病能力差，也易患1型糖尿病。儿童2型糖尿病的发病则与肥胖、家庭遗传密切相关。

　　因为糖尿病是一种慢性病，如果血糖控制不好会发生视网膜病变、肾脏病变、心脏病和神经病变等大小血管病的并发症。因此孩子一旦被诊断糖尿病，父母及亲人均备受精神打击，他们悲伤甚至绝望，年龄大些的孩子同样有心理障碍，他们需要每天测血糖和注射胰岛素，他们不能和周围其他孩子一样吃甜食，这让他们幼小的心灵蒙上阴影，失去童年的欢笑。在20世纪80年代，我们也见到有些家长为了给孩子治病，想尽办法找偏方，吃草药、针灸、练气功，他们希望不要天天注射胰岛素，结果适得其反，因发生酮症酸中毒而再次住院。

迄今为止，糖尿病还不能根治，但糖尿病是可以控制的疾病，在医务人员的指导下，只要父母重视、辛勤付出以及孩子的配合，血糖是可以控制的。这就要求父母及儿童本人尽量多学些糖尿病的知识，要学会如何测血糖、如何注射胰岛素、如何控制饮食和如何坚持体育锻炼，并高度重视预防发生严重的低血糖和高血糖。只要把血糖控制好，孩子就不会发生慢性并发症，就可以和正常孩子一样上学、工作、成家和为社会作贡献。

瑞典Ragnar Hanas 教授是国际儿童和青少年糖尿病学会（ISPAD）的秘书长，在国际会议上我多次和他相遇（本人曾任ISPAD 理事），他在儿童糖尿病的诊治中积累了丰富的经验，并撰写了这本儿童糖尿病科普书。值得庆幸的是中国台湾的黄洁芝女士和黄佳祥先生把本书译成了中文版，这是献给每一位糖尿病儿童及家长的最好礼物。我深信，我们的糖尿病孩子以及他们父母读此书后，会获益匪浅。糖尿病并不可怕，一定要有战胜疾病的信心。我也深信将来糖尿病一定能治愈，美好的明天会到来。

复旦大学附属儿科医院

沈水仙教授

2011年9月

第1版推荐序2

糖尿病是由遗传、免疫、感染、氧化损伤和精神因素等各种致病因子作用于机体导致胰岛功能减退、胰岛素抵抗等而引发的糖、蛋白质、脂肪、水和电解质等一系列代谢紊乱综合征，临床上以高血糖为主要特点，典型病例可出现多尿、多饮、多食、消瘦等表现，即"三多一少"症状。糖尿病患者若血糖控制不佳，可引起多种急慢性并发症，治疗困难，严重威胁患者的健康。

在全世界范围内，学龄前儿童1型糖尿病的发病率每年增加约5%，而在儿童和青少年中每年增加3%。据统计每年约有7万名14岁以下的儿童发展成为1型糖尿病。随着饮食习惯和生活方式的改变，儿童和青少年2型糖尿病患者的数量也在明显增加。

我国儿童和青少年1型糖尿病的发病率约为0.6/10万，属相对低发病区。但由于我国人口基数巨大，1型糖尿病患者的人数甚多。每年新增1型糖尿病患儿2000多人，仅次于美国和挪威。近年来，随着肥胖儿童的增多，儿童和青少年2型糖尿病的发病率也有增高趋势。慢性并发症将严重威胁患者生命安全及生活质量，对我国糖尿病防治工作以及家庭和社会形成巨大的压力。

儿童和青少年糖尿病的诊断和治疗具有一定特殊性和挑战性，主要与其临床表现缺乏特异性，且儿童和青少年处于一个不断生长发育的阶段、饮食和运动具有相对不固定性以及特定的学习生活方式和心理思维模式有关。同时，青少年儿童的依从性普遍较差，父母或看护者的教育、文化和经济水平各异，这些因素在诊疗过程中均需要进行综合考虑。

糖尿病是伴随终生的疾病。患儿和家长通常会经历从对诊断的震惊、怀疑和接受，到对治疗的沮丧、侥幸和期待，以及对预后的迷惘、希望和信心。糖尿病的长期综合治疗包括健康教育、血糖监测、合理饮食、适当运动和药物治疗，每个方面都不可偏废。通过患儿、家长和医务人员的密切配合和正确处理，糖尿病的孩子可以如同常人茁壮成长，成家立业，贡献社会。而治疗和监测中任何环节的失误或不当，均可能导致急性并发症的发生或严重慢性并发症的过早出现。

瑞典乌德瓦拉医院的小儿科顾问医师Ragnar Hanas教授从1983年成为儿科内分泌专家，数十年来致力于儿童和青少年糖尿病的诊断治疗研究和健康教育工作，目前担任国际儿童和青少年糖尿病学会（ISPAD）秘书长，是国际儿童和青少年糖尿病诊疗指南、酮症酸中毒诊疗共识和胰岛素泵共识的主要制订者。Hanas 教授的治疗理念是视孩子为中心，允许他们保持天性，我行我素，而用治疗来配合每个孩子的独特性。他在1998年出版了这本儿童和青少年1型糖尿病指导用书，迄今已发行3版并不断更新充实，被翻译成12 种文字广为流传，已成为众多糖尿病患儿、家长和专业医护人员的良师益友，深受好评。全书共分为39章，内容翔实，深入浅出，娓娓道来。包括糖尿病入门知识、历史与现状、血糖调节机制、低血糖处理、胰岛素治疗、糖尿病监测、胰岛素泵、胰岛素注射技巧及剂量调整和副作用，以及与糖尿病管理密切相关的营养、饮食、体重控制、运动、疾病、生活方式、社会心理因素等。全书还附有170多个医学专业名词解释、索引，以及400 余幅简洁明了的专业图解和幽默睿智的卡通图画。是一部全面细致、通俗易懂，专业性、实用性和可读性极强的参考和指导用书，值得推荐。

非常感谢中国台湾的黄洁芝女士和黄佳祥先生将本书翻译成简体中文并将由辽宁科学技术出版社出版发行，译者作为1型糖尿病患儿家长和病友，感同身受。在翻译中倾注了大量的心血并付出了辛勤的劳动。翻译忠于原著，准确达意，行云流水。相信中国的读者会大获裨益。

回到本书的主题"求人不如求己"，每一位患儿和家长都要努力成为自己的专家。本书的目的是"授之以渔"，唯愿每一位儿童和青少年糖尿病患者都能够"甜蜜一生由自己"。

华中科技大学同济医学院附属同济医院儿科

罗小平教授

2012年1月

第 1 版推荐序 3

随着生活方式的改变和对糖尿病认识的提高，越来越多的儿童与青少年糖尿病被得到正确诊断。目前糖尿病仍是一种不能彻底根治的慢性疾病，是心血管疾病的首位高危因素。正确合理治疗糖尿病，减少其急慢性并发症的发生仍是极具挑战性的难题。

糖尿病需要长期综合治疗，包括合理饮食、适当运动、药物干预、血糖监测以及急慢性并发症监测管理等。有研究表明，糖尿病治疗处理得当，可以如同正常人一样生活、学习与工作，反之，治疗处理不当则易发生急性并发症或过早出现严重慢性并发症，甚至危及生命。

糖尿病是伴随终身的疾病，有研究表明，掌握糖尿病知识越多的患者或家长，越能更好地处理与控制血糖，从而减少或延缓并发症的发生机会。因此，糖尿病治疗很重要的一部分是糖尿病患者需要学会自我管理与监测，成为自我管理疾病的专家，这一点已获得公认。

如今关于成年人糖尿病的中文科普书籍铺天盖地，但专为儿童与青少年糖尿病编写的科普书籍很少。儿童与青少年是一特殊群体，体格与心智均处于生长发育时期，糖尿病诊断、分型与治疗细节有其特殊性。

本书作者Ragnar Hanas 医生是儿童与青少年糖尿病医生、专家，从事儿童青少年糖尿病领域临床和科教工作数十年，积累了丰富的临床和科教经验，作者根据自己数十年的实践经验撰写了本书，并被译为多国文字出版，受到世界范围内广大患者与同行的赞誉，本书已是第3版，每次再版作者均会及时增添新的医学发展内容与观点。

本书分为39章，以通俗易懂的文字，深入浅出、全面细致、详尽地介绍了与糖尿病有关的糖尿病患者可能遇到的方方面面的知识、问题及应对方法，包括糖尿病概念、发生机制、分型、诊断、治疗、血糖监测、胰岛素种类、应用、剂量调整、给药方式、营养饮食、运动、生活、生理或其他疾病状态下饮食、胰岛素的调整、心理、社会问题等，书中内容十分注重细节，点点滴滴与日常生活密切相关，实用性与操作性强，该书不仅是儿童与青少年糖尿病患者不可多得的科普书籍，也是初入糖尿病治疗领域医生受益匪浅的指导教材。

广州市妇女儿童医疗中心内分泌代谢科

刘丽

2011年9月

作者序·致我的中国读者们

全球1型糖尿病儿童和青少年的数量在持续地增加中，由于人类的遗传基因不会改变得如此迅速，所以这个现象看起来似乎是环境的某些环节造成的。而另一方面，年轻人的发病数量却没有改变，在有些地方甚至还减少了。这个观察告诉我们，有一部分人特别容易患上1型糖尿病，而环境中的某种因素正让他们提早患了这种疾病。一般而言，生活水准高的国家也有较高的发病率。在美国和英国15岁前的发病率是0.25%，在加拿大是0.4%，在全世界发病率最高的芬兰是0.6%。世界的其他国家，比如中国，1型糖尿病的儿童是非常少见的，15岁前的发病率只有0.07%。相比之下，越来越多的儿童和青少年体重过重，使得2型糖尿病越来越常见，造成严重的问题。虽然这本书主要针对1型糖尿病，但书中的很多内容也适用于2型糖尿病。

全世界都致力于糖尿病的研究，想找出造成的原因是什么，以及如何才能治愈。在这些研究有所成果前，我们必须要设法让儿童以及年轻的糖尿病患者在生活上尽量自由。自从我在1998年写了本书的第1版后，胰岛素治疗产生了很大的变化：包括新型类胰岛素（速效和长效）的问世以及胰岛素泵的普及。这些发展开启了新的可能性，每个人都可以"量身定做"自己的胰岛素方案，让治疗有更好的搭配，而且更贴近生活。

每个家庭全体动员、努力学习的过程让我非常的感动。一旦知道孩子患上了糖尿病，父母通常愿意付出无限的心力帮助他学会如何与糖尿病生活，绞尽脑汁让孩子生活得很好。孩子们只要学习几周就可以应付日常生活。1年左右，当他们经历过生日派对、度假旅游、运动会以及一些棘手的状况，像感染性疾病、肠胃炎之类的复杂情况后，父母就能挑起重担，成为自己孩子的糖尿病专家。我从这样的家庭学会面对糖尿病，他们的态度让Johnny Ludvigsson教授的说法成真："得了糖尿病一点也不好玩，但是就算有糖尿病，也要活得有乐趣。"

我非常高兴也非常荣幸这本书现在推出了中文简体字版本。我希望本书能使儿童、青少年以及年轻人的糖尿病生活变得更自由。欢迎来信，告诉我你对本书的想法和观点，让我们一起携手改善糖尿病的治疗。

Ragnar Hanas, MD, PhD
瑞典乌德瓦拉医院的小儿科顾问医师
S-45180 Uddevalla，Sweden
E-mail: ragnar. hanas@vgregion.se

推荐序 1

Type 1 Diabetes in Children, Adolescents and Young Adults 2021年中文版出版了，这真是个好消息。此书中文第1版一经发行，立即成为糖尿病病友、家属或看护者的重要参考书。不但糖尿病治疗中心和病房马上备有此书供住院病友和家属借阅，而且许多病友也都出借此书给其他病友和家属研读。它陪伴病友和家属度过刚确诊后的艰难时期，协助他们顺利适应患病后的日子。

40年来，我陪着患有糖尿病的小朋友们成长。病友们由幼儿至幼儿园、小学、初中、高中、大学、就业或上研究所，甚至出国深造。他们克服糖尿病带来的不便和担忧，勇敢地迈向成功。我分享他们的喜悦，也倾听他们奋斗的心酸。许多病友虽罹病多年，除糖尿病外，无其他病痛，定期检查也无并发症。我真为他们感到高兴。但有少数病友不幸致盲或必须进行透析。观察他们的病史，皆可见长期血糖控制不良。他们无法控制好糖尿病的理由有课业重、工作忙、不方便或厌恨糖尿病而不理睬它，以致无法验血糖或按时注射胰岛素。看着他们惊恐和愤怒、无奈地接受严重并发症的袭击，我深感不舍。我总在想：若医护人员能更努力和更有效地宣教，是否能让他们避免如此严重的并发症？

罹患糖尿病是件不幸的事，我们目前仍无法治愈它。科学家们正努力研究根治的方法。恳切地希望大家保持乐观的心情与糖尿病和平共存，努力把它控制好，避免并发症的发生，期待治愈日子的来临。到目前为止，仍无有效药物可预防并发症，唯一可靠的方法是控制好血糖、血脂和血压。控制好糖尿病是我们目前能做得到的。能做得到，却不努力去做，而发生了并发症，那就是无限的遗憾。

习惯造就一个人。好习惯引领成功。我们先养成习惯，习惯再造就我们。培养病友和看护者控制糖尿病的好习惯是防止并发症发生的最好方法。好习惯源自知识、技巧和态度。黄洁芝女士鉴于中国国内针对1型糖尿病的书籍甚少，持续翻译了 *Type 1 Diabetes in Children, Adolescents and Young Adults* 最新版来与大家分享，期望所有与1型糖尿病有关的人都能在糖尿病方面获得更多的知识、磨炼娴熟的技巧和培养积极的态度，进而养成控制糖尿病的好习惯，糖尿病自然会得到良好的控制。尤其在新冠肺炎疫情肆虐期间，她仍孜孜不倦地翻译，期望能最迅速地将新知识分享给大家。她的利他精神真令人敬佩。

　　新版内容更翔实新颖。黄女士的译文通顺达意，文章又经糖尿病专家黄妙珠教授的审校和黄佳祥先生的润饰，适合所有病友、家属和医护人员参阅。

李燕晋

马偕儿童医院儿童内分泌科主治医师

中国台北医学研究部分子医学研究组组长

马偕医学院医学系和生物医学研究所兼任教授

中国台北医科大学医学院医学系小儿科学科兼任教授

E-mail: yannlee@mmh.org.tw　LINE ID: yannlee52

推荐序 2

糖尿病，对一个新罹病儿童或青少年的家庭冲击实在太大了；一开始儿童、青少年及其家人会非常煎熬，父母通常会抱怨自己照顾子女不好而内疚；等他/她们静下心后，要学习一大堆的宣教知识，如介绍糖尿病本身及其慢性并发症、药物（胰岛素）及使用方式、饮食的代换及应用、自我血糖监测、运动的注意事项、高低血糖及生病时的处理等，通常需要至少1周的基础学习后出院，在门诊复查治疗时接受进阶式的宣教。

黄妙珠医师是我敬重的老前辈及学习的榜样，她对糖尿病病人及家属不遗余力：如参加糖尿病冬/夏令营、邀请心理学家辅导病人等，并于2009年6月在中国台湾出版了中文繁体版《1型糖尿病：自由自主》一书，备受好评；这12年来，由于新型胰岛素（超速效及长效）的问世，连续性血糖监测仪器推陈出新，人工胰脏的问世，糖尿病治疗的思维一直在更新，所以最近出版了中文繁体第3版，我拜读后非常感动，这是我从事糖尿病宣教工作超过25年以来所读过最详细的糖尿病宣教书，作者Ragnar Hanas，是瑞典的儿科教授，曾担任过国际儿童与青少年糖尿病学会（ISPAD）主席，他对糖尿病病人所应该知道及遇到的问题都给予了解答，他开宗明义以"求人不如求己"的想法点出了糖尿病儿童、青少年需要成为糖尿病专家、与糖尿病共存，进而过自己想过的生活；本书循序渐进地从设定糖尿病管理的目标、介绍糖尿病及胰岛素、高低血糖、血糖监控、胰岛素剂量调整、营养及代糖介绍、体重控制、心理压力、针头恐惧及厌食症、发烧生病的处理、酒精药物滥用、怀孕、社会活动、旅行、相关疾病、慢性并发症等，最后以"有糖尿病也能活出自己"结束来鼓励这群糖尿病儿童、青少年不要被糖尿病击垮，应该发挥自己的潜力，终究会闯出一片天。这是一本难得的好书，谨以推荐。

罗福松

中国台湾儿童糖尿病协会理事长

推荐序 3

犹记得数年前，在中国台湾出版了中文繁体版第1版《1型糖尿病：自由自主》，其中生动的描述及完全不同形式的插图，让我印象非常深刻。身为一个糖尿病病人，又是内分泌的医师，我非常敬佩原文作者瑞典的Hanas教授，能为1型糖尿病病友及其看护者写出如此贴近生活细节的工具书，真的很不简单。后来偶然机会，我在印度尼西亚峇里岛召开的1型糖尿病会议上遇到Hanas教授本人，还拿了翻译成中文的这本书让他亲笔签名，这更加令我有信心要好好把这本书推荐给我的病友及家人一起来读。今年很高兴经由黄妙珠教授筹划，把中文繁体版同步更新到第3版，其中加入了不少新的胰岛素泵治疗及连续性血糖监测的最新进展，更新了新一代胰岛素的介绍，对于1型糖尿病的治疗有了与时俱进的更新。这本书不强调高深的学术理论，希望能以简单的方式，来了解1型糖尿病，掌握1型糖尿病，进而征服1型糖尿病。我期待它能带给1型糖尿病病友以及家属更多的希望与勇气，特别是在刚发病的家庭，能够有这本非常详细的工具书可以参考。也许1型糖尿病对现阶段的医学来说，依旧无法根治，必须持续注射胰岛素，但是我始终相信只要能控制好血糖，好好去面对它，1型糖尿病就不是大问题！

谨此，诚挚地推荐此书给所有关心1型糖尿病的好朋友们！

林嘉鸿

中国台湾林口长庚 内分泌科医师

作者序（中文繁体版第 3 版）

本书的不同之处在于着重于当生病的人是你或你的家人，你必须成为自己的专家，甚至需要获取比一般医师更多的知识，才能在当下以及未来好好地生活。同时很重要的，你的糖尿病医疗团队也需要有同样的知识，才能够帮助你和理解你。基于帮助和理解的前提是知识，这本书也是写给在职场或其他场合会遇到1型糖尿病的孩童、青少年和成年人的你。

从1998年的第1版到现在，胰岛素的治疗有很大的变化。新的类胰岛素、速效和长效胰岛素都研发并成功上市，胰岛素泵的使用也越来越普及。这些相关章节都有大幅度的增加，让读者可以"量身定做"自己的胰岛素治疗方案。本书也增添了很多连续血糖监测、能预期低血糖功能的新型胰岛素泵以及新型胰岛素的使用技巧。

在今天，无论发病的年龄是多大，标准的做法是从一开始就采用密集胰岛素治疗，学龄前孩童可能发病没多久就佩戴胰岛素泵。计算碳水化合物的教学也越来越普及。我们也把正常血糖范围调降到70~145mg/dL（1mg/dL = 0.055mmol/L），并且教导病人血糖过高的处理方式。如果你查看血糖仪记录，若发现平均血糖值高于145mg/dL就联络你的医疗团队，那么你的A1C很可能维持在NICE（英国国家健康与临床卓越研究院）目标的6.5%或者ISPAD（国际儿童与青少年糖尿病学会）的7%。至于低血糖我们也改变了过往的建议，我们不再建议摄取过多的葡萄糖，只要能把血糖拉高到70~90mg/dL即可。如果超过这个建议分量，那你就需要额外注射胰岛素。此外我们还强调，一定要在饭前注射胰岛素（早餐最好至少提前15分钟注射），才能让胰岛素发挥出最佳功效。

每个家庭全体总动员、努力学习的过程让我非常感动。一旦知道孩子有糖尿病，父母通常愿意付出无限的精力去学会如何与糖尿病共存，绞尽脑汁让孩子的生活过得很好。他们只要几周就能应付日常生活，在经历过生日派对、度假旅游、生病感染、肠胃炎之类复杂的事情后，约1年父母就可以挑起重担，成为自己孩子的糖尿病专家。我从这些家庭学会面对糖尿病，他们的态度让Johnny Ludvigsson教授的说法成真："得了糖尿病一点也不好玩，但是就算有糖尿病，也要活得有乐趣。"

虽然世界各地的经济条件和资源并不相同，但是所有的1型糖尿病孩童、青少年和年轻人都有一样的需求和权利：理解他们的疾病以及获得适当的治疗。我希望本书的最新版可以帮助1型糖尿病的年轻病人和家庭，在过自己想过的生活时，也能把糖尿病控制妥当。

Ragnar Hanas 医师，博士 瑞典哥特堡大学副教授

瑞典Udevella医院儿科部顾问医师 电子邮件：ragnar.hanas@vgregion.se

译者序

小儿子3岁时，我们全家去丹麦度假的时候，他被诊断出患有1型糖尿病，从一开始的心情沉重和手忙脚乱，到慢慢把疾病融入家庭生活、学校和工作，一路走来，孩子已经成年。除了陪他复诊或者帮忙领药，他是自己疾病的专家和管理者，并且也参与这次新版的出版工作。

离本书的上一版出版过了10年，其间很多的病友和家属都希望能出新版，但每次的翻译都是一趟耗时费心的回忆之旅。虽然市面上出现了新的胰岛素、连续血糖监测器和胰岛素泵，但是旧版的基本观念并没有因为时间的流逝而丧失重要性。当孩子得了1型糖尿病，父母双方必须共同投入孩子的照顾，家庭的教育规矩必须凌驾在疾病之上，全家一起享受健康多元有变化的饮食，教导孩子施打适量的胰岛素，鼓励他们保持良好的运动，期待周围的照顾者有同理心，但不要施舍孩子过多的怜悯……这些说来容易，做起来很难，要每个家庭慢慢去摸索。

此外，当孩子大了，我希望能把重心放回自己，和先生无挂虑地出门旅行，并且有多一点的时间陪伴年迈的父母。无奈因为疫情，原本安排要陪同母亲去阿根廷探望老邻居的计划只能作罢，就再次接下翻译的工作。当翻译进入尾声，突然在凌晨接到电话，母亲在加拿大离开人世。

我匆忙抵达−20℃的蒙特娄，走入母亲的公寓，一切安详如旧，电炉上是吃剩下的面线，水槽里有泡着水的碗，浴室有换下来的衣物……好像母亲只是出门买个东西，马上就会回来，然后我们会开心拥抱对方，一起庆祝牛年的到来。

隔离和服丧期间，我吃不下，也睡不着，一面处理事情，一面翻译这本书。翻译完第三十五章时，我抬起头看到阳台外正飘着雪，眼泪也如同雪花片片滴落。回想起母亲告诉我，当年得知孙子生病要打一辈子的胰岛素而替他担忧未来，总是暗地哭泣。后来这些年，看到孙子虽然无法痊愈，但是有很好的治疗和照护，生活和一般孩子并无两样，也就放心了。她在天上，一定非常开心看到这本书的出版，这本书可以帮助很多的孩子和他们努力的家人。

能在这么糟糕的状态下完成这次的工作，要谢谢身边亲爱的家人，以及最有默契的搭档佳祥。也谢谢英国出版社和作者的支持。最后要感谢博绍文教基金会从第1版到现在，这么多年不离不弃地付出和投入。如果本书有什么段落翻译得不够恰当，那是我的责任，请给予指教，我们一有机会就尽快订正。

译者黄洁芝

2021

清明节的中国台北

目录

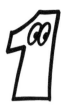

第一章 入门

你或你的孩子刚被诊断出 1 型糖尿病，这是一种缺乏胰岛素的疾病，所以最重要的治疗就是补充胰岛素。血糖可能是高的，因为在诊断前，血糖可能就一直处于高的状态，但请先理解，太多的糖并不是造成这个疾病的主要原因。高血糖通常是因为缺少胰岛素。不过也可能在胰岛素缺乏的情况下，血糖却是正常或是低的，因此需要学习如何去辨识这些不同的情况。

"求人不如求己"是句很有智慧的古老谚语，因为自己动手不但快速方便，也比较能够按照自己的意思进行，而且不需要依赖别人。可是自己动手若用错方法，也是枉然。同理可知，当得了每天 24 小时、无时无刻地陪伴着你的糖尿病时，想要自己好好去管理它，就应该要彻底地了解这个疾病，并且学习如何去处理它。

早期的传统是医师替病人决定胰岛素（insulin）的使用剂量，包括打多少及何时施打，病人乖乖遵从医师的吩咐，不自行做任何调整，我们的诊所却恰恰相反。40 年以来，当年轻病人被诊断出糖尿病后，我们就从最基本的知识开始教起，让他们学习关于这个疾病的种种。慢慢地我们逐步把管理糖尿病的责任交还给他们，在病人还小的时候，我们教导的对象是病人的父母与其他的家庭成员。

通常要花上 1 年左右的时间，病人才会经历到大多数日常生活情况：例如出远门旅行、办庆生会、参加派对、从事激烈运动、生病了等。经历过这些不同的状况后，你对糖尿病的

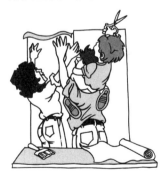

这本书的主题是："求人不如求己"。自己是你唯一能全天候信赖的人，等过些日子，你会成为自己糖尿病最伟大的权威！从一点一滴开始学习照顾自身的糖尿病，就好比学习任何其他的事情，你要勇于尝试，从错误中进步。这个过程中一定会犯错，但是要从错误中学习。事实上，相对别人的错误，你可以从自己的错误中学到更多。

糖尿病诊所的功能像是一个信息交流中心，医疗团队可以把某个家庭想出来的好方法传播到另一个家庭。

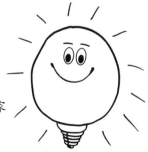

管理越来越熟练，也会对自己越来越有信心。随着你的进步，还可以进行自我观察，挖掘出更多糖尿病的相关体验与知识，反映给医疗团队。这样的交流互动，不但让我们能够更完善地帮助你，也把诊所变成一个信息交流的中心，让建议与新知识在家庭间传播。一些针对糖尿病孩童父亲的研究指出，父亲日常生活的参与以及因而感受到的体验，对孩子的糖尿病治疗影响很大。医疗团队必须先了解父亲参与每日糖尿病生活的感受，再制订孩子的治疗目标[138]。

当然母亲的感受也很重要。如果医疗团队替孩子制订一个长期的血糖目标，而家长觉得根本做不到，那这个目标一点意义也没有。我们的责任是提供家长需要的工具，在家庭生活中能够妥善运作的同时，也让孩子能够达到糖尿病的治疗目标，也就是国内或国际标准认可的血糖值以及糖化血红蛋白（A1C）。

知识并非一成不变，而是随着时间而改变。一些10年前或15年前的建议不见得适用于现在。有时候当我告知病人家庭一些新的发现时，他们会回答我："这呀！我们早已行之多年，只是不敢跟任何人说。"所以，就让我们分享知识并且互相学习吧。

这本书是针对患有1型糖尿病（type 1 diabetes）的儿童、青少年以及年轻人而写的。对2型糖尿病（type 2 diabetes）的治疗只会简短提及但不多加讨论。如果你是2型糖尿病病人，本书对你同样有帮助。这本书里描写的是北美洲和欧洲以及其他大部分地区所采用的治疗方式，当然这些方式也会因为不同的治疗中心而有所改变。我们的目标是找到一个有效管理你的糖尿病的方法，而我们可能可以经由不同的途径达到这个目标。

这是给你参考的书，你不需要把它从头念到尾，也不用把它背起来，书里有些医学专有名词也不是非背不可。如果某些章节让你觉得非常难懂，请不要泄气，等到你拥有比较多和糖尿病生活的体验，再回头读第二遍时，你就会发现知识与生活将重新融合。比较高深艰难的信息我们会额外框起来，提供给想要更深入研究的人参考。句子结尾上标的小阿拉伯数字指向参考文献，你可以在书的最后找到所有的参考资料。

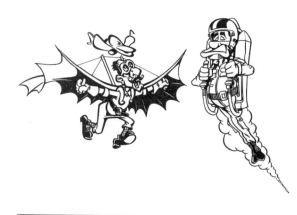

"现在是该用新的错误来取代旧错误的年代了！" —— *Grönköping* 周报

"聪明人与固执人的区别在于：聪明人有能力突破昨日的窠臼。" —— John Steinbeck

"我们要谦卑。今天看起来是大家认可的知识，明天可能就变得完全不一样了。"

请记住，学习有不同的道路。我们一般是把安排好的课程章节，跟全家人一起学习。当然你也可以从跟护理人员随兴的聊天中学习到新的知识，护理人员说话的语调、肢体动作和表情等也透露很多信息。你能在正式的课堂上获得医疗界认可的信息，而借由和医护人员、病友以及其他人的聊天与接触，却可以得到其他非官方的信息。观察他们的肢体语言、表达的内容及方式，更重要的是要留意他们不说什么。复诊看医师也是如此，肢体语言比单纯的口语更能让人留下深刻的印象，很多人在正规及非正规的信息中，通常比较容易记住非正规的信息[740]。

如果你的家族里面有人已经接触过糖尿病（或许某位亲戚或同事），他们可能对糖尿病有了刻板的想法。千万要记住自己或亲密家人得了糖尿病的经验和别人得了糖尿病的经验是不同的。此外，发病初期跟发病多年的治疗方式也会有很大的差异。

很多人会担忧未来，担忧前面道路上的诸多困难。医疗团队会直截了当告诉你糖尿病可能带来的并发症，以及如何做才能尽量延后这些并发症，甚至如何才能避免它们发生。我们的政策是不隐瞒，把所有的一切都说出来。有时你的疑问并没有标准的答案，但是我们还是会努力告诉你全部所知的事情。

在最初的几周里，你将会重新认识自己，你的父母也需要重新定义并探讨亲子关系。当被告知得了糖尿病，会让你对未来产生恐慌，可能会因不知如何面对每天发生的状况而焦虑，甚至没有安全感。但是很快地，你会知道如何面对自己或者自己孩子所处的环境，慢慢地会对活下去越来越有自信。

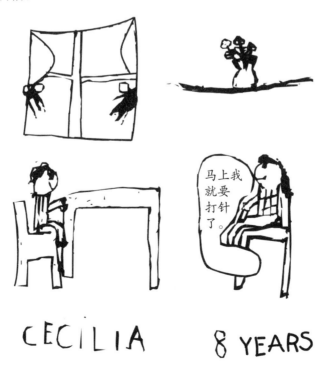

第二章　与糖尿病共存

糖尿病的管理不光是一辈子的胰岛素治疗，也意味着日常生活的永远改变。糖尿病的照顾必须是医疗和教育双管齐下，我们希望年轻的糖尿病病人及他们的父母可以自我照顾，并且按己意过生活。必须要自己控制糖尿病，而不是反被糖尿病控制。一旦能够驯服糖尿病，表示你也能够从容地面对生命中的其他状况。

初被诊断出糖尿病的时候

在瑞典及其他很多国家[78]，刚确诊的糖尿病病人都是在医院接受治疗，住院时间是 1~2 周。有些国家的做法是让新确诊的病人在医院接受 2~3 天的胰岛素静脉注射。这个做法让病人的血糖快速恢复正常，但是和新确诊即以每天多次胰岛素注射的治疗方式相比，两者长期的血糖控制并无差异[357]。在英国少数的医院[1093]及美国大多数的医院[197]，除非病人有酮症酸中毒的症状，否则无须住院，只要在医院的门诊处理，将胰岛素带回家施打即可。随着医疗费用的高涨，不住院可以省下大笔的开销，所以门诊治疗变得越来越普及[196]。门诊治疗方式要搭配 24 小时随时待命的医疗团队，尤其是当病人刚开始接触胰岛素的治疗[196]。根据研究，在门诊接受治疗的病人，其长期的血糖控制（用糖化血红蛋白 A1C 值当指标）和住院治疗的病人不相上下[1093]。无论用的是何种治疗方式，重要的是在最初的 1~2 周，你能够随时联络上治疗团队，他们有责任确保你对糖尿病有最基本的了解，并且能够正确无误地施打胰岛素量。

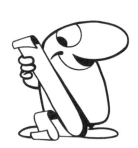

从 1987 年开始，我们中心的所有儿童和青少年被诊断出 1 型糖尿病后，全部采用一天多针（每餐前）的胰岛素治疗，因为这个方式最能模拟发病前身体释放胰岛素的模式。我们提供所有 10 岁以下的孩童

复诊前记得把你的问题记在纸上，免得看诊时却忘记想要问什么了。

"当眼前的问题看起来很严重而无法解决时，记得只要切得够小块，你就可以吃下一头大象。"
——斯拉夫谚语

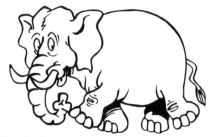

发病的第 1 周通常身陷混乱中，也可能很难理解不同的信息彼此有何关联。试着每次只专注一项信息。第 2 周比较清楚所有的信息后，你会理解相互间的关联。

注射胰岛素的辅助器材"注射口"，把注射的疼痛降到最低。过一段时间后，孩子会尝试使用笔针或针筒，看哪种比较适合。于诊断后的1周内，每个孩子都会装上连续血糖监测器（Flash Libre）。由于笔针最小的剂量是0.5单位，无法准确给予学龄前的孩子更微量的胰岛素，所以我们的标准做法是在诊断后的几周内，替这些孩童配上胰岛素泵，外加能警示高血糖和低血糖的连续血糖监测器（CGM，Continuous Glucose Monitoring）。

每天对于胰岛素的需求是会改变的，尤其在治疗的初期，胰岛素的剂量需要不断地调整。通常在最初的几天施打的胰岛素剂量最高，然后慢慢减少。很多人在打了胰岛素后马上感觉舒服许多，还会因饥饿而食欲大开。这很容易理解，因为病人在被诊断出糖尿病之前的几周，体内就开始缺少胰岛素，体重也会变轻。此时只要将所需的胰岛素剂量调整好，病人要吃多少都可以，食量在几周后会恢复正常。

在前几天，很多年轻病人（还有他们的父母）会感到怨恨、失望以及不公平："为什么是我？为什么是我的孩子？"这样可能会让人无法真正去理解糖尿病。你需要时间来检视自己的感觉，慢慢地适应你和你的家人所面临的处境。在这个阶段，医师及护理人员将大部分时间花在聆听你的感受以及回答问题上，然后他们才会教导你关于糖尿病的种种。这些都是全新的事物，容易感觉到混乱，慢慢地这些新知识如同拼图的碎片，会一片片地排列整齐。在第2周结束时，你应该已经能够理解胰岛素和血糖之间的关系，也会发现血糖值时常忽高忽低，就算是非常严格进行自我监控的糖尿病病人也一样，完美的血糖值是可遇而不可求的。

发病孩童的父母可能会发现他们之间的交流变少了，尤其是当其中一个人背负了大部分照护生病孩子的重任。最理想的情况是父母双方都要参与孩子的照顾，最好在发病的初期跟

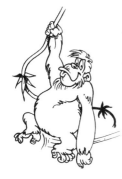

接受胰岛素治疗的1~2周后，你就会觉得好多了。现在你应该把有糖尿病的事告诉你的朋友、同学或同事。一旦他们知道你有糖尿病，即使你做一些他们不懂的事情，譬如测血糖，他们也不会问东问西。就算你担心不知如何开口，只要勇敢说出来，你就会觉得松了口气。

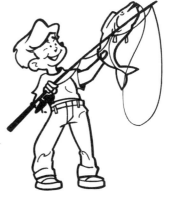

"授人以鱼不如授人以渔。"——中国谚语
越早习惯处理自己的（或孩子的）糖尿病，你就越早准备好面对生活中不同的情况，让糖尿病融入生活里。

公司请几天假，这样才有充裕的时间专心学习孩子的照顾。

大多数的人发现在家管理糖尿病比想象中来得容易。必须要知道低血糖（hypoglycemia）的处理方法，才有足够的自信照顾自己（或者照顾年幼的小孩）。低血糖本身并不危险，而且一开始就要知道轻微低血糖是糖尿病日常生活的一部分，只要学会用葡萄糖片来处理，就很轻松简单。

刚开始的几周，你将会与营养师会面数次，也有糖尿病宣教师会帮助你处理日常生活中的实际问题。即便对所谓"正常"和"适应良好"的家庭来说，糖尿病还是一种会带来很多不便的疾病。

如果可以跟儿童心理师会面，谈谈未来可能会发生的困难也是很有帮助的。日后若真的遇到难题，你已经有熟悉的人选可以求助。

婴儿以及幼童

病人如果是婴儿或是幼儿，我们教导的对象就是父母。虽然父母是主角，还是要留意适当的机会，鼓励孩子参与糖尿病的学习，并且随着他们的成长，逐渐把管理他们本身疾病的责任交付给他们。对小学年纪的孩子，参加糖尿病夏令营是一种不错的方法。对青少年而言，我们鼓励他们主动管理自己的糖尿病。父母的互助团体也是很有帮助的，可以看看你所在的区域有没有这样的团体。

我们的目标是无论发病年龄多低，到进入青春期之前就得学会担负管理糖尿病的主要工作与责任，也就是说一定要明白这是自己要照顾的疾病（不是妈妈或爸爸经常对你绑手绑脚的限制），你才能够把所有的精力集中到生活中其他的事物上。

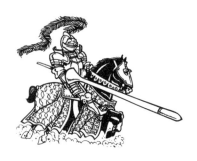

面对他人对糖尿病的看法，你最好的防卫盾牌和盔甲就是知识及自信，这两者可以帮助你辨认和应付别人的偏见以及过时的观念，但很不幸，你时常会遇上这种人。病人与医学界专业人士应该要携手合作，传递更多的糖尿病相关知识，让一般大众对糖尿病有更正确的认识。

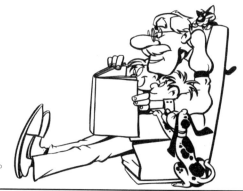

所有的孩子都需要爱与照顾。

复诊

等到一切都稳定下来，每 2~3 个月要复诊 1 次。就算已经上完基本宣教课程，我们还是希望父母双方可以一齐陪孩子复诊。这有两个重要性：一来父母能够彼此坦诚，谈谈因孩子糖尿病造成日常生活的改变以及这些改变带来的影响；二来则是让孩子看到父母同时致力于孩子的糖尿病照顾。尤其当病童的父母不住在一起，双方一起陪同孩子复诊，意义更加重要。就算孩子不常遇到父母其中一方，譬如爸爸，双亲还是都要有能力处理孩子的糖尿病。

有个调查针对父亲参与孩子糖尿病管理的意愿指出，最重要的指标就是父亲是否有请育婴假。有请过育婴假的父亲会主动照顾孩子，因此当孩子生病时，很自然也会致力于孩子的照顾[139]。如果你是一个人单独带孩子，把所有的想法大声说出来。这可以帮助你厘清思绪，看清现况，并做出恰当的决定，如果孩子参与你厘清思路的过程，他也会有所获益。

复诊时，医疗团队会根据检验出来的A1C值（血液中的一种物质），让你知道在过去的2、3个月中血糖控制的情况。A1C的报告采用百分比（所谓的DCCT单位），但是从2011年开始，很多国家使用新的IFCC系统，报告采用mmol/mol（毫摩尔/摩尔）。重要的是一开始就要明白：完美的血糖是不可能每天都达到的。每个有糖尿病的人都经常会有血糖高的情况，庆幸的是，现在的治疗方法可以让暂时的高血糖不会造成太大的问题。

比较重要的是平均血糖（average blood glucose level）要在可以接受的范围里。从发病的一开始就要努力把平均血糖维持在低于 8mmol/L。本书接下来会提供更详细的信息。这样的血糖平均值相对应的 A1C 约是 6.7%。A1C 等于或低于 6.5% 可以降低长期并发症的发生风险，这也是我们替所有新发病的家庭设定的目标。6.5% 是瑞典和英国认定的目标。缓解（蜜月）期间，有些病人的 A1C 甚至可以低到 5.8%，只要当事人本身没有低血糖的问题，都是可以接受的。

大一点的青少年喜欢自己复诊，或者带自己的好朋友或是情侣同来。但是家长还是必须

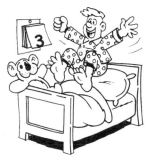

哇，今天是我的生日！这是值得庆祝的一天。就今天，你可以放轻松，不要理会平常的作息与规定。不要过分地限制，如此才能让年轻人快乐开心地回想起他们的生日以及其他特殊的日子。

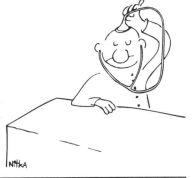

没有糖尿病的身体会自动调节一切，体内的胰脏（pancreas）会分泌适量的胰岛素；但从现在开始，有糖尿病的你就必须要聆听身体的讯息，然后根据所处的情况思考判断，给自己注射适量的胰岛素。

持续参与，确认孩子糖尿病的管理是上轨道的，且一有需要就能如糖尿病教练般上场。如果你跟某人处于稳定交往中，复诊最好请他或她一起来。在某些医疗中心，复诊时营养师也会在场，或者在有需要的时候再找他们。每年我们会要求病人接受一次比较彻底的全身检查以及较完整的血液检验项目。

你还要记得，青春期时，身体的剧烈改变会影响糖尿病，胰岛素需求会增加，一定要学会适时增加剂量。

过自己想要的生活

糖尿病是一种慢性疾病，它影响你此后每一天的生活。试着跟它成为朋友（或者至少不要与它为敌），因为你无法逃脱它，世上还没有任何可以治愈糖尿病的方法。如果生活方式比较规律，那么管理糖尿病可能会比较简单，如果已经习惯随兴的生活方式，那就比较难以融入糖尿病的管理，虽然并非绝对不可能。

无论如何，要过什么样的生活是你的选择，不要让糖尿病去支配你的生活方式。很多人会这么想："现在我有糖尿病了，所以我不能做这个、做那个，可是在发病前，我好喜欢从事这些活动呢！"实际上，绝大多数的活动不只是被"允许"的，你根本就能做得非常好。只要事前稍微预想可能会发生的状况，你还是可以继续从事活动。没有任何活动是完全被禁止的，我们可以边做边学。身为糖尿病医护人员的我们有责任为你的生活，制订出搭配的治疗方案，让你能够过你想要的生活。但是要补充的是在某些国家的糖尿病病人会被法律禁止从事一些特定的行业，譬如军人、警察，或者飞行员。

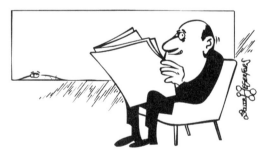

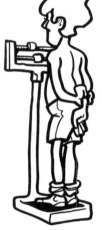

"愚昧让人产生先入为主的观念。"你和你的家人会遇到很多人，这些人以为他们是糖尿病达人。通常他们所知道的糖尿病治疗方法早就已经过时了。在发病的初期，你还在摸索，知识和经验也不够丰富，当你听到一些糖尿病的民间说法，要有所保留，不要马上完全相信。

每次复诊我们都测量你的身高及体重，确认你还是像发病前一样持续地成长。如果你没有注射足够的胰岛素，体重就会减轻，成长也可能会迟缓。而同样的，如果你注射太多的胰岛素（吃太多的食物），体重就会过度增加。

第三章　照顾你的糖尿病

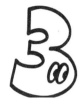

糖尿病管理的目标

有为数众多的国际专家替年轻的糖尿病病人设定出糖尿病治疗的建议规范。其中的一个团体是国际儿童与青少年糖尿病学会（简称 ISPAD，International Society of Pediatric and Adolescent Diabetes）[212]。还有其他的治疗建议，譬如澳大利亚小儿内分泌团体 APEG（Australasian Paediatric Endocrine Group）出版的白皮书[1044]（Handbook on Childhood and Adolescent Diabetes）、《圣文森宣言》[219]（*St. Vincent Declaration*）、《美国糖尿病学会的临床治疗建议》[31]、《加拿大糖尿病学会的临床治疗指引》[1187] 等。

糖尿病管理的一个重要目标是：在质跟量两方面，减少糖尿病带给病人主要的和附加的症状与副作用。在儿童方面，要特别重视他们的成长发育，这也是为什么每次复诊，我们都要测量他们的身高和体重，用来比对标准儿童的生长曲线图。在过去没有适当使用胰岛素的年代，很多孩子无法正常长大，现在已不会有这样的情形了。在激素（hormone）变化大的青春期，必须时常检视胰岛素的治疗方案并且跟随着需要来修正。

糖尿病不应该造成学业和就业的中断。忽高忽低的血糖会降低注意力，因而让你无法好好学习。青少年非常重视朋友圈子，教导青少年如何在社交与良好的糖尿病管理中取得平衡是这个阶段的重点目标。当年轻人慢慢步入成年，建立自己的家庭和拥有自己的孩子变得很重要。而长远来说，避免糖尿病相关的副作用与并发症是终极目标。

治疗的目标

- 日常生活中没有症状和不适。
- 良好的健康和有活力。
- 正常地生长与发育。
- 有正常青少年良好的同伴社交关系。
- 有正常的学习和正常的工作。
- 有正常的家庭生活与繁衍后代。
- 避免长期并发症。

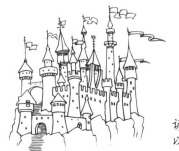

谚语说"我的家是我的城堡"。用知识和动力建造你自己的城堡，以便安全舒适地应对你的糖尿病。

如何才能达到这些目标？

传统的糖尿病管理建立在 3 块基石上面：胰岛素、饮食控制以及运动。胰岛素的使用是最基本的，因为你的身体缺乏制造胰岛素的能力，没有外来的胰岛素就无法存活。但是另外的两块基石却被现代的糖尿病专家们所质疑，尤其是对于儿童以及青少年的糖尿病病人。良好的饮食习惯对任何人都一样重要，适合糖尿病病人的健康饮食基本上和没有糖尿病的人是没有差别的。同理，运动也是一样的。每个人都应该运动，因为运动可以帮助我们健康，以往运动在糖尿病的治疗中占有很重要的地位。运动可以增加身体对胰岛素的敏感度，是糖尿病治疗的重要部分。最好能够尽早找到你喜爱并且可以规律融入生活的运动项目。请参考关于健康饮食跟运动的章节。

瑞典一位小儿科的糖尿病教授 Dr Johnny Ludvigsson 重新定义了糖尿病的 3 块治疗基石：胰岛素、爱、照顾[740]。他的建议跟我们临床实际的观察经验相吻合。糖尿病是一种缺乏胰岛素的疾病，所以当然要把缺少的胰岛素补齐。而爱跟照顾是任何孩童在成长上都需要的，更何况这对于患有慢性疾病的孩子尤为重要。

我自己则要补充第四块基石：知识。中国谚语说：授人以鱼不如授人以渔。

成为自己的专家

你越有动力，就越能够管理好自己的糖尿病。要知道，这是为了你好，可不是为了父母或家人，当然更不可能是为了你的主治医师或护理师。你能把自我管理做到最好的动力可能来自想要在足球场上有好（或更好）的表现；在学校不会低血糖同时也得到好的成绩；获得想要的工作，就算是工作时间不稳定的职位也能得心应手。如果你有糖尿病，一定要成为自己的专家，学会面对生命带来的所有突发状况，并且能够圆满地处理它们。

糖尿病的治疗在最近几年改变很多，可惜一般大众并不知情。你会碰到很多仍保有旧时观念的人，他们还自以为懂得比你多，所以你要能够信赖自己的知识。接下来，如果想要舒服地过自己想过的生活，同时又能够避免糖

现在的糖尿病

瑞典教授Dr Johnny Ludvigsson：
♡ 胰岛素。
♡ 爱。
♡ 照顾。
"得了糖尿病一点也不好玩，但是就算有糖尿病，也要活得有乐趣。"
我要添加第四块基石：
♡ 知识。
自我激励→自我照护。
如果要管理好自己的糖尿病，你必须：
（1）成为自己的糖尿病专家。
（2）比一般医师拥有更多的糖尿病知识。
（3）接纳糖尿病成为生活的一部分，并与它共存。

传统模式

• 胰岛素。
• 运动。
• 饮食控制。

尿病的症状，就必须要比非专科医师知道更多糖尿病的种种。要获取这些知识，不要害怕提出问题，如此才能获得信息，然后把所有的知识都彻彻底底地融会贯通，有疑问就马上联系医师或咨询教师，不要等到复诊再问，因为 3 个月后，你可能已经忘了要问什么了。

　　面对蜂拥而来的善心人士所提供的信息和建议，糖尿病新手很难分辨是否正确。我们相信在最初的几周，当家庭还没有获取足够的相关知识，最好只专心和医疗团队学习。周围的人时常会告诉你说，他们也有糖尿病。问题是他们大部分是 2 型糖尿病病人，病史超过 10 年。我们要明确告诉这些人，儿童和青少年的糖尿病治疗跟成年人惯用的治疗方式有极大的差异。成年人的 2 型糖尿病治疗和现在针对儿童和青少年的 1 型糖尿病治疗完全没有任何相似之处。最近这几年，儿童的糖尿病治疗发展飞速，5~10 年前的信息已经不适用今日了。

　　此外，能够完全掌握自己的糖尿病照顾是最最重要的，因为糖尿病 24 小时跟着你。最好尽早决定，是让你的生活因糖尿病而调整，或决定你想要过什么样的生活，再搭配适合的方式来治疗。我们鼓励年轻的病人要尽可能从开始时就主动参与自己糖尿病的照顾，并期待他们在进入青春期前，就能对糖尿病有良好的掌握能力，因为青春期的孩子已经有很多令他们烦恼的事情，没有多余的时间再来头疼糖尿病。我们观察到，能够良好管理自己糖尿病的青少年，随着成长而来更多自由，他们也比较能够有自信地支配和享用。

可以向糖尿病请假吗？

　　这真的不行，因为糖尿病 24 小时都牢牢黏着你，但你还是可以区分每天的生活以及特别情况下的好时光。大多数人（无论有没有糖尿病）都允许自己有时可以特别享受一下，虽然这些行为并不是非常的健康。如果你平常都过得很健康，那么，偶尔是可以允许自己放轻松一点，在庆祝时来点不那么健康的食物。

　　当你出门旅游度假、参加校外教学或者毕业旅行时，作息一定跟平时在家不同。在这些特别的时候，把血糖控制到完美不是应该追寻的目标，而是能够舒服开心地参与所有的活动。这表示你必须要接受比平常高出一些的血糖，当然也不能高到让你觉得不舒服。

　　如果我们比较以下两种情况：第一种是 365 天中，15 天的"坏"血糖跟 350 天的"好"血糖，而对生活感到满意；第二种是 75 天"没那么好的"（half-bad）血糖跟 290 天的"好"

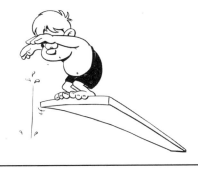

"勇敢前进只让你暂时离开立足点，而怯于尝试则让你失去自己！"——丹麦哲学家 Soren Kierkegaard（1813—1855）负起照顾自己糖尿病的责任真的不简单，但你是唯一的人选。只有你可以 24 小时跟自己在一起，这也是现在和未来唯一能把你的糖尿病照顾得好的方法。

血糖，但却无时不感到沮丧。第一种会是比较好的选择，很多糖尿病病人在重要时刻，譬如学校的考试或者工作的面试时，他们会选择让血糖高一些。这很有道理，因为在这些特殊的场合，避免低血糖比完美的血糖值更重要。

另类及互补疗法

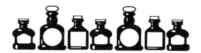

我们时常会被询问关于另类疗法以及其他互补疗法对糖尿病的治疗。在瑞典，法律禁止8岁以下的孩童接受另类疗法。虽然如此，还是有很多家长告诉我们，他们咨询过一些另类疗法的治疗师，也知道一些不同的治疗方式。在芬兰，一位患有糖尿病的5岁小男孩在1991年过世，原因是父母停止胰岛素的使用，改给他一些不同种类草药的蒸气浴。这位男孩的父母以及推广这个疗法的负责人到最后都因为孩子的死亡而必须接受法律的制裁。

在英国有4起类似的案例，胰岛素剂量被调低或者完全被停止，改用不同的治疗方式（祷告、灵疗、特殊食物以及用维生素和矿物质的治疗）。其中3人发生酮症酸中毒，另外1人因为高血糖而体重减轻[434]。美国一位11岁少女的父母只靠祈祷来治疗女儿的症状（未诊断出的糖尿病和酮症酸中毒），父母被控诉轻率过失杀人（reckless homicide）并且判定有罪[710]。

不同于另类疗法，互补疗法就如同它的名称，不是取代既有，而是补助搭配现有的疗法。虽然互补疗法无法取代胰岛素，你还是有可能在其他方面获得帮助助益，譬如帮助你纾解因为和同伴的不一样而产生的愤怒。

我曾经多次跟父母们讨论过这个议题。就我的看法，要注意以下3点：

（1）我们必须彼此诚实。如果你想要尝试另类疗法或者互补疗法，就算我们不同意，你还是要告诉我们。

（2）无论糖尿病病人是孩子还是成人，医师交代的胰岛素或者其他的医疗是千万不能停止的，否则病人的健康会受到很大的威胁。

（3）另类疗法或者互补疗法必须是安全的，不可在任何方面伤害到糖尿病病人。

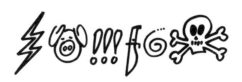

有时候你会觉得再怎么计划还是出错，血糖不是太高就是太低。在这种情况下，最好是把你的检测跟调整暂停1周，休息一下。之后你又可以充满斗志重新开始。休息期间，测血糖只是为了避免低血糖。生命中的很多学习是波浪形的。一旦你越来越熟悉糖尿病，这样的情形就会越来越少发生。

第四章
糖尿病的一些渊源与现况

自古以来,糖尿病就广为人知。古希腊文字中 Diabetes 是指虹吸"流过去",Mellitus 是指"甜如蜜"之意。早期糖尿病被区分为"胰岛素依赖型"(IDDM,insulin-dependent diabetes mellitus)以及"非胰岛素依赖型"(NIDDM,non-insulin-dependent diabetes mellitus)。现在,你可能比较常听到的分类是 1 型糖尿病(type 1 diabetes)和 2 型糖尿病(type 2 diabetes)。

考古学家发现,公元前 1550 年的古埃及象形文字的叙述中就描述了类似糖尿病的症状,这些症状推断是属于 2 型糖尿病的病人。有些人认为 1 型糖尿病相对 2 型糖尿病是比较新的疾病,在两个世纪之前才出现[146]。过去,糖尿病是经由尝试尿的味道来诊断,诊断后也无法提供给病人任何有效的治疗方法。在没有胰岛素的年代,得 1 型糖尿病只有死亡一途,而且通常很快死亡。

1 型糖尿病

绝大多数 1 型糖尿病病人都在 35 岁前被诊断出来。大部分的病人是在童年或青少年时期得了 1 型糖尿病;不过令人震惊的是,近年来有越来越多的年轻人得了 2 型糖尿病。

1 型糖尿病是胰岛素依赖型,一旦确定诊断,就必须马上开始进行胰岛素的治疗。1 型糖尿病病人身体里负责产生胰岛素的 β 细胞(beta cells)经由一个所谓"自体免疫系统(autoimmunity)"的破坏(就是自己的细胞相互攻击)而被消灭了,这个过程最后造成身体无法制造任何胰岛素。没有胰岛素,糖类只能留在血液中,血糖就升高了,尤其在进食后血糖更高,身体只能经由尿液来排除这些糖类。

2 型糖尿病

2 型糖尿病也被称作成年糖尿病,因为发病一般是在 35 岁以后。虽然 2 型糖尿病也称作非胰岛素依赖型糖尿病,但有些病人在后期会变得如同 1 型糖尿病病人一样,也需要注射胰岛素。对 2 型糖尿病病人来说,饮食控制及体重改善是治疗的重点。2 型糖尿病的病人并没有完全丧失本身制造胰岛素的能力,而是逐渐对自身的胰岛素产生抵抗,所以必须使用口服药物来改善。这些口服药物并不含有胰岛素,而是帮助增加身体对胰岛素的敏感度,或者帮助胰脏(pancreas)释放更多的胰岛素。主要治疗采用双胍类(metformin)降血糖药物。

新一代的 2 型糖尿病口服药:胰岛素敏感剂(glitazones)以及 2 型钠 – 葡萄糖共同输送器 –2 抑制剂(SGLT2-inhibitors)是针对成人糖尿病的治疗。这类口服药不但能提高病人对胰岛素的敏感度，同时也可以帮助病人降低体内的血脂以及高血压，只是还不能用在孩童的治疗上。

越来越多来自北美、日本、英国以及其他发达国家和地区的报道显示，很多体重过重的青少年开始得了2型糖尿病，这个现象在女孩里比男孩更普遍[343, 1194]。北美原住民的年轻人和中年人患有2型糖尿病以及心脏疾病的比例已经达到流行病的程度，高到令人担忧[979]。

在某些族群里，2型糖尿病孩童占新诊断出糖尿病儿童病人中的比例非常高。这个比例在不同部落的美国原住民中为10%~100%不等，墨裔美国人约30%，非裔美国人70%~75%[1194]。大部分的非裔美国人都是在酮症酸中毒后，才知道自己得了2型糖尿病[1194]。

胰岛素的历史

- 史上第一位接受胰岛素注射治疗的是一位名叫Leonard Thomson的14岁男孩，地点是加拿大，时间是公元1922年。4个月后，James Havens成为第一位接受胰岛素治疗的美国人。稍后同年在英国也进行了第一次的胰岛素人体试验。瑞典最早的胰岛素注射发生在1923年，那次人体试验中有一位5岁的小男孩，他日后带着糖尿病活了将近70个年头。
- 最早的胰岛素是粉末状或者片装的，打针前要先用水调和。
- 中效型的胰岛素（intermediate-acting insulin）是1936年研发出来的。在这之前，病人每餐前都要打一针短效胰岛素（regular insulin），加上半夜1点的一针来涵盖夜间睡眠时对胰岛素的需求。
- 当年如此密集施打胰岛素被认为是过度要求。自己也有糖尿病的医师Dr. Robert Lawrence于1941年写道："只有经由每天施打4~6次小剂量的胰岛素才有可能维持24小时持续不间断的正常血糖水平……但如此追求完美简直活不下去。"
- 1960年一份研究报告出炉了。这个研究比较1922—1935年间被诊断出糖尿病的人，这群人必须对饮食采用严格的控制以及每天施打多次的胰岛素（每餐前各一针以及半夜加一针），第二组病人则是在1935—1945年间被诊断出糖尿病，他们可以自由进食，一天只施打1~2次的胰岛素。经过15年的比较发现，1935年前的那组中只有9%的病人得了视网膜病变，而在1935年后的第二组，得了视网膜病变的比例高达61%。
- 当时大家对这个研究不以为意，因为大家都比较喜欢当时所谓的"现代"治疗方法：每天施打1~2次的胰岛素。一个例外是美国的小儿科医师Dr. Jackson，他持续要求他的病人每餐前都打胰岛素，搭配睡前一次的中效胰岛素。直到20世纪80年代，饭前打针才又成为糖尿病治疗的主流[613]。我们无须怀疑这个做法，因为很多的研究都已经证明了只有这样，才能够长远有效地减少并发症的发生。就是小孩也应该采用这种治疗方法，并且发现他们都能够遵行。

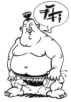

体重过重会让你容易得2型糖尿病，因为长久下来，你的身体无法生产那么多的胰岛素来维持正常的血糖。日本的相扑选手体重200~260kg，只要他们停止密集的训练，得2型糖尿病的风险就会增加。

另外一些造成儿童和年轻人得2型糖尿病的高风险指标是：出生时的体重过轻，家族里有2型糖尿病病史，特定族群（加拿大和美国的原住民、西班牙裔、非裔、日本人、太平洋岛屿居民、亚洲和中东人士），高脂肪低纤维的饮食，少运动，高血压，黑色棘皮病（acanthosis nigricans，又称黑角化病）[343, 979]。

面对越来越多的年轻人得2型糖尿病的现象，可能的解释是，带有平时能够保存较多的能量的祖先基因，以便安然度过饥荒[979]。而今食物富足，这种"求生机能"反而带来问题。譬如比较住在美国的非裔年轻人和住在非洲的年轻人，虽然他们两者的遗传基因都是相同的，前者得2型糖尿病的人数高出后者很多。这告诉我们，对于2型糖尿病，生活方式和饮食习惯这两个因素需要受到更多的重视[1194]。

2型糖尿病如同1型糖尿病，都会造成眼睛、肾脏以及神经的并发症。甚至有研究指出，这些并发症的风险对于同样发病10年的1型和2型糖尿病的青少年来说，后者的风险是前者的2倍[235]。原因是2型糖尿病的症状比较不明显，身体在确诊前已经长时间处在高血糖状态中。

其他类型的糖尿病

成年迟发型自体免疫糖尿病（LADA，Latent Autoimmune Diabetes in the Adult）是出现在成年人身上的一种1型糖尿病，发病原因也是自身的免疫系统产生问题。这类型糖尿病病人的体型都比较瘦，而且也对胰岛素非常敏感。相较1型糖尿病儿童及青少年的短暂"缓解（蜜月）期（remission 或 "honeymoon" phase）"，患有这类型的糖尿病病人一般可以好几年还持续生产一些胰岛素。我们估计，在所有的2型糖尿病病人中的15%（或者体重正常的2型糖尿病病人中的50%），他们其实是得了这种成年迟发型自体免疫糖尿病[1220]。要确认到底是哪一种类型的糖尿病，只要验血检查体内是否有 ICA 及 GAD 抗体在对抗胰脏的 β 细胞（请参考第391页）就知道了[1220]。

有些儿童及青少年得了一种比较少见的遗传性糖尿病，叫作早发成年型糖尿病（MODY，maturity-onset diabetes of the young）[1149]。这类糖尿病病人可以追溯到有很明确的糖尿病家族史。

治疗年轻2型糖尿病病人的方针[1194]

- 改变饮食，减少每餐的分量，尤其是碳水化合物（carbohydrate）和脂肪。
- 养成定时一起和朋友运动的习惯，譬如走路、慢跑、球类的团体运动等也都会带来乐趣。
- 加强学校的倡导。学校小卖部必须贩卖比较健康的食物，以及安排体育课，确保学生定时运动。
- 有些刚确诊的病人在第1周需要施打胰岛素，尤其是那些确诊时有酮体或酮症酸中毒的人。
- 口服抗糖尿病药物如双胍类（metformin）可以有效地治疗年轻的2型糖尿病病人[617]。

有一类 MODY（MODY2）是血糖些微的升高，通常只需要注意饮食，不需要任何其他的治疗。MODY2的病人很少得糖尿病并发症。某些 MODY 可以成功用口服药物（磺酰尿素类）来治疗，其他 MODY 的病人则可能需要胰岛素。如果家族有数代糖尿病史，可以请医师安排遗传基因检查。

此外，还有一种特殊的糖尿病，在出生后 6 个月之内发病的那些永久性糖尿病病人中约占一半，是由于 β 细胞表面调节胰岛素的机构（被称为 Kir 6.2）异常，造成葡萄糖（glucose）不能刺激胰岛素的分泌[385]。这种糖尿病可以用高剂量的口服药片（磺酰尿素类）来治疗[505]。这类型的遗传基因检查是免费的（只需要负担运费），就算已经长大成人，但是只要是在出生后的 6 个月内发病，都可以免费检查。更多信息请参考 www.diabetesgenes.org。

糖尿病有多普遍？

每个国家和地区的糖尿病病人人数相差很大。根据 2017 年的数据，欧洲有 5800 万人患有 1 型或 2 型糖尿病，美国有 3000 万糖尿病病人，加拿大超过 200 万人。

基本来说，生活水平较高的国家和地区，1 型糖尿病儿童的比例也比较高。在美国约 0.25%，加拿大几乎 0.4% 的儿童会在 15 岁之前得 1 型糖尿病。芬兰有全球最高的 1 型糖尿病的发病概率：0.6%。北欧孩童在成年前得 1 型糖尿病的概率是 0.3%~0.5%[668]，美国是 0.2%，加拿大是 0.3%[306]。每个国家和地区的发病概率差别很大，全球估计患有糖尿病的儿童和青

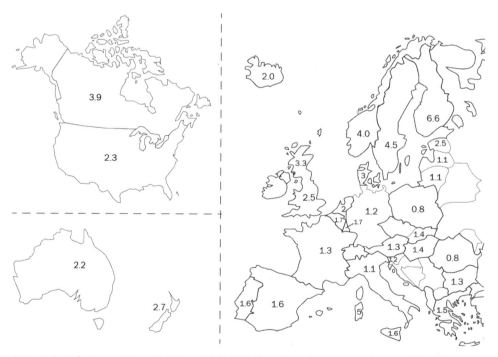

这张地图告诉我们，1000名孩童中大约有多少位会在15岁之前得1型糖尿病[451, 638]。

少年人口为：0~14 岁有 58.6 万，15~20 岁有 110 万[592]。每年估计增加 9.6 万位 15 岁以下的孩童，以及 13.2 万位 15~20 岁以上的青少年得糖尿病[592]。

每年在美国增加 1.8 万名新的儿童糖尿病病人[35]。15.4 万名 19 岁以下的美国年轻人有糖尿病（也就是每 523 人之中就有 1 位是糖尿病病人），使得糖尿病在学龄儿童慢性疾病排行榜高居第二（第一名是气喘）[717]。2 型糖尿病基本上在 9 岁以下的孩童是很少见的，但是在 9 岁以上的比例随着种族不同而差异很大（美国原住民 76%，亚洲 / 太平洋岛民 40%，非裔美国人 33%，西班牙裔白种人 22%，非西班牙裔白种人 6%）[717]。在英国，20 岁以下的 1 型糖尿病孩童和青少年至少有 4 万名，美国的人数是 17 万名[592]。瑞典在 2017 年大约有 7000 名 1 型糖尿病的儿童及青少年，每年增加 900 个 18 岁以下发病的新案例[20]。瑞典 2 型糖尿病孩童和青少年的比例非常低，约 2%，诊断为 MODY 者约占 1%[903]。

我们发现在所有国家和地区，1 型糖尿病的人数都有上升的趋势，特别在年纪小的孩子中[246, 423]。以欧洲来说，1989—1999 这 10 年间，0~14 岁的糖尿病病人，每年增长的人数在 3.2%[396]。英国也发现在过去 20 年，0~14 岁的孩童得 1 型糖尿病的案例每年以 6% 在增长，而相对 15~29 岁族群的发病人数却没有增加[381]。

芬兰有全世界最高的儿童和青少年糖尿病的发病概率，第二高是科威特，第三高是瑞典[592]。在日本，孩童及青少年的 1 型糖尿病是很少见的。虽然日本人口为 1.2 亿（瑞典只有 800 万），但是日本 1 型糖尿病的儿童及青少年的人数少于瑞典[651]。

我们不知道为什么每个国家和地区之间的差异会这么大，唯一的解释是文化与环境的差

治疗成年人（18 岁以上）2 型糖尿病的药物

药物	运作机制	药名
Sul fony lureas （磺酰脲素类）	刺激胰岛素的分泌	Glibenclamide, Glimiperide, Glipizide
Glinides （非磺酰脲素类）	刺激胰岛素的分泌	Nateglinide, NovoNorm
DPP4-inhibitors （二肽基酶 -4 抑制剂）	刺激胰岛素的分泌	Galvus, Januvia, Onglyza, Trajenta
GLP1-analogs* （类升糖素肽 -1 受体促效剂）*	刺激胰岛素的分泌	Bydureon, Byetta, Lyxumia, Trulicity, Victoza
PPAR-gamma-agonists （胰岛素敏感剂）	改善胰岛素的敏感度	Pioglitazone
SGLT2-inhibitors （钠 - 葡萄糖共同输送器 -2 抑制剂）	抑制尿液里的葡萄糖再被吸收回血液	Forxiga, Invokana, Jardiance
Acarbose （阿尔发葡萄糖苷酶抑制剂）	延缓小肠对碳水化合物的吸收	Glucobay

*：注射。

异对1型糖尿病的发病有某种的影响，譬如说，住在英国的亚裔移民得糖尿病的比例高于住在家乡的亲戚[116]。在瑞典，出生在东非国家（索马里、埃塞俄比亚和厄立特里亚）的移民孩童，他们得1型糖尿病的概率是瑞典孩童的一半，而出生在瑞典的东非后裔孩童，得1型糖尿病的概率和瑞典孩童是一样的[557]。

糖尿病会传染吗？

糖尿病是不会传染的！对大人来说，这个说明多此一举，但是孩童的认知不同，要明确告诉他们，把这个讯息确实传达给所有的亲戚和朋友，他们是不可能从你或你的孩子这儿感染到糖尿病的。最好的方式是当你或你的孩子从医院回学校时，把这点向全班同学明确地宣告。最好能请糖尿病宣教师到学校解释，当场示范如何打针及如何测血糖，也可以跟老师同学说明低血糖的症状，告诉大家应该如何帮助你。对青少年来说，诊断出糖尿病后马上告诉朋友是很重要的，不管是为了什么，如果不即时坦白，日后隐瞒的可能性就更高了。坦然告诉别人你有糖尿病，表示你已经接纳它了。

得了糖尿病是因为吃了太多的糖果吗？

绝对不是！吃糖果并不会增加孩童及青少年得1型糖尿病的风险。尤其当你的幼儿有糖尿病时，要告诉他和他的朋友，因为年纪小的孩子总是会怀疑是不是吃了糖果才造成了糖尿病。父母时常会掉入这样的思绪陷阱："如果我们这么做，如果我们没有那么做，说不定我们的孩子就不会得糖尿病。"但是父母不应该自责，因为没有任何方法可以让你的孩子不会得1型糖尿病。

2型糖尿病就不一样了，虽然糖果本身并不会造成2型糖尿病，但是任何超量的热量（糖果、马铃薯、含糖的饮料），或者少量的运动搭配过量的饮食，都与肥胖有直接的关系。如果家族中有2型糖尿病病史，体重过重会让你更容易得2型糖尿病。

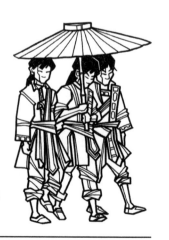

1型糖尿病在北欧国家最常见。日本的总人口虽然是瑞典的15倍，但是日本患1型糖尿病的儿童和青少年的人数与瑞典相近[648]。

第五章 身体的运作

明白身体的运作可以帮助我们理解一般人和糖尿病病人身体上的差异在哪里。如果不熟悉医学词汇，也没兴趣进一步学习，可以略过括号里的专有名词。不熟悉医学词汇并不影响你理解本章的内容。

我们吃入的食物含有三大成分：糖或淀粉（碳水化合物）、脂肪及蛋白质。当我们进食时，淀粉（长链的糖类）经由唾液淀粉酶（saliva amylase）在嘴巴中开始初步的分解。酶（enzyme）是一种蛋白质，能破坏化学物质的聚合力，食物到达胃里由胃液分解，胃中分解告一段落的混合物通过幽门（pylorus）慢慢地推进小肠。

一旦食物进到小肠，就会进一步被胰脏分泌的消化酶分解并与肝脏分泌的胆汁混合均匀。吃糖的时候（譬如当你处于低血糖的状况下），没有任何的糖类会被吸收到血液中而使你的血糖升高。一项成人的研究指出，没有任何糖类可以在口腔中[465]及胃中[400]被吸收。依此研究可知，一个人体内血糖升高的速度是依据食物在胃里被消化的速度而决定的。

我们吃入的碳水化合物被分解为单糖（mono-saccharides）、葡萄糖（dextrose, grape-sugar）、果糖（fruit sugar）以及半乳糖（galactose）。果糖必须先在肝脏转换为葡萄糖才会影响血糖。食物里的蛋白质会被分解为氨基酸（amino acids），脂肪会被分解为小小的粒子［乳糜粒（chylomicrons），主要由三酸甘油酯（triglycerides）组成］。单糖类及蛋白质会直接被送入血管，而脂肪粒要先透过淋巴系统由淋巴管进入血管。

葡萄糖新陈代谢的阶段

（1）用餐时的圆积：用餐时以及用餐后2~3小时之间，从食物里获取到的葡萄糖会被细胞拿来当成燃料使用。同时，肝糖、脂肪及蛋白质也会再度储存齐全。

（2）正餐间的空腹：用餐完毕3~5小时后，食物里的碳水化合物已经被吸收完毕，血糖也开始下降了。这时肝脏里的肝糖会被分解，以便维持血糖的平稳。在这段空腹的时候，这种方法产生的葡萄糖能提供脑部所需要的燃料，因为不像身体其他的部位，脑部无法使用脂肪组织所生产的游离脂肪酸来当作燃料。

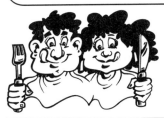

只要见到食物，我们就会开始流口水，身体也会开始做消化的准备。

> **胰岛素的作用**
>
> （1）胰岛素替葡萄糖打开进入细胞的门。
> （2）胰岛素增加肝脏里肝糖的储存。
> （3）胰岛素让多余的碳水化合物转变为脂肪。
> （4）胰岛素也帮助体内蛋白质的合成。

胃及肠的静脉血液会先通过肝脏再抵达身体的其他部位，在胰岛素的帮助下，大部分的葡萄糖会先被肝脏吸收，再以肝糖（glycogen）的方式储存起来。正餐之间、夜晚或者禁食时，这些储存的肝糖就可以释放出来使用。没有被肝脏吸收的葡萄糖则会进入血管带到身体的其他部分。这类的血糖值可以经由手指采血或者血管抽血检测得知。

肌肉也可以储存一些葡萄糖转变的肝糖，但不同于储存于肝脏的肝糖，它不能够随时被释放入血来提高你的血糖水平，它只能在运动时让肌肉组织自己使用。人体储存葡萄糖的能力有限，身体储存的肝糖总量只够一位成人空腹 24 小时之用，孩童身体储存的肝糖在不进食的情况下只够支撑 12 小时 [1050]。

在没有糖尿病的人身上，无论白天或晚上，血液中的糖量总是保持稳定的水平（4~7mmol/L）。就成人而言，这样的血糖水平等于全身血液中含有大约两茶匙的糖。所以对于糖尿病病人来说，一点点的糖，譬如几颗糖果，就能打乱体内血糖的平衡。

我们人体最小的组织单位是细胞，所有的细胞都需要葡萄糖才能正常工作。经由氧气的协助，葡萄糖会被分解成二氧化碳、水以及细胞不可或缺的能量。

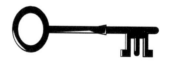

胰岛素

激素控制着我们身体的很多功能。激素经由血液，作用如同钥匙，能"打开"身体功能之门。胰岛素是胰脏里面的特殊型细胞称为 β 细胞所制造出来的激素，这些细胞位于胰脏中的兰氏小岛（Islets of Langerhans），在这些小岛里也存有阿尔发细胞（alpha cells），它的功能是分泌升糖素（glucagon）。兰氏小岛同时还分泌其他能够帮助胰岛内细胞相互沟通的激素。此外胰脏还有一项很重要的功能，就是分泌帮助分解食物的消化酶。就算得了糖尿病，胰脏的消化功能还是可以进行无误的。

胰岛素的重要就在于：它如同钥匙一样，帮葡萄糖打开要进入细胞之门。在你看到或者闻到食物的同时，大脑会传送讯息给 β 细胞，让它们增加胰岛素的分泌 [362]。一旦食物进入胃肠中，特定的激素会传送更多的讯息给 β 细胞，交代它们分泌更多的胰岛素。

β细胞本身配有检测血糖的装置，当它们检测到血液中的血糖过高时，马上反应，分泌适量的胰岛素到血液里。没有糖尿病的人进食时，血液中的胰岛素浓度会急速增高，迅速地把从食物分解来的葡萄糖送入细胞内。也因此就算刚吃完饭，没有糖尿病的人的血糖也才高个 1~2mmol/L [362]。

胰岛素随着血液流向身体各处的细胞，黏着在细胞表面的胰岛素受体（insulin receptor）上，使得葡萄糖能够穿越细胞膜进入细胞来到细胞的表面，收纳周围的葡萄糖并将这些糖运送入细胞。如此一来，血液中的血糖水平就能保持恒定。

不是所有的细胞在吸收葡萄糖这件事情上都需要胰岛素的帮助。有些"不依赖胰岛素"的细胞无须胰岛素，直接拿取血液中一定比例的葡萄糖。这些细胞位于脑、神经系统、视网膜、肾脏、肾上腺（adrenal glands）、血管、肠黏膜以及红细胞中。

有些细胞不需要胰岛素就能够吸取葡萄糖，这回事乍看之下好像不合逻辑。但在身体没有充裕葡萄糖的紧急状况时，胰岛素随之停止生产，保留珍贵而少量的葡萄糖给上述那些最重要的器官。但是对糖尿病病人而言，如果你的血糖过高，这些不需要胰岛素的细胞就会吸取过量的葡萄糖。长久下来，过量葡萄糖的摄取会毒害这些细胞，造成糖尿病病人的这些特定器官受到损害。

就算不吃饭或在睡觉时，身体还是需要少量的胰岛素来调节肝脏所释放出的葡萄糖，空腹时的胰岛素需求被称为基础胰岛素量（basal insulin level）。进食需要的胰岛素则被称为餐前胰岛素（boluses）。没有糖尿病的人自己每天分泌的胰岛素里，40%~50% 是用来当基础胰岛素 [118]。

身体会将食物中大部分的碳水化合物以肝糖的方式储存在肝脏里面。如果你吃的超出身

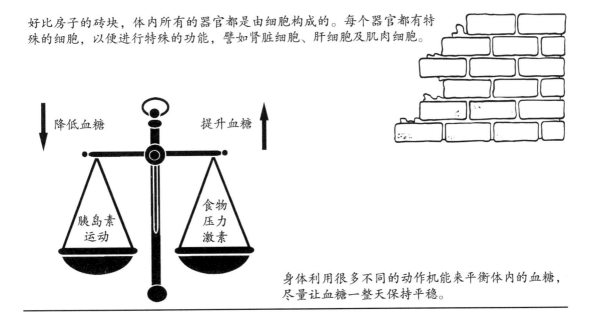

好比房子的砖块，体内所有的器官都是由细胞构成的。每个器官都有特殊的细胞，以便进行特殊的功能，譬如肾脏细胞、肝细胞及肌肉细胞。

降低血糖　　　提升血糖

胰岛素
运动

食物
压力
激素

身体利用很多不同的动作机能来平衡体内的血糖，尽量让血糖一整天保持平稳。

体所需，多出来的碳水化合物也会被转换成脂肪储存在脂肪组织内，人体几乎有储存无限脂肪的能力。分解后得到的氨基酸则无法储存。如果一段时间没有进食，肝脏会把氨基酸转换为葡萄糖，但这代表这些氨基酸是从身体组织分解出来的，因为人体无法储存氨基酸。

身体不知道它有糖尿病

在理解糖尿病病人的身体如何运作时，要记住：你的身体并不知道它有糖尿病。身体还是以为它没有糖尿病，还以为能够分泌胰岛素，所以持续按照原来没有糖尿病的模式运行着。就算需要补充外来的胰岛素，你的身体还是无法理解出了什么差错，因为它不知道发生什么事。虽然身体不知道，但是你知道。你的头脑可以帮助你了解，当胰岛素的分泌停止时会发生什么事情。在面对一些特殊状况的时候，要能够停下来思考为什么你的身体要这么反应，更重要的是，该如何回应你的身体。

没有人天天过着一成不变的日子。你的生活每天都不一样，所以对胰岛素的需求也日日不同。如果没有糖尿病，β细胞会自动调节。但是现在全靠你自己了，你要洞察身体每天的反应，决定在不同情况下如何调节胰岛素。

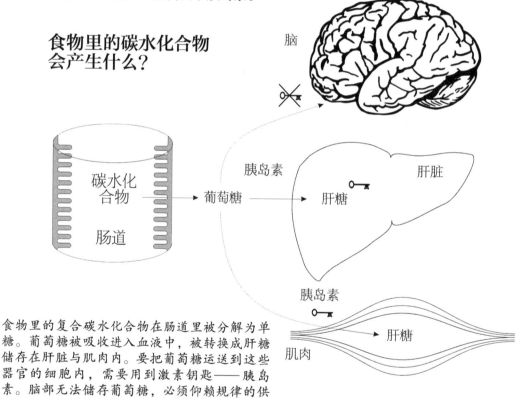

食物里的碳水化合物会产生什么？

脑

碳水化合物　肠道　→　葡萄糖　　胰岛素　　肝脏　肝糖

胰岛素　　肝糖　　肌肉

食物里的复合碳水化合物在肠道里被分解为单糖。葡萄糖被吸收进入血液中，被转换成肝糖储存在肝脏与肌肉内。要把葡萄糖运送到这些器官的细胞内，需要用到激素钥匙——胰岛素。脑部无法储存葡萄糖，必须仰赖规律的供给才能良好地运作。神经系统及一些特定的细胞不需要胰岛素的帮助就能吸收葡萄糖。短期来说，好处是就算没有胰岛素，上述细胞也不会缺少葡萄糖。但是长期下来，对糖尿病病人而言，缺点是在血糖偏高的时候，神经细胞内的细胞也将暴露在高浓度的葡萄糖下而受到伤害。

身体的构造

进食时，食物经由口腔食道进入胃里。在食物还没有通过幽门进入小肠前，糖分是无法吸收进入血液里的。在小肠和大肠，食物进一步被胰脏释放的酶分解后就会被肠壁上的绒毛所吸收。

小肠非常长（成人的长度是3~5米），它卷曲盘绕在腹腔里，小肠的前端是十二指肠，长度为25~30厘米。

离开小肠后，食物进入了大肠（1.5米），大肠环绕着腹腔，最后是直肠。

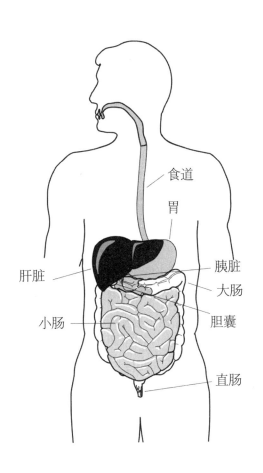

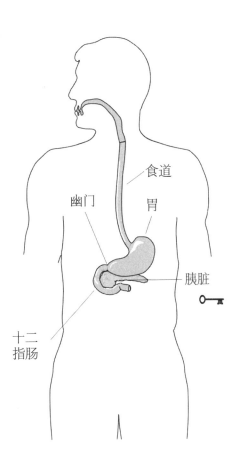

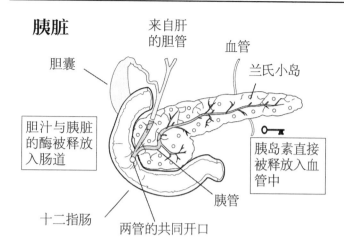

胰脏

胆囊

来自肝的胆管

血管

兰氏小岛

胆汁与胰脏的酶被释放入肠道

胰岛素直接被释放入血管中

十二指肠

胰管

两管的共同开口

"我现在是你的胰脏。但是有一天，当你长大了，也学会照顾自己，你的头脑就会成为你的胰脏。"——国际糖尿病联盟（IDF, International Diabetes Federation）的前主席，Maria de Alva的妈妈。

胰脏约如你的手掌般大小，位于左肋骨下方腹腔的后面，靠近胃。胰脏有两个主要功能：① 是分泌消化食物所需要的酶；② 是分泌胰岛素帮助血糖的控制。胰脏里约有100万个兰氏小岛，岛里的β细胞生产的胰岛素直接释放到胰脏内的小血管里面。

胰脏分泌的酶经由胰管运送到十二指肠，与来自肝脏和胆囊的胆管汇合，由共同开口进入十二指肠。如果胆汁和小肠的内容物含有细菌或病毒回流到胰管，可能造成感染并引发糖尿病。

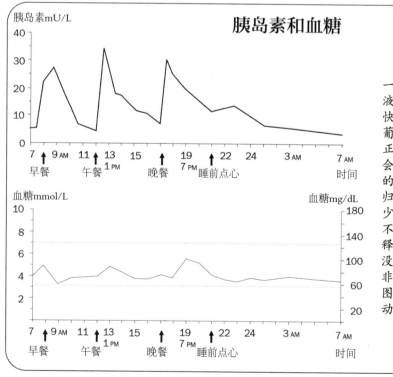

胰岛素和血糖

没有糖尿病的人

一个没有糖尿病的人，血液中的胰岛素会在进食后快速升高[874]。当食物里的葡萄糖被吸收，血糖回到正常，血液中的胰岛素又会下降到基础浓度。体内的胰岛素含量永远不可能归零，因为身体总是需要少量的基础胰岛素来调稳不进食以及睡觉时从肝脏释放出来的葡萄糖。

没有糖尿病的人，血糖是非常平稳的，如同左边的图表[765]，正常的血糖值波动在4~7mmol/L之间。

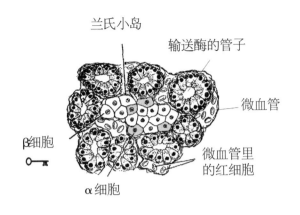

兰氏小岛

输送酶的管子

微血管

β细胞

微血管里的红细胞

α细胞

兰氏小岛

用显微镜观察兰氏小岛，不但可以观察到分泌胰岛素的β细胞，也能够看到分泌升糖激素的α细胞。这两种激素分泌后都会直接释放到血液中。β细胞有内建的血糖检测功能，血糖高的时候胰岛素会被释放，血糖降低的时候胰岛素的分泌就近乎停止。当血糖低于正常水平时，就会释放升糖激素。这些小岛里还分泌一些能够帮助细胞相互沟通的激素。

兰氏小岛非常微小，直径只有 0.1 毫米。成人所拥有的兰氏小岛加起来可以装载 200 单位的胰岛素，总体积不大于指尖。

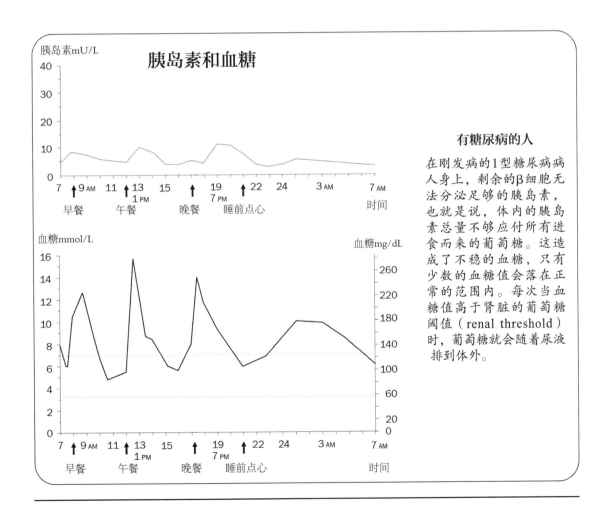

有糖尿病的人

在刚发病的1型糖尿病病人身上，剩余的β细胞无法分泌足够的胰岛素，也就是说，体内的胰岛素总量不够应付所有进食而来的葡萄糖。这造成了不稳的血糖，只有少数的血糖值会落在正常的范围内。每次当血糖值高于肾脏的葡萄糖阈值（renal threshold）时，葡萄糖就会随着尿液排到体外。

细胞的新陈代谢

健康的细胞

食物的糖分被小肠吸收后以葡萄糖和果糖的方式送入血液，葡萄糖要先进入细胞才能被当成能量使用或者进行其他代谢作用。胰岛素这种激素似是开门的钥匙，让葡萄糖可以穿过细胞膜。一旦葡萄糖进入细胞，氧气会帮助葡萄糖转化成二氧化碳、水及能量。二氧化碳会被运送到肺部，通过呼吸排出体外。

有了能量，细胞才能正常地运作，同时葡萄糖也会转化成肝糖储存于肝脏和肌肉内。但我们的大脑是一个例外，完全无法储存任何种类的糖分，必须依赖血液持续不间断地提供葡萄糖。

饥饿时

在无法进食的时候，身体的血液里就没有葡萄糖，这时有可以打开细胞门的胰岛素就没什么帮助。在没有糖尿病的人身上，一旦血液中缺少葡萄糖，胰岛素的分泌就会自动停顿，使得血液中的胰岛素浓度立刻降低。此时α细胞发现低血糖了，会分泌升糖素送到血液中，指示肝脏分解储存的肝糖以释放出葡萄糖。当身体处于饥饿，除了上述的调节功能以外，身体也会分泌其他的激素：肾上腺素（adrenaline）、皮质醇（cortisol）以及生长激素（growth hormone）。

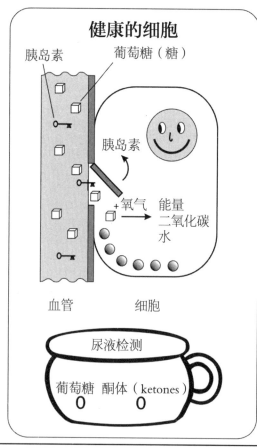

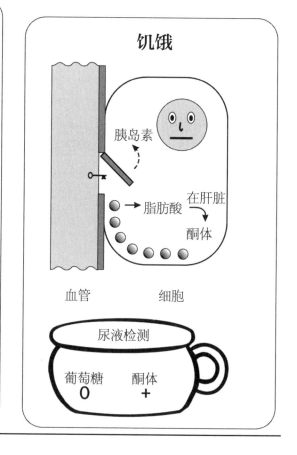

如果持续不进食，身体会使用下一个储备系统来获取葡萄糖。利用肾上腺素的帮忙，脂肪可以被分解为脂肪酸和甘油。脂肪酸在肝脏进一步被转变成所谓的饥饿酮体（starvation ketones），甘油则被转变为葡萄糖。在绝食或者生病严重到无法进食的时候，譬如肠胃炎，这样的情况就会发生。

全身的细胞（除了脑部）都可以燃烧脂肪酸以获取能量。而只有肌肉、心脏、肾脏及脑部可以燃烧酮体以获得能量。在持续不进食的状况下，酮体会提供脑部所需高达 2/3 的能量[692]。孩童比成年人更快速、更大量地产生饥饿酮体[508]。在没有葡萄糖的时候，细胞也会使用些许酮体以获取能量。因为酮体的功能是备用能量，它会减少低血糖产生的肾上腺素，进而降低肝脏释放出额外的肝糖。如果身体长期绝食，肌肉组织的蛋白质也会被分解为葡萄糖来使用。

糖尿病以及胰岛素的缺乏

糖尿病和胰岛素缺乏

葡萄糖（糖）

脂肪酸

在肝脏

酮体

血管　　　　细胞

尿液检测

葡萄糖　　　酮体
+++　　　　+++

1 型糖尿病是一种身体缺乏胰岛素的疾病。没有胰岛素，葡萄糖无法进入细胞。细胞的回应就如同上面描述的饥饿情况，身体会试着提高血液里的血糖。身体的认知以为是血液中缺乏葡萄糖造成细胞无法得到葡萄糖。所以体内的肾上腺素及升糖素会更进一步指示肝脏把储存的肝糖以葡萄糖的方式释放出来。

事实上情况并不是因没有食物所造成的，而是血液里已经有太多的葡萄糖，多到需要跟着尿排到体外。细胞里正制造出脂肪酸（fatty acids），这些脂肪酸在肝脏里被转变成糖尿病酮体（diabetes ketones），而酮体也随着尿排到体外。如果不及时治疗，可能会发展成酮症酸中毒。只有马上补充胰岛素，让细胞再次正常运作，才能够终结这种恶性循环。就算血糖不高，升高的酮体表示胰岛素的缺乏。只要感觉头昏或呕吐，一定要检测酮体。"饥饿酮体"及"糖尿病酮体"有相同的化学结构，但是产生的原因不同，两者反映不同的情况。

2型糖尿病

本书是关于1型糖尿病，但因为很多人会混淆1型糖尿病和2型糖尿病，所以我们把重点整理如下，方便你解释给身边的人听。

没有接受治疗的2型糖尿病

没有接受治疗的2型糖尿病病人通常都因体重过重的关系，葡萄糖越来越难进入细胞。胰脏分泌更多的胰岛素，但已经没办法分泌够多到可以把葡萄糖都带入细胞内。这个胰岛素分泌的增加可以经由测量血液里的C胜肽（C-peptides）得知，C胜肽是和胰岛素一起生产的化合物。高C胜肽代表2型糖尿病。1型糖尿病病人通常可以检验出β细胞的抗体，但不太可能出现在2型糖尿病中。此外，1型糖尿病常见的酮体也不太会出现在2型糖尿病中。

采用口服药治疗的2型糖尿病

治疗2型糖尿病最重要的基石是运动和饮食，同时使用口服药治疗也很常见。二甲双胍类口服药是常见的治疗，用来减少胰岛素的抵抗，让残存分泌的胰岛素更加有效率。如果这些还不够，还有其他药物的选择，但都是只适用于成年人。如果这些药物依旧无法有效改善，可能需要展开胰岛素的治疗。

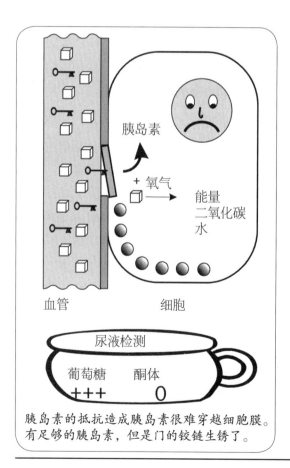

胰岛素的抵抗造成胰岛素很难穿越细胞膜。有足够的胰岛素，但是门的铰链生锈了。

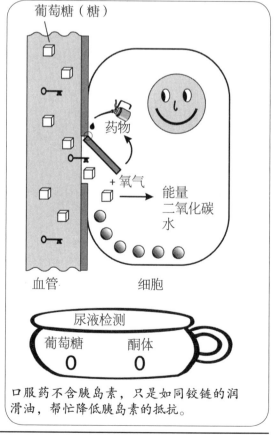

口服药不含胰岛素，只是如同铰链的润滑油，帮忙降低胰岛素的抵抗。

第六章　高血糖

当体内血糖浓度太高时，过多的糖分就从尿液中排出。多尿就是体内相当多的水分随着过多的糖分一起排出造成的结果。得糖尿病的第一个症状很可能是感觉非常渴，还有常常需要去洗手间。一旦体内失去大量的水分，皮肤以及黏膜都会变得很干燥。干燥还会使得女性和女孩子的下体发痒；但它下体痒也可能是因为高尿糖造成的菌类感染而引起的。此外，当血糖值超过 14mmol/L 时，体内专门对抗外来病菌的白细胞也无法有效率地执行它们的任务[63]。

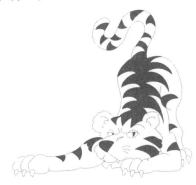

糖尿病病人呕吐是一种警讯，因为呕吐是胰岛素缺乏的第一个征兆。无法喝水的孩子会很快地虚弱，马上就病得很严重。如果你不确定该如何处理这个状况，赶快联络糖尿病医疗团队。

胰岛素缺乏会对身体造成什么后果？

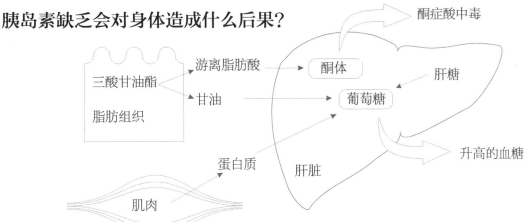

没有糖尿病的人在血糖低的时候，体内胰岛素的量也会降低，这样的反应是符合逻辑的。低量的胰岛素让身体知道，应该要把更多的能量送到血液去。这个过程会启动一连串的激素分泌，包括肾上腺素、皮质醇、升糖素以及生长激素，以刺激酮体及葡萄糖两者的生产。如果正处于饥饿状态下，脑部可以把酮体当成燃料来使用。然而糖尿病病人，若不接受治疗或者治疗不够，血糖变高的同时体内的胰岛素浓度仍很低，身体对此混淆不清，仍照（糖尿病发作之前）低胰岛素的模式来响应体内的高血糖，也就是说，如同饥饿状态那样地供应更多的能量到血液中。血液中的酮体因而更增加，可能会发展成酮症酸中毒。所以就算你什么也不吃，血糖还是会持续升高。

缺乏胰岛素的症状

如果你每天胰岛素注射的总量中，只有小部分是中效或长效型，以下所描述的症状会比较快出现。因为泵里面装的是短效或速效胰岛素，所以泵用户会对胰岛素的缺乏更加敏感。

（1）酮体的产生：

→ 恶心、呕吐。

→ 疲累。

→ 腹部疼痛。

→ 呼吸急促，呼出来的气体有丙酮（acetone）的味道。

→ 胸痛或胃痛，伴随呼吸困难。

→ 嗜睡。

→ 糖尿病昏迷（coma，酮症酸中毒造成失去知觉）

（2）储存能量的损耗及肌肉组织的分解：

→ 虚弱。

→ 体重减轻。

→ 成长迟缓（长期的胰岛素缺乏）。

如果血糖只是短暂的升高（譬如在饱食一顿大餐后），你可能感受不到血糖升高了。对大多数人而言，就算血糖高至 16~18mmol/L 之间，他们也觉得还好，可能会有点累、有点渴，但是不会像低血糖的征兆那么明显。一项研究比较成人在两种血糖值（8.9mmol/L 及 21.1mmol/L）状态下的神经心理功能（检测项目为：一般动作能力、专注力、反应时间、学习和记忆），发现无论哪一个血糖值，受测人的功能都没有表现出任何的差异[322]。但是切记，在体内没有足够胰岛素而使血糖升高的状况下，身体可能在 12~15mmol/L 的血糖值就开始产生酮体，让你觉得不舒服。这个不舒服不是高血糖，而是缺乏胰岛素所引起的。

当身体没有足够的胰岛素

缺少胰岛素会导致细胞内的葡萄糖匮乏，酮体因而产生，以供应细胞足够的能量。当体内有很多的酮体时，会产生一些令人非常不舒服的感觉。对幼儿来说，恶心与呕吐往往是体内酮体过多的最先症状。譬如孩子就寝前忘了打胰岛素，早上起床很可能觉得恶心想吐。所以当糖尿病孩童呕吐时，第一步要先确认体内是否缺少胰岛素（或许忘了打针），再探讨其他的可能性，譬如孩子生病了，需要比平时更多的胰岛素。无论是什么原因，如果没有马上采取正确的措施，很快会转变成危急的情况！

请记住，当身体缺少胰岛素的时候，就算不吃任何的食物，体内的血糖也会升高，因为光是胰岛素的缺乏就能够引发肝脏释放肝糖以及其他激素分泌的一连串反应，以便迅速弥补细胞里缺少葡萄糖的问题。这很符合逻辑，记得我们之前说的"身体不知道它有糖尿病"，所以当细胞需要葡萄糖时，身体就释放更多的葡萄糖来供给细胞，它没有想到，其实缺少的是胰岛素。

高血糖的处理

我们一般建议，只要血糖值高于 8mmol/L，就应该施打修正剂量来降低血糖。如果连续几次测出来的血糖值都过高，那么最好检查一下血液或者尿中是否含有酮体。如果没有发现酮体，那么就表示细胞并不处于饥饿的状态。如果没有感到任何不适，就等到下次进餐前再

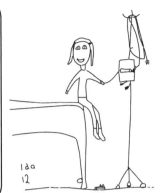

高血糖的症状

（1）尿糖：

→无论白天或夜里，时常去洗手间。

→每次的尿量很多。

→丧失水分：

口腔干燥、口渴。

皮肤和黏膜的干燥。

→没有体力。

（2）体重降低，虚弱。

（3）视力模糊。

（4）无法集中注意力以及坐立难安[984]。

酮症酸中毒需要经由点滴补充胰岛素与水分来治疗。造成酮症酸中毒的原因总是胰岛素缺乏。如果糖尿病者在诊断前有持续一段时间的口渴和多尿，这些症状都指向胰岛素缺乏，确诊时也经常同时诊断出酮症酸中毒。

测血糖。如果血糖还是过高，请根据修正系数增加餐前胰岛素的剂量。

如果高血糖持续数小时，并且伴随着尿酮或者血酮，很有可能是因为体内的胰岛素量过低，这时候应该以每千克体重 0.1 单位施打额外的剂量。关于如何解读血酮测试。如果已经施打额外的胰岛素，可是酮体的浓度却持续升高，你要赶快联络医院或糖尿病医师。当血液中出现超过 3mmol/L 的酮体，或者尿液测试出大量的酮体时，都指出你正朝着酮症酸中毒的方向前进[1166]。只要感到不舒服，或者因为血糖和酮体而担忧，请勿迟疑，马上联络医疗团队。

在胰岛素过少的情况下，血糖会升高，尿液和血液会测出酮体。但是在补充胰岛素之后，就更难解读尿酮试纸的测试结果。在这种情况下，采用血液的酮体测试能提供比较正确的信息。酮体有两种：β-轻丁酸（beta-hydroxybutyric acid）及乙酰乙酸（acetoacetate），尿液只能测出后者。一般来说，当胰岛素缺乏时，这两种酮体都会增加。一旦体内补充了胰岛素，就不会继续产生酮体。只是这时候如果测试尿液，却会发现酮体含量增加了！这是因为 β-轻丁酸会被转变为乙酰乙酸，所以尿酮的测试会显现更多的酮体[692]。但是实际上，所有酮体的总量是往下降的。

酮症酸中毒（ketoacidosis）

无论什么理由，当身体的脂肪被分解时，就会产生酮体。正常情况下，酮体会被肌肉、心脏、肾脏及脑部拿去当燃料。可是对糖尿病病人而言，当体内缺少胰岛素（不管是忘记打针、生病或是遇上生长加速期而需要更多的胰岛素），

酮症酸中毒可以很迅速地进展到危及性命的状态，必须要住院接受适当的治疗，静脉点滴注射（intravenous injection）胰岛素及水分。

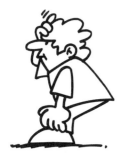

低血糖的症状一般比较容易辨认。很多人对高血糖一点感觉都没有。试着训练自己能辨认不同的感觉，学习"自动血糖导航"，当血糖上升时，能自我警惕。如果你可以达到这种境界，就不需要老是依赖血糖测试。当血糖高于肾脏的葡萄糖阈值，会感到口渴和大量排尿，但是要记得，每个人的肾脏葡萄糖阈值都不一样。其他常见的征兆是变得冷淡或感觉什么都慢慢的。一项研究9~18岁的孩童及青少年发现，高血糖会反映在孩子们冲动的行为[984]。你可以观察到自己的高血糖症状吗？

就会制造过多的酮体。太多的酮体会使血液过酸，造成酮症酸中毒[296]。身体会试着把这些酮体排出体外，一是跟随尿液，二是经由肺部呼出丙酮（acetone），使呼吸带有水果的味道。当体内有太多的丙酮需要排出，呼吸会变得越来越急促，称为 Kussmaul 呼吸。

酮症酸中毒还会造成腹部的疼痛和胀痛，但这疼痛也有可能是别的疾病造成的，所以还是要仔细探讨是不是存在着糖尿病以外的原因，再决定是不是酮症酸中毒[1201]。再来，酮症酸中毒伴随着身体的大量排水，如果无法及时补充液体，会严重脱水。这样持续下去没有及时治疗，就会失去知觉甚至昏迷［糖尿病昏迷（diabetic coma）］。

酮症酸中毒危及生命，所以必须住院治疗，静脉点滴补充水分及补充胰岛素[708, 1201]。虽然可以进行有效的治疗，还是有人死于酮症酸中毒。这个死亡比例在发达国家少于1%[328]，而在发展中的国家比例则是 6%~24%[708]。

有些新发病的糖尿病病人是因为酮症酸中毒住院而被诊断出来的，这个比例也随着国家不同而有所差别（15%~67%）[326]。为了某种理由 12 ~ 24 小时内不施打胰岛素可能会发生酮症酸中毒。此外，当身体突然需要更多的胰岛素时，譬如在病毒感染发烧的特殊情形下，也可能会发生酮症酸中毒。酒精也可能加快酮症酸中毒的产生[1027]。在瑞典，新诊断出的儿童和青少年糖尿病者有 18% 的比例伴随着酮症酸中毒[20]，有些国家的比例甚至高达 70%[326]。

引起糖尿病酮症酸中毒（DKA）的原因

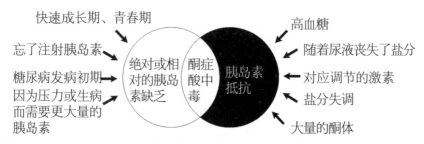

酮症酸中毒引起的原因不外是绝对或（者）相对的胰岛素缺乏。譬如当生病发烧、快速成长或青春期，若没有增加胰岛素的剂量，就会发生相对胰岛素缺乏。升高的血糖，加上其他因素，会增加胰岛素的抵抗（也就是说，降低的胰岛素敏感度）。和之前相比较，需要更多的胰岛素才能把血糖降低到与以前一样的范围。

在每天所注射的胰岛素剂量中，如果中效或者长效类型的比例只占小部分时，因为胰岛素缺乏而发生酮症酸中毒会发生得比较快。这是因为相对于使用中效或长效胰岛素（long-acting insulin）而言，使用短效、速效胰岛素的胰岛素贮藏（insulin depot）要小得多。泵用户的胰岛素贮藏更小，因为泵里面只装了短效或速效型的胰岛素。假如泵故障造成胰岛素的输送中断，只要一个晚上的时间，隔天早上就会恶心与呕吐。贮藏最小的情况是在泵里面装的是速效胰岛素（rapid-acting insulin）的时候，一旦胰岛素的输送中断，体内很快就会缺乏胰岛素并显现出缺乏的症状。

视力模糊与糖尿病

高血糖的症状之一是视力模糊，因为眼球晶状体和血液中的血糖浓度不相同；晶状体没有血管（如果有，就会阻挡光线进入眼睛），所以血液中的葡萄糖是经环绕晶状体的液体"房水"（aqueous humor）运送而来。当血糖浓度快速改变时，晶状体含糖量的改变也会是不同的。当晶状体的含糖浓度高过于血液的血糖时，晶状体会增加水分的吸收来降低葡萄糖的浓度。这个调节过程让晶状体发胀，发胀的晶状体与正常的晶状体反射光线不同，导致临时的近视，就好比是戴上了别人的眼镜。

这个现象并不会伤害到眼睛，几小时后视力就会恢复正常。如果你向朋友借眼镜，还是有可能把眼睛的焦距对准，只是这会让眼睛很疲劳。模糊的视力在刚发病以及血糖快速改变时经常发生，这与日后的视网膜病变没有关系。

酮症酸中毒会影响脑部吗？

- 脑部的容量一直增长到6岁，但是要到青春期或者成年前期，脑部才会发育完成。面对长期的高血糖（尤其常见于青春期），脑部是脆弱无助的。脑部的一些区域特别容易被高血糖伤害[50]。这些区域和早期阿尔茨海默病（Alzheimer's disease）观察到受损害的部分是一样的，也因此糖尿病被认定为阿尔茨海默病的一个风险因子。
- 澳大利亚的研究显示，当一群孩童的血糖高达20~30mmol/L时，他们的智商降低了10%[271]。
- 一旦血糖回到正常，他们的智商也恢复正常。但是酮症酸中毒很可能会对智商造成无法弥补的损害。
- 美国的调查指出，每次发生需要住院治疗的酮症酸中毒，智商就会下降1%[401]。
- 瑞典士的研究指出，病发时的酮症酸中毒以及长期的高A1C是两个最主要的认知测验成绩下降的因素，但是只有男孩受到影响，女孩没有差异。同一个研究也发现，严重低血糖并没有造成测验成绩下降[1026]。
- 因为长期高A1C造成血管伤害的1型糖尿病成年病人，他们脑部区域功能的连接性比较低，尤其在工作记忆、语言、专注力、动作控制以及视觉处理方面[1147]。

第七章　血糖的调控

在没有进食的情况下，全身血液里的葡萄糖总量大约只有 5g（相当两个小茶匙）[513]，如果你还未成年，那血液中的葡萄糖含量会更少。此外，血液每小时需要运送 10g 的葡萄糖给全身的组织[6]。一旦葡萄糖的供应发生问题，身体会很快地用尽血液里所有的葡萄糖，短短 1 小时内，血液里的葡萄糖就会严重短缺。

反向调控（Counter-regulation）

没有糖尿病的人的身体可以把血糖调节在很精密的范围内：4~7mmol/L，当血糖低于 3.5mmol/L 时，你会感到不适。过低的血糖会影响全身所有的功能，因为身体要非常努力地把仅存的一点点葡萄糖留给脑部，当身体试着把剩余的葡萄糖运送到脑部的同时，脑部以外的所有细胞也要设法降低它们的葡萄糖使用量。脑部无法储存葡萄糖，它只能依赖血液持续稳定地运送葡萄糖过来。如果再过一段时间还是无法进食，脑部也只能改用其他种类的燃料来获取能源，最主要是酮体。

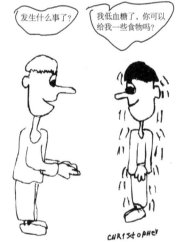

血液里葡萄糖的来源

（1）来自食物。
（2）来自储存于肝脏的肝糖所分解产生的葡萄糖［肝糖分解（glycogenolysis）］。
（3）使用蛋白质和脂肪所制造的葡萄糖［葡萄糖新生（gluconeogenesis）］。

能提升血糖的"反向调控激素"

（1）肾上腺素。
（2）升糖素。　　｝这两者可在低血糖发生2~4小时内升高血糖。[136]

（3）皮质醇。
（4）生长激素。　　｝这两者的效应开始于低血糖发生3~4小时后，调节效应可长达5~12小时之久。[136]

胰岛素是会降低血糖的激素，而身体有其他种类的激素，它们可以提升血糖。面对低血糖，身体会采用一些反向调控的防卫措施。"反向调控"是一系列自主神经系统（autonomic nervous system）与激素搭配所产生的作用，以达到提高血糖的目的，这是身体面对低血糖时最重要的防卫系统。脑部对缺乏葡萄糖的反应以及身体进一步启动一连串的反向调控激素的作用，这两者会让低血糖的症状显现出来。

一般来说，孩童比成年人对低血糖来得敏感。在一项比较孩童及成年人对低血糖反应的调查中，前者在当血糖处于 3.8mmol/L 时就会产生低血糖征兆以及肾上腺素的分泌，而成年人要等到血糖下降到 3.1mmol/L 时，才会出现同样的反应[619]。

有多种激素参与反向调控作用，要理解它们每种的生化及作用有些困难。刚发病的读者请先参考 26 页的图片。

肝脏

肝脏的作用如同葡萄糖银行，当有足够的葡萄糖时，就将其存进肝脏，而在不进食时，就可以把存进去的葡萄糖领出来使用。进食后多余的葡萄糖会在胰岛素的作用下，进入肝脏及肌肉细胞，被转变为肝糖储存起来。葡萄糖需要胰岛素才能被运送到肝脏和肌肉细胞内。

肝脏也可以从脂肪及蛋白质来产生新的葡萄糖以提高血糖（借由所谓的葡萄糖新生作用）。在两顿正餐间，成人的肝脏每小时约制造出 6g 的葡萄糖[1050]。这些葡萄糖大部分为脑部所用，而且不需要借由胰岛素的作用。幼儿的肝脏可以制造出以每千克体重计，6 倍多于成人的葡萄糖，一位 5 岁孩童的肝脏每小时生产的葡萄糖和大人一样多。如果长期无法进食，肾脏也可以如同肝脏一样进行葡萄糖的生产[379]，新的研究指出，一夜不进食，肾脏生产的葡萄糖可以供给多达身体 20% 的需要[190]。

胰岛素的效应

胰岛素是由位于胰脏的β细胞所分泌的：
（1）胰岛素能降低血糖：
→增加细胞对葡萄糖的吸收。
→让身体把更多的葡萄糖以肝糖的方式储存于肝脏和肌肉里。
→减少肝脏生产葡萄糖。
（2）胰岛素可以抑制（阻碍）肝脏酮体的产生，胰岛素也可促使细胞对酮体的使用（刺激细胞使用酮体）。
（3）胰岛素增强肌肉中蛋白质的制造。
（4）胰岛素促进脂肪的产生，并减少其分解。

不进食以及低血糖时身体储备的安排

→存储在肝脏的肝糖被分解为葡萄糖。
→脂肪被分解成游离脂肪酸以便细胞使用。脂肪酸可以在肝脏内被转变为酮体，主要供给脑部使用。
→肌肉的蛋白质被分解，在肝脏内转为葡萄糖。

肝脏与肌肉的库存

- 肝脏细胞可以从它储存的肝糖释放出葡萄糖到血液中。
- 肌肉从自己储存的肝糖释放出的葡萄糖只能在自己的细胞里使用。
- 成人约存放有100g的葡萄糖在肝脏以及400g葡萄糖在肌肉[513]。
- 在低血糖的情况下，肝脏会把肝糖转变成葡萄糖释放出来（肝糖分解），这些葡萄糖约够一位禁食的成年人使用24小时[1050]。
- 孩子肝脏的肝糖库存比较少，所以无法像大人那么长时间不进食。
- 学龄前的孩子体内的葡萄糖库存大约只够用12小时，更年幼孩子的库存维持的时间更短。
- 就算孩子不太动，他们需要的葡萄糖还是比大人来得要多。这是因为孩子脑部与全身的比例高过大人脑部与全身的比例。

　　糖尿病病人在低血糖时也可以使用体内储存的肝糖。但是如果储存的肝糖已经被用尽，譬如身体在足球比赛时用掉大量的额外葡萄糖，体内的存量剩下寥寥无几，赛后几小时或者当天夜里如果发生低血糖，就没有足够的肝糖储存可以应付。这也是为什么运动后，发生低血糖的风险会增加。

　　健康的胰脏分泌胰岛素时，血液是从胰脏先流向肝脏，所以肝脏会有较高的胰岛素浓度。当我们采用皮下（subcutaneous）注射的方式打入胰岛素，胰岛素则先进入表层血管，流往心脏，之后才到肝脏。这使得糖尿病病人肝脏内的胰岛素含量比没有糖尿病的人来得低。

升糖素

　　白天我们大概每隔4小时就会感到饥饿，但是晚上我们可以8~10小时不进食。这是因为经由激素升糖素和肾上腺素的帮忙，肝脏储存的肝糖在夜晚会被转变为葡萄糖释放出来。幼儿的肝糖储存量较少，所以他们进食的间隔也比较短。

　　在得糖尿病的初期，胰脏分泌升糖素的能力并不受影响，但是发病5年内，身体在低血糖时分泌足够的升糖素的能力通常就会消失[134]，不分大人或小孩[24, 38]。这个能力的丧失应该

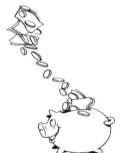

肝脏好比体内的葡萄糖银行。景气的时候，也就是吃了饭后，葡萄糖会以肝糖的方式储存在肝脏银行。

当能量低落，也就是用餐后过了几小时或夜里，葡萄糖会从肝脏银行领出，让身体保有适当的血糖水平。

不算是糖尿病的长期并发症，而是因为身体已经适应了反复发生的低血糖[232]。只要身体本身还能够分泌少量的胰岛素，就能在低血糖发生时分泌升糖素（升糖素的防卫）[24, 232, 884]。一些研究显示，如果能尽量避免低血糖，升糖素防卫功能还是有可能部分重新启动[368, 633]。

　　没有糖尿病的人只要一进食，体内的胰岛素及血糖双双升高，升糖素的分泌就自动下降。但对糖尿病病人而言，就算血液里的血糖升高，情形并不会如此，因为皮下注射的胰岛素在到达胰脏的α细胞（分泌升糖素的细胞）时已经减少了，所以升糖素的分泌不一定会下降。除了从食物分解而来的葡萄糖让糖尿病病人的血糖升高外，从肝脏流出的血液里也带有肝糖转化的葡萄糖，使得饭后的血糖更高[311]。

升糖素的注射

　　如果糖尿病病人因严重低血糖失去知觉，无法吞咽进食，你可以替他注射一剂升糖素来刺激身体的肝脏分解肝糖，达到提升血糖的目的。升糖素的注射一点也不困难，在学校的户外教学或者旅游前，可以鼓励老师或者辅导员学习注射的方法。

　　如同胰岛素，升糖素也是采用皮下注射方式。如果你使用的是内插式软针（indwellin catheter，Insuflon 或 i-Port），最好不要用它来注射升糖素，免得碰巧软针堵塞或者有其他的问题，影响到升糖素的效用。每 10kg 的体重需要 0.1~0.2mg 的升糖素[25, 232]。效果会在注

> **升糖素的效应**
>
> （1）升糖素是由胰脏的α细胞所分泌的，升糖素提高血糖：
> → 让肝脏把肝糖转变为葡萄糖释放出来。
> → 促进蛋白质的分解进行葡萄糖的新生。
> （2）升糖素刺激肝脏产生酮体。

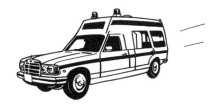

当糖尿病病人有严重的低血糖、昏迷或者抽搐时，马上注射升糖素。如果病人10~15分钟内还没有苏醒，赶快叫救护车。救护车到达时，如果病人已经醒来且血糖正常，就不需要去医院。

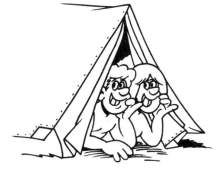

升糖素直接影响到你的生活质量。只要带上一套升糖素注射盒，就等于有了专属你的紧急治疗，把去露营、爬山或航海的危险降到最低。度假的时候随身携带升糖素注射盒也是很好的做法，当严重低血糖时，你就不需要仰赖当地的医疗人员。确定旅行伙伴知道你把升糖素注射盒放在哪，以及如何使用它。

射后的 10 分钟内出现，持续 30~60 分钟 [25]。皮下注射和肌肉注射的效果是相同的，所以不用在乎需要把针头插入多深 [25]。高剂量（0.2mg/10kg）会让血糖稍微多提高一些，但是产生副作用的概率也会变大 [25]。

　　所有使用胰岛素的糖尿病病人都应该备有升糖素 [212, 555, 743]，并且注意它的有效日期！当旧的升糖素过期，你也领到新的备份，就可以把旧的拿来练习或者示范它的混合技巧。升糖素于注射后的半小时不能进食，否则可能会出现常见的副作用：恶心与呕吐。副作用一般发作于注射后的 30~60 分钟，尤其在注射后大量进食，更容易产生副作用。最好不要追打第二针，它不会升高你的血糖，只会让你更加作呕想吐 [25]。如果在注射后血糖没有回升，代表体内的肝糖库存已经被最近的激烈运动或者上次的低血糖用光了。

升糖素

→每一位使用胰岛素的人都应该备有 1 份升糖素注射盒并且知道如何使用。

→升糖素使用的状况为：昏迷无意识、抽搐、无法吞咽。

→剂量：按体重，每 10kg 施打 0.1~0.2mg。不确定时宁可多不要少。不小心施打过量不会危及生命。

→升糖素于注射后的 10~15 分钟开始起作用。

→效应时间为（药效持续）30~60 分钟。一旦感觉好一些，可以稍微吃一些食物让血糖持续到下一餐，但不要过量。

→恶心想吐是常见的副作用。避免的方法是最好等 30 分钟后再进食。

→不要追打第二剂！一针就能给予身体足够的升糖素。

→失效的原因可能是：

肝糖的库存已经用尽：升糖素的作用被抵消；

（1）运动。　　　　　　　　　　（4）酒精 [397]。

（2）最近才发生低血糖。　　　　　（5）高剂量的胰岛素。

（3）进食量减少，譬如生病的食欲不振。

→出门要记得随身携带升糖素注射盒，不管是野餐、爬山、航海还是出国旅行。

→教导身边的人如何注射。

→无论是皮下注射或者肌肉注射，升糖素的效应是一样的。

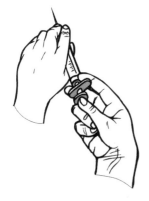

第一次真正面对紧急情况需要混合升糖素时，你可能会手忙脚乱。要避免恐慌，一旦领到了升糖素注射盒，回家先检查里面是否齐全，详细阅读使用说明。用签字笔在针筒上面标示出需要的剂量，这样在危急情况下就可以省掉一个步骤。当家里的升糖素注射盒过期时要领一套新的，你可以把旧的拿来练习混合及抽取。用自己的方式在小纸条上写下需要的步骤，放在盒子里。

升糖素的迷你剂量

- 在类似肠胃炎或者拒绝进食的情况下，小剂量的升糖素可有效地治疗轻微的低血糖或者阻止即将要发生的低血糖[503, 509]。
- 在一个升糖素迷你剂量的相关研究里，2岁以下的孩童接受2单位（采用标准U-100胰岛素针筒，相当于20μg），2岁以上的孩童，每1岁以1单位计算，最多15单位（相当于150μg）[509]。如果注射30分钟后血糖仍维持不变，就把最初的剂量加倍。
- 这样的打法可以在注射的30分钟后，平均让血糖提高3.3~5mmol/L，效应约维持1小时。一半左右（约半数）的孩童需要追打第二剂。
- 部分孩童在25小时内接受了5针，升糖素不但没有丧失功效，孩子也不会感到更头晕或更想呕吐。
- 在另一项相关研究里，25位孩童接受迷你升糖素的剂量，其中一半需要第二剂[503]。16%的案例中孩童需要继续留院观察，但不是因为低血糖。

升糖素、脂肪酸以及酮体

- 升糖素刺激脂肪酸在肝脏转变为酮体。
- 在缺乏食物或者缺乏胰岛素时，饥饿的细胞会开始分解脂肪形成脂肪酸。
- 注射升糖素后的恶心副作用是来自酮体的产生。
- 自己可以轻而易举地从血液或尿液中检测出酮体。同时请阅读73页"低血糖过后"。

一旦注射，如果等了10~15分钟人还没有苏醒，就要赶快叫救护车。如果救护车到时人已经清醒了，感觉还好，血糖也正常，就不需要再前往医院了。

升糖素的作用会被胰岛素抵消，这很符合逻辑，没有糖尿病的人不可能同时在体内有高浓度的胰岛素及高浓度的升糖素这两种激素。胰岛素是在高血糖时被分泌的，而升糖素则是在低血糖的时候分泌的。假如低血糖是因过量的胰岛素所造成时，升糖素就没有办法像在缺乏食物所引起的低血糖那样的状况下来得有效果。

有些糖尿病病人，特别是儿童和青少年，他们就算没有使用升糖素注射来治疗低血糖，也会在事后感到恶心、头晕、想吐。一个解释是他们体内的胰脏还能自行分泌升糖素，所以造成这样的症状。

到目前为止，升糖素只能以注射的方式给予。但是一项经鼻子喷雾方式给予升糖素的研究已经得到让人振奋的结果[1075]。

肾上腺素

肾上腺素是肾上腺分泌的压力激素，它可以经由分解肝脏的肝糖来提高血糖。当你遇到紧急事故、发烧或者酸中毒（acidosis）（譬如酮症酸中毒）[684]，体内肾上腺素的浓度就会升高。肾上腺素也可以减少细胞使用葡萄糖。这听起来有点奇怪，但是请记住，当血糖降低时，全部身体的反应就是要把珍贵的葡萄糖保留给脑部使用。

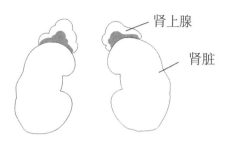

肾上腺

肾脏

肾上腺素和皮质醇都是肾上腺生产的。

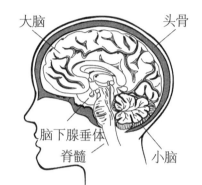

大脑

头骨

脑下腺垂体

脊髓

小脑

脑部的侧面剖视图。生长激素是脑下腺垂体生产的。

皮质醇的作用

皮质醇是肾上腺的皮质层所分泌的。
（1）皮质醇提高血糖：
　　→减少细胞对葡萄糖的吸收。
　　→分解蛋白质让肝脏进行葡萄糖的新生。
（2）它也促进脂肪的分解。

肾上腺素的功效

肾上腺素是肾上腺所分泌的。
（1）肾上腺素提高血糖：
　　→让肝脏的肝糖转变为葡萄糖释放出来。
　　→蛋白质进行葡萄糖的新生，促进蛋白质的分解。
　　→减少细胞使用葡萄糖。
　　→降低胰岛素的生产（对非糖尿病病人）。
（2）肾上腺素会造成低血糖的征兆：发抖、心跳快速、流汗。
（3）它也刺激体内脂肪的分解。

　　人体的设计是为了能在石器时代存活。当人遇上了北极熊或者长毛象，能做的不是勇敢奋战就是迅速逃离。这两个选择都需要额外的能量，也就是身体需要很多的葡萄糖。活在现代的我们，很不巧，当我们激动或者害怕，肾上腺还是会分泌激素，虽然我们只是在看恐怖片，不是真的从事需要额外体力的活动。对还能够分泌胰岛素的人来说，这一点也不造成问题。但是对糖尿病病人而言，血糖就变高了。

　　当糖尿病病人低血糖时，肾上腺素的分泌可以提高血糖。它刺激肝糖的分解[1050]，也造成发抖、焦虑和心跳加快。肾上腺素同时也能刺激脂肪被分解为脂肪酸，然后在肝脏被进一步被分解转换为酮体。

> **生长激素的功效**
>
> 由脑垂体分泌。
> （1）刺激成长。
> （2）阻挡细胞吸取葡萄糖，提高血糖。
> （3）分解体脂肪。
> （4）增加肌肉量。

皮质醇

皮质醇是由肾上腺皮质层所分泌的另一种重要的激素，它是在压力状况下分泌的，同时也多方面影响全身的代谢。它增加血液中的葡萄糖，运用蛋白质进行葡萄糖的新生，同时降低细胞对葡萄糖的摄取和使用。皮质醇也刺激身体的脂肪分解为脂肪酸，然后再被转变为酮体。

生长激素

生长激素是由大脑下视丘控制的脑下腺垂体（pituitarygland）前叶所分泌的，这里分泌着一些人体最重要的激素。生长激素最重要的功能就是刺激孩童以及青春时期的生长，它在细胞表面借拮抗胰岛素的作用使得葡萄糖无法进入细胞，导致血糖升高。生长激素也增加肌肉组织，刺激脂肪的分解。

青少年在青春期快速地成长，身体分泌大量的生长激素，造成胰岛素需求量增高[325]。生长激素在夜间大量被释放，这也是为什么青少年睡眠时需要非常高的胰岛素剂量。生长激素于释放后的 3~5 小时开始升高血糖[136]，这导致青少年普遍的清晨高血糖，特别是那些 A1C 高的人[122]。

生长激素也促进酮体的产生，使得青少年得酮症酸中毒的风险增加[325]。

相较没有糖尿病的同伴，有糖尿病的青少年体内分泌更多的生长激素。就算如此，一旦血糖没有被适当地管控，成长就会延缓。这是因为生长激素的功效要依赖类胰岛素生长因子（IGF-1）这种蛋白质。肝脏需要胰岛素的刺激才能生产 IGF-1。糖尿病病人肝脏的胰岛素浓度偏低，所以 IGF-1 的产量也偏低[325]。曾经有针对儿童及青少年糖尿病病人投予 IGF-1 的人体实验，一开始他们的 A1C 有所改善，但是这个改善只持续了 3 个月。针对大人的人体实验也同样发现了 A1C 的改善，可是视网膜病变（retinopathy）却增加了。这个结果中止了 IGF-1 的相关研究[1124]。

第八章　低血糖

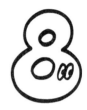

　　低血糖（hypoglycemia）是指血糖低于正常的血糖范围。低血糖会伴随着一些症状，可是当你感觉到这些症状时，并不一定表示你的血糖非常的低，甚至可能是在血糖高的时候。所以或许我们应该把这个通用名词"低血糖的症状"改成"某种特定血糖的警示感觉"会比较恰当，而非低血糖的必要证明。

　　低血糖是糖尿病日常生活的一部分，无须害怕。当我们把治疗糖尿病的血糖目标设定在正常的 4~8mmol/L 之间，偶尔的低血糖是无可避免的。重要的是学会迅速有效率地处理低血糖，并且把这些低血糖当作指标，证明你把血糖控制得够低了。当然，如果这些低血糖严重到造成困扰，你应该要把血糖的控制放宽一些。轻微的低血糖代表你把血糖控制到几乎和没有糖尿病的人一样。我们问过一些家庭，他们大都异口同声回答，低血糖比高血糖容易处理。

　　血糖值有两种测试方式：全血血糖（whole blood glucose）以及血浆血糖（plasma glucose）。市面上大多数的家用血糖仪都已经被校对过，它们显示的是血浆血糖值。血浆血糖值比全血血糖值高出约 11%[387]。除非特别强调，否则本书里的所有血糖数据都是采用血浆血糖值。

　　不是每个人都有相同的低血糖症状，但是每个人每次的发作通常都会遵循同样的症状模式[232]。每次当你察觉到低血糖的症状或者感觉有些怪异，最好赶快测一下血糖，这在发病初期尤其重要，因为你还在学习如何辨认个人对低血糖的独特反应。在刚被诊断出糖尿病时，医疗团队应该要协助你去了解你个人的症状代表些什么。所有家人也都应该学会如何安全有效率地处理低血糖。

　　一般而言，低血糖的症状分为两类：第一类是当身体面临低血糖然后试着去提高血糖所造成的症状，譬如肾上腺素的分泌［所谓的自主神经或肾上腺素的症状（autonomic or adrenergic symptoms）］；第二类则是由于脑部缺乏葡萄糖造成的反应［中枢神经葡萄糖缺乏症状（neuroglycopenic symptoms）］。

低血糖反应

低血糖的症状一般分为以下两类：
（1）身体的防卫机制所造成的症状，如肾上腺素的分泌使得血糖提高，称为肾上腺素及自主神经症状（adrenergic and autonomic symptoms）。
（2）因为脑部缺乏葡萄糖所造成的症状，称为中枢神经葡萄糖缺乏症状（neuroglycopenic symptoms）。

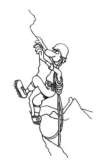

要避免陷于会造成严重后果的低血糖状况。但这不是说糖尿病病人不能从事危险激烈的运动，如爬山、玩滑翔翼或者潜水。我们的意思是说，要小心准备，思考一下可能会发生的紧急状况，并且不要单独行动。

当一个人的血糖开始降低，他可能先注意到身体的一些症状（譬如发抖、心脏怦怦跳），表示他的脑部已经被低血糖所影响了。发生低血糖时，身体的低血糖症状比较早出现，中枢神经葡萄糖缺乏症状则在稍低一些的血糖值才会出现[41, 232]。

脑部对低血糖非常敏感，因此身体会自主反应来避免发生进一步的脑部低血糖。成年人及孩童都会被低血糖而影响，他们的思考灵敏度、计划能力、决策能力、对细节的专注以及反应速度都会变差，这些影响不用等到血糖低于 3.3~3.6mmol/L 就会出现[989]。在低血糖时，成年人对上述的症状调适得比孩童要好，因为成人在较低的血糖值（2.8~3mmol/L）时，才会出现中枢神经葡萄糖缺乏症状[219, 232]。

来自脑部的低血糖症状

脑部出现失调症状（中枢神经葡萄糖缺乏症状）要等到脑部的血糖低于身体的血糖才会开始显现，而且与近期的平均血糖无关[36, 232]。

→虚弱，眩晕。
→无法集中注意力。
→模糊视力或者复视。
→混乱的视觉颜色（特别是红色和绿色）。
→听力困难。[366]
→感觉暖或者感觉到热。
→头痛。
→嗜睡。
→奇怪的举止，判断能力变弱。
→混乱。
→短期记忆出现问题。
→口齿不清。
→走路不稳，缺乏集中力。
→丧失知觉。
→抽搐。

低血糖是很不愉快的经验，它让人无法掌控身体，这是因为脑部没有葡萄糖就无法正常运作。有些人在低血糖时会变得特别焦躁不安，而其他的人则可能看起来脸色苍白，好像生病了，或者就是爱困。我们常听到家长说，孩子低血糖的时候容易烦躁，高血糖时爱乱发脾气。

幸运的是，除了极少数的例外，一般低血糖不会让你做出危险或愚蠢到危及自己与他人的行为。低血糖有时候会造成交通事故。有时，低血糖的人会做出莫名其妙的行为，曾经有位男孩把奶油抹在纸巾上面还差点吃了下去。所以重要的是，朋友和家人要能够理解，你在低血糖时，对当下失控的行为也无能为力。

来自身体的低血糖症状

身体的症状（自主神经及交感神经兴奋症状）来自肾上腺素的分泌以及自主神经两者，一般开始于血糖值在3.5~4mmol/L，症状的血糖阈值会随着近期的血糖而有所改变。比较不常听到很幼小的孩童在低血糖时会出现身体的低血糖症状，或许这些症状对他们而言完全不存在[1137]。

→烦躁不安。
→饥饿、觉得恶心。
→发抖。
→焦虑。
→心悸。
→胸腔及腹部感觉有脉搏跳动。
→嘴唇、手指以及舌头发麻。
→皮肤苍白。
→冒冷汗。

低血糖的分类[621]

→临床低血糖警戒。
一旦血糖低到3.9mmol/L，就应该采取行动预防低血糖。血糖低于3.5mmol/L要马上服用葡萄糖片。
→严肃重要的临床低血糖。
低于3mmol/L的血糖值是临床上要严肃面对的重要低血糖。身体在这个血糖值会呈现低血糖的警告症状［类似自主神经症状（autonomic symptoms）］，你仍可能采取适当行动，自我的治疗还有可能。
→严重低血糖。
严重的低血糖让你暂时失能，需要别人的协助给予食物或者替你注射升糖素。严重的低血糖会造成知觉的丧失及抽搐。
→无自觉的低血糖。
身体自主神经尚未发出警告症状，脑部中枢神经葡萄糖缺乏症状就已抢先发生。你身旁的人可以很清楚地察觉你的症状。

就算糖尿病病人知道他们正处于低血糖状态时，他们可能还是无法取用身旁的食物。病童的父母可能很难理解为什么会这么奇怪，但是就如同一位成人糖尿病病人所描述当下的感觉："你知道应该要喝点果汁，但是身体就是无法服从脑部的命令"。

在血糖急速降低的同时，虽然它还在正常的范围里，有些人还是会感觉到与低血糖一样的症状。这个现象比较常见于A1C高的人之中[809]，且大人与孩子也有所不同。一项研究让一群平均A1C是11%的成年糖尿病病人接受静脉注射胰岛素，当血糖从20mmol/L下降到10mmol/L时，他们流向脑部的血液量就会增加。而在血糖控制良好的糖尿病病人或者没有糖尿病的人身上，相同的现象要等到血糖低于2.2mmol/L时才会产生[336]。但对于平均A1C是10.8%的孩童及青少年，就算他们的血糖从21mmol/L下降到6mmol/L，仍没有出现任何低血糖症状[460]。

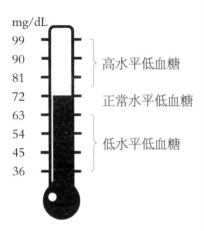

血糖恒定器

mg/dL	
99	
90	高水平低血糖
81	
72	正常水平低血糖
63	
54	低水平低血糖
45	
36	

在你能够感受到低血糖症状的那个血糖,它的作用就好比一个恒温器(血糖恒定器)。可惜的是,这个恒温器很容易就被上下调整。如果你的血糖在过去几天都维持于较高时,你会在比较高的血糖值就感受到低血糖的症状(所谓高水平的低血糖)。如果你持续几天把血糖控制在比较低的状态,你也会在比较低的血糖时才感受到低血糖的症状(低水平的低血糖)。没有糖尿病的人,他们的餐前血糖通常低于4mmol/L。如果你的血糖处于稳定的3.5~4mmol/L,且预计30~60分钟内用餐,你不需要提前进食。如果血糖低于3mmol/L还没有感觉到任何的症状,那就是无自觉的低血糖。只要在2~3周内避免血糖低于3.5mmol/L,你就再度能够于正常的血糖感受到低血糖症状。

	症状出现值 mmol/L	采取行动
高水平低血糖	4.0~4.5	等一等再进食
正常水平低血糖	3.5~4.0	马上吃一些含有葡萄糖的食物
低水平低血糖	<3.5	尽快避免过低的血糖

儿童和青少年的低血糖症状

孩童和青少年的低血糖症状稍微不同于成人,成人最常见的低血糖症状是行为举止的改变。以下是苏格兰针对18个月到16岁的糖尿病病人父母所做的问卷调查:哪些症状最常在孩子低血糖时出现?[792]

皮肤苍白88%
流汗77%。
掉泪74%。
坐立难安73%
无法专注69%
爱争执69%
饥饿69%
疲惫67%
侵略性64%
颤抖64%。
虚弱64%。
迷糊60%
晕眩51%。
头痛47%
腹部肚子痛43%
调皮40%
恶心33%
口齿不清29%
做噩梦20%
视力模糊19%。
抽搐16%。
复视11%
尿床10%。

研究调查结果：低血糖的效应

- 研究发现，当血糖低到2.2mmol/L时，学习、专注力以及心智灵活度这3项所受的影响最大[322]。
- 同一个研究发现，女性受到的影响比男性小。可能是因为女性分泌的肾上腺素比较少，所以她们的低血糖症状也比较不明显[39]。
- 当孩童的血糖低于3.0mmol/L[107]，大人的血糖低于2.2mmol/L时[36]，脑波（EEG）就会改变。
- 当血糖低到1mmol/L时，会丧失知觉[7]。
- 低血糖症状的阈值（threshold value）会随着你的平均血糖变化而有所改变。

造成低血糖的原因

→吃得太少或者用餐时间延误了？

→耽误一餐没有吃？

→已有低血糖症状却仍未进食？

→参加运动训练了？

激烈运动后的当天以及夜间，发生低血糖的风险就会增加。

→一次打太多的胰岛素？

→打针部位换了？

从大腿换成腹部或是换到一个完全没有皮下脂肪硬块［脂质肥大（lipohypertrophy）］的位置？

→最近有过低血糖？

→体内储存的肝糖都用完了。

→低血糖的警示症状变微弱了（无自觉低血糖）

→A1C很低（增加无自觉低血糖的风险）？

→喝了含酒精的饮料？

→混浊胰岛素没有混合均匀？

→不同种类胰岛素的吸收差异？

→肠胃炎或者肚子不舒服？

→某些高血压的用药（所谓非特定的乙型阻断剂）也会增加低血糖的风险（因为这种药会减少低血糖的交感神经兴奋症状）[1112]。

血糖及低血糖的症状

当糖尿病病人的注意力放在别的地方，低血糖的症状就可能不易被察觉。譬如有病人反映，在工作的时候不容易察觉低血糖，但是在家的时候就容易感觉到低血糖的症状。小朋友如果专注在一件事上，例如和朋友玩耍，就比较不容易注意到自己低血糖了。

你的脑部配有一套血糖量测机制，以启动身体对应低血糖的防卫系统来让血糖升高。这个机器如同一个恒温器（血糖恒定器），会在特定的血糖值时被开启。启动它的血糖值是根据过去几天的血糖水平[237, 725]。如果过去的一段时间，你的血糖都偏高，那么，低血糖症状及反向调控的激素释放就会发生于血糖并不太低的时候[147, 295]。A1C高的人，在4~5mmol/L时就可能会出现低血糖的症状[147, 550, 619]。不过，这种反应在大人身上比较不那么频繁[78]。

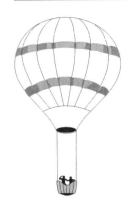

看你过去几天的血糖处于哪里，症状也会随之改变出现不同的血糖。养成习惯，一旦察觉低血糖的症状，马上测一下血糖。如果你的低血糖症状以往出现在3.7mmol/L（正常低血糖），但现在却要等到血糖降到3.2mmol/L（低水平低血糖）才出现症状，你过去的几天可能有太多次的低血糖了。反过来说，如果你在4.0~4.5mmol/L或更高的血糖值（高水平低血糖）就感觉到低血糖了，可能是你的血糖过高，你的A1C也很可能在上升中。

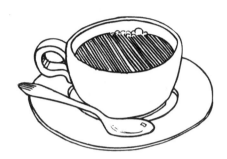

可乐与咖啡里的咖啡因可以提高你对低血糖症状的觉知。

当将这个血糖恒定器再度调变到另一个血糖水平，最明显的反应是出现在身体自主神经的低血糖症状（借由肾上腺素或自主神经系统）。脑部中枢神经葡萄糖缺乏症状出现时的血糖值比较不会随着最近几天的血糖水平改变而调整[36, 38, 40, 232]，这可能是因为在血糖低的时候，身体的细胞总是努力地把最后仅存的葡萄糖保留给脑部使用[148]。没有糖尿病的人的脑部功能会在血糖低于2.8mmol/L的时候受到影响[1150]。一项针对血糖控制不好及A1C高（9.2%）的糖尿病病人的调查发现，这些人的短期记忆在血糖降到3.9mmol/L时就开始减退变坏[550]。有另一项调查针对A1C在8%左右的成年糖尿病病人发现，在低血糖的状况下，他们比较不容易记起刚学习的事物（例如采购清单）[1175]。低血糖时的学习让语文测验的成绩较为低落，但不影响视觉测验。

有一种方法可以让低血糖症状在比较低的血糖值时才出现，那就是在即使已有低血糖症状，还是等到血糖降到3.5~4.0mmol/L的时候才进食，并且在接下来的2周也要尽全力避免高的血糖。如此一来，"血糖恒定器"的阈值就会自动地降低，直到低血糖症状出现在适当的血糖值。

同样的道理，如果血糖过低或发生过数次的低血糖，身体会改变"血糖恒定器"的设定，使得低血糖防御系统一直要等到血糖降到2.6mmol/L时才开启[36, 549]。

咖啡与可乐中含有咖啡因，这可使低血糖症状会在比平时稍高的水平出现[291]。这或许对有"无自觉的低血糖"的人有帮助，因为咖啡因可以强化低血糖的症状[1178]。

某些高血压用药（乙型阻断剂）则有相反作用，会减轻低血糖的症状。如果你有糖尿病，又同时服用乙型阻断剂时，只要无来由地冒汗，一定要测血糖，因为它可能是你血糖值低到3.3mmol/L或更低时的唯一症状[550]。有些抗抑郁药（特定性血清素回收抑制剂SSRI，例如

aroxetine/Paxil®、sertraline/Zoloft® 和 Lustral®）也让一些糖尿病病人失去低血糖的症状[1014]。特定治疗气喘的药（乙型交感神经刺激剂）可以刺激肾上腺素的分泌来提高血糖，能够成功地预防夜间的低血糖[998]。

高血糖时的低血糖症状

有些小孩在高血糖时感受到和低血糖时一样的低血糖症状。尤其是幼儿，要他们分辨高血糖或者低血糖是特别困难的。当他们缺乏胰岛素而导致血糖高时，细胞会非常饥饿，孩子就觉得很饿或者有肚子空空的感觉，低血糖常躁动不安，高血糖则容易脾气暴躁。糖尿病病人比较容易注意到自己的低血糖症状甚于高血糖症状。

严重低血糖

严重低血糖被定义为在血糖低于 2.1mmol/L 出现的低血糖反应，必须食用葡萄糖后才能让低血糖的症状消失，或者严重到病人无法自己处理，要依赖别人的协助，甚至要送往医院处理[277]。很多的案例病人会完全或者部分失去知觉，并且可能伴随着抽搐。胰岛素昏迷（insulin coma）代表严重到失去知觉的低血糖，在一个问卷调查里发现 10%~25% 的 1 型糖尿病病人在一年中曾发生一次严重低血糖[229]。严重低血糖常见于有长期并发症、喝酒、血糖恒定器阈值低于 3mmol/L 以及使用特定药物（如非选择性乙型阻断剂）的成年病人[1112]。其他会增加严重低血糖风险的因素有：打错胰岛素的剂量、忘记进食、异常增加活动量（如激烈跳舞）后喝酒。有些研究指出，严重的低血糖容易出现在小孩子身上[272]，但是其他研究却无法得到相同的结论[484, 1136]。严重低血糖在发病后的最初 12 个月是非常少见的[273]。瑞典一些研究指出，可能有某种遗传因素（高度的血管紧张素转化酶 ACE 的活动）使得某些人比较容易产生严重的低血糖[857]，不过似乎无法在澳大利亚病人的身上验证[165]。

涵盖 18 个国家的糖尿病病人的国际研究发现，20%~30% 的小学生以及 15%~20% 的青少年在一年内发生过严重到抽搐及失去知觉的低血糖[824]。美国 2013 年的大型调查发现，6 岁以下的孩童（平均 A1C 是 8.1%）一年内曾发生过伴随抽搐或者失去知觉的严重低血糖比例是 9.6%，6~12 岁孩童（平均 A1C 是 8.3%）是 5.2%。这个调查还发现，高 A1C 比低 A1C 更容易发生严重低血糖[188]。相对美国，瑞典 2013 年的调查发现，瑞典青春期前的孩童没

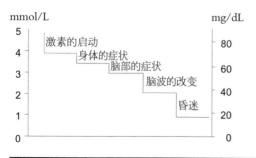

当血糖降低，身体和脑部会在不同的血糖值做出回应，而这些回应的血糖值又取决于最近的血糖控制。如果最近的血糖都偏高，这些症状也会发生在血糖较高时，而如果最近血糖偏低或发生过几次低血糖，这些症状就会出现在血糖较低时[41]。

研究调查结果：低血糖的症状

- 研究发现，只要连续4天维持每天1~2小时的低血糖在2.3mmol/L左右，低血糖症状的阈值就改变了，比之前降低约0.3mmol/L[1191]。
- 在另外的研究发现，一次午后的低血糖（2.8mmol/L）就足以让隔天早上发生的低血糖的症状减少，同时也减弱了身体的激素防卫系统[237]。参加这项研究计划的人也变得对胰岛素比较敏感，也就是说，虽然血液中的胰岛素浓度是一样的，但是血糖值却变得比前一天低。
- 此外，根据另外的调查，在低血糖（血糖2小时维持在2.8mmol/L）发生的2天后，病人都能重新辨别低血糖的症状[428]。
- 如果病人的夜间血糖超过3小时平均维持在2.7mmol/L，隔天如果再次发生同样低的血糖，身体的（肾上腺的）低血糖症状会减少，但是脑部的（中枢神经葡萄糖缺乏）低血糖症状则并无太大差别[370]。
- 该研究让病人在夜间低血糖的隔天接受测试，相较于夜间正常血糖隔天的表现，受测者在夜间低血糖后的记忆、注意力及判断力的得分比较高。这表示脑部有某种能力去适应低血糖，因而保住脑部的功能。

有发生过任何严重的低血糖，而这还是在学龄前 6 岁以下孩童平均 A1C 维持在 7.1%，以及 6~11 岁平均 A1C 维持在 6.8% 的状态下[494]。奥地利 / 德国的研究则发现，这两个国家 6 岁以下平均 A1C 是 7.4% 的孩童，过去一年发生过严重低血糖（抽搐或失去知觉）的比例是 1.9%[754]。相比之下，美国 6 岁以下平均 A1C 是 8.2% 的孩童发生过严重低血糖的比例更高（2.8%）[754]。除此之外，在这 3 个国家都没有任何证据显示低 A1C 会提升严重低血糖的风险。这篇研究的作者们判断美国 6 岁以下孩童的 A1C 偏高的主要原因是因为美国针对这个年龄层孩子的 A1C 目标设定在 8.5%，而德国以及其他多数的国家设定的目标是 7.5%，符合 ISPAD（国际儿童与青少年糖尿病学会）针对所有儿童的建议。

根据瑞典 2017 年的国家统计数据库（SWEDIABKIDS，Swedish paediatric diabetes quality registry），糖尿病孩童和青少年的平均 A1C 是 7.4%，严重低血糖的风险是 1.5%[20]。看完以上的调查和研究后，我们的结论是无须为了避免严重低血糖而刻意设定较高的 A1C 目标。美国糖尿病协会也在 2014 年降低了原本的 A1C 目标，符合 ISPAD 的建议。想要拥有低的 A1C 却同时避开伴随抽搐或失去知觉的低血糖，最重要的因素有 3 个：小心调整胰岛素剂量、频繁测血糖（或者佩戴连续血糖监测）以及使用胰岛素泵[494]。一项研究让 41 位 4~50 岁的病人佩戴泵 6 个月，这些泵（Paradigm Veo）结合连续血糖监测，一旦测到低血糖会自动停止输注胰岛素基础速率（basal rate），他们在佩戴之前的 6 个月发生过 6 次严重低血糖，而在研究时期的这 6 个月中变成 0 次[751]。另外一款泵（MiniMed 670G）可以在连续血糖监测预测血糖将要低于设定的值时，马上停止胰岛素基础速率的输送，之后再次自动开启；一旦察觉又要低血糖了，会再次停止输送。

有些病人因为反复的严重低血糖而感到忧虑，加上无法信任自己的身体，便不计一切代价避免低的血糖值，造成较高的 A1C。如果曾经有过严重的低血糖，应该马上跟医疗团队一起检讨你的胰岛素剂量。通常你能发现问题出在哪里，像是胰岛素的剂量过高、运动量增加、忘了进食、打错剂量、跳舞或大量活动后喝了酒。如果找不到原因，那就应该把低血糖发生前的那一个胰岛素剂量降低。严重低血糖过后，你会担忧严重低血糖的再度发生，加上无法信赖自己的身体，都会让你更加焦虑害怕。只要反复发生严重低血糖，你就应该跟糖尿病医疗团队讨论如何改变胰岛素和食物法则。对一些人来说，改装胰岛素泵会很有帮助。

抽搐

在很低的血糖值，差不多 1mmol/L，会引起抽搐。有些比较敏感的孩子则在正常偏低一点的血糖就会有肌肉的抽搐[743]。这些孩子在抽搐开始的时候常还有知觉，有些能说话，甚至能保持目光的接触。

抽搐一般不会带来危险，但是对于身边的人来说却是非常可怕的经历。孩子可能看起来像正在死去，幸好他们的呼吸很少会被影响。我们要先确保孩子的呼吸道没有被阻塞，再把孩子放着侧卧，如果呕吐，这个姿势比较安全。准备好升糖素，尽快注射下去。如果孩子在 10~15 分钟还没有醒过来，赶快打电话叫救护车。

在伴随抽搐的低血糖发生后，必须要仔细研究胰岛素的剂量，如果无法找到造成血糖如此低的原因，这个剂量就应该要降低。如果抽搐反复发生于血糖值 2.5~3.5mmol/L 之间，且观察不到任何异常的脑波活动，可以考虑使用抑制抽搐的药品。

童年时期低血糖导致的抽搐可能是糖尿病孩童日后认知损伤的一个风险因子[644]。虽然早期的研究没有发现糖尿病和癫痫的关联性[869, 1025]，但是新的研究却发现 2~6 倍的增加[375, 943]。糖尿病孩童可能比较容易在正常偏低的血糖时发生抽搐[644]，但这个领域还没有出现有系统的研究。治疗癫痫的药物可以在低血糖时预防抽搐[644, 943]。使用抗癫痫药物甚至可以减少严重低血糖的发生次数[1025]。因为反复低血糖抽搐可能会伤害孩子脑部的发展，所以很多糖尿病

低血糖症状的阈值			
	没有糖尿病	有糖尿病	
		A1C	A1C
	mmol/L	9.0%	5.2%
症状开始生成	2.9	3.7	2.2[*]
肾上腺反应	3.4	3.3	2.6
脑波改变	~2.2	~2.2	~2.2

比较低的A1C会让身体及肾上腺对低血糖的反应发生于血糖较低的时候，而高的A1C则会让这些反应产生于较高的血糖值时[36]。不过脑部的低血糖症状和A1C的高低没有关联。

*：按IFCC的系统，9.0%等于75 mmol/mol，5.2%等于33mmol/mol。

中心建议使用抗癫痫药物。

　　我们有好几位小学生及青少年，他们在血糖值 2.5~3.5mmol/L 时就会开始抽搐。服用药物后，他们的血糖可以降到 2mmol/L 也不会抽搐，只需要补充一些葡萄糖来拉高血糖就好了。我们现行的做法是只要发生过一次的抽搐，孩子就要接受定期脑波扫描检查，如果再发生第二次，就算脑波检查是正常的，孩子还是要开始服用抗癫痫药物。孩子的照顾者要记录抽搐发生时候的血糖值，这能大力帮助厘清状况。

　　连续血糖监测的记录显示，血糖水平在抽搐发生前的数小时经常是很低的[162]。这表示如果当事者佩戴有低血糖警示系统的监测器，可以提前警醒病人，便有足够时间采取行动预防抽搐。如果佩戴结合连续血糖监测的泵，低血糖时自动停止输送基础速率，则能够预防会造成抽搐的低血糖。

严重的低血糖会损害脑部吗？

　　我们并不知道，也不清楚反复严重的低血糖是不是会损害糖尿病孩童的身心智能发展。葡萄糖是脑部最重要的能量来源，当血糖低时，流往脑部的血液量会增加，以便能够提供脑部更多的葡萄糖[336]。

　　5 岁以下孩童特别容易在低血糖时产生抽搐，因为他们的神经系统还在发育[100]。尤其是 2 岁以下的幼儿。在这个年龄层，就算 A1C 高一些，也要不计代价地避免发生严重低血糖[741]。不过严重低血糖在这个年龄层并不常见；瑞士的一个研究发现，6 岁以下糖尿病孩童没有任何一位发生过失去知觉的低血糖[1026]，另外一项 2013 年的瑞典研究指出，没有任何一位 12 岁以下的糖尿病孩童发生过伴随抽搐或失去知觉的低血糖[494]。

　　有些特殊案例描述孩童因严重低血糖造成了昏迷，大多数还伴随着抽搐，检查他们的脑部发现了永久性的神经损害以及脑波的改变[1064]。研究 10 ~ 19 岁糖尿病孩子及青少年的调查显示，5 岁前就发病的病人在神经心理测试方面得到了比较差的成绩，可能是因为他们有过较多次的严重低血糖[988]。但是当他们长大成人再度测试时，他们的表现与没有糖尿病的人平分秋色，这表示并没有所谓的永久性脑部神经的损害[990]。另外一个解释是可能因为当年青少年那组的糖尿病长期控制不当，血糖过高，所以才表现得比较差。生命早期的高血糖会对大脑的结构和发展造成负面影响［所谓的蛋白质失能脱髓鞘病（white matter dysfunction demyelination），也就是神经纤维的绝缘层较少］[60]。这让孩子的脑部变得脆弱，更难对抗童年后期的任何袭击（低血糖、头部伤害、酗酒、其他中枢神经系统的状况）[864]。另外一个研究则发现脑部蛋白质的改变和近期的 A1C、连续血糖监测到的高血糖和血糖波动有关联，和低血糖无关[70]。

研究调查结果：严重低血糖与脑功能

- 澳大利亚研究针对84位6岁前发病的糖尿病孩童，调查严重低血糖（定义为抽搐或昏迷）对他们的效应[1083]，并与其他没有经历过严重低血糖的糖尿病孩童比对。研究人员没有找到任何的智能、记忆或行为方面的差异。就连6岁前体验过严重低血糖的孩童也没有显现出任何的差异。

- 美国也针对6岁前发病的孩童进行了研究。他们发现血糖控制，也就是测验时的A1C和一般学习能力、精细动作（fine motor）速度以及语言理解度呈现负相关[891]。相反的，严重低血糖病史并不影响得分。就算测试前先用食物或胰岛素来修正低于3.9mmol/L和高于11.1mmol/L的血糖，血糖高的孩子在语言理解的得分还是比较低（但不影响语言表达的成绩）。这让我们清楚地知道，血糖控制如何影响学校的表现。

- 加拿大一个规模较小的研究追踪16名孩童从发病后的7年，结论是经历过抽搐低血糖的孩童在视觉记忆以及专注力的表现较差[985]。在研究的期间，16名孩童中有9位发生抽搐，现代的密集糖尿病管理不应该有这么高比例的严重低血糖。瑞典研究指出，采用密集胰岛素治疗让A1C降低了，但是只有10%~16%的病人发生过失去知觉的严重低血糖（不论有或没有抽搐）[855]。

- 合并19项研究结果的综合分析2144名孩童（其中1393位有糖尿病）[426]，经过各式各样的测试后，发现1型糖尿病孩童的总体认知能力（见识、理解和学习）得分稍微低了一些。不过这两组孩童在学习和记忆的技能是不相上下的。此外，分析还发现早发病的孩童（7岁前得糖尿病）的确有明显的学习和记忆技能障碍，但是无法在伴随着抽搐低血糖发生的次数以及认知表现之间找到一致的关联。

- 面对这些互相矛盾的研究，糖尿病童的家长很难得出结论。就算知道有些研究是在孩子的血糖高到足以影响脑部功能的情况下进行的（譬如其中一项研究，受测孩童的平均血糖值为14mmol/L[863]），也不会让家长容易得到结论。我们只能说，越来越多的新研究证实了，为了幼童脑部的最佳发展，避免长期高血糖是非常的重要。我们鼓励家长，无论孩子年龄，要一样努力追求低的A1C。

- 一项研究在初始用核磁共振（MRI）扫描一群4~10岁有糖尿病以及没有糖尿病的孩子，18个月后再扫描一次[784]。研究员发现，在认知或执行功能上，这两组之间并没有任何的差异。但是有糖尿病的孩童，他们的脑部的发育比较慢。缓慢的脑部发育和高血糖以及忽高忽低的血糖有关联，和低血糖则无关。另外一项核磁共振的研究调查平均4.1岁的糖尿病孩童，平均病史2.9年。有较高的A1C和高血糖的孩子，他们脑部相关认知的区域有受到影响[775]。

- 还有一个针对脑回（hippocampus）的核磁共振研究，以18个月为间隔扫描了两次[388]。有糖尿病的孩童和没有糖尿病的孩童，两者的海马回成长没有差异。但是在有糖尿病的孩童之间的比较则发现，如果孩童的A1C比较高（高于6%）及血糖波动比较大，他们的海马回发展也会比较慢。研究作者的结论是，为了降低低血糖的发生风险而接受一些比较高的血糖，看来对1型糖尿病孩童的脑部发育不是最佳的做法。

研究调查结果：严重低血糖以及A1C

- 低A1C可能会增加严重低血糖的风险。澳大利亚调查一天两针方案A1C是9.1%的孩童和青少年，他们平均每年发生失去知觉或抽搐的严重低血糖风险是4.8%[273]。
- 芬兰针对采用一天3~4针方案A1C是9%儿童做了调查，发现同样的风险只有3.1%[1136]。但是瑞典的研究却发现，采用一天4~5针A1C控制在8.1%的病人，他们发生失去知觉或抽搐的严重低血糖风险却是15%[743]。这项研究没有发现A1C与严重低血糖有任何的关系。A1C处于6.2%~9.2%之间的孩童都曾经发生过失去知觉的严重低血糖。
- 我们再比较DCCT的研究结果。13~17岁采用密集治疗的病人（平均A1C是8.1%）失去知觉或抽搐的风险是26.7%。使用传统治疗的组（A1C是9.8%）的平均风险是9.7%[276]。
- 瑞典一个2013年的研究调查12岁以下的1型糖尿病孩童，发现虽然这群孩童平均A1C都很低（6岁以下平均7.1%，7~11岁平均6.8%），他们完全没有发生任何一次失去知觉或伴随抽搐的严重低血糖[494]。

奥地利的研究测试一群4~18岁的孩子及青少年的神经生理能力（所谓的听觉及视觉诱发电位），发现在过去2年里有过严重低血糖（失去知觉和抽搐），以及血糖控制不好（A1C高过10%）的人会有比较差的反应结果[1033]。澳大利亚的研究发现，在糖尿病发病的2年后，孩童如果长期处于高血糖或者经历反复严重低血糖，他们的记忆力和学习能力都会降低[862]。瑞士针对10岁以前发病的孩子的研究则发现，只有6岁前发病的男孩智力表现较差[1026]。这不是因为严重低血糖，而是归咎于长期的高A1C以及发病时的酮症酸中毒。美国在2003年对6~15岁的孩童及青少年进行了一项研究，测试他们于严重低血糖（抽搐和昏迷）发生18个月后的表现，但是找不到任何专注力、计划力或者同步处理能力的负面影响[1208]。

孩童看起来似乎对伴随抽搐的严重低血糖特别脆弱。一项研究也指出曾经经历过至少一次的严重低血糖并发抽搐的孩童，就会造成专注能力的差别，但是这些孩童的父母并没有发现他们在专注力或学校的表现上有任何的差异[984]。在同一个研究，血糖高的孩子在测试时的行为比较冲动。美国一项研究比较两组孩童，一组是每天1~2针，另一组是每天3~4针[539]。多次注射者比较容易发生严重低血糖（0.80次／年与0.24次／年相比），并且对过去的事情比较记不清楚。不过这个研究的多次注射导致严重低血糖的发生率比其他的治疗中心来的高很多[484, 855]。另一个研究调查55位5~10岁的孩童发现，只有严重到失去知觉与伴随抽搐的严重低血糖会让记忆得分明显地降低[644]。

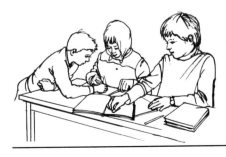

很难断定严重低血糖是否会影响孩子的发展。单一的发生应该不会有影响，但是有些研究指出，如果在孩子2~3岁前反复发生严重伴随抽搐的低血糖，日后在学校的表现会不理想。如果孩子发生严重低血糖，一定要调整胰岛素的剂量避免再次发生。为了避免幼儿发生严重低血糖，有时可能必须要接受比较高的A1C。

成年人则似乎比较能够忍受严重的低血糖，即使是失去知觉的那种。对成年后才发病的1型糖尿病病人而言，即使是严重的昏迷低血糖也不会造成永久的脑部损害[683]。不管是美国的 DCCT 研究[279]或瑞典的斯德哥尔摩研究[959]，他们对病人进行神经心理测试，发现反复的严重低血糖并没有造成任何的伤害。

无自觉的低血糖

无自觉的低血糖被定义为："当发生低血糖时，身体却没有显现任何低血糖的警示症状。"如果你时常低血糖，血糖恒定器的阈值就会越降越低，变得只能在越来越低的血糖值时才能出现低血糖的症状。当这个启动"反向调控激素"的血糖阈值一直降低，甚至比脑部响应低血糖的血糖值还低时，身体将完全不会显现低血糖该有的症状。如此一来，你将无法及时回应降低的血糖值（如吃点东西），让本来还只是轻微的低血糖很快就演变成严重的低血糖。很多人甚至事后不会记得曾经发生过低血糖。这是个很常见的现象，一个针对自觉低血糖的研究发现，病人数次甚至完全没有察觉自己发生了低血糖[69]。

无自觉的低血糖显著地增加孩童[69]及成年[230]糖尿病病人发生严重低血糖的风险，尤其常见于容易发生严重低血糖的人[231]。你要养成在出现疑似低血糖症状的第一时刻，就马上测血糖的好习惯。如果此时你的血糖已经低于3.5mmol/L，就是警示你，发生严重低血糖的风险已经增加不少了[1112]。

如果你对低血糖无自觉，要试着让平均血糖高一些，尽量避免低于3.5mmol/L的血糖值[40]。只要努力2周，应该就可以轻松地辨认低血糖的症状[232, 368]。训练自己去察觉血糖降低时产生的所有轻微症状，就能掌握机会，及时处理自己的低血糖[38]。

为什么有些人在低血糖时却毫无症状呢？答案是脑部的调适。虽然血液中只有少许的葡萄糖，可是经由血液循环的改变，大脑中央可以获取较多的葡萄糖[103]。如此一来，负责启动低血糖症状的脑部区域觉得葡萄糖的供应很正常，就不会发布低血糖警示。

研究调查结果：无自觉的低血糖

- 只要下午单独发生一次低血糖，就会让隔天早上的低血糖要达到更低的血糖值时，身体才会显现症状，才会开启应付低血糖的激素防卫系统[237]。
- 同样的情况也可能发生于运动后，少量或者适量的运动都足以减少隔天的低血糖症状以及激素的反应[1005]。
- 只要在事后避免低的血糖范围，这些改变都可以再逆转。一项研究发现，成年人只要2天内小心地不让血糖低于3.6mmol/L，就可以改善察觉低血糖的能力[725]。
- 研究让一群A1C 6.3%且无法察觉低血糖的成年糖尿病病人于2周内小心避免发生低血糖[368]，同时也让他们的平均血糖稍微调高一些。2周后，他们都能够比较容易察觉到低血糖的发生。
- 研究的3个月后，这群人反向调控的激素的血糖阈值从2.3mmol/L提高到3.1mmol/L，他们的A1C也升高到7.4%。

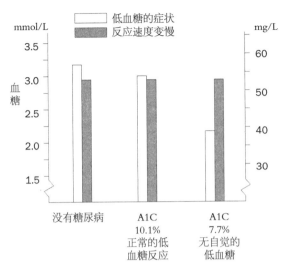

一项英国的研究比较没有糖尿病的人与两组有 1 型糖尿病的人，这两组的 A1C 分别是 10.1% 及 7.7%[767]。两组 1 型糖尿病病人都有同样次数的有症状低血糖，不过 A1C 较低的那一组则在过去的 2 个月内，记录了至少 3 次低于 3mmol/L 没有症状的低血糖（无自觉的低血糖）。他们之中的大多数人也曾经在过去的半年间体验过一次或多次的严重低血糖（严重到需要旁人的帮助）。

在低血糖无自觉的那组人里，他们的血糖降到 2.3mmol/L 还毫无症状。虽然如此，他们的反应时间还是和另外一组一样，在 2.9mmol/L 开始变慢。这表示，如果你曾经经历无自觉低血糖然后在血糖值 2.9mmol/L 的时候开车上路，你可能感觉很好但是反应时间已经变慢了，你将成为道路上的不定时炸弹，危及自己和他人。不过同一个团队的新研究则发现，对低血糖无自觉的糖尿病病人的反应时间并不会变慢。

很多长期糖尿病病人对低血糖时所产生的肾上腺反应已有减弱的现象，也就是说，自主神经兴奋带来的低血糖警示症状减少了。这带来两个后果：一是症状变得微弱，二是身体应付低血糖的防卫系统变得无力[38]。有些人把减弱的肾上腺反应联想成新的胰岛素所致（从早期的猪牛胰岛素改为类胰岛素），认为新的类胰岛素造成更多的无自觉低血糖。很多研究对此做了调查，却没有找到任何确切的科学证据[38]。

反弹现象

身体面对低血糖会开启反向调控的激素来作为回应。有时激素的作用太过于激烈，让血糖在发生低血糖后的几小时都维持在高挡，这就叫"反弹现象（rebound phenomenon）"。在反向调控激素分泌增加的几小时内，身体会产生胰岛素抵抗性（insulin resistance），也就是说，你需要比平时更高剂量的胰岛素才能把血糖降回正常的水平（如餐前的胰岛素剂量）。

有很多人为了拉高低血糖而过量地进食，之后他们也可能为了避免再次发生低血糖而降低下一餐的胰岛素剂量，这两者促成了反弹现象，让血糖更高。

低血糖过后，只有当体内的胰岛素浓度过低，才会产生反弹现象[136]，举例来说，运动或没有吃点心造成的低血糖。或者使用 NPH 当睡前胰岛素，但在前半夜发生了低血糖，然后下半夜的胰岛素的效能减弱，体内的胰岛素浓度降低，也可能产生反弹现象。相对的，如果是过量的胰岛素造成的低血糖，血液里高浓度的胰岛素会使反向调控的激素的分泌量减少，使得反弹现象不容易发生。

因为孩子的激素对低血糖的回应比较强烈，所以他们比成年人更容易发生反弹现象[38, 619]。孩子应付低血糖的激素防卫系统也在比大人高的血糖值时就开启[619]。一般来说，成年人反弹现象的效应可以持续到12小时甚至更久[8]，而孩子因反弹而升高的血糖只会维持几小时。有时，反弹现象的效应会超过24小时持续让血糖维持于高水平[978]。一旦激素分泌恢复正常，血糖也会慢慢回复正常。

如果高血糖是缘于反弹现象，注射额外的胰岛素可能会快速降低血糖，造成再次的低血糖。身体对胰岛素越敏感，这个情况就越可能发生，所以在反弹现象后，施打额外的胰岛素要特别小心。每个人都不一样，有些人比较容易发生反弹现象，而且个人的反弹现象也不尽相同。如果你的反弹现象是维持很久的那种，可以试着在低血糖发生后的下一餐提高你的餐前胰岛素剂量[8]。

食物太少还是胰岛素过多？

这两者都会造成低血糖，但是身体的回应方式却是不同的。升糖素的效应是分解储存的肝糖，而胰岛素则会阻止升糖素。此外，胰岛素逆向运作，把葡萄糖送入肝细胞，转成肝糖储存于肝脏。换句话说，打的胰岛素越多，肝脏就越无法释放葡萄糖。结论是过多胰岛素造成的低血糖比太少食物造成的低血糖让身体更难以回应。

低血糖的两种原因

→食物太少

常见的情况是餐前的低血糖。如果你是餐前注射（premeal injection），代表你还没有打针，所以血液中的胰岛素浓度不高。肾上腺素和升糖素可以很容易地让肝脏把肝糖转为葡萄糖释放出来，这很可能造成反弹现象，高血糖会持续几小时。

→胰岛素过多

常见的情况是打了胰岛素，但是吃得不够多（譬如不喜欢的食物）。就在体内血糖降低的同时，胰岛素浓度相对升高。胰岛素阻碍肝脏产生糖分，造成了比较严重的低血糖。此外，高浓度的胰岛素阻挡了反弹现象的发生。

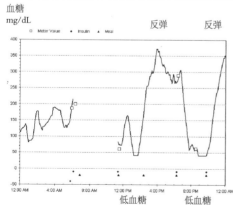

连续血糖监测的图表显示一位9岁女孩在同一天发生了2次反弹现象（箭头）。

夜间的低血糖

夜间的低血糖比大多数人所知更为常见。很多研究发现，高达 30%~40% 的孩童及成年人在夜间发生过低血糖[758, 783, 932]。沉睡时，肾上腺的反应会被削弱，可能造成病人无法醒来[620]。平躺时的低血糖症状也比站立时难以辨认[552]。

两项调查发现，高达 45% 一天注射两针的孩童及成年人在夜间出现低于 3.5mmol/L 的低血糖[88, 783]。一半孩童毫无任何夜间低血糖的症状，但其中一项调查则观察到孩子早上的心情不佳[783]。一项 6 个月内数度为多针注射方案以及使用泵的孩童装上连续血糖监测器（CGMS）的研究，发现这些孩童在夜间至少都发生过一次低于 3.5mmol/L 的低血糖[746]。

年轻人通常不会因轻微的低血糖症状而醒来，这给予了血糖降得更低的机会。唯一能确认的方法就是半夜起来测血糖（NPH在夜里2—3点，Levemir、Lantus以及Tresiba在清晨4—5点），我们建议至少每2周测1次夜间的血糖值。有时糖尿病孩童会因为低血糖惊醒后告知父母，其他的案例则是父母听到了奇怪或不寻常的声响。如果孩子刚被诊断出糖尿病，或者他的睡前胰岛素方案有所变动，最好要在夜里测1~2次的血糖。很多父母觉得应该要每天照顾到孩子夜间的高低血糖，幼儿的家庭可以使用婴儿监视器，对父母很有帮助。如果可以替孩子装上有警示功能的连续血糖监测器，就简单许多。假如连续血糖监测系统可以链接上父母的手机，那就更加方便。父母半夜不需要下床，拿起手机马上知道孩子的即时血糖值。

在家要找到一个可行的夜间测血糖模式很重要，不要让父母双方同时累坏。孩子总能享有充分的睡眠，但如果父母两个或是其中一个缺乏睡眠，长期下来会造成问题。我们建议父母要"轮班"照顾孩子，但实际上并不容易，特别是单亲家庭，可以考虑祖父母或其他愿意帮忙照顾孩子的人，也务必告诉医疗团队你的困扰。有警示的连续血糖监测器或许有帮助，加上市面上有些泵，一旦察觉低血糖风险便自动停止输送基础胰岛素。

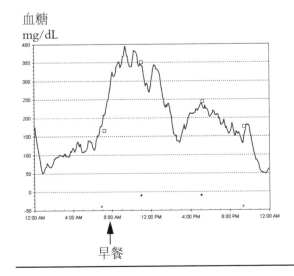

这是一位 13 岁男孩的连续血糖监测图，显示夜里的低血糖。早餐后的血糖快速陡急上升，表示早餐前的胰岛素剂量需要增加（降低胰岛素和碳水化合物的比值）。隔天夜里血糖再度降低，代表夜间剂量需要减少。

过量的睡前胰岛素会造成夜间的低血糖，也可能是睡前点心搭配的短效胰岛素用量过大，造成前半夜的低血糖。很多比较短效/速效胰岛素的研究建议，采用功效时间比较短的速效胰岛素能够减少夜间低血糖的发生[571, 918]。夜间的低血糖也可能是下午或者晚上的激烈运动所造成的。

如果把睡前点心的短效胰岛素打在大腿部位，因为这个部位对胰岛素的吸收缓慢，也会造成夜间的低血糖[530]。如果施打睡前胰岛素没有捏起皮肤，或者针的角度是以直角打入，胰岛素可能会注入肌肉而快速被吸收，引起前半夜的低血糖[531]。

要避免夜间低血糖的基本规则就是当睡前的血糖值低于7mmol/L，最好于上床前再吃一些点心[88, 1021]。通常只要来几个葡萄糖片就足以中断血糖的下降趋势。佩戴连续血糖监测器的人可以在屏幕上看到趋势箭头。但是要记得有时间差，等5~10分钟，连续血糖监测器才会监测到血糖升高。如果低血糖是因为当天超出平常量的运动，胰岛素泵用户可以把夜里的基础速率降低20%。切记睡前进食无法保证夜间不会发生低血糖。有疑惑时，唯一确切的方法就是半夜起来测血糖。

造成夜间低血糖的可能原因

→吃睡前点心时所施打的短效胰岛素过量（前半夜的低血糖）。
→睡前胰岛素或者基础胰岛素过量。
→睡前胰岛素或者基础胰岛素种类可能不适合你的需要，换成Levemir、Lantus或Tresiba可以改善。
→晚餐或者睡前点心的短效胰岛素施打在大腿的部位（夜间中段的低血糖是因为大腿吸收胰岛素较缓慢所引起的）。
→晚餐吃得不够多，或者大部分的睡前点心只包含了吸收很快的碳水化合物。
→下午或者晚上运动了，却没有相对地减少睡前胰岛素的剂量。
→晚上喝了含酒精的饮料。

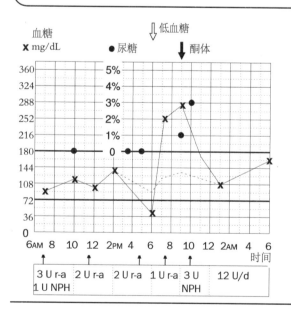

NPH＝中效，r-a＝速效胰岛素
这位5岁的女孩刚被诊断出糖尿病。她在傍晚有很强烈的反弹现象。注意低血糖后尿液中的酮体，是她本身分泌的升糖素所引起的。假如没有发生低血糖也没有接下来的反弹现象，她的血糖会比照虚线的走向。

你可以尝试不同的睡前点心，看什么点心可以让血糖保持比较长时间的平稳。譬如面包夹奶酪、抹花生酱的面包，这些食物在胃里消化得比较慢，让葡萄糖慢慢被吸收。高脂肪含量的冰激凌也有同样的功效。但对有体重烦恼的人来说，这些多出来的脂肪就不妙了。

我们所知道的最持久的睡前碳水化合物是生玉米淀粉，它可以让血糖拉高达6小时之久，能够有效地避免夜间低血糖。有些非糖尿病的孩童，他们的疾病使得夜间无法维持正常的血糖，他们就食用生的玉米淀粉。唯一可惜的是，生玉米淀粉并不美味。玉米淀粉不能再加工或者加热，那会改变它的结构而使碳水化合物效用变得比较短。幼儿一般可以慢慢习惯玉米淀粉糊的味道。大一点的孩童或许可以接受玉米淀粉棒（Nite Bite）的味道。市面上有贩售一个产品叫作 Extend Bar，含有5g的生玉米淀粉以及17g其他非常慢速吸收的碳水化合物（糖醇、甘油以及纤维）。研究让14~30岁的糖尿病病人在晚上9点吃 Extend Bar 当睡前点心，对照吃22g的慢速吸收碳水化合物。结果发现以 Extend Bar 当睡前点心，夜间和早上比较少出现高血糖或低血糖[643]。

如果你有夜间低血糖的问题，另外一个值得一试的方法就是睡前吃一些普通的洋芋片（不是低脂肪种类），当然，前提是你没有体重的困扰。洋芋片的制造方式以及它的高脂肪含量使得它的葡萄糖会被吸收得很慢，至少要等吃了洋芋片3小时后，血糖才会达到高峰（请看280页的图）[184]。25g的洋芋片与1片面包夹奶酪有同样多的脂肪（8g）与碳水化合物（15g），对运动量大的小朋友及青少年，洋芋片是既可以预防夜间低血糖又非常受欢迎的睡前点心。

暗示夜间低血糖的症状

→噩梦。

→盗汗（弄湿床单）。

→早上醒来的头痛。

→起床感到疲劳。

→尿床（也可能是夜间高血糖造成的）。

研究调查结果：玉米淀粉与低血糖

- 研究把孩童和青少年25%~50%的睡前点心改为生玉米淀粉加牛奶。孩子们凌晨2点及早餐前的低血糖（定义为低于3.6mmol/L）发生率从每周1次下降到0.3次[642]。
- 2.5 ~ 6岁的孩子，每千克体重配0.3g的生玉米淀粉，就可以让夜间低于5.6mmol/L的血糖次数降低64%[303]。这个研究没有给予孩子额外的胰酶。
- 在施打睡前胰岛素的同时，让成年人食用没有加热的玉米淀粉（也是每千克体重配0.3g），研究的4周里让这些糖尿病病人凌晨3点的血糖值平均升高了2mmol/L[L55]。
- 这些成年人发生低于3.4mmol/L的低血糖概率降低了70%，且A1C不受影响（这些研究使用的是全血血糖值，我们已经把这些血糖值换算成血浆血糖值）。

也有人建议睡前吃高蛋白质含量的点心来避免夜间发生低血糖。但是研究发现，额外的蛋白质（面包夹肉）并无法于进食 3 小时后给予任何额外的保障[450]。高纤维的睡前点心（添加 β - 葡聚糖）也无法预防孩子们在凌晨 2 点的低血糖发生[944]。

黎明现象

"黎明现象"会让清晨的血糖升高，估计发生在 80%~100% 的 1 型成年病人身上[136]，这个现象是由于生长激素分泌增加，所造成后半夜及清晨的高血糖[8, 135, 325]。就算糖尿病病人在夜间持续获得足够的胰岛素，早上的血糖还是会因为黎明现象比半夜的血糖高出 1.5~2.0mmol/L[136]。早上的高血糖在成长的孩子间也是很常见的问题，特别是青春期的后半段，当生长激素分泌达到最高峰的时候[325]。很难替为清晨因血糖渐升所需的胰岛素浓度制定胰岛素剂量，Lantus 或者泵会是不错的选择。较早上床的幼儿，他们最大量的基础胰岛素需求通常在夜间的前半夜（午夜前）[218]。

睡前的玉米淀粉糊

- 把两汤匙的玉米淀粉与100mL的水搅拌均匀。这个玉米淀粉糊含有14g的"非常慢速吸收的"碳水化合物。糊最好是冷的，尽量不要加热，因为热会分解玉米粉的结构，变成"快速吸收的"碳水化合物。
- 如果孩子在睡前喝奶，可以用玉米淀粉来代替部分的奶粉。刚开始先一点点，等孩子适应了，再逐渐增加比例。也试着每天降低一点温度，让孩子最终能适应室温的饮品。
- 如果孩子还不到3岁，可能需要给他一些胰酶来帮助玉米淀粉的分解。请咨询小儿科医师的意见。
- 有些孩童和成年人可以接受玉米淀粉棒的味道，可善加利用。

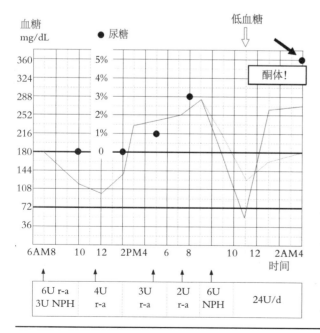

NPH=中效，r-a＝速效胰岛素

夜间低血糖紧跟着反弹现象。如果凌晨1点没有测血糖，我们会以为这位6岁女孩整晚都高血糖。如果增加睡前胰岛素的剂量，会让她夜里的血糖更低（Somogyi现象）。注意，早上的尿液同时验出酮体及葡萄糖。如果没有发生夜间低血糖，她的血糖可能会比照虚线的走向。

Somogyi 现象

如果血糖在夜间降低，你多半不会察觉并继续睡觉。但是反向调控的激素会开始分泌并且造成反弹现象，如果此时体内的胰岛素浓度不够，就会造成早上的血糖升高。如果半夜没有测到低血糖，你可能会认为应该要增加睡前胰岛素的剂量。隔天夜里，增加的睡前剂量让血糖更低，造成更激烈的反弹现象，使得早上的血糖更高。这样很容易形成恶性循环。这种夜间的反弹现象被称作"Somogyi 现象（Somogyi phenomenon）"，Somogyi 是第一个描述这个情况的生化学家[675, 1065]。

早上醒来时高时低的血糖可能是 Somogyi 现象造成的。有些夜晚的血糖可能低到足以产生反弹现象，造成早上的高血糖。其他夜晚的血糖则没有低到足以引起反弹现象，因此早上的血糖就比较低。

多年来人们一直质疑 Somogyi 现象，但是现今的共识是这个现象发生在用比较少的中效胰岛素的人身上（譬如一天多针），他们早上醒来前血中的胰岛素浓度较低[136, 228]。这些人在夜间低血糖过后，早餐后的血糖也会升得比一般高[675]。一项研究运用连续血糖监测器，比较一天多针治疗方案和使用泵的儿童和青少年，发现 Somogyi 现象较常出现于前者身上[746]。

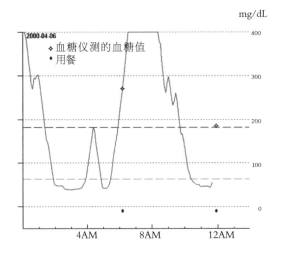

一位 17 岁男孩的连续血糖监测图，显示很明显的 Somogyi 现象，半夜出现高血糖，接着是非常低的血糖，早上醒来血糖又升高了。如果他只是看到早上测出来的高血糖，他可能会决定增加睡前的胰岛素剂量，造成隔天夜里的血糖降得更低。

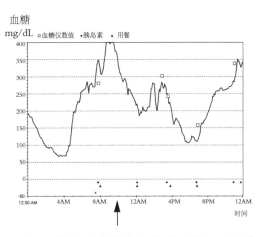

一位 16 岁女孩的连续血糖监测图，显示黎明现象，凌晨到清晨的血糖明显升高。

对一天打两次胰岛素的病人而言，因为他们使用中效型的比例较高，所以身体能够储存的胰岛素也较多。胰岛素会在夜间从体内的贮藏（depot）释放出来，使得身体的胰岛素浓度不会低到让夜间的反弹现象发生[136]。

这样的状况会使得早上的尿液检测很难解读，它可能同时出现酮体（半夜低血糖或后半夜因高血糖而胰岛素不足所产生的）与葡萄糖（后半夜）。但是如果整夜高血糖，没有低血糖，也可能得到同样的测试结果（酮体和葡萄糖）。

就算孩子没有醒来，低血糖也会回到正常吗？

下午或者睡前打的中效胰岛素在清晨就差不多没有作用了，即使低血糖的孩子还没有清醒，血糖会往上升高。注射长效胰岛素的孩子，虽然他们体内的胰岛素会持续有作用，但是身体会开启防卫系统试着升高血糖。

低血糖会让你死掉吗？

所有的父母都担忧夜间的低血糖，担心孩子血糖低到死掉。不过，这几乎从来不曾发生过，但是我们仍建议大家睡前要吃些点心来预防夜间低血糖的发生。在非常罕见的情况下，身体健康的1型糖尿病病人早上被发现死在床上，这种突发的现象称为"床上死亡症"（"dead-in-bed" syndrome）[1106]，它被认为是心律不齐所造成的。虽然更少见，但是"床上死亡症"也可能发生在非糖尿病病人的身上[5]。在少之又少的糖尿病病人里，严重低血糖可能导致心律不齐[529]，这个可能性可经由DNA（脱氧核糖核酸）筛检出，高风险病人可以接受预防性治疗[5, 529]。

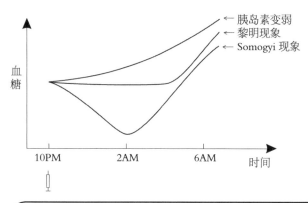

不同的因素影响夜间及早上的血糖高低。黎明现象取决于夜里生长激素的分泌，Somogyi现象是夜间的反弹现象。胰岛素变弱则取决于睡前注射的中效胰岛素的药性。新的基础类胰岛素（Levemir和Lantus）不会有这个问题。研究发现，儿童和青少年把中效胰岛素改成Lantus后，夜间低血糖的风险降低了43%[832]，另外一项研究发现，儿童和青少年把中效胰岛素改成Levemir后，夜间低血糖的风险降低了36%[969]。

打错胰岛素的种类

- 使用空针的时候，要小心，不要搞混不同种类的胰岛素瓶子。
- 最好白天和睡前的胰岛素使用不同样子的笔针，这样就算在黑暗中也不会拿错。
- 同一家公司制造的笔针只有颜色上的差异。最好考虑一种胰岛素使用抛弃式笔针，另外一种胰岛素使用一般笔针，或者使用两家不同公司制造的笔针。

研究调查结果：低血糖与死亡

- 瑞典于2005年公布了一项长期调查的结果。这个调查追踪了10 200位15岁以下于1977—2000年之间发病的糖尿病孩童。他们的死亡率是没有糖尿病的同年龄孩子的2倍[252]。
- 他们（年龄11~25岁）之中有17人死于床上，血液中没有发现酒精[252]。因为他们大部分都有夜间低血糖的病史，所以死亡原因可能是低血糖[1068]。
- 同一个时期里有20位死于酮症酸中毒（其中6位在刚发病时），其中10位是发病时间算长的独居年轻人。他们在住处身亡，如果不是有计划地自杀，他们的死亡应该都能避免。有一位死者血液的酒精浓度很高，很可能死于低血糖。另外有两位死于糖尿病的长期并发症——急性心脏病发作。
- 英国研究追踪1990—1996年间20岁以下糖尿病病人的死亡[340]。其中有69位死于酮症酸中毒，7位死于低血糖。3个案例则是没有确切的原因，只能定义为床上死亡。
- 在挪威，12位于1973—2012年诊断出糖尿病的儿童和年轻人（11~33岁）死于床上死亡症[417]。43位死于酮症酸中毒，以及20位死于有记录的可能低血糖。这些死亡案例多数都介于20~30岁之间。两位死于发病时酮症酸中毒造成的脑水肿（cerebral edema）。相同的研究者的另外一个挪威研究发现，这些糖尿病病人20%的死亡是滥用酒精造成的[418]。
- 其他人并不知道独居其实会是酮症酸中毒和严重低血糖两者的危险因子，如果糖尿病病人佩戴连续血糖监测器，并且把血糖数据和父母或者其他重要的朋友分享，无论独居或旅行，都有机会挽回性命。此外要交代糖尿病病人的朋友，当病人不舒服，一定要马上和家人联络，就算病人坚持自己可以处理，但只要状况不对，一定要通知家人。

低血糖与其他的疾病

糖尿病病人得其他自体免疫系统疾病的风险也会比较高。如果你一直降低胰岛素的剂量，却还是时常发生低血糖，那就要检查一下，看是否有以下的某个疾病：
→乳糜泻（celiac disease），又称麸质过敏症。
→甲状腺低能症（hypothyroidism）。
→肾上腺功能不足（缺少皮质醇，又称艾迪森氏病）。

夜间低血糖致死的一个可能解释是睡前打错了胰岛素的种类。本来应该要打中效或长效胰岛素，却打成了短效或速效胰岛素[481]。青少年和年轻人的睡前剂量本来就高，睡前打针时拿到错误的胰岛素瓶子或者胰岛素笔针也不是不可能。有次我们举办夏令营，就有位13岁的孩子犯了两次这样的错误。Lantus、Levemir以及速效胰岛素都是透明的，用空针抽取很容易搞混。一个类似的案例造成了低血糖，病人必须送往医院接受葡萄糖点滴治疗[9]。

另外一个解释是多年的糖尿病造成了神经损害，使得身体对低血糖已经感觉迟钝，甚至置之不理。比较常见于发病超过20~30年的病人。

此外还有1型糖尿病的成年病人在饮酒后死于低血糖，原因是酒精会阻止肝脏生产葡萄糖[867, 1106, 1120]。

为什么会在不同的血糖值意识到低血糖呢？

热气球原理

我们可以用热气球来描述低血糖在不同血糖值会被察觉的现象。气球的高度相当于你白天的平均血糖。热气球下面挂着的篮子相当于可以察觉到症状的低血糖值。如果平均血糖在9~10mmol/L，一般会在血糖3.5mmol/L时留意到低血糖的症状。

下图右边的A1C刻度相当于过去2~3个月的平均血糖，左边标示血糖值。平均10mmol/L的血糖约等于8%的A1C（以DCCT换算表对照，依IFCC换算表为65mmol/mol）。下页的图表将会解释，当平均血糖改变时会发生什么。当然，用一个热气球的篮子来形容低血糖真的是太简化了。

一旦最近的血糖发生改变，你能够察觉低血糖症状的血糖值也会跟着改变。但是，影响思考清晰以及降低反应速度的低血糖值却不太会随着日常的平均血糖的变化而改变[40, 767]。这表示，身体能够适应低的血糖，而脑部对低血糖的适应却是有限度的。

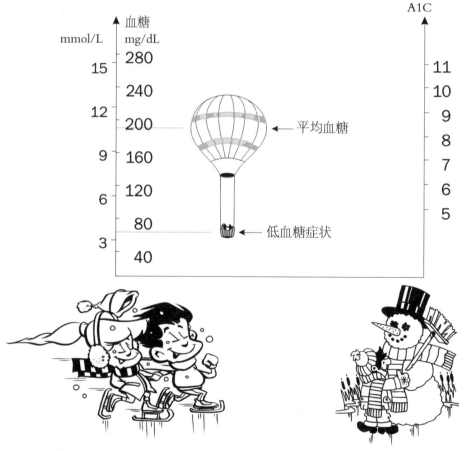

冬天一旦雪花飘落，多数的孩子都会马上冲到外面玩。这额外的运动，需要降低1~2单位的晚餐及晚点心的胰岛素剂量，才能避免低血糖的发生。如果小孩在外面一玩就是好几小时，那我们建议，最好也降低睡前胰岛素的剂量。

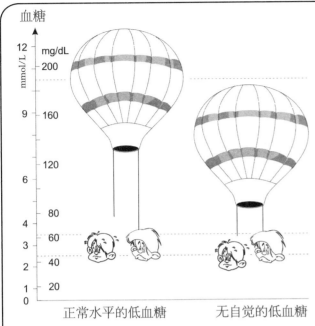

正常水平的低血糖　　　　　无自觉的低血糖

一般来说，你会在稍高的血糖值察觉到身体的低血糖症状（例如发抖、冒冷汗），然后再在稍低的低血糖感受到脑部的低血糖症状（例如无法集中注意力）。这允许你在血糖降低的初期时还能够思考，以便及时采取正确的措施。

如果时常测出很多次的低血糖值（低于2.5mmol/L），无自觉低血糖的风险就增加了。当血糖低到影响脑部功能，却依旧没有被察觉，你已经无法清楚思考，反应也变迟钝。接着血糖持续降低，身体的低血糖症状出现了，可是却因为无法理性思考，所以没有办法采取正确的措施。

最好是能让身体的低血糖症状出现于脑部的低血糖症状之前，才能及时得到警讯，马上对低血糖采取行动。

 身体的低血糖症状　　　 脑部的低血糖使得思考能力及反应时间都减弱了

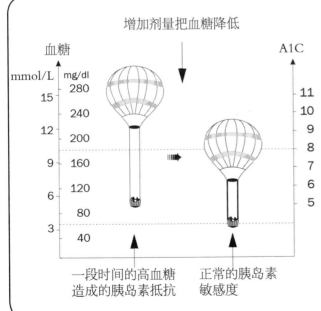

一段时间的高血糖　　　正常的胰岛素
造成的胰岛素抵抗　　　敏感度

高血糖水平

如果一段时间内的血糖都维持的较高，血糖恒定器也会重新调整，会在比较高的血糖值就察觉到低血糖的症状（高水平的低血糖）。如果你1~2周的平均血糖是15mmol/L，会在4.5~5.5mmol/L的时候就感到低血糖。一旦好好控制，平均血糖下降，出现低血糖症状的血糖值也会跟着下降。最好是在感觉血糖低时测一下血糖，并在血糖降到3.5~4.0mmol/L前都坚持不吃东西。这样"自我虐待"1~2周后，对胰岛素的敏感度会再度正常，能够在较低的血糖值察觉低血糖的症状（正常水平的低血糖）。

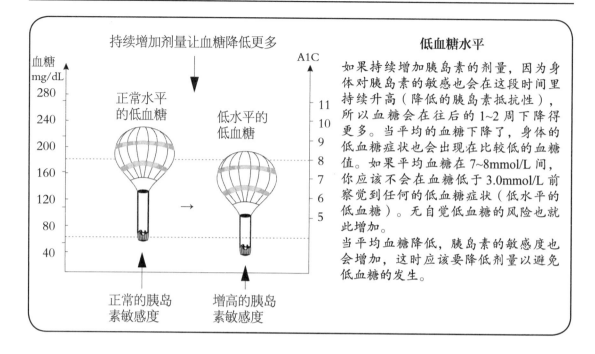

持续增加剂量让血糖降低更多

正常水平的低血糖

低水平的低血糖

正常的胰岛素敏感度

增高的胰岛素敏感度

低血糖水平

如果持续增加胰岛素的剂量，因为身体对胰岛素的敏感也会在这段时间里持续升高（降低的胰岛素抵抗性），所以血糖会在往后的1~2周下降得更多。当平均的血糖下降了，身体的低血糖症状也会出现在比较低的血糖值。如果平均血糖在7~8mmol/L间，你应该不会在血糖低于3.0mmol/L前察觉到任何的低血糖症状（低水平的低血糖）。无自觉低血糖的风险也就此增加。

当平均血糖降低，胰岛素的敏感度也会增加，这时应该要降低剂量以避免低血糖的发生。

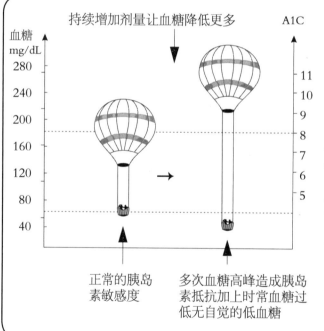

持续增加剂量让血糖降低更多

正常的胰岛素敏感度

多次血糖高峰造成胰岛素抵抗加上时常血糖过低无自觉的低血糖

变化多端的血糖

有时候胰岛素的剂量非常难拿捏。增加剂量后，不但测到多次的低血糖，也测到多次的高血糖（时常是反弹现象造成的）。高血糖会增加身体对胰岛素的抵抗，也会让A1C升高。而低血糖则会让身体习惯于低的血糖，要一直等到血糖降到3.0mmol/L以下，才能察觉低血糖的症状。

这问题有些棘手。先试着降低胰岛素的剂量，避免血糖低于3.5~4.0mmol/L。当低血糖症状重新出现在3.5~4.0mmol/L的时候，再小心地增加胰岛素剂量，阻绝过高的血糖。

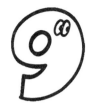

第九章　低血糖的处置

低血糖最好的处置方式是给予糖尿病病人纯葡萄糖，但给予其他含有葡萄糖的碳水化合物也能提高血糖[397]。10g 的葡萄糖可以在 15 分钟后让一位成年人的血糖上升 2mmol/L[155, 232]。血糖会持续上升 45~60 分钟后再开始下降。幼儿需要比较少量的葡萄糖，每 10kg 体重给予 1.5g 的葡萄糖，这个剂量能够让血糖上升 2mmol/L。但是不要为了"安全"而吃过量的葡萄糖，血糖会升得太高。此外，如果每次低血糖吃得太多，体重就会增加。

食物里的葡萄糖要经过胃进入小肠才会被吸收到血液里，葡萄糖既不会在口腔中[465]也不会在胃里被吸收[400]，葡萄糖的直肠栓剂也不会提高儿童[23]或成年人的血糖[54]。

实用的处置指示

（1）测试你的血糖。因为有低血糖的感觉并不一定表示血糖真的低了，但是如果症状非常强烈，连测血糖都有困难，当然应该赶快先吃一点葡萄糖或者含糖的食物。如果血糖很高，一点额外的葡萄糖不会带来什么灾难，但是如果血糖很低，不即时采取行动可能会发生严重的低血糖。两者衡量，避免严重低血糖是优先的处理方式。

（2）血糖低于 3.5mmol/L 时，吃一些甜的东西，最好是葡萄糖片。先按照下页表格的低剂量服用，等 10~15 分钟好让葡萄糖片发挥作用。只要补充足够的葡萄糖让血糖回升到 4mmol/L 以上即可。如果之后还吃了一些东西，最好补充一些胰岛素，降低可能会发生的反弹现象风险 1088。如果 15~20 分钟后还是没有改善，血糖依旧没有回升，再服用一次同样分量的葡萄糖。

葡萄糖比任何其他种类的碳水化合物可让血糖快速地升高[155]。如果希望低血糖快速回升，要避免含有脂肪的食物和饮料（譬如巧克力、饼干、牛奶，或者巧克力牛奶）。脂肪会延缓胃的消化，使得食物里的葡萄糖要花比较长的时间才能进入血液。

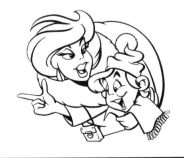

不管去哪里，都要随身携带葡萄糖片、含糖的食物或饮料。大一点的孩子可以把葡萄糖片放在口袋，小一点的孩子可能需要挂在手腕或系在皮带上的小包包，方便拿取。要告诉朋友们葡萄糖片收放的位置，这样他们才能在低血糖的时候帮助你。最好随身带一些现金，以便在需要的时候买一些吃的东西。

是哪一针胰岛素要为
你的低血糖负责？

1.一天多针的治疗方案
（Multiple injection treatment）

餐前速效胰岛素搭配两针基础胰岛素

低血糖发生时间	该负责的胰岛素	
	打针时间	胰岛素种类
早餐后	早餐	速效
午餐前	早餐	基础
午餐后	午餐	速效*
晚餐后	晚餐	速效
晚点心后/午夜前	晚点心	速效
午夜后	睡前	基础

基础胰岛素可以是中效型（NPH）也可以是长效型胰岛素（Lantus、Levemir）。
如果餐前使用速效胰岛素，它的作用模式要为施打后的2~3小时发生的低血糖负责。其后发生的低血糖则比较可能是基础胰岛素所引起的。
*：早上打的中效胰岛素也有可能造成午餐后的低血糖。

餐前短效胰岛素搭配睡前中效胰岛素

午餐前	早餐	短效
下午	午餐	短效
晚上	晚餐	短效
晚点心后/午夜前	晚点心	短效
午夜后	睡前	中效

2.一天两针的治疗方案

早餐和晚餐前的短效胰岛素加中效胰岛素

低血糖发生时间	该负责的胰岛素	
	打针时间	胰岛素种类
午餐前	早餐	短效
下午	早餐	中效
傍晚	晚餐	短效
晚点心后/午夜前	晚餐	中效
午夜后	晚餐	中效

如果血糖测在 3.5~4.5mmol/L 之间，可以考虑不同的处理方式：譬如吃一些碳水化合物或暂时不去运动。这样的血糖值，来一片水果也是蛮恰当的。

低血糖时需要服用几片葡萄糖
（每片4g）[232]？

体重	血糖升高的目标	
kg	2~2.5mmol/L	4~5mmol/L
10	半片	1片（4g）
20	1片（4g）	2片
30	1片半	3片
40	2片	4片
50	2片半	5片
60	3片	6片
70	3片半	7片

葡萄糖分量/每10kg的体重
| | 2g | 4g |

经验法则

以每10kg的体重来计算，一颗4g的葡萄糖片可以让血糖升高4~5mmol/L[155, 429, 1193]，也就是说，在服用葡萄糖后的15~30分钟，血糖会比没有吃葡萄糖的状况下多出4~5mmol/L。一般而言，血糖上升2~2.5mmol/L就很足够，但是如果才刚注射了胰岛素，血糖一直下降，就可能需要更多的葡萄糖。检查一下手边的葡萄糖片，一片通常含4~5g的葡萄糖。

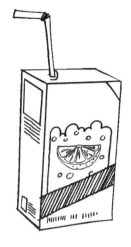

铝箔包装果汁在低血糖时很实用，它便利携带，而且孩子没食欲时，可以让他吸一口果汁，比葡萄糖片或葡萄胶更方便。

（3）就算刚发生低血糖，也不要降低餐前的胰岛素剂量，否则可能会造成反弹现象。葡萄糖片在10~15分钟内就可以把血糖拉回正常的水平，因此餐前的胰岛素剂量要维持一样。也不要等到饭后才打胰岛素，这样胰岛素无法及时应付升高的血糖，可能造成反弹现象。

（4）睡觉时，把血糖仪和葡萄糖片放在床头柜，如此半夜因低血糖而醒来随手可得。要让血糖在维持整晚不下降可能需要多点食物，在床头柜准备香蕉是个好主意（无须额外注射胰岛素）。如果你因半夜低血糖而被迫下床到厨房觅食，可能陷入完全清醒且吃下太多冰箱里食物的风险。

（5）如果低血糖病人的意识清楚却无法咀嚼，就给他葡萄糖胶或者蜂蜜。胶状的葡萄糖不需要咀嚼，对婴儿和幼儿非常方便。

（6）一定要等到所有的低血糖症状都消失后才能开始运动。至少要等待15分钟后再从事需要专注或快速理解的活动：譬如开车、操作机器、参加考试。

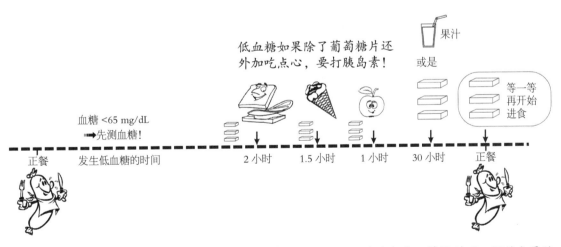

发生低血糖时，一个重要的考量是离下一餐还有多少时间。不要吃太多，够撑到下一顿的分量就行了。食物需要时间才能让血糖上升，很容易为了要解除低血糖症状，让自己感觉舒服而过量进食。当血糖低于3.5mmol/L，或者低血糖让你很不舒服，最好先服用一些葡萄糖片，等10~15分钟来矫正低血糖。如果你认为在下一餐前需要来份点心，你可能需要施打一些胰岛素，因为葡萄糖已经把血糖升回到正常的水平。如果在用餐前刚好低血糖，因为进食后还需要时间才能让你舒服一点，所以最好先吃一些含有高糖分或葡萄糖的东西，譬如葡萄糖片，等10~15分钟或感觉舒服了一点，先一样打餐前胰岛素，再享用你的餐点。

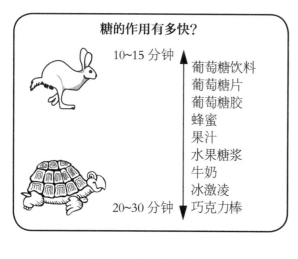

糖的作用有多快？

10~15 分钟 ↑ 葡萄糖饮料
葡萄糖片
葡萄糖胶
蜂蜜
果汁
水果糖浆
牛奶
冰激凌
20~30 分钟 ↓ 巧克力棒

（7）孩子低血糖后不要让他一个人独处。小孩在学校发生低血糖后，要确保家里有知道如何处置低血糖的大人可以居家照顾。如果父母无法去学校，年纪较小的孩子需要有人帮忙送回家。

（8）如果病人的低血糖已经造成抽搐或者意识不清，赶快帮他打一针升糖素。千万不要强喂食物或饮料给无意识的病人，不小心可能会进入呼吸道，造成窒息或者因此导致肺炎。

（9）如果进食后血糖还是没有回升，可能是因为胃还没有排空完毕，食物无法进入小肠（葡萄糖在此才被吸收的）。偶尔还有其他的问题造成持续性的低血糖（譬如肠胃炎），这种情况需要额外的处理。最有效的方法就是使用迷你剂量的升糖素，施打的次数视需要而定。

（10）如果找不到低血糖的原因，隔天要降低"该负责"的胰岛素剂量。

下一餐用餐的时距

每次低血糖到下个用餐时间的间距（低血糖发生的时间到下个用餐时间的时距）决定我们该采用何种处理方式比较恰当。

正要用餐前的低血糖

服用葡萄糖，10~15 分钟后再吃饭。如果吃了葡萄糖后马上用餐，食物和葡萄糖在胃里会被搅混。固体食物至少需要 20 分钟才能从胃送入小肠，意即血糖也至少需要这么久才能回升。切记，食物里的葡萄糖一定要到达小肠后才能被送入血液中。

就算刚发生低血糖，但是葡萄糖会让血糖回到正常水平，所以餐前剂量要照常施打。切记，胰岛素要在餐前给予，不可以在餐后！如果吃完饭才打针，很有可能造成反弹现象。

用餐前 45~60 分钟的低血糖

上述建议也适用于这个情况。用葡萄糖让血糖快速回升，这能维持 30~45 分钟，刚好不用额外吃东西，直到进食时间。但如果刚运动过，知道血糖可能会下降，可以吃点东西（譬如一片水果），让血糖维持到下一餐。

**当你觉得血糖低的时候，
一定要吃东西吗？**

（1）先测血糖。
（2）如果血糖低于3.5mmol/L，赶快吃点甜的，最好是葡萄糖片。
（3）如果血糖在3.5~4.0mmol/L，无须着急！若是离下一餐还有0.5~1小时的时间，或你知道血糖会持续下降（譬如运动后），你就需要吃点东西。
（4）如果有低血糖的症状，服用葡萄糖片。如果血糖高于4.5mmol/L，你可能在高水平的血糖就有低血糖的症状。等一会儿再测血糖。除非血糖低到4.0mmol/L以下，否则不应该进食，请参考第（3）点。

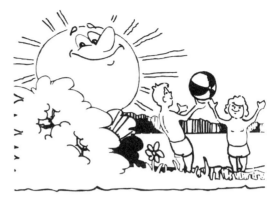

小朋友在玩耍的时候喜欢跑来跑去，自然运动量就很大。当孩子在公园或沙滩玩耍发生低血糖的时候，葡萄糖胶可能比较好用，因为葡萄糖片可能会遇水潮湿变得黏黏的。

用餐前 1~2 小时的低血糖

服用葡萄糖等 10~15 分钟，快速修正低血糖让血糖回升到正常水平。因为离下一餐还有不少时间，可以考虑吃一些比较持久的碳水化合物（请看 69 页的图）。除非刚运动过，否则额外的点心可能也需要施打一些胰岛素。另一个策略是只使用"快作用"的糖，有需要再重复服用。后者可以避免体重的增加。跟糖尿病医疗团队讨论，找出适合自己的方式。如果低血糖的进展缓慢，不一定需要葡萄糖，可以改吃一些水果。

帮助感觉不舒服的糖尿病病人

当需要出手协助陷入低血糖的病人时，你不太可能会知道他的血糖多高或多低，而且也可能为了测血糖而浪费了宝贵的救援时间。最好的行动就是尽快给他一些含糖的食物，然后再请求帮助。确保身边的人（譬如老师、运动教练）都知道这个简单的建议。

咖啡店或是快餐店里供应的糖包在这个情况下非常有用，另外果汁、碳酸饮料、汽水或可乐，只要不是代糖种类的都可以。

如果病人的不舒服是高血糖引起的，给他一些额外的糖并不会让他更糟。他的不舒服并不是来自高血糖，而是因为体内缺乏胰岛素，同时胰岛素的缺乏造就了高血糖的后果。如果血糖低的话，一定要尽快补充一些糖。

葡萄糖

纯葡萄糖能最快也最有效地治疗低血糖[155]。紧急葡萄糖有片装和胶状两种，重要的是应该把葡萄糖当作治疗低血糖的"药物"，而不是"糖果"。每一位糖尿病病人都应该随身携带葡萄糖并且知道何时以及如何去使用它。也要让朋友知道自己把葡萄糖片放在哪个口袋里。可以准备一个能挂在手腕或者腰上的小袋子，里面装些葡萄糖片，很实用的。

运动饮料含有不同种类的糖，能快速提高血糖。纯果汁的糖大多是果糖，血糖会上升得比较慢。1杯含有20g碳水化合物的果汁比起同样换算20g碳水化合物的葡萄糖，前者较慢提高血糖[155]。普通的糖是蔗糖，由葡萄糖和果糖合成。蔗糖无法像葡萄糖那么快地升高血糖[429]，但是如果手边没有葡萄糖，就使用普通的糖吧。葡萄糖在服用的5分钟后会比较快地提升血糖[429]，但是15分钟后，葡萄糖片和或蔗糖糖果（10岁以下的孩子10g，10岁以上的15g）在两组年龄层提升的血糖都约为2.5mmol/L[586]。

有一点非常的重要，就是要明确告知所有的人，为什么糖尿病孩童无论去哪，都一定要带葡萄糖。如果有人不知道，会以为孩子"骗人""偷吃糖果"，而其实孩子是因为低血糖才必须服用葡萄糖。

果糖

果糖在味觉上比蔗糖（sucrose）更甜，但在小肠的吸收比较缓慢，所以无法像葡萄糖那么有效地提升血糖[379, 586]。果糖不会直接影响血糖，在不需要胰岛素的作用下被肝细胞吸收，然后被转变为葡萄糖或者三酸甘油酯。大量摄取果糖会增加体脂肪[379]。果糖能够刺激肝脏生产额外的葡萄糖造成血糖的上升[379]。蜂蜜有35%~40%的成分是葡萄糖，果糖也是同样的比例。很多糖果含有山梨糖醇（sorbitol），它会在肝脏被转变为果糖。

糖果与低血糖

含有纯糖的糖果会很快地让血糖上升。只允许孩子在低血糖的时候吃糖果不是良好的做法，孩子会想办法让自己低血糖，以便吃到糖果。最好的做法就是把葡萄糖片当成治疗低血糖的药物。因为药不能拿来招待朋友，所以葡萄糖片也不会被当作糖果。给孩子糖果治疗低血糖，孩子可能把糖果拿出来跟朋友分享，当真的低血糖需要糖果的时候，可能一颗也不剩了。此外，把葡萄糖片当成紧急药物还有另外一个好处，就是我们可以确切知道补充了多少克的葡萄糖，能够在危急的情况下有较好的掌控。如果孩子在学校发生低血糖，老师会比较清楚知道需要给孩子几颗葡萄糖片。还有一种方法是只有当孩子运动时低血糖，譬如游泳或踢足球，才给他糖果。

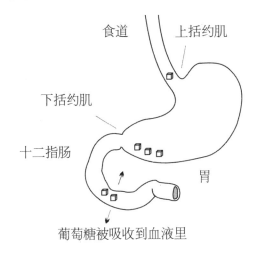

食道　　　上括约肌

下括约肌

十二指肠

胃

葡萄糖被吸收到血液里

糖类一定要进入肠道才会被吸收到血液里提高血糖。葡萄糖无法经由口腔的黏膜被身体吸收[465]，也不会在胃里被吸收[400]。下括约肌（幽门）控制胃的排空。不同的因素决定胃的排空速度，而这个速度直接影响到葡萄糖被释放到血液里的速度，才能改善低血糖。

有巧克力成分的糖果或者巧克力棒只会很缓慢地提升血糖，不能拿来治疗低血糖。尤其在血糖低于 3.5mmol/L 的情况下，还可能会造成反弹现象。

低血糖过后

只要吃了一些含有葡萄糖的东西，过个 10~15 分钟就会觉得好多了。但是，血糖正常后，通常还需要再等 1~2 小时才能回到最佳状态，譬如应付学校考试。其实很难说出确切的时间，根据一项研究，完全的恢复至少需要 40~90 分钟[409]。另外有一项研究调查一群糖尿病夏令营的孩童，测试他们于低血糖后 10~45 分钟的神经心理层面（记忆跟专注力），孩子的得分都偏低[936]。可是一个调查成年糖尿病病人的研究则发现，成年病人只需要在低血糖回升到 3.3mmol/L 后的 10~40 分钟，就可以重新恢复他们原有的反应灵敏度了[537]。

对低血糖无自觉的糖尿病病人在低血糖时（1 小时的血糖低于 2.5mmol/L）的测验成绩并不会退步，并且他们的专注力在恢复时段里也没有问题[1217]。这么看来，只有那些有低血糖症状的病人，才会在低血糖以及接下来的复原时间里无法集中注意力。研究发现，在 2.5mmol/L 有低血糖症状的病人，他们的反应速度变慢了，且最高持续 75 分钟。而那些没有症状、对低血糖无自觉的病人，他们的反应速度维持正常[1217]。

低血糖过后的头疼是常有的，尤其之前的低血糖是非常的低的情况。有一些比较罕见的过渡性神经症状，如暂时麻痹、说话困难，这是某种程度的脑水肿（brain edema）所造成的[927, 1040]。有这样的情况请马上联络医疗团队。

如果糖尿病孩童在严重低血糖后的 15~30 分钟还没有醒来或者没有完全恢复意识，但是他的血糖已经正常了，原因可能指向是脑水肿[756]。脑水肿会让孩子需要数小时才能醒来，行为才会恢复正常。

这是非常严重的情况，要赶紧送医院治疗。

有些人低血糖过后会觉得恶心或呕吐，尤其当最近的血糖都维持于较低的水平。这在怀

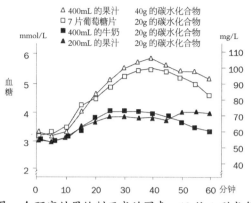

△ 400mL 的果汁　40g 的碳水化合物
□ 7 片葡萄糖片　20g 的碳水化合物
■ 400mL 的牛奶　20g 的碳水化合物
▲ 200mL 的果汁　20g 的碳水化合物

这是一个研究结果绘制而成的图表。13 位 1 型成年糖尿病病人进食不同种类的糖来改善低血糖[155]。葡萄糖片是用 400mL 的水服用。因为牛奶含有脂肪，会减缓胃的排空，所以血糖上升得比较缓慢。

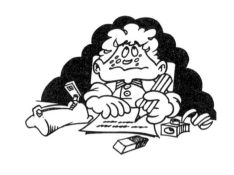

考试前或考试时的低血糖会让你很难获得好的成绩。一般来说，严重低血糖后你还需要 1~2 小时才能再度回到巅峰状态。

孕中的 1 型糖尿病女性中很常见，怀孕期间，孕妇会努力地把血糖维持于正常的水平，检验她们的尿液和血液也很容易发现酮体浓度上升。酮体和恶心两者都是低血糖时胰脏所分泌的激素升糖素所造成的。这些副作用跟注射升糖素是一样的。如果持续呕吐，请即刻联络医师。因为身体分泌升糖素的能力在病发的几年后就削弱了，所以恶心和呕吐的副作用一般是产生在发病前几年的糖尿病病人身上。

学会辨认低血糖的症状

　　每次测出低于 3.5mmol/L 的血糖值都应该问自己："什么症状让我现在决定测血糖？我在之前的 10 分钟或 20 分钟有感受到什么血糖正在下降的警示吗？"如果测出来的血糖低于 3.0mmol/L，之前也没有感受到任何的症状，就要想："我的血糖那么低，我真的没有感觉到任何的症状来警告我低血糖了吗？"也可以询问身旁的朋友，是否注意到你因为低血糖而有所改变的行为举止。

　　有些训练课程教导糖尿病病人如何去辨认轻微以及多样的行为改变，还有他们在低血糖的进程中感觉如何。这些课程包括了简单的认知测试，实际上也证明很有帮助[224]。如果要测试身体的症状，可以站起来四处走动、张开双臂比画圆圈、夹一支笔于手指间看有没有发抖的迹象。想要测试脑部的症状，可以重复母亲或者兄弟姐妹的年纪和出生日期、朋友的电话号码、柜子或脚踏车密码锁的数字组合，孩童可以从 100 开始倒着数。无论什么测试，要在正常血糖下做就已有足够的难度，才能在低血糖的状况下检测出差异。

研究调查结果:
低血糖与事后的恢复

◆ 研究替没有糖尿病的成年人注射胰岛素,
诱发他们产生低血糖(70分钟的血糖维持
在2.7mmol/L)。研究发现,他们的反应
时间变慢且维持了1.5小时,在血糖恢复正
常4小时后才重新回到原有的反应速度[337]。

◆ 另外一项针对成年人的研究发现,在发生夜
间低血糖(1小时的血糖低于2.2mmol/L)的
隔天早上,他们的认知能力(短期记忆、
注意力跟专注力)还是正常的[85]。

◆ 英国的研究也发现成年人在夜间低血糖
(1小时的血糖维持在2.6~3.0mmol/L)过
后的隔天,虽然受测者抱怨睡得不好、比
较疲劳以及感觉不太舒服,但是他们的作
业执行能力并没有受到影响[659]。

◆ 针对孩子的研究发现,虽然夜间低血糖
(血糖低于3.9mmol/L)不影响病童的认
知能力(协调性、记忆、注意力跟创造
力),但是却造成了孩子的情绪不佳[783]。

这些研究使用的数据是来自受测者的家用血
糖仪,显现的是全血血糖值。我们已经把这
些数据重新换算成血浆血糖值。

处理低血糖只要一次

(1)服用葡萄糖片。
(2)降低胰岛素剂量。
(3)开始用餐后才注射胰岛素。

以上这3个方法都会提高血糖,但是我们
只推荐方法:服用葡萄糖片。然后等10
分钟,让葡萄糖片开始作用。餐前剂量
要维持一样并且餐前注射,这样才能最
有效的应付用餐造成的血糖高升。如果
你降低胰岛素剂量,或者开始用餐才注
射(吃完再打更糟糕),很容易产生反
弹现象让饭后血糖非常的高。

如果佩戴连续血糖监测器,要记得和测
血糖相比,时间落差约10分钟。服用完
葡萄糖片,血糖约10分钟后开始上升,
可是连续血糖监测要等20分钟后才会上
升。等待血糖数值上升的时间感觉非常
久,但是你会很快觉得好多了。

第十章　胰岛素的治疗

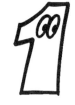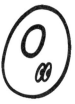

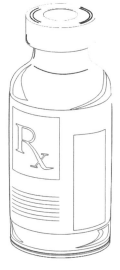

无论白天还是夜晚，健康的胰脏总是持续不停地分泌少量的胰岛素并释放入血液内，这是所谓的基础分泌（basal secretion）。用餐的时候，为了应付从食物分解出的葡萄糖，胰脏分泌大量胰岛素，这是增量分泌（bolus secretion）。胰岛素治疗的目标就是要模拟这个功能，把适量胰岛素送到身体的血液里。

以前的糖尿病病人使用牛和猪的胰岛素。现在的人大多使用类胰岛素，它跟人体胰脏分泌的胰岛素有相同的化学结构。类胰岛素有两种制造方法，基因遗传工程或者半人工合成。生化工程师把能够分泌类胰岛素的遗传基因植入酵母菌或者细菌内，诱导它们不再分泌本来的物质，改为分泌胰岛素。改变胰岛素分子中的特定架构（氨基酸），就能改变胰岛素的功效时间。这样被改变过后的胰岛素，我们称为类胰岛素；功效时间可以加快（速效胰岛素）或者变慢（基础类胰岛素）。

短效胰岛素和速效胰岛素是没有添加物的纯胰岛素，它们是透明的液体，使用前不需要摇匀或混合。为了让胰岛素的功效时间增长，制造商使用不同的添加物，所以这种类型的胰岛素看起来是混浊的。静止时，胰岛素混浊的部分会沉淀于瓶底或者笔针匣的下部位。混浊胰岛素在使用前必须轻轻滚动瓶子或者笔针（不可以大力摇晃）20次，让沉淀物能够跟所有的液体混合均匀[603]。

人类胰岛素的制造方法

1.半人工合成方式
猪的胰岛素经由酶的方法加工，这是比较旧的胰岛素制造法。

2.生化遗传工程方式
诺和诺德（Novo Nordisk）用面包酵母菌培养制造胰岛素。礼来（Eli Lilly）和赛诺菲安万特（Sanofi-Aventis）采用大肠埃希菌培养。

让胰岛素功用延长的方法

（1）中效NPH：胰岛素结合鲑鱼的鱼精蛋白。
（2）中效Lente：额外的游离锌体。
（3）长效Lantus：透明的液体在皮下注射后因为皮下组织偏碱性而沉淀变浊。
（4）长效Levemir：胰岛素链接白蛋白。
（5）长效Tresiba：多六面结晶体的构造。
（6）长效Toujeo：更高的浓度（300U/mL）。

普通短效胰岛素

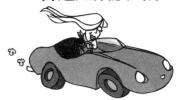

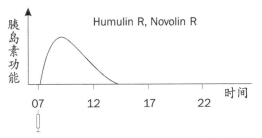

普通短效胰岛素［也称为可溶胰岛素（soluble insulin）］是拿来当成餐前胰岛素。上面列出来的品牌是一些例子。想知道你住的地方有哪些品牌，请询问糖尿病医疗团队。

基础类胰岛素

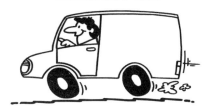

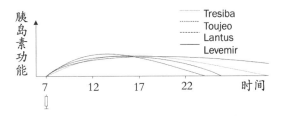

基础类胰岛素的功效可以达到 24 小时或更久。Levemir 通常一天分两次注射，以便覆盖正餐间以及睡眠时的胰岛素需求。Lantus 的功效比较长，通常采用每天一次或两次的注射方式。Toujeo 和 Tresiba 有更长的功效，每天注射一次即可。旧型的长效胰岛素 Humulin U/Ultralente，在很多国家已经不贩售了。

中效胰岛素

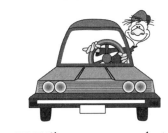

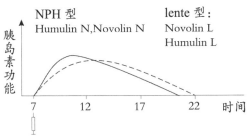

在一天两针方案，中效胰岛素被拿来当作基础胰岛素（或背景胰岛素），而在一天多针方案则搭配注射 1 次或多次。有不同种类的中效，实线是 NPH（结合鲑鱼的鱼精蛋白），虚线是 Lente（额外的游离锌体）。

静脉注射用的胰岛素

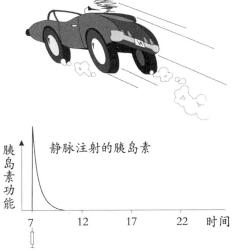

经由静脉注射的短效胰岛素，功效启动非常快，而胰岛素分子的半衰期（血液中被分解到剩下一半剂量所需的时间）也只需 3~5 分钟[1067]。

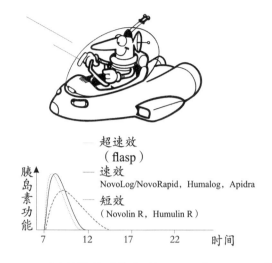

超速效
（flasp）
速效
NovoLog/NovoRapid，Humalog，Apidra
短效
（Novolin R，Humulin R）

胰岛素功能

7   12   17   22   时间

新型的速效类胰岛素（NovoRapid、Humalog以及 Apidra）比短效胰岛素能更快地发挥功效。你可以在用餐前才打速效，就能够在食物里的葡萄糖进入血液的那个时候，有不错的胰岛素效能；但是早餐最好能在用餐前10~15 分钟注射，才能有足够的药效。速效的功能于 2~3 小时后就降低了 [565]，所以血糖可能会在下一餐前升高。因为这个原因，所以我们要搭配基础胰岛素来使用。超速效类胰岛素 Fiasp 的功效开始更快，但效用也比其他的速效类胰岛素更早结束。

新型的基础胰岛素 Lantus 和 Levemir 是透明的，因为它们不是悬浮体而是液体。它们的延长作用并不是添加额外的锌或者鱼精蛋白（protamine），而是将其分子结构改变来延续胰岛素的吸收。

普通短效胰岛素（regular short-acting insulin）

短效胰岛素和胰脏分泌的胰岛素是一模一样的（也称为可溶胰岛素 soluble insulin）。胰岛素的结构是 6 个分子结合在一起的六面结晶体，这个六面体的胰岛素要分开后才能独自进入血液。

短效胰岛素（Novolin R，Humulin R）在皮下注射后的20~30分钟开始产生效用，要在 1.5~2 小时后才达到效用高峰，降血糖的功效约持续 5 小时。

胰岛素的静脉注射治疗会直接把胰岛素（通常使用短效胰岛素）送到血液中，这是治疗酮症酸中毒最有效的方法。静脉注射治疗只在医院进行，使用点滴或者电动针管（motorized syringe），采用短效或速效胰岛素并没有差别，速效胰岛素不会比较快（请参考下面）。胰岛素的半衰期很短，仅 4 分钟 [390]，一旦静脉注射停止，血糖会马上急速上升。在静脉点滴注射胰岛素的期间，每小时（夜间也是）都要测血糖，以确保剂量的正确。

胰岛素的静脉注射也常用在手术中，或者呕吐与腹泻的情况下。最后，这个方式也让我们得知病人在 24 小时内共需要多少剂量的胰岛素，这在譬如替病人安装泵时，是很有用的信息。

速效胰岛素（rapid-acting insulin）

一般短效胰岛素的功效其实有点慢，使得用餐时，血液中的胰岛素浓度不够高，而在用餐过后的几小时，胰岛素的浓度却高过需要，因此非吃点心不可。假如胰岛素能够以单分子的方式注射入体内，无须耗费时间分解六面晶体，吸收的时间就快多了。加上速效胰岛素的功效时间较短，体内的胰岛素浓度能在餐与餐之间回到正常的水平，因而减少点心的需求[362]。

把胰岛素分子中的氨基酸改变后，六面晶体的问题就解决不少。速效胰岛素功效 10 分钟后启动，高峰于 1 小时。虽然速效胰岛素也可以用于静脉注射，但是功效并不会快过短效胰岛素，没有额外的好处[1079]。原因是静脉注射的胰岛素直接进入血管，所以不需要先分解六面体结晶。

速效胰岛素（Lispro 或 Humalog）作用非常快[584]，于 1996 年上市，已有很多糖尿病孩童和成年人使用。

另外一种 1999 年问世的速效胰岛素（Aspart 或 NovoRapid）也很成功地使用在糖尿病孩童[825]和成年人[570]的身上。产品双盲研究（double-blind study）让 1 型糖尿病病人使用 Humalog 和 NovoRapid 两种速效的其中一种，结果显示参加者无论使用哪种速效，他们血液里的胰岛素浓度以及作用的发挥都非常类似[925]。第三种速效 Apidra 于 2005 年上市，它和前两种速效胰岛素的差别在于不含锌。一项研究发现 Apidra 和 Humalog 的作用相似[79]，而另外一项研究的结论则是 Apidra 的功效起始比较早[523]。Apidra 在孩童、青少年以及成年人的身上作用相同[264]。

超速效胰岛素（ultrafast-acting insulin）

在既有的速效胰岛素 NovoRapid 加入两个化合物：烟碱酰胺（维生素 B_3）和精胺酸（amino acid arginine），就能够加快胰岛素的功效。超速效胰岛素 Fiasp 经由实验证明，无论是注射在孩童[373]或成人[525]的身上，功效更加快速。在儿童的研究发现，相比一般的速效，Fiasp 的功效起始快 1 倍，提早 6~11 分钟达到高峰[373]。餐后的血糖值也比较低。在针对使用泵的成年糖尿病病人的研究也发现饭后血糖降低了[125]。此外，低于 4mmol/L 的血糖值次数还减少了。

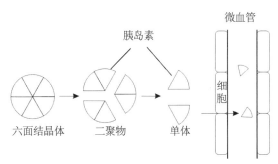

微血管

胰岛素

细胞

六面结晶体　二聚物　单体

我们注射的胰岛素总是以六面晶体的形态进入体内。它要先解结成二聚物，再分解成单体才能穿过血管壁进入血液。新速效类胰岛素分解成单体的速度比短效胰岛素要快，所以它才能比较快发挥功效[584]。按摩注射部位也能加速胰岛素的分解，使得注射的胰岛素可以更快地发挥功效[723]。

不同种类的胰岛素	
速效餐前胰岛素	Humalog
	NovoRapid
	Apidra
	Insulin lispro Sanofi
超速效餐前胰岛素	Fiasp
基础胰岛素	Lantus
	Basaglar
	Levemir
长效胰岛素	Tresiba
	Toujeo
旧的基础胰岛素（混浊）（中效胰岛素）	NPH
旧的餐前胰岛素（短效胰岛素）	Regular

Fiasp 有抛弃式笔针 FlexTouch ○ R 和 10mL 瓶装，截至 2018 年只核准给成年人使用。泵如果使用 Fiasp，预计的胰岛素作用时间可能要会稍微减少一些。如果胰岛素的功效降低太快，可能需要增加餐前的剂量。

基础胰岛素（basal insulin）

没有糖尿病的人在正餐间以及夜晚时，体内总是有少量的胰岛素。肝脏会在两餐之间释放出储存的肝糖，所以胰脏需要持续分泌胰岛素来处理这些葡萄糖。这个稳定低量的胰岛素我们称为基础胰岛素（basal insulin），也有人叫它背景胰岛素（background insulin）。糖尿病病人体内没有这个自然的供应，所以他们需要的基础胰岛素剂量就是以中效或者长效型的胰岛素来给予。青少年因为体内有较高的生长激素相抗衡，所以需要特别多的基础胰岛素。

传统的基础胰岛素（traditional basal insulins）

在新的长效类胰岛素出现前，基础胰岛素的选择只有两种：中效胰岛素（NPH 和 Lente）和 Lente 型的长效胰岛素（Ultratard 和 Humulin Zn）。

NPH 胰岛素

NPH 胰岛素是把普通短效胰岛素结合鱼精蛋白，以达到较长的作用时间。夜晚注射的 NPH 胰岛素会在 2 小时后开始作用，注射后的 4~6 小时抵达高峰，能在 8~9 小时的睡眠时间里发挥降血糖的功用。

Lente 胰岛素

Lente 胰岛素经由加入额外的游离锌体，把单体胰岛素结合成比较大的水晶体。这种胰岛素没有提供给笔针注射器使用的笔针匣，理由是笔针匣里面的玻璃球会在摇晃时破坏 lente 胰岛素水晶体的结构。Lente 胰岛素（Monotard，Humutard）的作用时间更长一点，注射后 4~5 小时到达最有效的高峰。

Ultralente 胰岛素

比较旧的长效 Ultralente 胰岛素（Humulin U，Ultralente）于注射后的 2~4 小时开始作用，6~12 小时间是效用的高峰，24 小时后可能还持续作用[402]。

研究调查结果：Lantus

◆ Lantus 被证实如同胰岛素泵一样，能够给予身体 24 小时平稳的基础胰岛素[712]。
◆ 研究发现使用 Lantus 不但能减少夜间低血糖的次数，还可以让早上起床的血糖较低[921]。
◆ 研究比较一天一次睡前注射 Lantus 跟一天 1~2 次中效胰岛素的成年人[982]。使用 Lantus 的空腹血糖值（fasting glucose）比中效胰岛素低 2.2mmol/L。
◆ 比较一天一次中效胰岛素跟一天一次 Lantus 的糖尿病病人，两组的剂量差不多。但是相比一天注射两次中效胰岛素的人来说，Lantus 的剂量会低 6~7 单位。
◆ 虽然 Lantus 的功效可以长达 24 小时或更久，但是连续多天注射并没有造成胰岛素功效的增加[520]。

Lente 和 Ultralente 胰岛素已经在英国下市了，不过因为还有其他的国家持续使用，所以本书还是会给予使用上的建议。

基础类胰岛素（basal insulin analogs）

NPL

NPL 是来自 Humalog 的中效胰岛素，如同 NPH 胰岛素，它加入了鱼精蛋白使得作用时间变长。NPL 的优点是掺入 Humalog 后能维持至少一年的稳定性。它的作用时间和高峰如同 NPH 胰岛素[600]。

Lantus（glargine）

对大多数的糖尿病病人而言，一天一针的传统中效或者长效胰岛素并无法提供长达 24 小时且足够的基础胰岛素（用餐之间以及夜晚）[983]。长效类胰岛素 Lantus（glargine）于 2000 年上市，经由改变它的分子结构，降血糖的功效更加持续平稳，效用高达 24 小时之久[880]，并且跟没有糖尿病的人的自然背景胰岛素的分泌非常相似。Lantus 在皮下组织的每天吸收比 NPH 胰岛素来得更为稳定[712]。Glargine 也有浓度 300U/mL 的版本（Toujeo），功效更长，高达 36 小时[1042]。

偶尔有人反映，他们注射 Lantus 时会有灼热的感觉[949]，这可能会让孩童对 Lantus 的使用怯步。注射时的灼热感是胰岛素的酸性所造成的，但这似乎没有引起太大的困扰，大部分使用 Lantus 的孩童于注射时并不会感觉疼痛。

Levemir（detemir）

Levemir 则是另外一种于 2004 年上市的基础类胰岛素。一项对照研究比较两组病人，这两组餐前都使用速效胰岛素（NovoRapid），而在基础胰岛素上，一组搭配 Levemir，另外一组搭配 NPH 胰岛素。经过 6 个月的观察，两组都达到同样的 A1C（7.7%），但是使用 Levemir 的那组，他们低血糖（特别是夜间低血糖）的风险降低了[1145]。Levemir 夜间的效用较平稳，并且还让用户于 6 个月后体重明显下降。Lantus 和 Levemir 都是透明液体，一般搭配笔针注射器，但也可以用空针注射。

Tresiba（degludec）

Tresiba 于 2015 年在欧洲、2016 年在美国被核准给儿童和青少年使用，对他们而言，Tresiba 的功效非常长，高达 42 小时[101]。注射后，Tresiba 成为多六角晶体所组成的长链，在皮下

研究调查结果：Levemir

- 如果以每千克体重给予 0.1~0.8 单位的 Levemir，作用时间为 6~23 小时[926]。
- 比较每天功效的差异，Levemir 比 NPH 和 Lantus 来得平稳[521]。
- Levemir 对成年人、青少年与孩童的功效都一样[263]。
- 相比 NPH，Levemir 的使用不容易造成体重的增加[698, 968, 986]。一个可能的解释是前者的化学结构让它在肝脏的作用比其他的胰岛素来得有效率[575]，这能增加肝糖储存并且减少饥饿感。

脂肪层形成一个贮藏室，胰岛素从长链尾端慢慢释放。如果睡前忘记打针，早上醒来再补打也不必担心基础胰岛素失去功效，或者白天胰岛素的功效过高。Tresiba 被核准给 1 岁以上的病人使用。

生物相似胰岛素（biosimilars）

在 2017 年，一种和 glargine 生物相似的类胰岛素上市，药名是 Basaglar[1218]。生物相似的意思是说，这种新的胰岛素和原来的胰岛素有一样的氨基酸排列，进而有一样的作用、副作用和适应证，但是两者的化学结构并不是完全一样。一般的药物我们称为同一学名药，表示有一模一样的分子，但是胰岛素复杂得多，要完全复制很难。Basaglar 的审批使用时程和 Lantus 一样，所以书里面提到关于 Lantus 的部分，也适用于 Basaglar。另外一个生物相似胰岛素是赛诺菲的 Lispro，和 Humalog 有一样的作用和核准时程。

预混型胰岛素（Pre-mixed insulin）

预混型胰岛素匣里装有不同比例的两种胰岛素，有的里面是特定比例的速效和中效 NPH 型胰岛素，有的里面是特定比例的短效和中效胰岛素。预先混合胰岛素匣里的两种胰岛素的比例是固定的。如果改变剂量，也会同时增加或者减少两种胰岛素的量。至于选择哪种比例的预混型胰岛素是要依据用餐时间来判断。如果午餐及晚餐之间相隔很久，考虑到中效胰岛素比较长的作用时间，可以选择速效胰岛素占 30%~50% 的预混胰岛素。Ryzodeg 是一种混合长效 Tresiba 和速效 NovoRapid 的预混型胰岛素。

剂量越高，作用越长

高剂量的胰岛素不单让胰岛素的效用变强[507, 703]，也让胰岛素的作用时间增长。速效胰岛素 NovoRapid[864] 与 Humalog[1202] 则是例外，就算剂量增加，它们的作用时间只会少许增加一点，而速效胰岛素 Apidra 的作用时间很显然和剂量有关[80]。

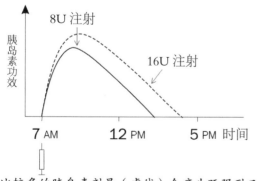

比较多的胰岛素剂量（虚线）会产生既强烈又持久的功效。

单位以及胰岛素的浓度

胰岛素是以单位来计算的，简称 U［这是国际单位，以前简称 IU（international unit）］。以前定义 1 单位的胰岛素，是足够让一只 24 小时没有进食的 2kg 重的健康兔子在 2.5 小时内的血糖下降至 2.5mmol/L 的胰岛素剂量[1142]。你不觉得这个定义挺复杂的吗？较佳的分析方法把 1 单位的胰岛素定义为 6 奈摩尔（nmol），也就是 1mg 的胰岛素等于 29 单位[569]。

现在，全球各地普遍采用的胰岛素浓度是 100 U/mL，也就是 1mL 有 100 单位（U-100）。有些国家还使用其他的浓度 40U/mL，即 1mL 等于 40 单位（U-40）。

有些 100U/mL 标准的胰岛素笔针的最小注射剂量是 0.5 单位，且可以以 0.5 单位为基准往上调高（譬如诺华的 NovoPen Echo®、NovoPen 5®，礼来的 HumaPen Luxura HD®）。40U/mL 和 50 U/mL 可以使用在胰岛素需求量少的幼儿身上（每次的剂量少于 2 或 3 单位）。更年幼的孩子则可以把胰岛素稀释为 10U/mL（U-10），方便更小剂量的调整。

不论何种浓度，胰岛素单位的计算都是一样的。浓度较稀释的胰岛素吸收会比较快速[405]，40U/mL 在注射后的 30~40 分钟会让血液中的胰岛素浓度高出同剂量 100U/mL 的 20%[1047]。当从 100U/mL 的胰岛素换到 40U/mL 时，要记得胰岛素的作用会发挥得比较快速。

一天两针的胰岛素方案

一天两针的胰岛素对某些 1 型糖尿病病人来说还是标准的治疗方案。譬如当病人处于缓解（蜜月）期，胰岛素的总需求量很少，一天两针比较便利。对于无法实行一天多针方案的人来说，不管原因是什么，每天两针也是有用的。但是，这个方案代表进餐的时间比较没有弹性，特别对青少年来说，下午那一针的中效可能无法满足整个夜间的胰岛素需求，而造成早上的高血糖。此外，白天高剂量的中效会增加正餐间补充点心的需求。

一天三针的胰岛素方案

> ### 抛弃式空针
>
> ◆ 抛弃式空针在调整微量的胰岛素上很实用。
> ◆ 研究发现，30 单位（100U/mL）的空针在 2.5~3.5 单位的剂量间可以很精确地调出 ±0.25 单位[1045]。但是如果剂量很小，只有 0.5~1 单位，使用上就比较困难。
> ◆ 另外一项研究比较空针和笔针。小于 5 单位的胰岛素使用空针会产生 10% 的失误率[737]，而笔针的失误率只有 5%。
> ◆ 在调查由父母打针的研究中，父母被要求施打 1 单位的胰岛素。实际显示，他们打入的胰岛素在 0.6~1.3 单位之间[181]。同一个研究换成小儿科护理人员来施打 1 单位，实际打入的剂量比父母的偏差更大。
> ◆ 100U/mL 的空针不能跟 40U/mL 的胰岛素一起使用（剂量过少的危险），40U/mL 的空针也不该跟 100U/mL 的胰岛素使用（剂量过高）。

如果使用一天两针方案，晚上那一针的作用无法持续到早上，可以只在晚餐前注射短效或者速效，然后把 NPH 或 Lente 中效胰岛素延后到睡前再注射。这个方案比一天两针的方案更能够降低夜间低血糖的风险。

一天多针的胰岛素方案

多针治疗方案的目的在于模拟胰脏正常分泌胰岛素的功能，于夜晚和不进食的时候提供基础胰岛素，并于每次的用餐时给予大量的胰岛素。

多针治疗方案是胰岛素密集治疗（intensive insulin treatment），也称为一天多针（MDI, multiple daily injections）或基础－餐前胰岛素方案（basal–bolus treatment）。这种胰岛素治疗方式开始于1984年，隔年，胰岛素笔针注射器上市。很多研究调查的结果都指出，这样的治疗方案可以让孩童[1023, 1129]与成年人[275, 500, 1020]把血糖控制得更好。这个方式不见得会改善A1C[318, 580]，但是很可能让病人比较快乐，生活品质更好[581]，允许病人拥有更多的自由去选择想要的生活，此外，用餐时间和饮食选择都可以更有弹性[1100]。

多针的胰岛素方案也能让糖尿病病人以及他的家人更容易理解胰岛素在每天不同时段如何影响血糖。这点非常重要，因为糖尿病教育的目标就是让病人（或他们的家人）能够一步步背负起自我照顾的责任，最终成为自己糖尿病的专家。

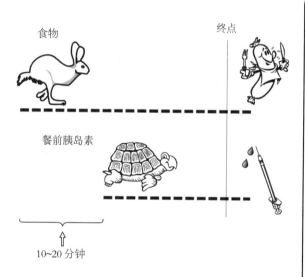

食物

终点

餐前胰岛素

10~20分钟

速效胰岛素（NovoRapid 和 Humalog）很快就发挥功效，但是我们从连续血糖监测器发现，注射餐前速效胰岛素后马上进食，血糖仍然上升飞快，因为食物中的碳水化合物比胰岛素抢先一步进入血液，提高血糖；胰岛素在晚一点的时候才进入血液，这时胃里的食物都消化完了，就让你可能在下一顿正餐前发生低血糖。因此我们建议，速效胰岛素要在餐前的15~20分钟注射，尤其是早餐。

如果有进食后马上血糖高升的烦恼，可以试试看超速效胰岛素 Fiasp。

短效胰岛素比较慢，需要 20~30 分钟才开始发挥功效，你要让它早一点出发，不然比赛就输了[995]。

> **研究调查报告：一天多针的胰岛素方案**
>
> ◆ 调查指出，超过90%的参与者能够接受一天多针的治疗方案[582]。
>
> ◆ 法国的研究让一群5~19岁的糖尿病孩童和青少年从每天的2~3针（空针）改为4~5针（笔针）。77%的参与者感觉到生活质量的改善[1129]。整体的血糖控制没有显著的改善，但是在血糖控制较差的小群组可以观察到A1C的改善。
>
> ◆ 在DCCT的研究里，采用密集疗法的病人不是使用泵，就是使用空针多次注射。
>
> ◆ DCCT的结论是，越早开始密集疗法就越能够维持自身胰脏的胰岛素生产，还可以降低严重低血糖的风险以及并发症发生的概率[283]。
>
> ◆ 1987年我们把诊所所有的病人（2~20岁）从一天两针的空针注射改为一天多次的笔针治疗方案。只有一位病人对这个新方案不满意，再度改回一天两针。
>
> ◆ 从那个时候开始，我们诊所的政策就是从诊断出糖尿病，就开始采用一天多针的治疗方案。孩子们都在用餐前注射速效胰岛素，并搭配一天一次或两次的基础胰岛素。这个方案比一天两针能够更真实地模拟胰脏分泌胰岛素的功能。所有孩子也是从发病开始学习计算碳水化合物。6~7岁以下的孩童在发病后的几周内会装上胰岛素泵。

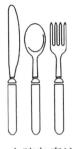

用餐前的注射（bolus insulin）

餐前胰岛素是进食前注射的短效或速效胰岛素。如果使用速效胰岛素，只要体内有足够的基础胰岛素，用餐时间可以很弹性。

如果使用的是短效胰岛素，每次剂量的降血糖功能约可以维持 5 小时。如果短效多针方案搭配的是只有晚上注射一次的中效胰岛素，请记得每顿主餐以及每次胰岛素注射的时间间隔不能超过 5 小时。

多针方案的餐前胰岛素使用短效或速效有一个很大的差异。对使用速效胰岛素的人来说，如果想吃一顿丰盛的下午点心，除非那天刚好做了激烈运动或从事耗费体力的活动，否则就应该加打一针速效胰岛素。使用短效的人刚好相反，他们需要在正餐之间来些点心才能避免低血糖的发生。请在吃点心前测个血糖，以便决定剂量。

什么时候应该注射餐前胰岛素呢？

餐前胰岛素最常见的注射部位是腹部。除非特别注明，否则建议的注射时间是针对打在腹部的普通短效胰岛素。如果把普通短效胰岛素注射在大腿（或臀部），可能需要额外再加上 15~30 分钟。

速效胰岛素（rapid-acting insulin）

速效胰岛素（NovoRapid、Humalog 和 Apidra）的作用起始比短效胰岛素要快，于餐前施打尚能应付从食物分解进入血液里的葡萄糖。如果餐前测的血糖值很高，打了胰岛素后最好等 15~30 分钟再开始进食[947]。如果饭前无法确定自己或孩子要吃多少，等到饭后再注射 NovoRapid[159, 262] 或 Humalog[293, 1017]，效果也是不错的。我们的临床观察发现，如果把饭后注射胰岛素变成常态，常见的后果是饭后的血糖很高以及忘记打针，造成 A1C 升高。我们建议所有的孩童和青少年，无论年龄大小，都应该在饭前打针。真的无法决定注射多少，可以把剂量拆成 2 剂，一部分饭前打，等孩子用餐结束，确定孩子吃了多少，再把剂量补齐。这方式对于使用泵或注射辅助器材（譬如注射端口 i-Port 或 Insuflon）的孩子不成问题。最好还是从一开始养成好的习惯，让大一点的孩子和青少年练习于用餐前就决定进食分量，并且在用餐前注射胰岛素。

餐前注射胰岛素很重要。没有糖尿病的人在开始用餐前，身体会快速分泌大量的胰岛素释入血液来抑制升糖素，进而抑制肝脏内肝糖转变为葡萄糖，减少用餐间原有的小量葡萄糖生产。糖尿病病人餐前注射的胰岛素也同理能够抑制升糖素，但是必须要在餐前及早给予，且剂量要足够大才可以[660]。

就算有低血糖，也最好要在餐前注射胰岛素。如果发生低血糖，先服用额外的葡萄糖片或糖，让血糖在 10~15 分钟回至正常，注射餐前胰岛素后再用餐。如果不这么做，反弹现象可能使得饭后血糖飙高。

何时应该注射餐前胰岛素？
（注射部位：腹部）

餐点	速效*	短效
早餐	提早20分钟	至少提早30分钟
其他餐（请阅读下面文本）	用餐前**	提早0~30分钟
餐前低血糖	先吃葡萄糖片，等10分钟	用餐前注射胰岛素后再开始进食
餐前高血糖	注射后等15~30分钟再开始进食	注射后等30~60分钟再开始进食

*：NovoRapid、Humalog、Apidra。
**：对于早餐以外的其他餐，你最好提早10分钟注射。连续血糖监测图清楚的显示食物会快速升高血糖。但也有一个例外，就是高油脂的食物，譬如千层面的浓稠酱汁会减缓碳水化合物的吸收，可能要等进食了10分钟再注射。每个人要找出适合自己的做法。

你应该要餐前注射胰岛素，不要吃饱了才打针，否则血糖都已经升高了，胰岛素却还来不及发挥效用。就算饭前发生低血糖也一样；你可能已经服用一些葡萄糖片来改善低血糖，但餐前没有注射完整的胰岛素剂量，很可能会造成反弹现象。

这是一个习惯养成的问题。我们看过3岁病童的家长因为无法确定孩子要吃多少，养成饭后注射胰岛素的习惯，过了几年，习惯成自然，这位孩童就算已经13岁或23岁，还是保有饭后注射的习惯。澳大利亚的营养师Carmel Smart对幼童家长有良好的建议："肚子饿的孩子会好好吃饭。"不要给孩子太多的点心，否则正餐就没有食欲了。

如果餐前提早注射胰岛素却还是有血糖快速升高的问题，可以尝试超速效胰岛素Fiasp。

短效胰岛素
（ short-acting insulin ）

不同厂牌的短效胰岛素作用都一样。早上一觉醒来，体内的胰岛素大概都没了，所以最少应该在早餐前 30 分钟施打短效。如果血糖高，就要等更久，最好 45~60 分钟。如果短效胰岛素注射在大腿或臀部，上述的时间要多加 15~30 分钟。

因为短效无法实时发挥降血糖的作用，理想的状态是每餐都要在打了短效胰岛素后等 20~30 分钟才能进食[1017]。早上醒来睡前注射的胰岛素差不多消耗殆尽，所以早餐等待 30 分钟是绝对必要的，然而有时候中午体内可能还保有些许早餐前注射的短效胰岛素，包括晚餐其他餐点亦是如此，就不是非等不可。

孩童的剂量比较少，加上没有太多的

打了短效后可以马上进食吗？

要回答这个问题，请先在餐前测血糖跟打胰岛素，然后再测餐后1.5~2小时的血糖。饭后血糖不能上升多出3~4mmol/L，如果高于这个数值，表示短效的作用太慢了。

同样的方式可以用于打了胰岛素后等待15分钟与30分钟再进食，比较之后找出适合自己的方式。如果就算等了30分钟才进食，可是饭后血糖还是上升过多，表示需要提高餐前胰岛素剂量。

如果使用速效胰岛素，一般只要餐前注射，就可以进食。

皮下脂肪，所以他们对胰岛素的吸收比大人快。因为这个原因，孩童很少需要等满30分钟才进食[741]（前提是饭前血糖不高）。要幼儿先打针然后再等30分钟才能吃饭是很困难的，这个做法对他们的日常作息造成太大的干扰，因此我们一般建议打针后就用餐，不要等了（早餐除外）。但是有些孩子的吸收特别慢，还是要根据个人的情况给予建议。大一点的孩子和青少年等个30分钟再开始进食应该不会有什么问题。

如果打了短效胰岛素后立刻进食，要确定食物不会很快就被小肠吸收，不然胰岛素还来不及开始发挥作用，血糖就上升了。食物含有任何种类的脂肪都能够减缓胃的排空速度，譬如乳制品的冰激凌含有较高的脂肪，所以在血糖的升高上比冰棒要来得缓慢。

餐前胰岛素和基础胰岛素的搭配

多针的治疗方案代表每餐前都需要注射速效胰岛素（NovoRapid、Humalog、Apidra）或者短效胰岛素，此外，还要搭配1针或者2针的中效或长效胰岛素（Lantus、Levemir），来满足正餐之间以及夜间的基础胰岛素需求。一般4剂的餐前短效胰岛素会搭配1针睡前基础剂量。使用3~4针餐前速效胰岛素的病人，他们通常搭配每天1针或者2针的基础胰岛素（中效或长效）。

使用笔针注射器的病人通常把基础胰岛素分开来注射。使用空针的病人，如果只想注射4次，可以把速效和中效胰岛素抽在同一针，一起注射。虽然Lantus制造商不建议，仍有一些研究是将Lantus和速效胰岛素混在同一空针一起注射[382, 634]。把不同的胰岛素混在一针注射并不是很好的做法；如果注射的部位是大腿，短效部分可能会造成前半夜的低血糖。而如果注射在腹部，中效胰岛素可能无法持续到早上。

要记得睡前的中效胰岛素需要至少2小时才会开始生效（Lantus更久），所以最后一剂的短效和睡前胰岛素的间隔不该超过4小时。如果当天的最后一剂的餐前胰岛素是速效，就需要和基础胰岛素注射的间隔再短一些，不能超过3小时，免得血糖和酮体升高[15]。

比较小的孩童通常在睡着后需要比较多的基础胰岛素，如果用的基础胰岛素是长效型（Lantus或Levemir），午夜前的血糖常常会升高，如果可能，把睡前点心的速效胰岛素改成短效（Novolin R、Humulin R），如此一来，在睡前胰岛素开始发挥功效前，有比较长的基础胰岛素效用。这也

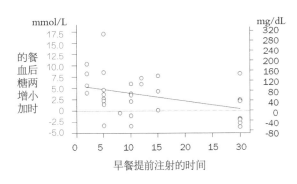

提早30分钟注射短效胰岛素对早餐特别重要。从这个研究我们可以看到，如果孩子早餐前才注射，血糖升高了5mmol/L。如果提前30分钟注射，血糖的上升不到1mmol/L[995]。

适用在睡眠中注射中效胰岛素的孩童，因为一般上床前的最后一餐注射的胰岛素不太可能持续到中效 NPH 开始发挥作用。如果中效胰岛素是在晚餐时注射，就不用理会上面的建议。

我可以一餐不吃吗？

就算不吃东西，身体还是需要一些胰岛素在血液里对应肝脏所释放出来的葡萄糖。对使用速效胰岛素（NovoRapid 或 Humalog）以及早上也注射基础胰岛素（或一天一次的 Lantus）的人而言，可以不吃早餐也不打早餐胰岛素剂量。如果血糖比较高，可以打少许单位的速效修正剂量。有需要的话，把下一餐速效胰岛素的剂量调高。

如果血糖高于 15mmol/L，就算不想吃，还是需要打一些胰岛素让血糖降低。

对于采用一天多针短效胰岛素搭配单一剂量的睡前中效胰岛素的病人，就算不吃还是需要注射小剂量的短效，因为短效胰岛素也用来满足两餐间的基础需求。一般来说，平时剂量的一半就足够了，自己试试看，找出比较合用的模式。使用短效胰岛素的人的进食／注射与下次进食／注射之间的间隔不能超过 5 小时。聆听身体发出的饥饿信号，就知道什么时候该进食。不可以略过一餐，然后 2 小时后又不吃点心。血糖低的时候一定要马上吃一些东西。

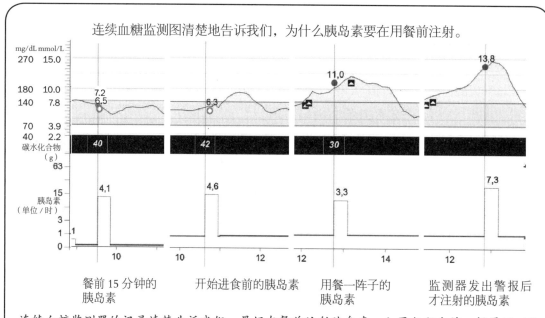

连续血糖监测图清楚地告诉我们，为什么胰岛素要在用餐前注射。

餐前 15 分钟的胰岛素　　开始进食前的胰岛素　　用餐一阵子的胰岛素　　监测器发出警报后才注射的胰岛素

连续血糖监测器的记录清楚告诉我们，最好在餐前注射胰岛素，如果行程允许，提早10~15分钟更好。早上一醒来，直接在床上测血糖打针，接着淋浴换好衣服再吃早餐，这样自然就出现10~15分钟的空档。

基础 / 睡前胰岛素

睡前胰岛素的剂量最难调整。虽然我们夜里不进食，但是肝脏会释放出葡萄糖，所以我们还是需要小量稳定的胰岛素来对应。以往一天多针治疗方案最常搭配的睡前胰岛素是中效。对很多人来说，效用长一点的胰岛素（Lantus、Levemir 或 Tresiba）可能会是更好的选择。使用长效类胰岛素的人越来越多，孩童跟成年人都有。这些胰岛素的作用都比中效更平稳。

睡眠占一天 24 小时的 1/3，睡前胰岛素非常可能是对 A1C 影响最大的一针。就算白天的血糖都维持正常，但是夜间的高血糖会使得 A1C 升高。

基础胰岛素应该何时注射呢？

基础胰岛素应该每天每晚都在同一时间注射。如果每天都变换时间，那就很难从测出来的血糖数值里找出有迹可循的模式。

中效 NPH 胰岛素

用这类胰岛素当睡前胰岛素，最重要的是要让它的作用持续到早上，所以越晚打越好，最好是上床睡觉前再打。但是也不要为了能晚一点打针而不睡觉干等。对成年人来说，晚上 11 点是合适的时间，10 点对大一点的孩子比较合适。很多幼儿睡觉时并不会被父母打针吵醒，所以父母可以在自己要准备上床前才替孩子注射胰岛素。假如空针或笔针会干扰孩子的睡眠，也可以使用内插式软针（Insuflon 或 i-Port）。

中效 NPH 笔针用户要在注射前小心翻转笔针，至少滚动 20 次，让药剂完全地混合[603]。中效胰岛素的笔匣里面有个小小的玻璃珠或铁珠，可以帮助胰岛素均匀混合。

长效基础胰岛素

长效类胰岛素 Lantus 可以于吃晚点心的时候注射，也可以睡前或早上注射。这个胰岛素的效用发挥于注射后的 3~4 小时，所以如果在半夜需要多一些的胰岛素效用，可以在晚餐的时候（晚上 7—8 点）注射。大多数的人一天一针 Lantus 就够了，但有些人需要把剂量拆开，一部分留在早上打

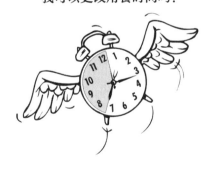

我可以更改用餐时间吗？

通常可以把注射与用餐时间往前移或者向后挪 1~2 小时。如果用速效，并且早上有注射中效或者以长效胰岛素当作基础胰岛素，不必严格遵守用餐时间。你只要记得如果你白天使用短效胰岛素且没有另打基础剂量，两餐跟两针短效胰岛素的间隔不能超过 5 小时。如果超过 5 小时不打短效，很可能造成体内的胰岛素缺乏。

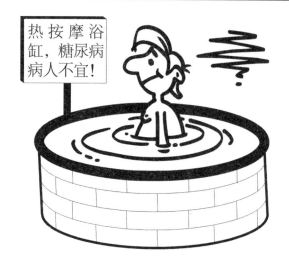

热按摩浴缸，糖尿病病人不宜！

看到这样的牌子你可能觉得沮丧，甚至觉得被当成是传染病病人。这个警示牌只是告诉你，当皮肤的温度被热水提高，胰岛素的吸收会变得比较快，可能会低血糖。但是如果有心理准备，知道该如何预防低血糖，还是可以毫无顾忌地泡在热按摩浴缸里，或者享受个美容浴。如果注射的是速效胰岛素，它的吸收比较不会被皮肤的温度而影响。

成年糖尿病病人如果脚部有溃疡或者末梢神经受损，在使用按摩浴缸前要先咨询医师或足疗师。热水会软化脚部的皮肤，增加感染的风险。

（小于15单位）。想要有好的基础胰岛素效果，长效胰岛素的比例不可以超过每日总胰岛素剂量的40%~50%（或30%~40%，如果搭配短效胰岛素）。请记得长效胰岛素可能到了隔天依旧还有作用。

长效胰岛素Levemir比中效NPH的作用时间更长，但是还没有长到可以一天只注射一剂。孩童惯例上一天要打两次Levemir，分别是早上和睡前，大致跟中效胰岛素注射的时间一样。青少年的剂量比较大时，或可一天一次于晚上注射。其他长效Toujeo和Tresiba常于一天一次的晚上注射。

刚发病和缓解期（蜜月期）时，一天一剂的Lantus或Levemir作用很够。因为长效胰岛素的功效高达24小时，或者甚至更久，因此1周内，剂量的调整不该超过2次或者3次。

长效胰岛素Ultratard

在Lantus和Levemir上市前，唯一存在的长效胰岛素是延伸自lente种类的长效Ultralente胰岛素。因为Ultratard的作用时间很长，注射时间最好在晚间稍早一点，大概在晚餐或者晚点心。注射时间看个人，最好自己试试，找出合适的方法，让早上醒来有好的血糖值。

高剂量的长效Ultralente胰岛素最好分成两次施打，一半在早上，一半在晚餐前、晚上或者睡前。如果搭配的餐前胰岛素是速效，可能需要把基础长效胰岛素拆成两针。这种胰岛素在大多数的国家已经下市了。

胰岛素泵（insulin pump）

胰岛素泵用户只要在用餐的时候，按个按钮，就能给予餐前的剂量。此外，泵也持续地输送少量的胰岛素来满足身体于进餐之间以及夜晚的需求，以代替基础胰岛素的注射。

胰岛素的混合使用

中效 NPH 胰岛素可以和速效胰岛素 NovoRapid[469]、Humalog[624] 或短效胰岛素[515] 混合。但是如果混合 Lente 型的中效 / 长效胰岛素和短效胰岛素，短效会丧失掉部分的效用。这是因为 Lente 其中的游离锌体会到短效胰岛素，不但削平短效的高峰，还拉长作用时间[102, 515]。不过我们发现，把胰岛素放在冰箱，空针抽药后即刻注射，这个问题就不会太明显[898]。如果使用 Lente 型的长效胰岛素搭配一天多针的短效，最好还是分开打。

基于上面的理由，Lente 型胰岛素也不适用于内插式软针（Insuflon 或 i-Port）。不过速效胰岛素 Humalog 是个例外。混合好的速效 Humalog 和长效 Ultralente 于 5 分钟内注射，速效的高峰不受影响[72]。此外，我们不建议大家把基础类胰岛素 Lantus 或 Levemir 拿来和任何其他种类的胰岛素混合[137]。但是有临床研究显示，把 Lantus 和速效 NovoRapid 或 Humalog 混合同针施打，观察 3 个月后，发现不会对血糖[634] 以及 A1C[382] 造成任何负面的影响。Tresiba 混合 NovoRapid 也没有问题，依旧保有和速效一样的高峰跟随着长效缓慢的基础效用[524]。

贮藏效应（Depot effect）

如果仅仅使用中效 / 长效型的胰岛素，会在皮下脂肪层形成一个贮藏室（depot），里面储存着足够身体 24 小时所需的胰岛素[111]。每天使用的中效 / 长效胰岛素占全部剂量的比例越低，胰岛素贮藏室的体积也越小。如果采用一天多针的治疗方案，因为打入的中效 / 长效剂量比较少，胰岛素贮藏室大概只够维持 12 小时[111]。就算当天改变睡前剂量，但是贮藏室现有的胰岛素存量会让身体需要一段时间来适应新的剂量，2~3 天后剂量调整的效应才会完全显现出来。

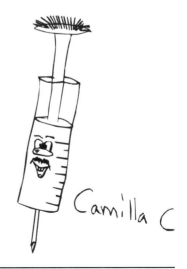

贮藏室的大小各有利弊。大容量的缺点是会让胰岛素的效应每天不同，而小容量的缺点则是体内只储存了一点点额外的胰岛素，或甚至完全没有多出来的储备。贮藏室的功能好比汽车的"备份油箱"，当忘了打针以致缺乏胰岛素时，身体就可以使用贮藏室里的胰岛素。当胰岛素的需求上升时（譬如感染生病）或忘记打针的时候，很容易造成胰岛素的缺乏（酮体增加、恶心或呕吐）。泵用户只注射短效 / 速效胰岛素，因此他们的胰岛素贮藏室的容量非常的小，一旦胰岛素的输送停止或受到阻碍，只要短短的4~6小时就会开始产生胰岛素缺乏的症状。

打的胰岛素剂量有多精确？

正确使用笔针的用户可以用很精准的剂量施打胰岛素，误差只有几个百分比。打入正确的剂量只是第一步，因为体内胰岛素的效用还会被其他各种因素所影响。同样的剂量打在同一个人身上的相同部位，效用的差异可以高达25%。同样的剂量打在两个不同人的身上，差异可以高达到50%[507, 549]。这可以解释为什么就算连续两天吃同样的食物，做同样的事，打同样多的胰岛素，却还是测出差异蛮大的血糖值。相较使用NPH中效胰岛素当作基础胰岛素，使用新的类胰岛素Lantus、Levemir和Tresiba能减少差异。

胰岛素的吸收

注射胰岛素后，很多因素都会影响身体的吸收。热可以加快吸收，如果室内的温度从20℃升高到35℃，短效胰岛素的吸收速度

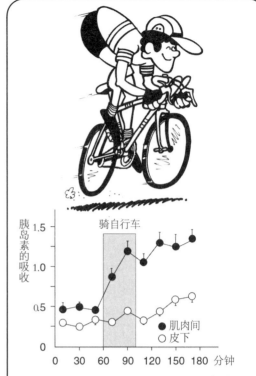

腿部运动过后，注射在大腿的胰岛素吸收速度会大幅度加快。短效胰岛素（10单位）于开始（横轴0分钟处）的时候注射，注射在皮下脂肪层的胰岛素只会稍微被吸收的快一点，可能是因为运动让肌肉有所动作，按摩到了皮下的胰岛素贮藏室[404]。

会增加50%~60%[672]。泡个热水澡或者坐在85℃的桑拿浴室（sauna），可以让胰岛素的吸收速度加快到110%！换句话说，如果刚注射餐前胰岛素后就去泡个热水澡，可能会造成低血糖。用42℃的热水来淋浴或泡澡，都可能让血液中的胰岛素浓度提升2倍，22℃的冷水澡则会减缓胰岛素的吸收[94]。无论注射短效胰岛素[723]或是长效胰岛素[94]，注射后按摩注射部位30分钟也会使得体内的胰岛素浓度升高，血糖降低更为快速。

皮肤表层的温度也很重要。一项研究在同样的室温下比较两种不同温度的皮肤：37℃和30℃。注射胰岛素45分钟后，前者（高温表皮）血液里的胰岛素浓度是后者（低温表皮）的2倍[1047]。同一个研究也发现，皮下脂肪层的厚度也会影响胰岛素的吸收速度。10毫米厚的脂肪层让胰岛素的吸收慢于2毫米薄的皮下脂肪层。

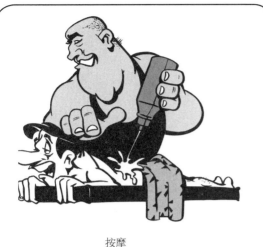

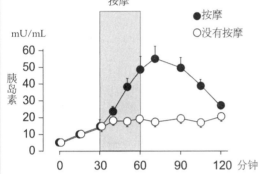

按摩注射部位也会加快胰岛素的吸收[723]。短效胰岛素（10单位）于开始（横轴0分钟处）的时候注射，如果想要让短效的功用激活的快一些，譬如当血糖和尿酮或血酮都高的时候，就可以按摩注射部位15~30分钟，你会发现胰岛素功效的启动变快了。

以上所提到的因素比较不会影响速效类胰岛素的吸收，但是胰岛素泵插针部位的温度提高会加快速效胰岛素 Humalog 和 NovoRapid 的吸收[953]。

孩子吃不下了怎么办？

如果孩子有糖尿病，父母理所当然会特别注意孩子每样食物吃了多少。如果孩子中午在学校吃营养午餐，最好能提前拿到菜单，预先心里有谱，知道孩子吃什么与不吃什么，不吃的可以用什么来替代。而当孩子还小，帮他们打针的时候，很难预测他们到底会吃多少。如果孩子吃的比预期的少，就会有低血糖的风险。虽然饭后打胰岛素不是最理想的做法，但在这种情况下，饭后赶快打一针速效胰岛素是最好的备案（NovoRapid[262] 或 Humalog[293]）。也可以先打一剂小量的胰岛素，孩子如果食欲好，吃很多，饭后再补打一针。假如孩子携带泵或者使用内插式软针（Insuflon 或 i-Port），多出的这一剂就不成问题。我们要训练孩子餐前决定用餐分量，并且于餐前注射相应的剂量。否则可能一直到

青春期还维持餐后注射的旧习惯，此外也很容易吃完饭忘记打胰岛素。

血糖控制好的孩子通常自己知道要吃多少。如果血糖高，孩子不会像平常那么饿，吃得比较少。但是他们可能待会儿要多吃一些点心来平衡体内的胰岛素。大人也时常在血糖高的时候感觉比较饱[616]。

一个好方法是用餐结束时，再问孩子要不要来块面包。如此一来，假如孩子不是很喜欢桌上的食物，还是可以用面包填饱肚子。

如果孩子在正餐时吃得比平时多或比平常少，可以在下一顿的点心调整。如果孩子中餐吃得比较少，可以把下午的点心往前挪。如果较小的食量是因为食欲不好，就准备孩子比较爱吃的点心。餐前胰岛素如果使用的是速效胰岛素，吃点心时会需要额外的胰岛素注射。

采用一天两针方案的孩子如果吃的比较少，可以降低短效或者速效胰岛素的剂量，但要

维持同样剂量的中效胰岛素。

忘记打针要怎么办？

已经发病一段时间且了解胰岛素运作的病人，可以参照以下的建议。只要有一丁点的疑惑，请马上联络医院或者医疗团队。

忘记餐前的胰岛素（一天多针方案）

如果吃饱饭马上想起还没有打针，补打同样剂量的餐前胰岛素，同样规则适用于吃完饭1小时内的补打。如果吃完饭已经过了2~3小时，先测血糖，补打的剂量是餐前剂量的一半，如果需要，外加用修正系数算出来的修正剂量。假如在下一顿的餐前才想起上一餐忘记打胰岛素了，胰岛素剂量是这一餐的餐前剂量加上修正剂量。

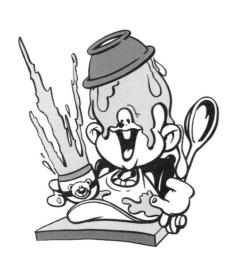

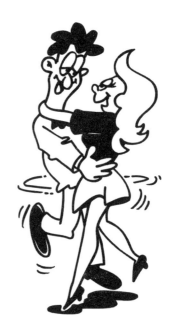

有时候很难预测幼小孩童是否会把餐点吃光光。这种情况下，最好餐前先给一个比较小的剂量，胜过打了全剂量的胰岛素，而孩子却吃不下。假如孩子携带泵或者使用内插式软针（Insuflon），就简单多了。餐前先给孩子一半的剂量，之后看孩子实际的进食分量，再增加一些单位（泵用户可以选择组合用餐剂量）。

去夜店要记得跳舞也是运动，不要忘了吃些东西。因为有运动，假如你没有打算跳到很晚，可能不需要额外施打用餐胰岛素。如果激情热舞，可能需要把睡前胰岛素的剂量降低个2~4单位（泵用户改成暂时基础剂量，比一般作息降低10%~20%），以避免发生低血糖。

影响胰岛素效用的因素

1. 皮下组织的血液循环（增加血液循环就会加快胰岛素的吸收）
- 增加：热——如桑拿浴、按摩浴缸、热水淋浴、热水澡、发烧[507, 1121]。
  在泵针的四周用电热器加热也会加快胰岛素的吸收[187]。
- 降低：冷——如冷水澡[94]、吸烟（使血管收缩）[666, 672]、体内水分流失[507]。

2. 注射的深度
   肌肉注射会加快胰岛素的吸收[405, 1143]。

3. 注射的部位
   短效注射于腹部比注射在大腿吸收的得快。臀部注射的吸收比腹部慢，但是比大腿略快。

4. 胰岛素抗体（insulin antibodies）
   抗体会跟胰岛素结合，不但减缓胰岛素的吸收，也造成无法预期的效用。

5. 运动
   加速短效胰岛素的吸收，尤其当注射于肌肉中。运动的影响会持续到运动结束后[403, 672]。

6. 注射部位的按摩
   加快短效胰岛素的吸收，或许源于胰岛素的快速分解[723]。

7. 皮下脂肪的厚度
   比较厚的脂肪层减缓胰岛素的吸收[542, 1047]。

8. 注射在脂肪块（脂肪增生）
   吸收不但变慢[1214]，也变得较为错乱。

9. 胰岛素的浓度
   40U/mL胰岛素比100U/mL吸收更快[405]。

新型的类胰岛素在吸收上比较不被这些因素所影响。

忘记睡前的胰岛素（一天多针方案）

如果凌晨两点醒来突然想到，应该在睡前（晚上9—11点）注射的中效胰岛素忘记打了，还是可以补打，但是剂量要减少25%~30%。每延迟1小时打针，剂量要减少1~2单位。如果离早上起床的时间不到5小时，先测血糖，如果有短效胰岛素，可以打一剂短效胰岛素。或者也可以使用中效，剂量是睡前剂量的1/3或1/4。要注意的是，以体重的每千克体重不超过0.1单位计算剂量。速效胰岛素的时效太短，不适合这样的情况。

如果晚间或睡前胰岛素是Lantus或Levemir，只要忘记的时间不长，才过了几小时，还是可以按照原来的剂量施打。不过如果这段时间内血糖已经升高了，要额外多打1针小剂量的速效。如果到早上醒来才想起昨晚忘了注射一天一剂的基础胰岛素，此时需要补打晚上Lantus或Levemir剂量的一半。如果本来一天注射两次的Lantus或Levemir，那就照常注射早上的剂量。血糖过高就在原本的早餐胰岛素剂量上加一些额外的胰岛素来修正。忘记睡前注射Tresiba的人，早上醒来按照原来的剂量补打，当天晚上也是注射原来的剂量。但是请记得，两次Tresiba之间至少要相隔8小时。

早上醒来如果血糖很高，恶心想吐，血液或尿液里有高浓度的酮体，表示已经缺乏胰岛素，最好赶快使用速效胰岛素，剂量是采用每千克体重0.1单位计算，1~2小时后再测一次血糖。如果2小时后血糖还是没有改善，再打一次同样的速效剂量。如果仍然感到恶心或伴随着呕吐，请赶快联络主治医师。

忘记打针（一天两针方案）

如果早上没有打针，但是吃过早饭后马上想起忘记打了，可以注射同样的剂量，也可以减少短效／速效胰岛素剂量的1或2单位（但是中效的剂量不能改变）。如果吃了早饭1~2小时后才想到还没有打针，应该减少短效／速效剂量的一半，以及减少中效的25%。如果过了更久到午餐前才想起忘记打针，先测一下血糖，并只施打餐前的短效／速效胰岛素。使用预混型胰岛素的病人没有办法对不同的胰岛素做个别的调整，当想到没有打针，可以打一个小剂量的预混型胰岛素，或者就单独使用短效／速效，撑到下午的那一针。

如果晚餐前忘记注射，睡前才想到（离晚餐已经超过了3小时），要少打一些中效胰岛素，比原来剂量的一半再多一点就足够，但是只有测血糖才能知道这样的剂量是不是正确。此外可能还需要多打一针短效／速效来管控睡前的点心，可以试着打原有的短效／速效的剂量（或降低几个单位）。夜里要记得起来测血糖，才能避免低血糖的发生。

打错胰岛素要怎么办？

就寝前

睡前胰岛素错打成用餐胰岛素的情形并不少见。

如果睡前胰岛素的笔针和餐前胰岛素的笔针外观很像，这种错误很可能发生。长效胰岛素Lantus、Levemir、Tresiba和短效／速效胰岛素都是透明的，用空针从瓶子抽取也是非常容易混淆的。

这很吓人，不过打错了也不是世界末日！只是会持续几小时低血糖，以及需要勤测血糖而无法安眠。最好不要单独在家，找一位清醒的同伴陪伴度过这一夜，他／她能够随时协助。如果找不到人陪，最好上医院去。

手边要准备好一堆葡萄糖和食物。刚开始至少每个小时测一次血糖，当血糖低于6mmol/L，测血糖的间隔要缩短。夜间要额外进食，食物的类型必须是高碳水化合物，脂肪含量越低越好，因为服用葡萄糖治疗低血糖时，胃里高油脂的食物会耽搁葡萄糖的效用。如果睡前胰岛素打错成高剂量的速效胰岛素，可以预期胰岛素的作用会发挥的很快，这个情况下，选择高碳水化合物且低脂肪的食物更加重要。

平常有在计算碳水化合物的病人，可以反向计算，算出打的剂量需要进食多少碳水化合物。譬如20单位的Lantus打成20单位的速效胰岛素，而你的碳水化合物比值是12（1个单位的速效胰岛素应付12g的碳水化合物），12和20相乘得到240g的碳水化合物。也就是说，至少要吃这个数量的碳水化合物才不会低血糖。建议先喝一些甜饮料，再吃零食。

如果我不知道我的碳水化合物比值怎么办呢？

这种情况我们可以使用 500 法则：500 除以每天的总胰岛素量（包含基础和餐前）。譬如每天总共的胰岛素剂量是 50 单位，500 除以 50 等于 10，代表 1 单位的胰岛素可以处理 10g 的碳水化合物。

只有在没有察觉到睡前打错成短效/速效胰岛素的时候，才会发生危险。如果已经习惯把血糖控制在低一点的水平，血糖要一直低到危险的边缘，身体才会发出警示。

记着，速效胰岛素的功能一般只维持 4~5 小时，然后就消失。短效胰岛素的功能会持续更久一些，特别是当施打的剂量大于 10 单位。正因如此，还是需要打一些中效/长效胰岛素，剂量只需要平时的一半，而且最好间隔错误的那一针几小时后再打。早上照旧，依据测出来的血糖值施打早餐前的胰岛素。对一天注射两次基础胰岛素的人来说，直接省略睡前那剂但夜间定时测血糖。如果接近早上血糖开始上升，再加打一些额外的速效或短效胰岛素。

白天

如果白天把该打的短效/速效错打成了中效或长效类胰岛素，中效和长效不太能够降低饭后的血糖，相反的，降低血糖的效果要数个小时后才会出现。譬如早餐打错了（一天多针），把短效/速效胰岛素打成了中/长效，可以额外施打一个小剂量的餐前胰岛素（大约平时速效剂量的 3/4，或者短效剂量的一半）来应付早餐。午餐前测血糖，这时候打错的基础胰岛素开始发挥效用，所以施打平时餐前剂量的一半或许就足够。依据测出来的血糖值，继续减少当天的餐前剂量。

周末赖床

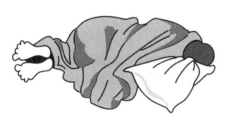

周末可以晚一点起床，多睡 1 小时不是问题，一般来说，甚至可以晚 2 小时起床。使用 Lantus、Levemir 或 Tresiba 胰岛素的人，赖床通常不成问题，无须更改注射基础胰岛素的时间。但是对于一天注射两次基础胰岛素的病人来说，晚一点起床打针或许也可以，测个血糖就知道了。泵用户赖床只需要事先把基础速率（basal rate）调整好，即便不吃早餐，血糖也能够维持平稳。

有些糖尿病病人有清晨高血糖的问题，一旦血糖在清晨急剧升高，他们也无法安卧在床。这比较常见于使用中效胰岛素当作基础胰岛素的人之中。有些家庭的解决方案是由父母在早上替孩子打针，让小孩或青少年可以多睡 1 小时，正好等血糖降低了再起床吃早餐。

假如要熬夜很晚才睡觉，睡前中效胰岛素最好上床前再打，如此才能在睡眠期间有足够的胰岛素，甚至有足够的基础胰岛素来覆盖早上额外的几小时。熬夜时，当天早上注射的中效胰岛素过午夜后失去功效，血糖会开始升高，这个问题可以靠额外的夜宵和相应的胰岛素解决。

如果打算早起吃早餐，因为睡眠的时间缩短，所以要降低睡前中效胰岛素的剂量。否则当早餐胰岛素也开始发挥功效，加上体内的睡前胰岛素还有作用，可能会造成低血糖。

如果比较晚吃早餐，在平时的午餐时间还不感到饿，通常午餐时间也会往后挪一点。如此一来，整天的作息都往后挪，正餐时间还是可以平均分配。注射短效胰岛素的病人要记住，两餐的间隔不能超过 5 小时。使用速效的人就不用烦恼两餐间隔的问题，因为餐与餐之间的胰岛素需求是由基础胰岛素负责的。

如果你计算碳水化合物，记得当天的第一餐要使用早餐的碳水化合物比值，用纸笔计算没有问题，但是泵在一定的时段会自动使用午餐的碳水化合物比值，所以如果早餐错过原本的时间，要自己手动计算并调整剂量。

在夏季和冬季调节日光节约时间的那天，只需要把手表的时间调好，无须渐进调整进餐和注射胰岛素的时间。

熬夜

整夜不睡并不是常见的行为，但是对青少年和年轻人来说，有时却是无法避免的。我们有一位病人，18 岁的男孩，他的工作是导游，他在前往滑雪度假村的巴士上需要整夜都保持清醒。搭国际航班的乘客也时常有较长的时间无法入睡。

熬夜的时候要照平日的时间和剂量施打长效类胰岛素，进食前注射餐前胰岛素，譬如搭长途飞机时。如果前往的时区让当天变短了（向东飞），减少基础胰岛素的剂量。如果前往的时区让当天变长（向西飞），最简单的方法是施打一个小剂量的长效胰岛素来应付这额外的几小时。譬如说，从欧洲飞往美国（6~8 小时的时差），额外的基础胰岛素要在离开家那一剂基础胰岛素的 12 小时（一天两次基础胰岛素）或者 24 小时（一天一次基础胰岛素）后施打。

对餐前使用短效胰岛素搭配一剂睡前中效胰岛素的人来说，熬夜的时候不应该打睡前胰岛素。而以每隔 4 或 5 小时用餐一次来取代，注射餐前胰岛素就能有相当的基础胰岛素效果。餐前剂量依据吃了多少来决定（和一般的午餐、晚餐或者点心内含的碳水化合

如果熬夜（凌晨 2、3 点），你可能会吃个夜宵，记得要注射胰岛素。

物相比较）。不要用早餐的胰岛素剂量来比较，因为早上一般需要多一点的胰岛素。如果使用速效胰岛素搭配一天两次的中效基础胰岛素，可能注射一半的睡前剂量就能满足长途飞行中的基础胰岛素需要。

轮班工作

糖尿病搭配需要轮班的工作可能不是那么容易。当整夜工作结束回到家，需要能够应付一顿正餐的餐前胰岛素以及日间睡觉需要的基础胰岛素。在这个情况，比较合适的搭配是餐前的速效胰岛素加上长效类胰岛素（Lantus 或 Levemir），因为速效的作用在基础胰岛素效用增加前就会降低。尽可能每天同一个时间施打长效胰岛素。

使用短效胰岛素有药效重叠的风险，尤其当基础胰岛素是中效型，会造成 3~4 小时后的低血糖，所以可能需要降低早上睡前的中效胰岛素剂量。使用胰岛素泵会比较简单，可以很轻松地依据轮班表来设定基础量。

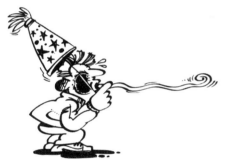

生日派对

对糖尿病儿童而言，能够不羞于糖尿病，开开心心参加生日派对或者学校的庆祝活动是很重要的。我们认为糖尿病病人应该要学会应付派对和庆典上出现的任何食物，而不是携带自己的"糖尿病食物"。生日派对前可以先打个电话给举办派对的家长，看能否提供代糖饮料（最好是准备给所有的孩童，这样糖尿病孩子才不会觉得自己跟别人不一样）。也可以要求举办派对的家长不要在派对上给孩子吃太多的糖果。大一点的孩子会自己开口要求饮用无糖饮料。很多生日派对的做法是，在派对结束，孩子离开的时候，给他们一人一袋之前准备好的糖果带回家，而不是在整个派对的当中让孩子一直不停地吃甜食。这样的做法对糖尿病孩童更是非常的恰当。

现在的生日派对已经不同以往。以前的食物大多是甜的，现在虽然也会准备蛋糕或冰激凌，但是在甜点前会让孩子吃些比萨、汉堡或热狗。依据蛋糕的分量，可能要给孩子多打 1 单位的胰岛素，但是也要考虑到参加派对的活动量（跑来跑去、跳舞之类的）。如果派对有很多的活动，孩子可能完全不需要额外的胰岛素！建议在派对结束后测一下血糖，并把血糖值记录下来，好让我们在下一个派对更能准备妥当。

如果孩子上托儿所或幼儿园，最适合举办庆生会的时间是在休息的时候。确保给所有孩子的饮料都是代糖的（最好全部的孩子都喝同样的饮料）。老师一般不会拒绝替糖尿病孩童做一些额外的准备。如果庆生会有蛋糕、额外的食物和活动，孩子可能会需要多打 1 单位的胰岛素。使用碳水化合物比值或者目视法施打额外的剂量。在美国，法律明言禁止公立学校歧视糖尿病病人，不过这条法律并不适用于私立学校跟教会学校。

带孩子参加大人的派对，派对上会有很多的饼干、蛋糕以及其他种类的甜食。孩子需要额外的胰岛素才能够享用这些食物。试着跟孩子商量，看是要选择几片饼干还是一小块蛋糕（如果需要，加打 1 或 2 单位额外的胰岛素或者使用碳水化合物比值计算胰岛素剂量）。超量吃遍派对上所有的食物并不是好主意。还要告诉祖父母（他们会把对孙子孙女有益的事记在心里），一些所谓的"无糖饼干"或者"糖尿病饼干"并不好，他们通常不是真正的无糖，同时很多孩子也觉得这类饼干的味道很恶心。

当然，处理方式端看孩子多久参加一次派对。偶然一次的糖果和蛋糕是可以欣然接受的，但是如果每周都有，就不叫例外了。习惯性地吃过量的甜食不但会增加体重，也对长远的血糖控制有负面的影响。

在外过夜

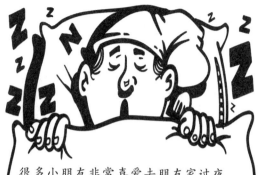

很多小朋友非常喜爱去朋友家过夜，他们会聊天跟玩游戏到很晚。我们建议最好让孩子吃一份"半夜点心"以避免发生低血糖。当然，对糖尿病孩童的家长来说，这真的是很让人不放心的。缺乏信任造成对孩子过度保护。重点是，孩子朋友的家长要知道孩子何时需要打针跟如何打，以及如何处理低血糖。最好是让孩子带上一张备忘录，写下何时应该打针，血糖测多少要打多少单位的胰岛素。如果你也打算出门，不要忘了留下手机号码。记得开手机，方便随时联络。

在学校及托儿所的胰岛素

通常很难要求托儿所替孩子打胰岛素，或者请学校老师提醒孩子打针。学校的教职员工是没有义务替孩子打针，但是一些学校有住校护理师或者愿意帮忙的教职员。在大一点的学校，如果同时有数位学生有糖尿病，他们可以在午餐时间碰面，请学校安排一位教职员来协助他们。如果学校提供午餐，学生餐厅的工作人员可以帮忙计算碳水化合物。加拿大糖尿病学会提供老师一份出色的参考刊物《实用指南：如何照护糖尿病孩童》（*Kids with Diabetes in Your Care：A Practical Guide*）。

第十一章　糖尿病的监测

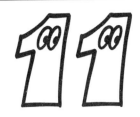

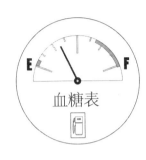

血糖表

测血糖好比查看车子的油箱表。只是除了不要油箱（糖）空了卡在路上，也不能让指针过高。

"每个人在学习新事物的时候都像个孩子"，这句话恰如其分地描述胰岛素剂量的调整。在家不测血糖就想照顾好糖尿病病人，也不是不行，但一定是非常的困难。其实在家不监控血糖而想管理糖尿病，好比开着一辆没有仪表盘的车子：不知道开车时速，不确定油箱的油还剩多少，也无法得知引擎是否过热。虽然没有这些配制车子还是可以开，但是迟早会发生意外，或者车子会在路上抛锚。血糖的测试是最常见的记录方法，同时很多糖尿病中心也增加皮下的连续血糖监测器的使用。当本书提到在某些情况下需要多次密集测试血糖，连续血糖监测能提供更详细丰富的信息。

我应该做哪几种测试？

随着胰岛素的需求改变，也应该更勤于测血糖。这些可能的状况是：处于压力下、感染生病了、从事剧烈运动、外食或者参加派对。这时最好在餐前以及餐后 1.5~2 小时各测一次血糖，然后视情况更改胰岛素的剂量。如果想要知道"快速碳水化合物"（如糖果）对血糖有什么影响，可以在吃完糖果后的 30 分钟测血糖。如果食物是慢速碳水化合物，像是巧克力或冰激凌，最好等上 1~1.5 小时再测血糖。

连续血糖监测（CGM）

连续血糖监测提供一个不间断的曲线图，但要监看才有效果。每天至少要看 10 次连续

血糖监测的分类

即时测试：这是随时都能够自己进行的测试，结果可以让你知道血糖值以及酮体的浓度是否升高了。

例行测试：定时进行的规律测试，能够帮助你阶段性地调整胰岛素剂量、饮食习惯以及其他活动。也用来校对连续血糖监测器。

连续监测：皮下感应器（sensor）检测多天的血糖变动，这些血糖数据可以显示在屏幕或手机上，也能下载到电脑。

长期测试：这类测试反映出较长时间的糖尿病控制，像是果糖胺（fructosamine）及A1C。

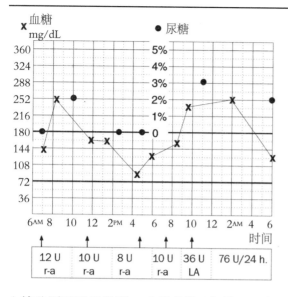

r-a=速效胰岛素，LA＝Lantus

24小时血糖剖析图看起来如同左面的图表，要测餐前及餐后1.5小时的血糖。如果血糖值的间隔不超过3小时，可以画一条线把它们连起来，看起来也比较清爽。如果在测量24小时血糖的当天也验清晨的尿糖及尿酮，能收集到更多的信息。虽然现在大多数的血糖仪都可以记录过去的血糖值，把测出来的血糖值写在记录本里还是很值得的，因为比较方便辨认餐后的血糖走向趋势以及其他日常的作息活动。

血糖监测显示的数据，或者当搭配扫描器，每天至少要扫描 10 次。

测血

我们建议每位糖尿病病人，包括年纪尚小的孩童，每 2 周做一次 24 小时的血糖剖析图[744]。要制作这个图表，需要每餐前测血糖，每餐后的 1.5~2 小时再测一次血糖（如果吃了睡前点心，也要吃点心前与吃点心后的 1.5~2 小时各测一次血糖），以及凌晨 2 点和 3 点之间再测一次夜间血糖。此外，所有的糖尿病病人也应该每餐餐前做例行的血糖测试，才能够调整当餐的胰岛素剂量。至于非例行时间的测试则是为了回复某些特定问题："这是低血糖开始的反应吗？""我可以不吃点心上床，夜里也不会低血糖吗？"或者"我早上应该打多少剂量的胰岛素呢？"如果测了血糖，却不打算回应测试的结果，那也用不着浪费时间去测血糖。

想要每天调整胰岛素剂量，需要测 4 次以上的血糖（用餐前以及睡前），才能够获得足够的信息，把血糖控制在可以接受的范围内[1046]。当饮食或生活作息有所变动，更需要频繁地测血糖。等到比较熟悉何种情况需要对应多少的胰岛素，就可以少测几次。

验尿

监测方式的时间区段	
测试反映血糖	水平的时间区段：
测血糖	分钟
验尿糖	小时
果糖胺	2~3 周
（fructosamine）	
A1C	2~3 个月

虽然验尿已经不再是血糖监测的主流，但当无法测血糖或者测血糖有困难时，验尿是可行的方法。包尿布的小婴儿或孩童也可以验尿，只要从尿布里挤出一些尿液就好了。

测量尿液里的葡萄糖是一种"筛检方式"，它让我们知道一天中的哪些时段有葡萄糖被排出

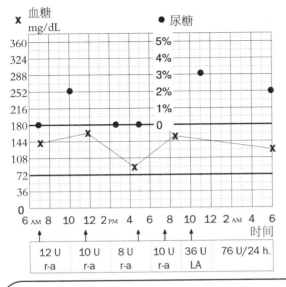

LA ＝ Lantus r-a ＝速效胰岛素

在两个血糖值之间，我们并无法得知血糖的变化。左边这个图表看起来很不错，这是同一天的测试，只不过血糖数据比较少。很容易欺骗自己以为这条线代表的就是两个测试间的血糖水平。但是只要看一下尿液检测，尿中有葡萄糖，我们就可以推断在两次血糖测试间，血糖曾经飙高过。

血糖单位换算表

mmol/L	mg/dL	mmol/L	mg/dL	mg/dL	mmol/L	mg/dL	mmol/L
1	18	9	162	20	1.1	180	10.0
2	36	10	180	40	2.2	200	11.1
3	54	12	216	60	3.3	220	12.2
4	72	14	252	80	4.4	250	13.9
5	90	16	288	100	5.6	300	16.7
6	108	18	324	120	6.7	350	19.4
7	126	20	360	140	7.8	400	22.2
8	144	22	396	160	8.9	450	25.0

除非额外说明，书里的所有血糖数据都是采用血浆血糖值。大多数的家用血糖仪显现的是血浆血糖值，同时医师在诊断以及大部分的研究调查中也是使用血浆血糖值。血浆血糖值约高出全血血糖值11%[387]。

体外。一旦确认了，就可以用血糖测试来做进一步的追踪。这个方式对稳定时期的糖尿病很实用，譬如缓解（蜜月）期。早晨的验尿也可以搭配血糖测试提供我们更多夜间血糖的信息。

早期酮体只能经由验尿得知，但是现在已可在家测量血液酮体仪。只不过在很多国家，血液酮体的试纸非常昂贵，检验尿酮还是比较实际。最好是把验尿当成初步筛检，一旦发现酮体，再进行血液的酮体测试，以得到更精准的指引。

如果只能靠验尿来监测，让孩子养成习惯，每次上厕所都验一下尿液。如果夜间不测血糖，早上起床可以验个尿。

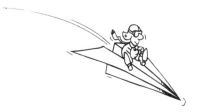

你可以先把血糖图表寄给糖尿病医疗团队，然后再电话讨论。问看看何种方式最好——用电子邮箱还是网络上的软件传图表。

> **24小时的血糖剖析图**
>
> 你必须在以下的时间点测血糖：
> （1）每餐前。
> （2）每顿饭后的 1.5~2 小时。
> （3）夜间测血糖。时间依你睡前的胰岛素种类而定：
> 凌晨2—3点：NPH中效。
> 凌晨3—4点：Lente中效。
> 清晨3—5点：长效Lantus、Ultralente。
> （4）可能经常还需要更密集的测试，像是点心前及点心后，以及夜间每2~3小时各测一次。

"好的"还是"坏的"测试？

一般我们习惯把正常的血糖值称作"好的"血糖，高的血糖值叫作"坏的"血糖；习于这些叫法的小朋友就很容易把自己认定成"坏的"孩子。因此我们应该采用"高的血糖"这种比较中性也比较恰当的说法。测出来的血糖值只是信息，并不反映糖尿病病人本身的特质。

我有没有糖尿病？

虽然每个人每天的进食分量以及消化速度都不相同，但是没有糖尿病的人的血糖却总是能够调节在窄幅的范围里（一般在 3.3~7mmol/L 之间）。空腹血糖一般在 5.6mmol/L 以下，超过这个数据就表示这个人的身体已经无法再像以前一样处理体内的葡萄糖。高于 7mmol/L 的空腹血糖值或者偶然的饭后高于 11.1mmol/L 的血糖值，加上糖尿病的症状（口渴、无法解释的体重减轻、时常需要去厕所），皆指向得了糖尿病[32]。除非血糖值非常高或者已经测出酮体，否则应该要改天再重复测试，得到相同的结果才能确定糖尿病的诊断。

糖尿病的诊断不应该根据家用血糖仪的测试结果。如果一个人用血糖仪测出了高血糖值，绝对不可以跟他说："你可能有糖尿病。"应该建议他去医师那里测试空腹血糖值。如果孩子测出高的血糖值，要当天带他去看医师。

有什么事是禁止的吗？

时常有人问我们，有糖尿病的人能不能做这个或做那个？最棒的回答是：没有任何事情是完全禁止的（除了吸烟！），最好亲身去试什么你可以做？什么你不可以做？用不同的食物及胰岛素来实验也是很棒的主意，前提是要测血糖；唯一风险是在尝试的过程中，血糖可能暂时过高或过低。

记得把实验的活动和测出来的血糖值写在日志，越详细越好。等下次又从事同样的活动，譬如踢足球、外出吃比萨或者参加派对，之前的记录会非常有帮助。

尿糖

肾脏制造尿液输送到膀胱。测尿糖得到的是一个从上次排完尿到这次排尿期间的平均尿糖浓度。同时还要记住，尿糖的测试结果以百分比来呈现，同样测得 5%，相较于大量的尿，少量的尿量含有的葡萄糖量也比较少。如果没有验出尿糖也不表示说血糖很低或者曾经很低，只能说血糖从上次到这次排尿的时间里，还没有超过肾脏的葡萄糖阈值。

肾脏的葡萄糖阈值

肾脏制造尿液，同时也会试着回收所有的葡萄糖，所以一般来说，尿液里是不会有葡萄糖的。但是当血糖高于某个水平，肾脏的葡萄糖吸收泵达到饱和，过多的葡萄糖只能随着尿液排出，这个水平叫作葡萄糖阈值。孩子的葡萄糖阈值一般在 8~10mmol/L 之间[741]，大人介于 7~12mmol/L 之间。随着年龄的增长，葡萄糖阈值也会升高。有些人的葡萄糖阈值很低，在 5mmol/L，有的人高到 15mmol/L。知道自己肾脏的葡萄糖阈值很重要，否则就无法解读尿糖的测试结果。

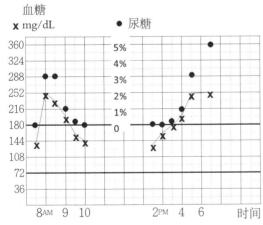

想要知道自己的肾脏葡萄糖阈值，可以每30分钟测一次血糖，同时观察葡萄糖何时出现在尿液中。这个方法可以在血糖上升，也可以在血糖下降的时候进行。左边的图表显示，早上的验尿都有葡萄糖反应，直到血糖降到 9~11mmol/L 之间。下午，尿糖出现在当血糖值从 9mmol 上升到 10mmol/L 的时候，所以我们可以确认，这个人的肾脏葡萄糖阈值在 9~10mmol/L 之间。

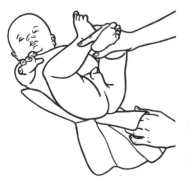

现代的纸尿布可能不容易获取尿液，因为它们吸收的效果太好了。可以垫一块布在尿布里，吸收一些尿液。使用旧型的抛弃式尿布（外面是塑料的）或布尿布就比较容易挤出尿液。

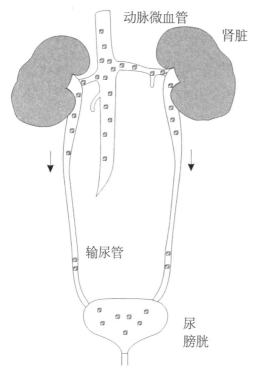

肾脏先把尿运送到膀胱，当血糖高过肾脏葡萄糖阈值（一般在 8~10mmol/L 之间），葡萄糖会出现在尿液中。

当血糖回到正常水平，葡萄糖就不再从肾脏流失，但是膀胱里的尿还是有葡萄糖，因为身体需要时间排出新的尿液。就算血糖已经正常了，下一次验尿还是会出现葡萄糖。

尿液测试

葡萄糖	酮体	表示
0	0	很好（可能血糖偏低）
+	0	太多葡萄糖（或需要多打胰岛素）
+	+	胰岛素缺乏（糖尿病酮体）
0	+	食物缺乏（饥饿酮体）

想知道自己的葡萄糖阈值可以用以下的办法：每半小时测一次血糖与排一次尿。如果尿中有葡萄糖而血糖在下降中，那葡萄糖阈值就位于尿液未测出葡萄糖时候的血糖值；如果血糖在上升中而尿液未测出葡萄糖时，那葡萄糖阈值就是在当尿液刚刚验出葡萄糖的那个血糖值。葡萄糖阈值的高低并不影响肾脏的功能，只是太高或太低的葡萄糖阈值会使得尿糖检测结果比较不可靠。

血糖

测血糖得到的数字只是反映当下的血糖值。然而血糖可以很迅速地升高或者降低，15或30分钟后可能会测出非常不同的血糖值。当你因不舒服而怀疑自己发生低血糖时，不要为了安全而多吃东西，最好先测血糖确认。这个动作在诊断的初期特别重要，因为刚开始还

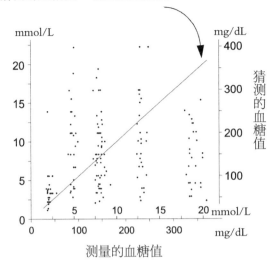

猜测的血糖值＝测量的血糖值

美国一项研究证实了糖尿病病人比较容易猜到低血糖，不易猜出高血糖[1179]。他们要求成年糖尿病病人猜测自己的血糖值。当血糖是1.9mmol/L，只有17%的测试者做出了偏差很大的猜测，而当血糖18.4mmol/L，错误的比例高达66%（错误大到可能对高／低血糖做出危险的处理方式）。

不太熟悉低血糖的症状。一段日子后，会对低血糖症状越来越有自信。

一般来说，高血糖的症状比较难辨认。虽然如此，青少年似乎都能够学会认出身体对高血糖的反应。有些人甚至发展出某种形态的"自动导航系统"，他们无须像一般建议的那么频繁测血糖，就能够调整胰岛素剂量及食物的分量。在测血糖前先试着猜猜血糖值，慢慢地熟悉身体对高血糖和低血糖的回应方式。

该如何测血糖？

测血糖前先用水及肥皂洗手，这不只是为了卫生（当然卫生也很重要），而是为了确保手指头上没有残留的糖分，譬如之前碰过葡萄糖片、糖果或水果，没洗干净可能会测出错误的高血糖值。如果手是冷的，用温水洗手。不要用酒精消毒，因为它会让手的皮肤变得干燥。经由手指头采血被感染的风险几乎是不存在的。

市面上有各式各样的采血笔，有些可以调整针刺入的深度。不同厂家的采血针和采血笔在尺寸以及刺穿皮肤的方式上有蛮大的差异。试试不同的品牌，看哪种最适用。就卫生的角度来看，如果每次都有把手指头洗干净，是可以一天中用同一只采血针。只不过采血针每用一次就钝一些，重复使用可能会造成比较大的疼痛。

刺指尖的侧边会比较没有感觉，这对弹钢琴和玩吉他的人特别重要。不要刺大拇指及右手的食指（如果惯用左手，就避开左手的食指），因为我们大部分的时间都用这两只手指触摸，刺过的隔天可能还会感到疼痛。

大部分的血糖仪有储存测试结果的记忆功能，并且显示过去 1~4 周的平均血糖值，让用户可以知道过去几周的血糖控制如何。储存的血糖数据可以下载到电脑做进一步的分析，也可以打印报表。年轻人可能对这些功能特别感兴趣，病人的家属和糖尿病治疗团队的成员也会觉得有用。有些先进的血糖仪甚至有内建的绘图功能，可以呈现血糖控制的走向图。

借用别人的采血笔

最好别跟他人借用采血笔，因为只要一滴带有病菌的血沾在笔上，就可能造成感染。曾经有间医院的病房发生 B 型肝炎传染的案例，病人共用采血笔，虽然每次使用前都更换了新的采血针，还是发生集体感染 [320]。

血糖仪显示的数据是正确的吗？

正确操作的血糖仪，在 95% 信赖区间的误差不会超过 20%，亦即血糖在 20mmol/L，机器可以显现正确数据加或减 4mmol/L。不过如果血糖在 3mmol/L，误差不能超过 0.6mmol/Ll。新实施的标准要求血糖仪在 99% 的信赖区间，检测误差要低于 ±15%。市面上有些血糖仪已经符合这个新的标准。重点是要让血糖试纸得到足够的血量，太少的血量可能会测出过低的血糖值。不要把血抹涂到试纸上。沾了糖的手指头可能会测出过高的血糖。

关于血糖仪，可以请教你的糖尿病宣教师。通常可以用旧的血糖仪，折价换一台新的血糖仪。

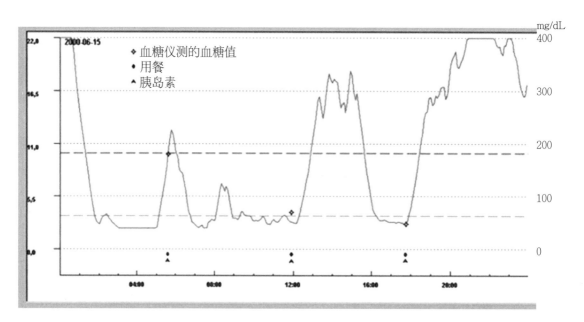

这是一位 16 岁男孩采用 MiniMed Medtronics CGMS 连续血糖监测器得到的图表。这位男孩的 A1C 是 7.2%，我们看到他白天及夜间的血糖波动非常大。如果我们只根据 3 次的血糖测试数据，是无法看到真正的血糖走向，进而做出正确的胰岛素剂量的调整。虚线分别是 3mmol/L 及 10mmol/L。

为什么要测血糖?

◆ 好处
可以测血糖确认，避免只因安全而盲目地进食。
帮助认识低血糖以及低血糖的症状。
知道血糖值可以计算用餐和修正剂量（习惯连续血糖监测器后，可以使用监测器的数值）
校对连续血糖监测器。

◆ 坏处
刺手指头会痛。
监控花时间也耗费额外的精力。

◆ 连续血糖监测比测血糖更好:
让你知道何时需要改变胰岛素的剂量，譬如感冒、压力大、运动或参加派对。
测出夜间是否发生低血糖。
测血糖能帮助好好地控制血糖，尽量压低长期并发症的风险。

测血糖可能发生错误的原因

错误的高血糖	错误的低血糖
手指上有糖分	血太晚滴到试纸上
	手指太早移开
	试纸没有足够的血量
	手指沾有水或口水

定期使用检测试纸及检测液来校对血糖仪是非常重要的，如此机器测出来的数据才值得信赖。

比较不同品牌的血糖仪是很困扰的，因为它们都会显示不同的数值。譬如一台可能显示12mmol/L 的血糖值，另外一台（同一时间同一位病人）则是 14mmol/L，这样相互的差异都在厂商误差的范围内。最好是固定使用一台运作良好的血糖仪，反正对高血糖而言，1mmol/L 或 1.5mmol/L 的误差不算什么。复诊时带上血糖仪，请医护人员用品管控制液来检测，看看运作是否正常。

在医院，为了减少病人的疼痛，血糖的监控一般是经由静脉导管抽取。没有糖尿病的人在饭后的静脉血糖值大概低于微血管（capillary blood）血糖值的10%。这很符合逻辑，因为静脉已经把血液里部分的葡萄糖输送给了身体组织。但是对糖尿病病人，这两者的差异只有0.1mmol/L [697]。可能的解释是病人无法针对血糖很精确地释放出相对需求的胰岛素。

有些血糖仪采用新的科技［葡萄糖去氢酶（glucose dehydrogenase）］，譬如拜耳的Ascensia Contour、罗氏的 Accu-Check Compact 以及亚培的 Freestyle，在模拟海拔 2500 米与4500 米高的密闭室（低气压与稀薄氧气）比较 [868]，这些血糖仪可以提供较准确的血糖数据。但是在海平面 8℃的温度下进行测试，有些血糖仪的误差上下达到 8mmol/L。然而在乞力马扎罗山（Mt.Kilimanjaro）的峰顶（海拔 5895 米），血糖仪测出来的数据 2.8~21mmol/L 都有。由此可见，在高海拔或者低温度下从事活动要警觉，不能完全信赖血糖仪，因为它可能测出错误的高血糖或低血糖。

拜耳 Contour 血糖仪在使用说明宣称，在海拔 6301 米的高度测血糖不会有显著的误差。亚培 Libre 连续血糖监测器可以最高在海拔 3048 米使用，美敦力 Enlite 最高限制是 4880 米，Dexcom 到海拔 4206 米。有个研究的登山案例使用连续血糖监测并有预测低血糖自动止输送的泵（MiniMed 640G），在阿空加瓜山（Mt. Aconcagua，海拔 6962 米）的登顶路上，一切运作良好[777]。

孩童和测血糖

小孩子觉得他们的身体是个气球，如果用针去刺气球，气球会爆裂，里面的东西会跑出来。孩子可能会想（其实也蛮有道理）："如果我一天测那么多次的血糖，会不会所有的血都从身体流出来？"我们可以替孩子贴个创可贴，表示血停止了，不会流失。就算孩子不主动问，我们也应该明白地告诉他们，医师护士只会抽取少量的血，身体马上会制造新的血来补充失去的分量。红细胞在骨髓被制造出，存续周期约 120 天，这表示体内的红细胞是会持续不断地被制造出来。

如果孩子觉得刺手指头很痛，有时候很难说服孩子乖乖地配合测血糖。如果孩子挣扎，整个过程对旁边的人来说更是揪心。儿童心理专家建议，在这个情况下，父母（最好双方一起）把孩子固定住，迅速采血，越快越好。测了血糖后，再好好安慰孩子。告诉孩子越挣扎越痛，而且挣扎可能造成采血失败，要多刺几次，痛得更多。一个好的方法是让孩子观看父母或医疗团队的成员测他们自己的血糖，让孩子看到只要静静的，测血糖就不会太痛。要切记我们的目标是让孩子以后都能接受血糖测试，不是为了现在。

如果孩子感觉身体不舒服，可以向他强调，需要测血糖，我们才知道应该怎么做，能让他舒服些。一旦孩子经历过测量血糖后，采取了必要的措施，真的感觉舒服很多的时候，他们一般会比较乐意在下次需要的时候测血糖。

有些孩子不喜欢看到血从他们的指尖流出来，他们会难过。如果你的孩子也有同样的感受，试着从耳垂采血。

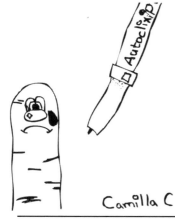

这些测试值得吗？

一项比利时的研究调查平均 A1C 6.9% 的孩童和年轻人，他们发现有两大因素影响 A1C：一是测血糖的次数（平均每个月 77 次），二是复诊次数（平均每年 6.6 次）[318]。

采血前，可以先用冰块麻醉指尖。由于手指头的皮肤太厚，涂抹局部麻醉药膏（anaesthetic cream EMLA® 或 ELA-MAX®）不会有效果。最好是从指尖的侧面部位采血，一来血流量够，二来比较不痛。

身体其他的采血位置

很多血糖仪可以检测手指以外其他部位的血液。一般而言，其他位置疼痛感较低，譬如弹钢琴的人不希望老是刺手指。

在空腹状态下，指尖与前手臂采血得到了相似的血糖值[626]。

在服用 75g 的葡萄糖后，前手臂采血测出来的血糖值低于指尖血糖值 2.6~7.6mmol/L[626]。

在注射过胰岛素后血糖快速降低时，指尖测出来的血糖值低于前手臂 3.4~6.6mmol/L[626]。

前手臂测出的血糖变化比指尖平均晚 35 分钟。采血前用力地摩擦前手臂 5~10 秒钟可以大幅改善测试的准确度，但个人差异相当大[626]。

在另外一个针对成人的研究发现，就算饭后用力摩擦前手臂及大腿，还是测出低于指尖的血糖值[355]。

在一个青少年及儿童的研究发现，饭前和饭后测试大拇指底端以及前手臂得到与指尖一样值得信赖的血糖值[738]。但是在发生低血糖的时候，前手臂与指尖的差别很大（指尖血糖值较低，平均差异 0.5mmol/L）。有趣的是，就算低血糖，大拇指的底端还是测出准确的血糖值。这些差异是因为手指末梢大量的血流量增加所造成的。保险起见，要确认有没有低血糖最好只信赖指尖的测试（譬如开车前或运动完），或者当病人对低血糖无自觉，也应该测指尖。越来越多的病人使用连续血糖监测器。校正监测器的时候，最好要从指尖采血，才能得到最精准的血糖数据。这也适用于低血糖和餐前计算胰岛素剂量的测试。所以临床上，我们已经不建议病人从身体其他的部位采血，而只从指尖采血。

测了血糖后，要思考血糖值为什么这样低 / 高，评估后如有需要就采取行动，调整胰岛素的剂量。测试本身并不会改善血糖。请谨记于心，测血糖是为了自己，不是为了拿给医护人员看。

这么频繁地刺手指会造成触觉的丧失吗?

很多人害怕这么频繁进行指尖测血会让他们的手指失去触觉。幸运的是，证据显示这是不会发生的。比较从未刺过及刺过 1000 次的手指，只发现后者对压力敏感度有所影响（因为皮肤变厚的关系），但对温度以及触觉的敏感度都没有退化[413]。

连续血糖监测（CGM）

连续血糖监测（CGM）测量皮下组织的血糖值。这个系统帮助我们更轻易地看到每天24 小时的血糖变化。有些糖尿病中心从一开始就给新发病的孩童佩戴连续血糖监测，因为除了能获取非常丰富的血糖信息外，相较从指尖测血糖也少了很多的疼痛。不过有些连续血

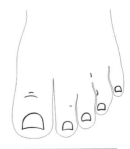

夜间及早上从脚趾头上采血可以让手指头休息。年轻人只要脚还健康都可以从脚指头采血[49]。但是如果脚已经丧失部分触觉，或者有溃疡，就不该使用脚指头。

糖监测系统需要用户每天至少测两次血糖来校正。微血管和皮下组织的血糖有 5~10 分钟的生理迟延[73]，也就是说，微血管的血糖需要这么多的时间才抵达皮下组织。这表示连续血糖监测要 10~15 分钟后才显示指尖血糖的变化，多出的 5 分钟是连续血糖监测器本身的时间差。

全世界第一台 1999 年上市的连续血糖监测器是美敦力（Medtronics）的 MiniMed CGMS（Continuous Glucose Monitoring System®）。这台仪器无法显示实时数据，用户看不到实时数据，必须要把数据下载到电脑才看得到。同公司的连续血糖监测 iProTM2 专门提供医疗人员收集盲目血糖数据（blinded glucose data），必须要先下载到电脑后，再跟医护人员一起讨论。最常于研究中使用。

实时（real-time）血糖数据

新一代的连续血糖监测器采用无线传输把血糖数据实时送到屏幕，并配有低/高血糖的警示功能。有些传感器（sensor）把血糖数据传到泵，而血糖数值可用来停止泵的基础速率传输，预防低血糖。基本上，美敦力、Dexcom 和亚培各自推出带有警示功能的传感器。美敦力的 Enlite 传感器最多使用 6 天，可以搭配泵或独立使用。

Dexcom G4 传感器可以搭配 Animas 泵使用，血糖数据会显现在泵的屏幕上，同家公司的 G5 传感器是独立使用，这两款最久用到 7 天。服用含有乙酰胺酚的药物（譬如泰诺止痛药）可能会造成 Dexcom 传感器出现过高的错误血糖数据。不准确度和体内有效药物的分量有关。乙酰胺酚的效用高达 8 小时，在服用止痛药 2 小时后，传感器的血糖值可能比真正的血糖值高出达 5.6mmol/L[75]。

亚培的 FreeStyle Navigator 连续血糖监测器已经下市了。

国际儿童青少年糖尿病研究基金会 JDRF 做了一项研究，让参与者佩戴以上 3 种的连续血糖监测器，并搭配泵或者一天多针方案一起使用 6 个月[77]。如果每周使用连续血糖监测器 6 天或 6 天以上，成年人和青少年的 A1C 降低了 0.5%，8~14 岁的孩童 A1C 降低了 0.7%。如果每周只使用连续血糖监测器 4~6 天，仅有成年人的 A1C 明显改善了 0.4%。

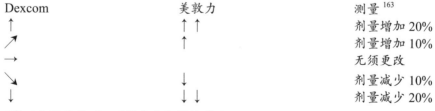

如何于给予餐前剂量时使用连续血糖监测器

如同平时一样决定餐前剂量，并依据餐前血糖值予以修正。泵用户可以善用泵的内建剂量计算软件。

查看传感器上的走向箭头：

Dexcom	美敦力	测量[163]
↑	↑ ↑	剂量增加 20%
↗	↑	剂量增加 10%
→		无须更改
↘	↓	剂量减少 10%
↓	↓ ↓	剂量减少 20%

5~6 岁以上的孩童可以理解和自行解读箭头。

每天至少要校正连续血糖监测器 2 次才能得到正确的血糖数据。不这么做，美敦力的传感器会停止显示血糖值，Dexcom 则继续显示。没有校正的血糖监测器会显示比实际偏低的数据，误导你注射比较少的胰岛素。假如你时常不校正，下一次的 A1C 很可能会上升。同样 A1C 上升也会发生在那些不测指尖血糖，直接输入连续血糖监测器屏幕上的数值应付校正的人！我们别无选择，只好在每次复诊时，检查你的校正习惯。

亚培的 Freestyle Libre[341]，也是从皮下组织获取血糖数值的连续血糖监测器。这款监测器需要用户主动用装置去扫描感应器，如同其他类型的连续血糖监测器，屏幕会显现过去 8 小时的血糖曲线图表和趋势箭头，但它没有警示功能。此外，在 10 天的使用期限内无须校正。每日的花费是其他款式的 1/3。瑞典很多诊所在病人确诊的第 1 周提供 Libre，除了可以获取更多的血糖信息，也能避免频繁测血糖造成的疼痛。

Libre 采用近距离无线通信（NFC）技术，与大多数滑雪登山吊椅使用的技术相同。配备 NFC 的安卓或苹果手机可以接收 Libre 的血糖信息，无须原厂装置。市面上也有其他厂家推出的装置可以搭配 Libre，不但持续显示血糖数据，也有警示功能。

家长很感激能在手机上看到孩子的血糖图表，尤其半夜不用离开被窝，瞄一下床边桌上的手机就知道了。Dexcom G5、美敦力 Guarding Connect 和亚培 Libre 的系统可以连接手机，但其他搭配泵的系统（美敦力 Enlite 和 Dexcom G4）则没有办法。目前尚未有任何手机系统通过认证可以结合泵一起使用，但有些家长已经自行使用 Nightscout 一阵子。Dexcom G5 和亚培 Libre 可以链接手机应用程序 Diasend，显现过去 14 天的平均血糖值。把这个平均值维持在 8mmol/L，你的 A1C 很可能是 6.5%，达到英国国家健康与临床卓越研究院（National Institute for Health and Clinical Excellence，简称 NICE）设定的目标。Diasend 可以和家长、老师、朋友以及伴侣分享使用。

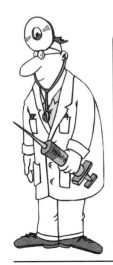

连续血糖监测的皮肤照护

- 不同品牌的传感器会依据使用天数而植入皮下7~14天，皮肤护理也因此非常重要。
- 在植入新传感器的前几天要做准备工作：在新的植入部位施用皮肤柔软剂，或者每天两次用含有尿素（carbamide）的护肤膏涂抹预定的植入部位，也可以使用其他含有锁水保湿成分的护肤膏，以保护皮肤，这在冬天尤其重要。更多信息请参考文献[358, 535]。

摸着良心自问，你测血糖是为了自己好，还是为了复诊时，有东西可以给医师、糖尿病护理师或宣教师看？

对胶布过敏者的皮肤阶段表

植入口的使用
2~3 天（泵埋针）
5~14 天（连续血糖监测传感器）

移除胶布

植入口

尽可能不要使用酒精。让皮肤自然风干再贴上胶布。植入部位要选择新的位置。有需要的话皮肤多加一层隔离（skinbarrier）

别抓！
如有需要可使用抗组织胺药（antihistamine）

植入端口开始脱落，使用额外胶布固定

以皮肤毛发生长的方向，从胶布的边缘小心撕开

淋浴或洗澡时，用婴儿肥皂或油移除胶布

1~3（5）天
皮肤若有过敏反应，使用第 2 类和第 3 级类固醇药膏

植入前

视需要进行皮肤局部麻醉
最好用冰块

用一般不伤皮肤的胶布把残留黏胶清除

逐步减少
每 天 -> 隔 一天 -> 每周2次 -> 每周 1 次

1~2 周
如果皮肤红肿，涂1%氢化皮质酮（hydrocortisone）药膏

用温水和中性肥皂清洁植入部位

1 周清除 1 次残留的黏胶

**植入前的
2~7 天**

锁水保湿护肤膏
4% 的尿素
丙二醇或甘油

不要剃毛！
用剪刀移除毛发
或用脱毛机

类固醇溶液可以减轻皮肤的过敏反应。贴胶布的部位先涂一层薄薄的皮质醇溶液（cortisone solution）
先用手掌温暖皮肤帮助胶布贴牢

如留下渗液伤口，可用多氯基甲酸乙酯泡棉（polyurethane foam）敷料
（= 感染：培养 + 抗生素）

如有需要，给予抗组胺药

**若皮肤干燥
并且再 1 周
就要准备新
的植入口**

锁水保湿护肤膏

含尿素的品牌	皮肤局部麻醉	皮肤隔离敷料	抗组织胺	胶布溶解	类固醇药膏、药效强度	1% 氢化皮质酮
Canoderm 5% Fenuril 和 Carbasal（含盐，可能有灼热感）	EMLA 麻醉软膏、Rapidan 麻醉软膏或 Tapin 麻醉软膏+Tegaderm 敷料以保鲜膜覆盖皮肤麻醉软膏可能比贴片的效果更好	Tegaderm Mepitel Opsite Polyskin 水胶体类敷料 hydrocolloid（Hydrocoll thin、Duoderm extra thin, Comfeel）Peri-prep Coloplast 皮肤保护膏、防摩擦贴片	Aerius	小心使用：医疗用溶剂油、移除清洁剂	Mometasone*（Elocon）治疗逐步从每天 -> 隔一天 -> 每周2次 -> 每周1次	无须处方签
含丙二醇的品牌 Propyderm Propyless	去毛发 剪刀或电刮胡刀 不要用剃刀	隔离喷涂剂 溶液或喷雾（最好不含酒精），如 Welland WBF、Cavilon No Sting，要等它干！		胶布 有很多种不伤皮肤的胶布，多尝试些不同品牌，找到适合自己的。		锁水保湿膏搭配 1% 氢化皮质酮 Fenuril-hydrocortisone
				用不伤皮肤的一般胶布贴上残留的黏胶，再上拉移除		
含甘油的品牌 Decubal Clinic Cream Miniderm（可能会刺激皮肤）		局部类固醇 皮肤溶液 Mometasone*（Ovixan）			*：最少类固醇会进入血液的药膏	

一定要持续使用皮质酮膏直到皮肤的红肿完全消退。使用高强度的类固醇药膏几天，改善后再改用1%氢化皮质酮，直到红肿完全消退。最好每天持续使用锁水保湿护肤霜。

高强度类固醇药膏的使用时间越短越好，但是一开始如果有严重的皮肤反应，还是非用不可。

1%氢化皮质酮不会造成皮肤变薄，也不会被人体吸收，所以可以长期每天使用。

表格作者：Ragnar Hanas（糖尿病专家）、TinaChristensson、Kristin Lundqvist和Marie EkstrÖm（这3位为护理师）

连续血糖监测器的步骤和秘诀

- 连续血糖监测器需要额外植入和携带，需要足够的动机忍受这些额外的麻烦，否则无法持续下去而错过监测器的好处。
- 刚开始安装连续血糖监测器，要下定决心至少尝试2~4周。不要因为前几个传感器有问题而放弃。
- 警报：
  一开始只设定高/低血糖警示。依据目前的血糖控制状况设定高血糖警示（譬如14mmol/L，如果这是每天会测到的高血糖）。低血糖则是设定在困扰症状出现之前的血糖值，常见是4.5mmol/L。
- 大一点的孩童和青少年上学时，关掉大部分的警示比较好（通常低血糖警示无法关掉），鼓励孩子在校时多观察血糖曲线图代替警示讯号（也就是说不要等听到高血糖警示才检查血糖值）。
- 累积一些经验，1~2周后复诊讨论警示的设定。
- 一旦开始关注高血糖，可以慢慢地把高血糖警示的设定降低，譬如10mmol/L，或甚至更低。
- 定下每天不超过2~3次警示的目标，如果时常响起警示，很容易觉得是疲劳轰炸。
- 记得不想被打扰时，譬如学校考试或者求职面试时，把警示调成静音模式。
- 高血糖警示– 想一想！[163]
  忘记用餐剂量？->赶快捕打。
  打过用餐剂量 ->至少等2小时后再注射修正剂量（依据修正系数）。
- 低血糖警示– 想一想！[163]
  测血糖->最初2周的安全测试
  一旦已经习惯连续血糖监测系统
  ->无须测血糖直接服用葡萄糖片。
  预测低血糖 ->服用葡萄糖分量为低血糖的2/3。
- 校正：
  校正非常重要。先洗手，等手干了，再测指尖血糖。
- 有些系统必须在血糖稳定的时候进行校正，譬如饭前。把校正时间分散开，也试着在不同的血糖水位时进行校正。
- 如果时常得到校正错误的讯息，试着测血糖2~3次，再输入平均值来校正（只适用于某些系统）。
- 有时候可以重新开启传感器再使用1次。注意，一旦发现感应器的功能开始变差，表示已经用到极限，该换一个新的。
- 信任连续血糖监测的数据：
  要记得微血管和皮下组织的血糖有10~15分钟的时间差异，也就是说，血糖仪的数据要等10~15分钟后才会在连续血糖监测器上出现。如果忘记这个基本信息，你会觉得连续血糖监测器的血糖值是错误的，为此感到很挫败。
- 在植入新的传感器的最初几小时，因为皮下组织对异物的反应，会造成传感器的数据和实际血糖值之间的关联性不佳[660]。
- 连续血糖监测提供非常多的数据，但相比测血糖，这些数据因为时间差而不是那么的正确。不过如果把连续血糖监测器当作血糖趋势器来使用，观察血糖的走向箭头，还是可以得到非常宝贵的信息。运用血糖趋势箭头来调整餐前剂量。
- 新手需要在餐前和修正剂量前测一下血糖。很多家庭在使用数个月后发现可以直接信赖连续血糖监测器，不需要饭前再次测血糖确认。

除了 A1C，连续血糖监测器也可以计算其他的统计数据。使用连续血糖监测器可以降低血糖的波动[350]。达标时间（time in range）是指有多少比例的时间，你的血糖是落在设定的目标范围内，譬如 3.9~10mmol/L，或如同没有糖尿病的人的 3.9~7.8mmol/L。你也可以看有多少比例的时间处于低血糖（<3.9mmol/L）或高血糖（高于你设定的标准）。

酮体

当细胞没有足够的葡萄糖可以燃烧以获取能量时，身体就会产生酮体。没有葡萄糖，身体必须分解脂肪来获取能量，分解后的产品就是酮体，能够供给肌肉组织、心脏、肾脏以及脑部使用。多余的酮体从尿液排出体外。这个过程也会产生丙酮，使呼吸带有某种酸酸的味道，大多数的人无法辨识这个味道。

酮体可以在血液或尿液中检测出来。家用的血酮测试机是新产品，但不是每个国家都有贩售，所以很多人需要仰赖尿酮测试来得知自己体内的酮体浓度有多高。不管有没有糖尿病，任何人空腹过久的尿酮结果一定是阳性，而 30% 以上的怀孕妇女清晨的尿液也会出现酮体的阳性反应[33]。

血酮或尿酮代表细胞正饥饿着。饥饿及缺乏胰岛素所产生的酮体，两者有相同的化学结构，但因为两者产生的原因有别，所以使用的形容名称也不同，分别是"饥饿酮体"及"糖尿病酮体"。

有糖尿病的孩童和青少年最好身边有检验血酮的设备，尤其是胰岛素泵用户。

当一个人有糖尿病，体内会因为缺乏胰岛素而制造出过多的酮体，同时血糖也会很高。糖尿病酮体表示高血糖以及需要额外的胰岛素。

生病时更需要检测酮体，其他应该验酮体的情况包括当感到压力很大、恶心或呕吐，以及当血糖持续维持在 16mmol/L 以上[33]。询问你的医疗团队哪里可以买到血酮测试装备，因为相较尿酮，血酮提供比较值得信赖的信息。

饥饿酮体

血糖低的时候会产生饥饿酮体，尿糖的浓度也是低的。细胞饥饿是因为食物不足及血液内没有足够的葡萄糖所致，可能的原因包括吃得不够或有肠胃炎，或者吐了。假如低血糖的原因是来自过量的胰岛素，胰岛素会使脂肪及脂肪酸转化为酮体的过程逆转，因而阻止酮体的产生。

糖尿病酮体

当体内缺乏胰岛素，葡萄糖只能滞留在错误的地方，也就是在细胞外面的血液之中。葡萄糖无法进入细胞，血糖和尿糖两者的浓度都高。

如果身体生产很多的酮体，血液会变酸，可能会产生酮症酸中毒。身体会尝试让多出的酮体跟随着尿液排出。如果在白天测出酮体，之前也没有低血糖，那么高血糖伴随着高酮体就表示是缺少胰岛素所引起的。

清晨的尿酮

早上起床，膀胱中堆积的是收集了一整夜的尿液，很难知道尿中的葡萄糖或者酮体是何时产生的。如果半夜发生过低血糖，然后清晨又产生了反弹现象让血糖升高，此时早上的验尿结果会同时出现葡萄糖及酮体。但是同样的测试结果也会发生在睡眠期间胰岛素不足，使得细胞饥饿，造成血糖升高。在第二种情况下，酮体会让人早上醒来觉得想呕吐。尿液测试结果如果只有酮体没有葡萄糖，则表示睡前没有吃下足够的食物。血酮反应当下的状况，比尿酮容易解读多了。

酮体会让你不舒服吗？

其实不是高血糖，而是过多的酮体让人觉得不舒服。如果血液或尿液检测出葡萄糖与酮体两者，这代表缺乏胰岛素，你会觉得恶心、全身不舒服。相对的，如果血糖只是短暂的升高，酮体浓度并没有上升，一般会觉得没事。当血糖和 A1C 持续一段时间维持在高水平，你已经习惯了，可能不会注意到身体的运作不是那么的好。但是当血糖回到正常的水平，自己会察觉到差异。很多人惊讶地说："这样灵活是真的吗？这是本来应该有的感觉吗？"

如果血糖一般维持在 10mmol/L 之下，会比较容易察觉血糖的升高。就算当事人无法明确的辨认，别人（老师、父母或朋友）会很清楚地发现病人因为血糖高而疲劳并且焦躁不安。

何时该测试酮体？

生病时，譬如一般感冒、发烧。

血糖2～3小时持续维持在14～15mmol/L以上。

有胰岛素缺乏的症状（恶心、呕吐、腹部疼痛、呼吸急促、呼出的空气带有水果的味道）。

怀孕期间要定时测试酮体。

酮体

可以在血液或尿液中检测出来。

常见的症状：饥饿（！）。

恶心想吐。

呕吐。

感觉不舒服就应该测试酮体。

测试尿酮可能犯的错误

伪阳性反应（测出酮体，其实却没有）。

服用特定的药物（譬如captopril、valporate）。

- 试纸也会检测到丙酮。就算增加了胰岛素剂量不再产生新的酮体，丙酮还是会在体内停留数小时。正因如此，可能测不出血酮，却还是持续验出尿酮。

  伪阴性反应（没有测出酮体，实际却有）。

- 太久没有盖上试纸罐的盖子。

- 试纸过期了（一旦过期，马上扔掉）。

- 服用了太多的维生素C（asorbic acid）或者水杨酸（salicylic acid，止痛药如阿司匹林常有的成分）。

呕吐与酮体

一旦有糖尿病的孩子呕吐，父母第一时间就要怀疑孩子体内缺乏胰岛素，除非找到其他的证明。上吐下泻很可能是肠胃炎造成的，但是如果只有呕吐，则非常可能是因为缺乏胰岛素而产生的酮体所造成的。此时不但血糖很高，并且酮体的浓度也高升。假如在外旅行需要找当地的医师，要特别跟他强调这一点，否则一般的医师并不熟悉孩子的状况，很容易就把呕吐诊断成肠胃炎，并且还会错误地建议调降胰岛素的剂量。事实上，孩子需要更多的胰岛素。曾经有孩童就因为错误的建议而死亡。

血酮

血酮测试机[171]于 2001 年上市至今（Precision Xceed，Bioscanner Ketone，Nova MAX Plus，GlucoMen LX Plus），其与尿酮试纸是测试不同的酮体，前者测试 β–羟基丁酸，后者测试乙酰乙酸。在美国针对 3~23 岁的儿童及年轻人进行了一项长达 6 个月的研究[693]，发现使用血酮测试机的群组比使用尿酮试纸的群组，前者住院的风险降低了 60%，同一组人进急诊室的风险也降低了 40%。70% 使用血酮测试机的家庭及病人表明他们日后会比较常测血酮，少验尿酮。

我们有时很难诠释清晨尿液酮体的测试结果，因为我们不知道夜里何时制造出酮体。但如果血酮超过 0.5mmol/L，我们可以如此判断：

酮体 + 高血糖 = 缺乏胰岛素

酮体 + 低血糖 = 缺乏食物（碳水化合物）

血酮和尿酮测试对照表[693]	
血酮（mmol/L）	尿酮
0~0.5	阴性至微量
0.6~1.0	微量至低
1.1~1.5	中至高
1.5~3.0	大量
如果血酮是3mmol/L或更高，应该马上联络医师或者直接前往急诊室。	

升高的酮体

酮体的种类	处理方法
饥饿酮体？（高酮体，低血糖）	额外吃含碳水化合物的食物
如果清晨验出尿酮及低血糖，代表验出的是饥饿酮体。最好隔天夜里测血糖，看看有没有夜间的低血糖。高尿糖表示虽然早上血糖变低，但是夜间的血糖却很高。	
糖尿病酮体？（高酮体，高血糖）	追加胰岛素多喝些水。如果觉得恶心，可能需要喝含糖的饮料，以避免之后的低血糖。如果呕吐，联络糖尿病医疗团队或医师。

有些国家验尿酮比验血酮要便宜很多，那么可以用尿酮试纸做初步的检测，尤其当怀疑体内的酮体浓度可能很高，譬如当感到恶心或呕吐，或者血糖持续数个小时都很高的时候。如果尿酮测试呈现阳性，最好改用血酮机来做进一步的追踪。

如果酮体的浓度高于0.5mmol/L，要追加胰岛素（每千克的体重打0.05~0.1单位）。泵用户请用笔针或空针给予胰岛素。胰岛素会把血酮（β-羟基丁酸）转变为"尿酮"。每1~2小时验1次血酮。第1小时的结果可能会变高[663]，但是一旦胰岛素发挥功效，血酮的浓度就会开始降低，而尿酮则可能还会持续数小时。

追加额外的胰岛素后，可以试试止吐药物。

当糖尿病病人或孩童感到恶心或者呕吐，一定要测试酮体。因为恶心与呕吐是缺乏胰岛素最常见的症状。验血酮比验尿酮来得有效率，验血酮可以确认追加的胰岛素正在降低体内的酮体浓度。这很重要，因为如果酮体持续增加，产生酮症酸中毒的风险也增加。这种情况一定要联系糖尿病治疗团队。

在追打胰岛素后，身体会停止产生酮体。测试血酮可以精准地知道酮体的浓度正在往下降。但是既有的酮体还是会持续数小时而后才随尿液排出，有时候甚至在酮症酸中毒过后的1~2天，还能够在尿液中检测出酮体[296, 444]。这是因为酮体会部分转化为丙酮储存在脂肪组织里，身体再慢慢地排出丙酮，一是经由尿液，二是经由肺，使得呼出的气息带有水果的味道[296]。

测试血酮的好处是能够及时发现酮体浓度的变化，譬如感染时造成胰岛素不敷使用。偶然胰岛素的缺乏只会增加 β–羟基丁酸，尿酮的试纸无法测出[692]。当一个人吃得不够多（饥饿酮体），也可以用血酮测试机验出来。对成年糖尿病病人而言，早餐前测出 0.1~0.2mmol/L 的血酮值是常见的。在 1~10 岁的糖尿病儿童里，12% 测出早餐前高于 0.2mmol/L 的血酮值[1003]。没有糖尿病的人在清晨前空腹，一般不会测出高于 0.5mmo/l 的血酮值[996]。超过 24 小时的长时间断食，孩童的血酮值会高到 2 ~ 3mmol/L[508]。

修正高血糖

- 当血糖和酮体都高的时候，建议的额外胰岛素以不超过每千克体重0.1单位计算追加剂量。高过这个剂量，稍后几小时可能会低血糖。如果血糖还是高的，重复以上的建议剂量，或者用修正系数来计算剂量。重点是即使血糖值还是高，血酮应该要在2小时内下降，每千克体重0.1单位的剂量应该足以把血酮降低。
- 对有经验的家庭来说，如果这种情况需要更高的胰岛素剂量，从每千克体重0.15单位开始应该是安全的建议。假如你的每天总剂量（基础胰岛素加上所有的用餐胰岛素）高于每千克体重1单位，可以在高血酮的情况下给予每天总剂量的10%。
- 使用修正系数会在非常高的血糖值时算出过高的剂量，譬如在室外活动一整天没有补充足够的水分，血糖值高到30mmol/L时（而只有一点的酮体），使用修正系数会打过多的胰岛素，反而每千克体重0.1单位是比较合适的剂量。

上吐下泻的轻微感冒也时常让没有糖尿病的孩童体内酮体浓度升高到超过1mmol/L [692]。当酮体值超过3mmol/L，表示发展成酮症酸中毒的风险很高 [502, 1166]，要尽快联络医师看该如何处理。一项调查发现，在37名发生酮症酸中毒的儿童及青少年中，只有3位的血酮值低于3mmol/L（分别为1.8，1.9和2.9mmol/L）[472]。

测试血酮对泵用户更加有帮助，因为一旦胰岛素的输送被打断，缺乏胰岛素的风险马上增加。如果血糖高于14mmol/L数小时，经由泵增加胰岛素的剂量还是无法降低，要及时测试酮体。如果血糖在清晨或就寝前高于14~15mmol/L，建议测血酮。高酮体值代表泵出了问题，应该用笔针或者空针注射额外的胰岛素。当泵的胰岛素输送被中断5~7小时，酮体值会升高到1.0~1.5mmol/L。怀孕妇女每天清晨也要测酮体。当感到恶心、呕吐或者伴随发烧的感染，则需要更加频繁地测试。

有些旧机型（Precision Xceed、Bioscanner Ketone）的试纸在超过有效期限时会显示错误讯息。这时我们可以利用重设机器的日期来"骗过"设定的调试功能。这当然不是最好的做法，但在半夜无法取得任何新试纸的情形下，至少能借由这个方法取得血酮浓度的大概数值。

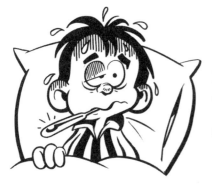

生病或不舒服时，无论有无呕吐都要测酮体。只要经济允许，所有的孩童和青少年，尤其泵用户的家里都要准备酮体试纸。成年的泵用户也可以从测试酮体获得有用的信息。出门旅游带一台酮体检验机可以帮助生病时评估酮体。先测血糖及血酮，不知道该如何处理的时候，打电话给你的糖尿病医疗团队。

血酮（mmol/L）	血糖（mmol/L）			
	<180 mg/dL	180～250 mg/dL	250～400 mg/dL	>400 mg/dL
<0.6	不担心* 1~2小时后再测测看*			
0.6～0.9	1~2小时后再测一次。吃或喝一些有碳水化合物的食物	需要追打胰岛素，剂量使用修正系数计算，运动前只要1/2的剂量即可	注射胰岛素。施打剂量为每千克体重0.05单位	注射胰岛素。施打剂量为每千克体重0.1单位。如有需要，2小时后重复同样的剂量
1.0～1.4	"饥饿酮体"	进食或喝饮料，胰岛素施打剂量为每千克体重0.05单位	注射胰岛素。施打剂量为每千克体重0.1单位	注射胰岛素。施打剂量为每千克体重0.1单位。如有需要，重复同样的剂量
1.5～2.9	"饥饿酮体" 先吃或喝饮料，等血糖升高到5~6mmol/L再打针 有酮症酸中毒的风险。联络糖尿病医疗团队	进食，胰岛素施打剂量为每千克体重0.1单位	追加胰岛素（每千克体重0.1单位）。等2小时，如果血酮值没有下降，重复同样的剂量	
3.0或更高	当血酮值是3.0或更高，有马上发展成酮症酸中毒的风险，需要及时的治疗，赶快联络医师或者前往到最近的急诊室			

血酮的因应措施（引自参考文献[693, 1003]）

*：如果血糖值高于8mmol/L，请改用修正系数计算额外的胰岛素剂量。

- 当血糖持续高于14mmol/L，或者觉得不舒服的时候，要测试酮体浓度。高血糖及高酮体表示缺乏胰岛素。"饥饿酮体"一般在3.0mmol/L以下。
- 如果感到恶心或呕吐，要喝少量带有糖分的饮料，让血糖提高，才能追打额外的胰岛素。在这种情况应该联络医师或者前往去急诊室。当酮体浓度升高，优先处理的动作是打胰岛素。不要在意血糖没有降低很多，重点是一旦施打了额外的胰岛素，酮体就会减少。胰岛素进入体内就能阻止酮体的制造。打了胰岛素后的第1小时，酮体值可能会稍微升高一些，但是之后就会往下降。
- 如果使用泵，要切记用笔针或空针施打额外的胰岛素，不要用泵，并且要更换泵的胰岛素、输注管及套件。

第十二章
A1C 糖化血红蛋白的测试

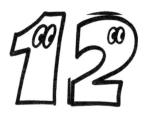

A1C（HbA1c 糖化血红蛋白）是用来测试较长时间的血糖平均控制情形，它的名称来自成年人血红蛋白的子群（相对于胎儿血红蛋白 HbF），是红细胞里的红色色素，血液中的葡萄糖会依附在此血色素上。血红蛋白会结合进入红细胞的氧气并运送到全身。红细胞是在骨髓制造出来，过了生命周期就被脾脏销毁和回收。糖化血红蛋白测试是依据红细胞有大约 120 天的生命周期，随着血糖的高低，葡萄糖在血色素的附着量有所变动的测试 [444]。

A1C 测量红细胞中有附着葡萄糖的血红蛋白的比例，这代表过去 2~3 个月的血糖平均水平 [33, 726, 1099]。测试前 1 周的血糖水平是不会包含在结果里，因为这部分的 A1C 并不稳定。如果定期测试 A1C（至少每 3 个月 1 次），测试结果会告诉我们，整年的血糖控制得如何。

千万要记得，A1C 只是提供一个平均血糖水平。血糖高高低低的糖尿病病人也是可以测出不错的 A1C 值，只是如果血糖能够维持得比较平稳，身心会觉得比较舒服。虽然还在热烈的讨论中，不过尚没有任何科学研究可以证明，是否不稳定的血糖比较容易造成长期并发症。只要 A1C 一样，血糖高低起伏的糖尿病病人得并发症的风险并不会高于血糖平稳的病人 [652, 789]。

青春期时比较难得到好的 A1C 值，因为生长激素的分泌会提高血糖 [325]。除非你好好照料自己，增加胰岛素剂量，否则青春期的 A1C 上升 1% 是蛮常见的（譬如从原来的 7%~8%）[824]。

A1C 该多少？

美国糖尿病协会建议所有成年人的治疗目标都应该达到 7% 以下的 A1C 值，如果几次测试都没有到达标准，就应该好好检讨治疗方案 [33]。

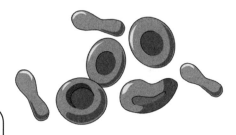

A1C
- 葡萄糖会附着在红细胞里的血红蛋白上。
- A1C 值取决于红细胞生命周期时的血糖水平。
- 红细胞大约存活 120 天。
- A1C 反映过去 2~3 个月的平均血糖 [1099]。

红细胞里的血红蛋白从肺取得氧气运送到细胞内。红细胞又收集细胞里的二氧化碳运回肺部。在红细胞的生命周期里，葡萄糖会黏着在血红蛋白上面，这就是 A1C 的测试原理。

A1C和血浆血糖值

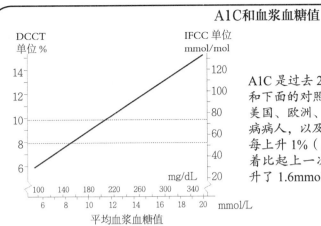

A1C 是过去 2~3 个月的平均血糖水平。左边的图表和下面的对照表是国际研究的成果，研究对象来自美国、欧洲、非洲和亚洲的 1 型糖尿病、2 型糖尿病病人，以及自愿参与的没有糖尿病的人[839]。A1C 每上升 1%（采用符合 DCCT 的测量标准），代表着比起上一次的测试，血糖在这段时间内平均上升了 1.6mmol/L[974]。

A1C DCCT 单位	血浆血糖值	A1C IFCC 单位
%	mg/dL	mmol/mol
5	97	31
6	126	42
7	154	53
8	183	64
9	212	75
10	240	86
11	269	97
12	298	108

以上来自参考资料 839 的对照表，列出每一特定的 A1C 值相当于某一平均血糖值。但是这些数值只是平均，有些人的平均血糖和对应的 A1C 值可能会差别很大，儿童[1196]以及成年人[839]皆然。所以小心，不要以为上面的数据适用于所有的糖尿病病人。同时，A1C 和血糖的相关性看起来似乎取决于胰岛素的治疗方案。全世界的检验室都应该把 A1C 的测试报告以 IFFC 单位（mmol/mL）和 DCCT 单位（%）两种方式来呈现[493]。

　　美国糖尿病协会[1046]和加拿大糖尿病协会[1187]建议，所有的孩童不分年龄，治疗目标是 7.5% 或更低的 A1C。国际儿童和青少年糖尿病组织在 2018 年把治疗目标调降到 7%[310]。英国国家健康与临床卓越研究院在 2015 年把治疗目标设定在 6.5%，理由是相比当年 DCCT 研究，现今更好的科技可以帮助病人，在不增加严重低血糖的风险下，把血糖控制得更低[849]。英国国家健康与临床卓越研究院建议"向 1 型糖尿病的孩子和年轻人及他们的家人或照护者（如果有）解释清楚；想要把长期并发症的风险降至最小，理想的 A1C 目标是 6.5% 或更低"[849]。这不是目标，而是事实；糖尿病病人和家人必须知道，比较高的 A1C 会增加长期并发症的风险。

　　要解读 A1C 值到底表示什么，最好拿它与一些长期研究比对。很多研究已经证实，如果 A1C 小于 7%，就能够大大降低长期血管并发症的风险[275, 958]。

各年龄的A1C目标

	DCCT%	IFCC mmol/mol
一般没有糖尿病的人	4.1~6.1	21~43
幼儿和学龄前孩童（<6岁）[310]	≤ 7.0*	≤ 53
小学孩童（6~12岁）[310]	≤ 7.0*	≤ 53
青少年和年轻人（13~19岁）[310]	≤ 7.0*	≤ 53
成年人[286]	≤ 7.0**	≤ 53
需要改善以及重新评估治疗方式[33]	8~9	64~75
不能接受		
长期并发症的高风险者	>9	>75
可能严重低血糖的高风险者	<6	<42
（如果已过了蜜月期）		

以上的数字来自美国糖尿病协会的建议[310]。只不过美国糖尿病协会基于严重低血糖会影响脑部发展的假设，因此把孩童和青少年的目标设定在 <7.5%[1046]。但是医师和病人家人经常发现，在父母能够掌握的年纪较小的孩子群组，使用密集治疗达到7%以下（且无严重低血糖发生）并非难事[494]。国际儿童和青少年糖尿病学会在2018年把目标从 <7.5%降到 <7.0%[310]。每个人能够确实达到的A1C目标可能都不同，孩子的年纪是重要的考量。请和主治医师商讨出实际的目标。

*：如果能够做到不常发生低血糖，可以把目标设置在6.5%或者6.8%~7.0%[1046]。

**：最好是能够在没有严重低血糖发生的情况下，尽量把A1C的目标设定在近乎一般人的6%[286]。

大多数实验室的检测采用等同 DCCT 研究的方法[277]，依据 NGSP（National Glycohemoglobin Standardization Program 美国的国家糖化血红蛋白标准规范）发展的基准，使得测试结果能够比对 DCCT 研究。一直到 2010 年，几乎所有发表的研究文献都只使用 DCCT 的百分比数值。

一个能确实校正检验室的仪器以测试 A1C 的参照方法已经发展完成了[559, 671]。IFCC（International Federation of Clinical Chemistry and Laboratory Medicine 国际临床化学和检验医学联盟）的 A1C 方法测出来的数据约低于 DCCT 标准的 2%[560]。

所有的人都同意，全世界检验室的仪器都应该依据新的 IFCC 标准来校正，如此一来，全世界的 A1C 报告都能相互比较。这会是很大的改进，很多国家有自己的校正标准，甚至一个国家还有不同的标准。虽然有了 IFCC 系统来校正检验室的仪器，可是跟随而来的是糖尿病病人 AIC 该采用哪种单位的热络讨论。改掉旧有的百分比数值可能会影响糖尿病病人对应他们 A1C 的方式，所以新的 IFCC 单位摒除百分比，改而采用毫摩尔 / 摩尔（mmol/mol）[859]。

在 2011 年，代表化验师、糖尿病医师以及糖尿病病人的组织总算达成了共识，A1C 报告应该采用 DCCT 和新的 IFCC 两者单位，尤其是学术期刊上的研究发表[493]。到今天，绝大多数的欧洲国家已经把 IFCC 单位改为检测报告结果的标准，而其他国家，如美国和加拿大继续使用 DCCT 单位。

除非特别强调，否则这本书里的所有血糖数据都是指血浆血糖（plasma glucose）值，这也是绝大多数糖尿病病人新血糖仪测试出来的结果。血浆血糖比全血糖高出约11%[387]。123页的表格对照不同的A1C和特定的平均血糖值，可是无论是孩童[1196]或成年人[839]，A1C和平均血糖的关联性在不同人之间可能有很大的差异，甚至似乎某种程度和胰岛素治疗方案有关[653]。除此之外，种族之间也有差异，譬如就算是同样的平均血糖，可是非裔美国年轻人的A1C会高于白种年轻人[631]，有个研究发现，这个A1C的差异是0.4%[93]。因为糖尿病长期并发症的风险与病人的平均血糖值无关联，只和A1C有关[690]，所以有些人如果想要避免发生并发症，就必须把血糖控制得比其他人更低。这或许也能解释为什么年轻的非裔美国人（或非洲的年轻人），他们得并发症的风险比较高[191]。

针对成年人的研究调查指出，低A1C的病人有比较健全舒适的心理，包括比较少的焦虑抑郁、增强的自信心以及更好的生活品质[549]。孩童和青少年的调查也得到同样的结果[561]。针对4~10岁孩童的研究指出，低A1C和平稳的血糖对脑部的发展比较有利[388]。这个研究里的孩子，他们的病史比较短，平均2.6年，以18个月的间隔来比较，A1C的设定为6%，比英国国家健康与临床卓越研究院的建议更低。这个研究没有发现任何严重低血糖对脑部的影响。作者总结："为了降低低血糖的风险而接受比较高的血糖，看来对1型糖尿病孩童的脑部发育不是最佳的做法。"

严重低血糖的发生频率会限制一个人的A1C可以降到多低。要把A1C控制到和没有糖尿病的人一样，通常代表病人的严重低血糖以及（或）无自觉低血糖的风险会增高。在DCCT的研究，低A1C值的病人也有很明显发生严重低血糖的风险[277]。不过随着研究的推进，这个风险也降低了。在长期采用密集胰岛素治疗的糖尿病中心，A1C与严重低血糖两者之间关联已不是那么明显[855, 1152]。美国的一个研究让一群A1C低于7%的成年病人佩戴胰岛素泵和连续血糖监测器，其间他们不但毫无任何的严重低血糖反应，平均A1C还下降到6.4%[601]。

值得花时间去测A1C吗？A1C测试对谁有用处？很多病人觉得他们好像被叫去"品管控制站"给医师检查，看看他们是不是有"乖乖听话"。但是从医疗人员的立场来说，A1C测试是对糖尿病病人本身最为有益。一旦看到A1C的结果，就可以知道过去3个月的生活

美国、加拿大和很多其他国家会继续使用DCCT单位，而欧洲大多数国家则引进IFCC单位，采用mmol/mol。之前的瑞典和日本都有自己的A1C标准，日本的A1C相较DCCT低0.4%，瑞典低1%。在越来越国际化的今天，当阅读其他国家的A1C研究，想和自己的数据相比较，记得先注意他们的测试标准是哪种。网络www.ngsp.org/convert1.asp有这两种单位的换算机。

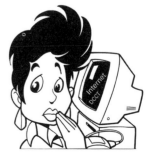

方式能否允许自己在未来也能达到希望的平均血糖。每次都这么认真可不容易，但我们时常看到青少年非常乐意为自己的健康负责任，他们很自然脱口而出："啊，我的 A1C 上升了！我要想办法把它降下来。"医护人员无须多说，在下次复诊时，他们的 A1C 果真下来了。

A1C 的方法刚被引进时，有一个研究安排 240 位成年糖尿病病人每 3 个月测一次 A1C，他们的治疗方法毫无变动[700]。观察 1 年后，所有人平均起来的整体 A1C 没有改变，但是我们发现原来过低的 A1C 被提高了，同时原来很高的 A1C 变低了，单单这样就能明确显现出知道 A1C 的好处。

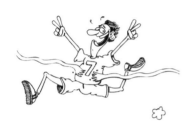

和医疗团队一同制订出 A1C 目标。每个人的目标会不同；即便同一个人，不同人生阶段也有所差异。很难总是达到同样的目标，譬如当在学校或工作上遇到困难的时候。设定合理的目标，跟自己竞争，还是有很大机会取得胜利。

一个好的方法是追踪自己 7 天、14 天和 30 天的平均血糖值，这样很快知道自己的血糖水平是否上升，并且马上行动。和 123 页的表格比较一下，看符合哪个 A1C 值。平均血糖值可以从血糖仪上看到，或者把血糖数据下载到电脑的专属软件，也可以经由网络下载到手机的应用软件。

最佳降低长期并发症风险的 A1C 是 6.5% 或更低，这也是英国国家健康与临床卓越研究院从 2015 年开始就建议的目标。这等同 7.8mmol/L 的平均血糖值。

该多久测一次 A1C？

所有使用胰岛素的糖尿病病人都应该每 3 个月测一次 A1C[33]。考虑未来并发症产生的风险，高于 9% 是不能接受的。如果 A1C 过高，最好每个月都测一次，直到 A1C 下降到能够接受的范围。孩童和青少年的 A1C 在秋冬会比春夏要高出约 0.4%[856]。

复诊后，因为刚跟糖尿病医疗团队见面了，会感到很有动力，打算努力"重新做人"，让血糖低一些。但是几周后，江山易改本性难移，决心可能慢慢松弛动摇。DCCT 的研究有一点很值得特别说明，参与研究的病人不仅仅是接受密集的胰岛素治疗，他们每个月定期复诊，每次都测 A1C，而且他们的医疗团队还时常透过电话联系病人。由此看来，最好也能养成每个月定期复诊检测 A1C 的好习惯，直到 A1C 下降到 8%，最好能够低于 7.5%。

有些诊所把 A1C 血液样本寄到检验室去化验，这样需要等上几天才能得到结果。有些诊所则要求在复诊前的 1 周，自行把血液样本送往检验室。还有一些诊所使用桌上型仪器（譬如 DCA-VantageRO），几分钟就能得到结果。

就算血糖控制得比较好，测出来的血糖值也比以往低，还是需要时间才能让 A1C 反映出这个改善，改善到一半的程度需要等 1 个月的时间，改善到 3/4 的程度需要 2 个月的时间[1099]。如果一开始的 A1C 很高，譬如 12%~13%，接着让血糖水平完全正常（譬如诊断出糖尿病的初期），A1C 会每 10 天下降约 1%[1098]。

我可以在家测验 A1C 吗？

有时候在两次的复诊间，会被突然升高的 A1C 惊吓到。在家可以使用家用 A1C 测试机，只是结果一般不是那么的准确。其实只要查看过去 7 天、14 天或 30 天的平均血糖值，就能对自己下一次复诊的 A1C 了然于胸。可以把平均血糖值和 123 页的表格比对一下。如果把平均血糖值控制在 8mmol/L 以下，很可能你的 A1C 会符合英国国家健康与临床卓越研究院的目标 6.5%。很重要的是病人、家属和医疗团队要有一致的目标，如果你不认同，下次复诊一定要把这个话题拿出来讨论。很多研究指出，团队的所有成员对血糖水平和 A1C 有一致的目标是至关重要[497, 1096]，这当然也包含家属。

我的 A1C 会不会好得过头了？

除非还在缓解（蜜月）期，否则很低的 A1C 表示平均血糖也很低，发生毫无警示症状的严重低血糖的概率也就可能很高。如果 A1C 低于 6%，同时也发生严重低血糖或者对低血糖不自觉，最好想办法让血糖稍微高一些。

2 岁以下的幼儿的脑部正在发育，反复的严重低血糖与抽搐会伤害脑部。对学龄前儿童来说，避免严重低血糖是首要任务，如此一来，高一点的 A1C 是无可避免的。

我们在临床上第一线的医护人员观察到，很多青春期前的孩童在避免严重低血糖的状态下，可以达到低的 A1C 6.5%~7%。这要感谢全心投入的家长；他们学会计算碳水化合物、频繁测血糖（或安装连续血糖监测器）以及每天调整胰岛素剂量。瑞典 2013 年针对青春期之前的孩子研究发现，这些孩子控制得这么好，6 岁以下达到平均 7.1% 的 A1C，7~11 岁平均 6.8% 的 A1C[494]，却从未发生过任何一次伴随着抽搐或失去知觉的严重低血糖。借由泵和连续血糖监测器的使用，尚未进入青春期的孩子 A1C 可以达到 5.5%~7.2%，同时 7% 的血糖

过去的血糖对A1C的影响

近期的血糖水平比 2~3 个月前的血糖水平对 A1C 有更大的影响，但不包括测验前 1 周的血糖，因为这一部分的 A1C 并不稳定，所以无法从大多数的检测方法反映在 A1C 测试结果上。以一个 A1C 数值来说，从测验当天往回看，过去不同时期的血糖对 A1C 的影响各占比例如下[1099]：

天数	1~6	很低
天数	7~30	50%
天数	31~60	25%
天数	61~90	15%
天数	90~120	10%

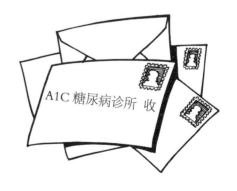

A1C 糖尿病诊所　收

如果你外出的时间比较长，可以把 A1C 测试邮寄给你的糖尿病医疗团队，或者你也可以随身携带一台家用 A1C 测试机。

值低于 4mmol/L 没有发生严重低血糖 [496]。只要孩子没有严重或困难的低血糖，家长不需要为低于 6% 的 A1C 担忧，这样的 A1C 和没有糖尿病的人是一样的。但是孩子可能睡觉的时候发生夜间低血糖，却没有人知道，所以家长需要规律帮孩子测夜间血糖（每周或每两周）或替孩子安装连续血糖监测器。

旅行时的 A1C

有时病人很想要知道他的 A1C，却基于某种理由而无法复诊。譬如更改了胰岛素的剂量后，很想较频繁地测 A1C。家用的 A1C 测试机（Metrika A1C Now）可能派得上用场。另外的方法是在滤纸上滴几滴血，寄到检验室去。这个方法对外出旅行的人很便利，因为出门在外，就算找得到医师，他也不太熟悉状况。如果把糖尿病处理得很好，那么 3 个月寄去一次 A1C 检验样本就足够了，之后再透过电话和医疗团队讨论结果。追踪 A1C 的另外一个好方法是每周看一下平均血糖值。如果每天测血糖 4~6 次，看到平均血糖值大概就知道复诊的 A1C 会是多少了。

如果糖尿病医疗团队采用 A1C 邮寄检测，早早寄出样本才能有充足的化验时间，确保在复诊时，结果已经出来了。

果糖胺（fructosamine）

果糖胺测试方法是测量血液中附着在蛋白质上的葡萄糖。测试数值反映过去 2~3 周的血糖水平。果糖胺测试方法的好处就是可以在血糖快速改变的时期，譬如开始采用新的治疗方式，提供一个有用的指标。但如果每 3 个月测一次果糖胺，是无法得到一个足够代表过去时期血糖水平的数据。因此此方法并不被建议用来监控长期的血糖控制 [35]。

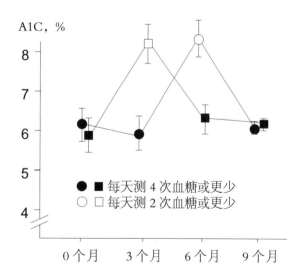

这个研究有两组病人，一组每天测两次血糖，另一组每天测 4 次血糖，他们每 3 个月交换轮流测血糖的次数。每天测 4 次血糖能够让病人的血糖控制改善很多 [1020]。上面的 A1C 数值是从一种比较旧型的糖化血红蛋白测试 HbA1 计算来的。

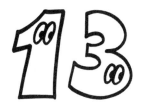

第十三章　注射技巧

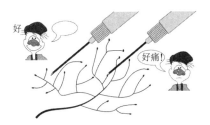

神经纤维看起来如同树的枝杈。针头碰到神经纤维会比较痛。如果注射针头插入的位置在神经纤维之间，会比较不痛。

胰岛素必须与细胞表面的受体结合才能发挥作用。因此，胰岛素要先融入血流，经由血液循环抵达细胞以发挥功能。目前唯一实际可行是以皮下注射或注入（胰岛素泵）的方式给予胰岛素，但是很多其他给予方式的研究也在进行中。

 习惯打针

打针本身绝对不是也永远不会成为一件愉快的事。说的轻松点是麻烦，严重的是痛苦，尤其在初期的时候。但是大多数人可以适应这些事，只要能够允许糖尿病病人用自己的步调去适应，他们都能成功。大部分小学年纪的孩子可以学会替自己打针，平均学习的年纪是 8 岁 [1207]。但总是会有少数的孩子及青少年，即使发病多年，还是觉得打针让他们几乎无法承受 [479]。对刚发病的病人，特别是一开始就采用一天多针方案的病人，使用内插式软针（Insuflon 或 i-Port）可以减少注射时的疼痛 [486]。

父母打针

如何教导自己或者孩子注射胰岛素呢？可以让孩子先玩玩笔针或空针，然后让他们替泰迪熊或娃娃打针。学习注射的第一步是注射橙子，之后在护理师或爸妈的身上练习打针。学习完毕，他们就可以试着替自己注射。大人要细心把替自己打针不是什么大不了的事的态度传递给孩子。如果父母能够率先克服自己对针头的恐惧，孩子会觉得打针不算什么，也比较容易学会替自己注射。让孩子替父母打针（用生理食盐水，不能用胰岛素），替父母测血糖（或者替其他勇敢的志愿者，像兄弟姊妹及祖父母），不限次数，随时都可以，孩子就会看到打针并不危险。但是要告诉孩子，针头是不能和别人共用的！每个人都要换一个新的针头。我们试着从孩子的角度思考，如果爸妈看起来很怕打针，孩子会想："我以后生命中的每一天都要打很多针，但是妈妈连一针都不想打，爸爸也不要。他们是大人，想要怎么做都行，打针一定非常可怕！"

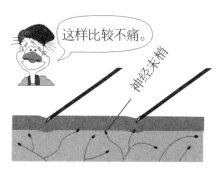

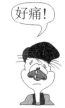

可以用针头碰触皮肤来找到一块比较不痛的注射部位。

不要过早通知幼儿要打针或要测血糖。有许多孩子太早知道即将发生不愉快的事情发生，会变得很焦虑。而其他孩子则想要提前知道一切，包括什么时候或者会发生什么事。看孩子是哪种类型，选择适合他的方式。

减轻打针的疼痛

疼痛是在细神经与神经末梢所产生的。神经的分布如同一棵树的枝杈，把针直接刺到神经会非常的痛。可以用针头轻轻地触碰皮肤，有些地方会比较痛，有些地方会比较不痛，如此便可以察觉到哪里有神经。此外，还要记得把笔针或空针转到特定的方向，才能用针的尖端刺穿皮肤，大腿与腹部的一些特定位置比其他的位置较少疼痛。但老是注射在同样地方的坏处是，很快会产生皮下脂肪块（脂肪增生），而减缓胰岛素的吸收[1214]。如果迅速地插入针头，会感觉到比较少的刺痛，但有些人则比较喜欢慢慢小心地让针刺穿过皮肤。

胰岛素要注射在哪里？

脂肪还是肌肉？

胰岛素应该要注入皮下脂肪层，而不是打入肌肉。这些年来，如何避免把胰岛素注射入肌肉的建议改变很多。旧式的针头（25毫米）理所当然会在注射的时候先把皮肤捏成一坨。当12~13毫米的针头问世时，大家猜想，垂直插入针头应该只会把胰岛素送到皮下脂肪层内。但是如同下面框中所说的，这个方法还是有把胰岛素打入肌肉的风险，所以现今又重新建议要把皮肤捏起，然后把针以特定角度插入[1122]。

研究调查结果：注射技巧

- 英国使用超声波来测量皮肤表面到肌肉的厚度。结论是大部分的男孩及有些女孩，如果采用垂直打法，很可能打到肌肉，甚至穿入腹腔[1061]。
- 法国的研究发现采用全部手指捏住皮肤垂直插针法的孩童有31%的人注射到肌肉里。这个比例在瘦的男孩群中高达50%[929]。
- 就算使用8毫米的针头，垂直插针法也有相当大的风险会注射到肌肉里（即使有正确的使用两只手指捏起皮肤的技巧）[1132]。
- 最安全的注射法是用两只手指捏起皮肤，然后把4~6毫米针头以45°角插入[563]。

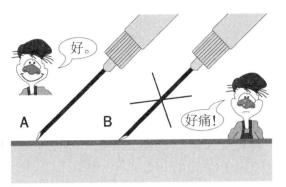

打针前先仔细观察针头的尖端。针头的顶部切割得非常锐利，以便能够容易的刺穿皮肤。如果把针头的开口朝向皮肤刺穿（B），会感觉比较痛。如果把最尖锐的顶端面向皮肤刺穿（A），疼痛较少。

正确的注射技巧是先用拇指与食指捏起一坨皮肤（"二指捏法"），然后把针以 45°角插入[403, 1122]。就算用 8 毫米的针头，还是需要捏起皮肤。用 4~6 毫米的针头要看情况，如果皮下脂肪层够厚，就不需要捏起皮肤（皮下脂肪层至少要有 8 毫米的厚度，因为当针垂直会产生压力，让皮肤层变薄[105]）。瘦的男生一般比较没有脂肪，尤其是他们的大腿[105, 1061]。

针插入后，在按下去前轻轻地扭转一下针头。要是针头感觉卡卡的，可能碰到肌肉。如果这样，把针拉回一点再按下去。胰岛素也可以注射在臀部，一般臀部有足够的皮下脂肪层，厚到可以不用捏起皮肤，直接把针垂直插入即可。根据一项丹麦的研究，注射的速度（3~30 秒）不会影响胰岛素的吸收速度[540]。

有些研究指出，肌肉注射并不会比较疼痛[530, 1206]，只是胰岛素的吸收会变得比较快。就算不是特别的痛，注射到肌肉会让人感觉不舒服。同样注射在大腿的短效[403]和中效胰岛素[1143]，打入肌肉会比打入皮下脂肪层的胰岛素的吸收速度至少加快 50%。但是若注射在腹部，打入肌肉与打入脂肪层两者胰岛素的吸收速度则是相同的[403]。

皮下脂肪层越厚，血液循环越少，胰岛素的吸收就变得较慢。一个研究分别把短效胰岛素（8 单位于腹部）打入厚度 10 毫米和 20 毫米的皮下脂肪层，前者的吸收比后者快 1 倍[542]。同样的观察也适用在泵用户的身上。病人可以巧妙利用这个现象，当希望胰岛素快一点发挥功效时，可以把胰岛素打在皮下脂肪层薄一点的部位。顺带一提，打在肚脐上方的胰岛素会比打在肚脐的下方或者肚脐左右的吸收稍微来得快[406]。

有些人直接把针刺穿衣服注射胰岛素，他们觉得这样比较方便。这种做法虽可能会引起皮肤的不良反应，不过还算少见[386]。只是不先把衣服拉起，就不太容易捏起皮肤，可能会增加胰岛素不小心被打入肌肉的风险，而且衣服也可能会沾到血迹。

建议的注射部位

用餐以及修正胰岛素	腹部（肚子）
基础胰岛素（中效和长效）	大腿或臀部

对大腿部位没有什么皮下脂肪的孩子来说，臀部比较适合注射中效和长效[234]。臀部也可以用来注射速效和短效胰岛素，好分散注射部位，避免脂肪块的产生（脂质肥大）。对怀孕的妇女而言，当腹部变大紧绷，臀部也可能是比较好的注射部位。

肚子或大腿？

对成年人来说，腹部的皮下注射比大腿的皮下注射让胰岛素吸收得更快，降血糖的效果也比较好[66, 403]。腹部皮下注射的吸收相当于大腿的肌肉注射[403]，这是因为肚子的皮下脂肪层比大腿的皮下脂肪层有更多的血液循环[66]。臀部的胰岛素吸收比大腿快，但比腹部慢[873]。有些国家使用上手臂的外侧当成皮下注射的部位，它的吸收速度与大腿相似[1111]。但是有些国家（像瑞典）并不建议把手臂当成注射部位，因为那里的皮下脂肪层很薄，很难捏起足够的皮肤同时还能够把针头用45°角插入。

与腹部注射相比，注射在大腿部位的中效胰岛素能够发挥比较平稳的功效，也就是胰岛素在半夜的效果较为缓慢，后半夜则会有比较高的功效[531]。

腹部比大腿能更迅速吸收胰岛素，所以我们建议，用餐的速效胰岛素（或短效）应该注射在腹部，睡前的中效或长效则应该注射在大腿（或臀部）。我们不建议一天大腿一天臀部这样的轮流方式，因为会让每天的胰岛素作用都有所改变[65]。幼儿腹部能够施打胰岛素的面积有限，所以我们建议也可以把速效及短效胰岛素打在臀部。

使用插入式软针注射短效的孩童，可以尝试经由软针注射长效胰岛素。只不过如果发生夜间低血糖或清晨高血糖，最好还是把长效胰岛素另外打在大腿上。

不要时间很晚还把短效打在大腿部位，这样可能会使胰岛素吸收较为缓慢，造成前半夜的低血糖[530]。

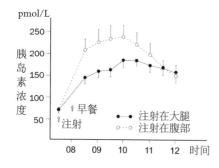

美国研究让成年病人一天把早餐前的短效打在腹部，隔天把相同剂量打在大腿[66]。打在腹部的胰岛素不但比较快发挥功效，同时也让血液中有比较高浓度的胰岛素。

这里的血糖值是来自上面研究的数据。因为腹部注射能够让胰岛素比较迅速进入血液中，造成早餐后的葡萄糖也能比较有效率的进入细胞，达到比较低的血糖值。

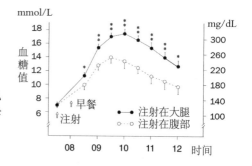

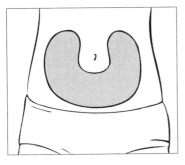

腹部一般用来注射短效和速效胰岛素。肚脐上方的吸收会比其他部位要快一些[406]。固定使用同一个部位打一种胰岛素，譬如肚子（或幼儿是臀部）打短效，大腿打睡前胰岛素。在每个部位也要轮流打针的地方，才不会产生脂肪块（脂肪增生）。

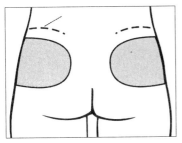

胰岛素也可以注射在臀部，要离臀骨下方几厘米。有些幼儿肚子的皮下脂肪层较薄，或者容易产生脂肪硬块（脂肪增生），可以注射在臀部。打在臀部的胰岛素吸收比打在肚子来的稍微慢一点。图片来自参考文献1051。

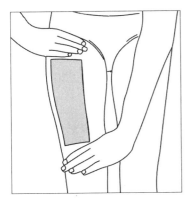

一只手放在膝盖上方，一只手放在腹股沟下方，两手中间的部位都适合打针。记住打在大腿的胰岛素吸收会慢于打在肚子的胰岛素。

速效胰岛素

速效胰岛素在不同注射部位的吸收并没有太大的差异。

如果用 NovoRapid[583, 828] 或 Humalog[1111]，腹部会比大腿吸收速度稍微快一些。一项德国的研究观察注射到大腿皮下脂肪层与注射到大腿肌肉的速效胰岛素 Humalog，并没有发现任何吸收上的差异[951]。

长效胰岛素

长效类胰岛素 Lantus 无论是注射在肚子、大腿或手臂都有相同的功效[880]。皮下注射 Lantus 的效果也不被运动所影响[904]。但是如果把 Lantus 打到肌肉里，它的吸收变得比较快，可能因此造成低血糖的风险[636]。

要消毒皮肤吗？

在用笔针或针筒注射胰岛素前，并不需要用酒精来消毒皮肤，因为皮肤感染的风险近乎零[791]，而且酒精消毒时常会让针插入时产生刺痛。维持良好的卫生习惯和勤于洗手才是比较重要的。

皮下注射技巧：4-6毫米的针头

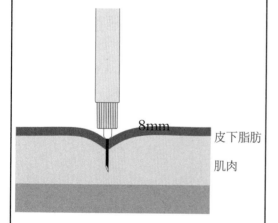

皮下脂肪

肌肉

（1）先对空中挤出一点点胰岛素（笔针的0.5~1单位），以确保针头内充满胰岛素。
（2）用拇指与食指捏起一坨皮肤（"二指捏法"）。
（3）用90°角插入针。
（4）持续捏住皮肤，打入胰岛素。
（5）慢慢地从1数到10，或者快快从1数到20（大约15秒）[437]。
（6）拔出针。
（7）放开皮肤。
（8）如果针拔出后有胰岛素外漏的问题，可以用一只手指头压在针孔上，或者换长一点的针头。
注射前消毒皮肤是不必要的，因为感染的风险近乎零。

8mm

皮下脂肪

肌肉

如果皮下脂肪层有超过8毫米的厚度，可以垂直插入4~6毫米的针头[105]，否则还是需要捏起皮肤。

使用泵或内插式软针的病人，如果有皮肤感染的问题，应该要用消毒水清洁皮肤，像酒精性氯己定（chlorhexidine）或类似的杀菌液。有些皮肤杀菌剂含有皮肤保湿的成分，可能会让胶布容易脱落。

皮下注射技巧：8~13毫米的针头

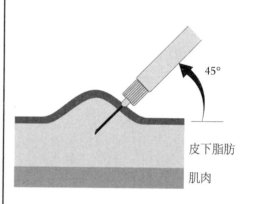

45°

皮下脂肪

肌肉

（1）先对空中挤出一点点胰岛素（笔针的0.5到1个单位），以确保针头内充满胰岛素。
（2）用拇指与食指捏起一坨皮肤（"二指捏法"）。
（3）用45°角插入针头（但就皮肤表面而言是90°）。
（4）持续捏住皮肤，注射胰岛素。
（5）慢慢地从1数到10，或者快速从1数到20（大约15秒）[437]。如果用空针，等几秒就足够了。

当注射在臀部，由于臀部的皮下脂肪层一般够厚，8~13毫米的针头可以不需要把皮肤捏起。

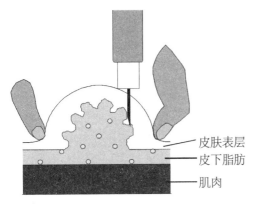

皮肤表层
皮下脂肪
肌肉

4~6 毫米针头最安全的注射方法，是用两根手指头捏起一坨皮肤，然后以 45° 角插入针[563]。如果针头插入太过于旁边，可能把胰岛素打入皮肤表层（皮间注射 intracutaneous injection，请看图），胰岛素的吸收可能会比较慢[1081]。要避免 4~6 毫米针头的皮间注射，可以不捏起皮肤垂直插入针头[1081]，前提是皮下脂肪层要够厚，女孩一般都没有问题（至少要 8 毫米，因为垂直插入针头会压缩皮肤层[105]）。瘦的男孩皮下脂肪层比较薄，尤其是大腿部位[105, 1081]，臀部的皮下脂肪层一般厚度足够，所以无须捏起皮肤。

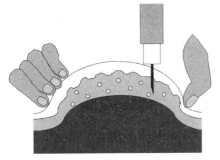

4~6 毫米的针头注射可以运用全手捏起皮肤的方法，比较不会只打到皮肤表层。但是这个技巧不可以搭配 8 毫米和 13 毫米的针头，因为可能会把肌肉也捏起来，然后不小心把胰岛素打入肌肉[929]。

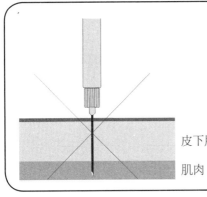

皮下脂肪
肌肉

如果垂直插入 12~13 毫米的针头，很有可能不小心注射到肌肉内。就算用比较短的 8 毫米针头，如果注射部位的皮下脂肪层较薄，譬如大腿外侧、上手臂的两侧及身体的侧边，同样的风险还是存在[1132]。注射入肌肉的胰岛素会比较快被吸收进入血液，造成胰岛素的功能变得比较强烈，但效期较短。不过，如果希望胰岛素早点发挥功能，或者有脂肪增生的问题，可以从肌肉注射法获益。
如果把 8 毫米或 13 毫米的针头垂直插入腹部或肚子，也可能会不小心把胰岛素直接注射入腹腔[405]。

胰岛素的存放

胰岛素可以耐得了室温。大部分的胰岛素厂商建议，开封后放置于室温下（温度不高于 25~30℃）的胰岛素应该在 4 周后丢弃[447]。包装盒上附的说明书会告知是哪种胰岛素，瓶子或笔匣外印着有效日期。处于室温下的胰岛素每个月会丧失不到药效的 1%[447]。研究发现，短效、Lente 和 NPH 中效型胰岛素可以用到 110 天，还持续保有 100U/mL 的浓度[948]。而只要放在阴暗处，处于室温下 1 年或更久的胰岛素也才丧失了 10% 的药效[877]。厂商建议的有效日期是为了确保胰岛素的无菌，不是为了胰岛素的药效[447]。话虽如此，但是如果你觉得手上正在使用的胰岛素没有以往的药效，最好换一管或一瓶不同料号的胰岛素（不同的生产号码）。

在美国发现，从药局领到的美国或欧洲制造的胰岛素，其实很多时候并不是那么的新鲜。按照标准，从药局领到的人类胰岛素（短效和中效）至少要有 95U/mL 的浓度，可是测量的结果却落在 14~94U/mL 之间 [179]。作者的结论是，假设瓶装的胰岛素出厂的浓度都高于 95U/mL，那么冷藏运输比预期的更加负面影响胰岛素的浓度。

一般的储存方法是把还没有开封的胰岛素放在冰箱（4~8℃），而正在使用的胰岛素则放在室温。使用中的胰岛素可能因为重复的抽取而较容易感染到细菌，放在室温下的好处是可以让胰岛素里的防腐剂更有效地杀死细菌 [948]。用无菌 NPH 稀释成 50 U/mL 和 10 U/mL 的速效胰岛素 Humalog 可以在 5~30℃间稳定的存放 1 个月 [1078]。

不要把胰岛素放在冰箱内接近冷冻库的位置，因为胰岛素无法承受 2℃以下的低温。也别让胰岛素直接暴露在强烈的光线或热源下，譬如在车内晒太阳或桑拿浴的热气。放置于 25~30℃以上的胰岛素会丧失功效。存储于高温 35℃以上的胰岛素比起放置于室温的胰岛素，失去药效的速度要快 4 倍 [453]。去温度比较高的地方度假时，可以把胰岛素放在 Frio® 保凉袋或凉的保温瓶内。也可以用湿毛巾或湿布包住胰岛素保持凉快。

在很热又没有冰箱的地方，可以把胰岛素放在盒子内，然后让盒子浮在装了一半水的陶土罐里，如此就不会失去药效。水罐要放在阴暗处。印度的研究证实，这种储存方法可以让胰岛素在 40℃的高温下放置 60 天也不会影响药效 [946]。

一般的人类胰岛素不一定要放在阴暗处，有光线的地方亦可（但不要直接日晒）[453]。可是牛胰岛素放在有光线的地方会使得药效丧失得比较快 [453]。人类胰岛素放在上衣口袋 6 个月或放在室温下，药效并没有较明显的退化 [453]。然而本来透明清澈的胰岛素一旦变得雾蒙蒙，就不能使用（此种检测法适用于速效、短效、Lantus 及 Levemir）。中效或者长效胰岛素一旦出现块状物质或者瓶子内壁粘有白白一层，也不要使用 [983]。

胰岛素的给予方式

针管	每天 1~5 针。
笔针	每天 4~6 针。
Insuflon / i-Port	内插式特氟龙软针，适合无法忍受注射疼痛的人。
胰岛素泵	24 小时给予基础胰岛素，以及饭前的胰岛素。
喷射式注射	注射不须要针头。胰岛素是以喷射的方式射穿皮肤。

胰岛素对高温和阳光敏感，所以不要把胰岛素暴晒在阳光下或者遗忘在高温的车内。

使用同一支针管混合抽取 Lente 型胰岛素及短效胰岛素并随即注射时，如果抽取的胰岛素是刚从冰箱拿出来，功效会发挥得比较快[898]。

针管

抛弃式针管从 20 世纪 60 年代开始使用，至今在许多国家还是标准的注射器具。符合 100U/mL 胰岛素针管有不同刻度：包括 30、50 或 100 单位。针管一般用来混合两种不同的胰岛素于同一针注射；或者用于没有笔针型的胰岛素。出国旅行时要注意，可能会前往采用不同胰岛素浓度的国家。特别重要的是，不可以用 100U/mL 的针管施打 40U/mL 的胰岛素，反过来也不行。笔针在有些国家尚未普及，所以一天多针的治疗方案还是采用针管。针管的针头不能短于 6 毫米，否则无法刺穿胰岛素瓶子的橡胶膜。

针管混合抽取胰岛素

- 开始先把空气注射到中效胰岛素的瓶子里（混浊胰岛素）。
- 把针从第一个瓶子抽出。
- 把空气打入餐前的速效或短效胰岛素的瓶子里（透明胰岛素）。
- 抽取短效或速效胰岛素（透明胰岛素）。
- 把针从第二个瓶子抽出。
- 小心把针头插入中效胰岛素的瓶子中（混浊胰岛素）。
- 抽取正确的剂量（不要打入瓶中）。
- 把针从第一个瓶子抽出。
- 这是最好的顺序，因为如果餐前胰岛素掉了一滴到中效胰岛素中没什么关系，而反过来则不好。

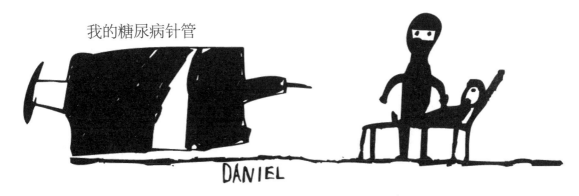

一个小小的针管，对害怕打针的人来说，可以成为一个恐怖的东西。丹尼尔在住院的头几天画了这幅胰岛素针管的图。

针管注射

混浊胰岛素（中效及旧式 Lente 型长效）在每次使用前都要先混合均匀。方法是轻轻地把瓶子平放在双手间来回滚动至少 20 次[603]。不要摇晃瓶子，因为这会让针管抽到过多的气泡。先用针管抽取空气（相当于打算施打的胰岛素剂量），把空气注入瓶中，把瓶子上下倒过来，抽取正确的胰岛素剂量。维持针头向上，在针管上轻轻敲拍几下以让气泡排出。

笔针注射器

笔针是非常实用的工具，笔里面装着胰岛素匣，可以注射很多次。标准笔针箱含有 300 单位（3mL）。笔针比针管能够更准确地给予剂量，尤其当剂量很小时[345, 582]。有些笔针可以施打半个单位，非常适合孩童，如 NovoPen Echo®（可以装 NovoRapid、Levemir 和 Tresiba）、HumaPen Luxura HD®（Humalog）、Junior Star®（Apidra 和 Lantus）。甚至很多青少年和大人都觉得，有一支可以调半单位的笔针很好用。笔针 NovoPen 5 和 Echo® 可以存储上一次打针的时间和剂量，譬如饭后几小时测出高血糖，但却忘了是否注射，电子记忆功能就有所帮助。不过和胰岛素泵相比，泵可以记忆数个月间的所有剂量，笔针的记忆功能是非常的有限的[491]。使用笔针时，要先把针头朝上对着空中打出 1~2 单位，以确认胰岛素的流通顺畅（空气针 air shot）。笔针一般常见的浓度是 100 U/mL，不过也有 40 U/mL 的笔针。

大多数的胰岛素有抛弃式笔针，适合拿来当成备份胰岛素，例如外出旅行时。最好在学校、工作地点、祖父母家等常去的地方放一支额外的抛弃式胰岛素笔针，以备不时之需。依据 ISO（国际标准组织）标准，胰岛素笔针的误差率于 10 单位必须小于 10%（1 单位），于 30 单位必须小于 5%（1.5 单位）。一项研究发现，Flexpen 只有一次注射量在误差许可外，而使用 Optipen 有 12% 的注射给予了错误的剂量，大部分是胰岛素不足[840]。

为什么不是所有的胰岛素都有笔针？

传统的中效及长效胰岛素是混浊的，使用前必须先把瓶子转动个至少 20 次（不可以大力摇晃），才能混合均匀[603]。笔针的胰岛素匣里有一个小玻璃球或小铁球用来帮助胰岛素的混合。Lente 和 Ultralente 型的胰岛素是结晶形态，只要碰到匣内的玻璃球就会碎裂，所以无法采用笔针的注射方式。在美国和英国均无贩售。

更换笔针的针头

无菌的抛弃式针头和针管是设计使用一次而已，不过很多病人都重复使用。这种行为造成注射部位感染的风险是可以忽略的[208, 1030]，只不过重复使用会损害针头让针头变钝[735]，加上针头上的润滑硅胶会脱落，使得打针可能变得比较疼痛[193]。有些研究证明，重复使用钝的针头注射会伤害到皮肤，促使某种生长因子的释放造成皮下脂肪硬块（脂肪增生），进而影响需要的胰岛素剂量以及胰岛素的吸收[1080]。

每次注射中效胰岛素后，一定要把笔针针头取下，否则胰岛素可能会漏出来或者空气会进入笔匣[582]。针头也可能被凝结起来的胰岛素所阻塞。每次注射后要把针头取下，下次要打针前再装上新的针头。对着空中打1~2单位（空气针），确保针头充满了胰岛素。

千万别与他人共用胰岛素笔针，因为就算更换针头，仍有可能经由血液感染上如肝炎、艾滋病等疾病[182]。

白天与夜间使用不同的笔针

如果白天与夜间的胰岛素都装在相似的笔针里，很容易不小心会拿到错误的那一支。

为避免打成错误种类的胰岛素，我们强烈建议大家，一定要针对白天与夜间胰岛素使用两支完全不同的笔针，以便即使在黑暗中，光靠触摸就能得知差别。如果曾经打错过1次胰岛素，能准备两支完全不同的笔针，是保障生命最廉价的方法。

选择笔针针头的指南[407]

年纪	建议的针头
孩童	4毫米
成人	4毫米

不管用什么针头，注射前都要先捏起皮肤（"二指捏法"），然后针头再以45°角插入。唯一的例外是臀部注射，那里可以无须捏起皮肤采用垂直插针。如果皮下脂肪层厚度至少达到8毫米，使用4~6毫米的针头可以不用捏起皮肤[105]。
4毫米的针头被证实，不但可以良好穿透皮肤，还能够降低肌肉注射的风险[106]。研究指出，成年人喜爱4毫米胜过5毫米和8毫米的针头[556]。

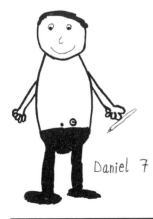

Daniel 7

这幅画是丹尼尔出院的时候画的。巨大的针管现在变成了小小的笔针，他在肚子上画了一个内插式软针。孩子早先对针管的恐惧，已经被我们现在提供的先进注射仪器带来的新观感所替代。请和137页的图画相比较，那幅图是他在第一次注射前画的。

胰岛素浓度的差异

带有针头的笔针在温度上升时（譬如当你把笔针放在口袋时），笔匣内液体会开始膨胀，几滴胰岛素会经由针头漏出来。而当温度回降时，空气则会被吸入匣内。一项研究让笔针周边的空气从 27℃降到 15℃，造成了相当于 4 单位胰岛素的空气被吸入匣内[192]。

温度上升对中效胰岛素特别的不妙。要知道中效胰岛素是混浊的，混浊的部分会沉淀在下面，而没有药效的液体会经由针头漏到外面。结果就是，剩下胰岛素的药效会变得比较强烈，浓度可高达到 120U/mL 或 140 U/mL。如果笔针的放置位置是针头朝下，造成的问题就相反的。混浊的部分比较靠近针头，所以当温度升高液体膨胀时，漏出来的是胰岛素结晶体，剩下的胰岛素就被稀释了。

胰岛素浓度改变的另外一个可能原因，是注射之前没有充分均匀混合瓶装或匣装中的中效胰岛素。研究发现，这样的浓度差异可以在 5~200 U/mL 之间[603]。这种浓度改变的问题不会发生在清澈的胰岛素中，因为此种胰岛素是完全融化于液体。如果不想要面对这些麻烦，最好就是每次打完针都把针头取下，并且让笔针朝上放着，譬如放在上衣口袋中。

注射空气会造成危险吗？

偶然可能会不小心把气泡跟随着胰岛素注入体内，进入皮下的空气对人体无害，很快就会被组织吸收。真正的问题是少打了一些胰岛素（被进入的空气取代），可能需要多打 1~2 单位来弥补。同样的道理也适用于泵用户。随着管子进入皮下的空气对人体无害，但是胰岛素就打少了，这可能会造成问题。

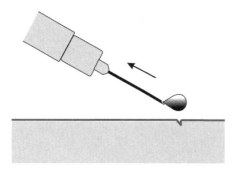

如果笔匣内有空气，你会在注射结束拔除针头时看到一滴胰岛素从针头漏出来。

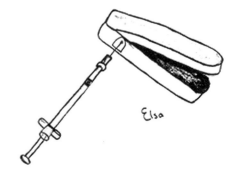

B-D Safe-Clip® 可以安全夹断笔针和针管的针头尖端。

笔针针头的胰岛素

有时当把针头从皮肤拔出，会看到一滴胰岛素从针头漏出来，这一滴顶多等于 1 单位的胰岛素，这是因为下压笔针按钮压缩到笔匣内的空气所产生的[437]。可以等 15 秒让空气膨胀再把针头拔出，就可以解决这个问题[437]。也可以每次注射后都取下针头，避免空气进入笔匣内。用针管注射不会有这个问题，因为针管内所有的胰岛素都被注入。就算空气已经排除了，等个 10 秒钟再拔出针头以避免胰岛素漏出还是较保险的做法[47]。

使用过的针头及针管

把用过的针管、笔针头及采血针放置在空的瓶子或牛奶罐里，这样才不会让其他人不小心被刺到。也可以使用特别的夹断器来剪断针头的尖端（B–D Safe–Clip®）。

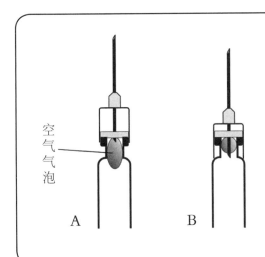

如何释放笔匣内的空气?

当换上笔针针头时，请采用以下的步骤让笔匣内的空气离开：
（1）取下针头后，压几下笔针按钮，增加匣内的压力。在匣上轻拍几下，让空气上来。
（2）慢慢锁上针头。
（3）一旦针头的尾端刺穿笔匣的膜，空气马上会被释放。但是如果很快速的锁上针头，气泡会停留在笔匣颈部（参考左面的图片）。
如图A，慢慢地让针头的尾端刺透笔匣膜，让空气离开。如果针头尾端很快一下就刺过笔匣膜，如图B，空气会在笔匣颈部形成一个气泡。

空气气泡

A　B

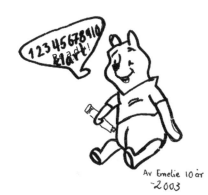

慢慢从 1 数到 10 来释放笔针内部的压力，再把针头拔出。

第十四章　注射辅助器材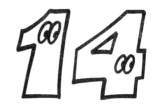

成功研发更细的针头减轻了成年人打针的疼痛 [753]，但是针对孩童和青少年的双盲对照研究则发现，无论针头的直径是 0.30 毫米还是 0.40 毫米，他们体验疼痛的程度毫无差别 [483]。"安慰注射"法（有些笔针上面有装针头，有些没有，但是参加研究的人不知道他们轮到的是哪种）则可以大量减轻疼痛。这些研究反驳了常见的想法："现在的针很细所以打针不会痛，如果会痛那只是心理造成的。"

自动注射器

自动注射器可以非常快速将针头刺穿皮肤，使疼痛降到最低。有一种机型（Injectomatic®、Inject-Ease®）让针头自动刺穿皮肤，但仍要自己动手打入胰岛素。诺和也生产笔针专用的自动注射器（PenMateTM），另外一种机型不但让针头自动刺入皮下，也自动打入胰岛素（Autoject®）。Diapen® 也是自动射入针头和胰岛素。Autopen® 则是自动打入胰岛素，但针头要自行插入。

喷射式注射器

喷射式注射器运用高压，让胰岛素形成一条细的喷射流（比针头还细）穿透皮肤。这样的注射方式会让胰岛素被吸收得比较快，血糖的控制与使用泵一样好 [205, 582]。有些人觉得这样的注射比较不痛，有些人则觉得这与一般的针头注射一样痛，曾有人描述会局部流血、瘀青以及稍后才出现的疼痛 [579]。如果无法使用内插式软管，又对针头非常恐惧的病人可以选择使用喷射式注射器。值得一提的是，有些孩童觉得这个注射器发射胰岛素时，发出太大的噪声。

内插式软针

我们希望在病人刚发病的初期，能把最少疼痛的注射方式介绍给病人。我们的做法是提供内插式软针（indwelling catheters）或注射口（injection ports），如Insuflon®或i-Port®，

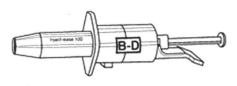

Inject-Ease 于按下弹簧时自动射入针头

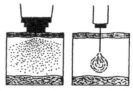

喷射式注射器使用高压让胰岛素穿透皮肤。进入体内的胰岛素扩散的比较广（左图），而使用一般笔针或针管注射时，胰岛素会积贮在局部（右图）。

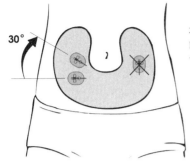

内插式软针适合安装在腹部的灰色区域（或者泵的针）。针要以水平的方位插入，或者最多水平30°仰角，否则身体向前弯的时候可能会折到软针。如果腹部有皮下脂肪硬块（脂肪增生），可以把软针改插于臀部。

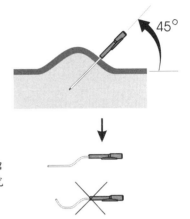

软针或者泵针头的插入要采用针头与皮肤表面形成45°角。取出后，检查软针的侧面，要是软针看起来像鱼钩（图的下方），就表示针插得太靠近皮肤表面层了。

给所有10岁以下的孩童。大一点的孩子和青少年也可以在发病的第1周尝试这种皮下注射方法。所有的血糖测试采血都是经由静脉插管取得。这些程序是为了能够把发病初期的疼痛降到最低，毕竟病人要和糖尿病建立一辈子的关系。1~2周的时间里，孩子有机会调整心情，并且学习正确的注射技巧。当技巧熟练了就能开始试着替自己打针，孩子出院时可以选择要使用哪种注射方式。20%~25%的孩子选择继续使用内插式软针，其他的孩子则选择一般注射。事实上，也有很多大人因为觉得注射太痛或者不舒服而使用内插式软针。孩童和青少年使用内插式软针可以有效地减少注射前的焦虑、降低注射疼痛以及避免其他注射相关的问题[486]。

　　使用内插式软针让幼儿比较容易接受一天多针的治疗方案，它也可以帮助不熟练注射胰岛素的人，譬如祖父母、保姆或者托儿所的老师。同时，内插式软针也使得追加的注射变得比较简单，因为不会让孩子多痛一次。这在某些情况下非常有用，譬如餐前不确定孩子要吃多少，就先给孩子一半的胰岛素剂量。然后饭后根据孩子实际进食的分量，再给孩子补足需要的胰岛素。

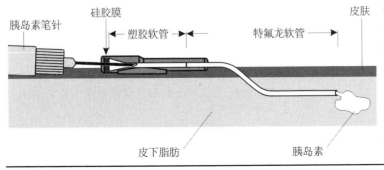

使用内插式软针注射胰岛素，笔针针头不直接刺穿皮肤，而是刺穿一层硅胶膜。胰岛素经由埋在皮下的特氟龙软管进入体内。内插式软针平均每4~5天要更换一次。在家自行更换非常容易。如果会痛，可以在换针前先在皮肤上涂一些局部麻醉软膏。

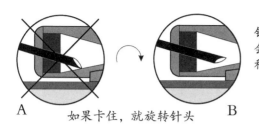

针头开口那一面要朝皮肤的方向插入内插式软针，才会容易滑入（图B）。如果针头卡住了，可以把针头稍微左右摇摆及转一下。

如果卡住，就旋转针头

A　　　　　　　　　　B

一发病就使用内插式软针，让孩子免于糖尿病初期被强迫注射可能造成的心理创伤，孩子日后对针头的恐惧感也就能够降低[878]。有研究证明，如果没有内插式软针，孩子对一天多针的治疗方案就很难接受[479]。美国的研究指出，使用内插式软针不但可以降低注射的疼痛，同时也让一群 A1C 高的孩子们（高于 8%）在 6 个月后把 A1C 降低了 0.9%[167]。

多久要换一次软针？

平均每 4~5 天要更换一次软针[477]，但最好能每 3 天换一次或 1 周换两次。有不适就提早更换。换针前用酒精消毒皮肤可以降低感染风险。注射口 i-Port® 可搭配自动插入器。

软针适用哪些种类的胰岛素呢？

幼儿通常经由内插式软针注射餐前速效或短效胰岛素，同时也用它注射睡前的中效胰岛素。一项研究发现，混合抽取 Lantus 和速效类胰岛素，再经由软针注射，不会影响 24 小时的血糖控制[634]。另外研究也发现，混合 Lantus 和速效注射 3 个月，对 A1C 没有影响[382]。但是其他的研究进一步观察胰岛素的功效，发现 Lantus 和速效的混合会削弱速效的高峰[185]。混合速效 NovoRapid 和 Levemir 虽然不会对血糖水平有负面影响[847]，但是 Levemir 如同先前提到的 Lantus，混合注射会影响胰岛素的效用[186]。因此混合长效和速效胰岛素前，请先和医师讨论。如果要经由 Insuflon 施打长效胰岛素，要先给予长效胰岛素。Tresiba 可以混合 NovoRapid，不会影响个别的胰岛素功效[524]。

内插式软针的使用小技巧

- 替幼儿换针或者技巧还不纯熟的新手，可以在插针前的 1.5~2 小时涂抹局部麻醉软膏（EMLA®、ELA-MAX®）。
- 捏起皮肤，针头以 45° 角插入。如果皮下脂肪层薄，譬如幼儿，可以用 3 根或 4 根手指头抓起皮肤。
- 一次就整个插入，如此减低软管向后脱落（peel-back）的风险。
- 先把插入的部位用部分胶布固定住。千万不要把已经粘住皮肤的胶布撕开。
- 注射的针头要开口那面朝皮肤的方向插入，才不会卡到塑料管壁。小心地转入。
- 如果内附的胶布会引起皮肤瘙痒或湿疹，可以改用气孔类型的胶布（譬如 Compeed™）。
- 笔针和针管搭配 8~10 毫米的针头，才不会不小心把针头推入太深刺穿特氟龙管。较新款的内插式软针能搭配不同长度的针头。请阅读使用说明书。

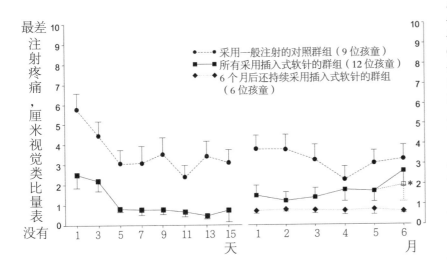

对 8 岁以下孩童在糖尿病发病初期使用内插式软针的注射疼痛研究[486]。这个为期 6 个月的研究证实，使用内插式软针可以减少注射前的焦虑、降低注射疼痛以及避免其他注射所造成的问题。全程持续使用内插式软针的孩子们在疼痛方面的分数更低。

（*：两个孩子的数据被排除在外，一位因为皮肤对胶布过敏湿疹而于 1 周后停止使用，另外一位则是因为肺积水。）

死角

软针的死角（首次注射时针内需要胰岛素填满的空心区）大约相当半个单位的胰岛素，这是临床测出来的[485]，i-Port 也是。如果打的剂量很小，可以在更换软针后，把第一针的剂量额外加上 0.5 单位。

当要打睡前胰岛素的时候，软针内部还有一些速效胰岛素或短效胰岛素，残留胰岛素会有一部分被打入的中效胰岛素所取代。留在软针里的大概是 0.3 单位的睡前胰岛素以及 0.2 单位的短效或速效胰岛素[485]，这些少量的胰岛素实际上是无关紧要的。

感染及红肿

少部分的病人会发生感染，需要给予抗生素（antibiotics）的治疗（以月计每 140 人中有 1 人，或者每 850 次有 1 次）。如果软针感染发生在皮下组织，插入位置的周围会产生红肿及 / 或疼痛。这种情况我们建议使用酒精性氯己定（Hibiclens™ 或类似的消毒水）来消毒皮肤和洗手。不要使用含有皮肤保湿成分的产品，因为它会让胶布容易脱落。

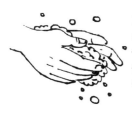

良好的卫生习惯对泵与内插式软针的用户更加重要。换针前一定要洗手。我们建议使用酒精性氯己定来消毒插针部位。

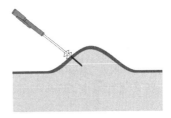

如果动作太慢，软针的管子会从金属针头向后脱落，这是新手常见的问题。

红肿及 / 或发痒也可能是胶布引发的过敏反应。一般使用 1% 氢化皮质酮（hydrocortisone）软膏很有效。如果问题持续的话，我们的经验是改用透气类型的胶布（如 Compeed® 或 Duoderm®）就能解决问题。贴胶布前先剪一个洞预留给软针的头。另一个方法是先贴一层皮肤敷料（如 Tegaderm®），把软针插入，然后再用一般胶布固定在敷料上。皮肤瘙痒也可能是高温或运动流汗引起的。一旦流汗停止，皮肤也不会痒了。

内插式软针出问题了？

问题	解决方案
胶布脱落	小心用水把局部麻醉软膏（EMLA®、ELA-MAX®）洗掉，涂上一层 Skin-Prep™、Mastisol™ 或 Tincture of Benzoin™，干掉后会留下一层黏膜。胶布贴上后用手温施压一下。如有需要，贴上额外的胶布
胶布造成皮肤瘙痒和湿疹	使用氢化皮质酮软膏。使用透气类型的胶布（如 Compeed®）
胶布余胶	用类似 Detachol™ 或 Uni-Solve™ 的去胶剂移除
注射部位的刺痛 / 发炎	用酒精性氯己定他洗手（Hibiscrub™）。较之前频繁更换软针
胰岛素漏出	注射时有压力增加的感觉，代表软管折到了，马上换新的！使用 8~10 毫米的针头
塑料侧翼造成皮肤酸痛	在侧翼下面多贴一层胶布
旧的软针遗留下的瘢痕	这是注射部位感染所造成的，要更频繁换软针。参考上面针对感染的建议

研究调查发现

- 在使用 Insuflon 的 2 个月中，A1C 数值、血糖及胰岛素的交叉比对，结果都没有任何的变动[478]。
- 一些胰岛素泵的研究有不同的发现，一个研究发现胰岛素的吸收在 5 天中没有改变[874]，而另一个研究显示在使用同一个注射部位的 3 天后，吸收增加了[728]。
- 芬兰一项针对内插式软针的研究发现，胰岛素的吸收在 5 天之间毫无改变[628]。
- 瑞典研究使用放射线标记的胰岛素，发现使用内插式软针的 4 天之间，胰岛素的吸收没有改变[480]。

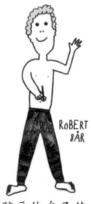

一位 8 岁的男孩画他自己使用的内插式软针。在使用内插式软针前，他的爸爸每天要离开工作岗位两次，回家协助太太固定住孩子，如此才能替他注射胰岛素。

第十五章
胰岛素剂量的调整

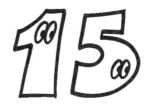

展开胰岛素的治疗

当被诊断出 1 型糖尿病的时候，就要马上开始胰岛素的皮下注射，不能有所延误。刚诊断后的最初剂量可能是每天每千克体重高达 1.5~2 单位，不过这个剂量会很快地往下降。幼儿对胰岛素比较敏感，一般只需要较少的胰岛素。但是胰岛素的剂量因人而异，就算两个相同年龄的孩子，他们需要的胰岛素剂量也时常大不相同。

一天多针的方案

在瑞典、美国以及其他很多国家，通常从发病开始就采用速效胰岛素当作每餐的餐前胰岛素，也就是一天多针的治疗模式，连孩童与幼童也是如此。有些地方的糖尿病孩童发病后几周就装上胰岛素泵，不过一般的病人都是在发病一段时间后才装胰岛素泵。国际儿童及青少年糖尿病组织最新的建议是，所有的学龄前儿童一旦确诊，都应该安装泵和连续血糖监测器。一天多针的方案代表早餐、午餐、晚餐及睡前点心都要搭配 1 针餐前胰岛素。采用这个方案，睡前的点心通常只有在血糖低的时候才吃。

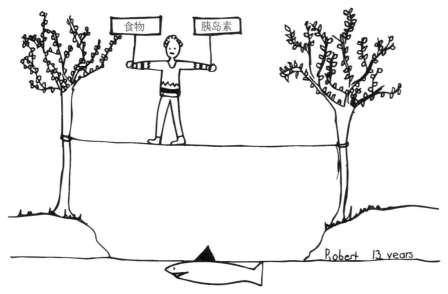

要让体内的血糖保持稳定，必须同时平衡很多东西。好比困难的拼图游戏，要把所有零碎事情拼凑起来，并不是一件简单的工作，很多时候连到底哪里出了问题都不知道。有些时候我们就是要接受，血糖高低并没有清楚的原因。在上面这幅图，罗伯特用鲨鱼来传达当身体失去平衡的感受。

胰岛素的剂量是根据进食的碳水化合物含量来调整的。早餐前的胰岛素需求比较高，部分是因为体内有比较多的生长激素（黎明现象），而另一个原因则是睡前胰岛素的功效已经开始减弱。此外，早餐一般比其他两餐含有更高比例的碳水化合物（譬如果汁、面包、早餐脆片）。时下常见做法是从一发病开始便教导病人计算碳水化合物。

本章的胰岛素剂量调整的法则主要是针对一天多针的胰岛素方案，不过很多的原理也适用于一天两针或一天三针的方案。如果病人还在缓解（蜜月）期，本身还能分泌一些胰岛素，建议的剂量要往下调整。

一天三针的方案

一天三针的胰岛素方案一般包含了早餐前的速效或短效混合中效胰岛素、晚餐前的速效或短效胰岛素，以及睡前的中效胰岛素。这对小朋友来说可能比较合适，尤其在学校或托儿所，没有人可以替孩子注射午餐前的胰岛素。对于中午在学校容易忘记打针或者和同伴出门不打针的青少年来说，早餐前的速效或短效混合中效胰岛素也是好的解决方法。在这些情况下，装有预混型的胰岛素笔针也是不错的选择。

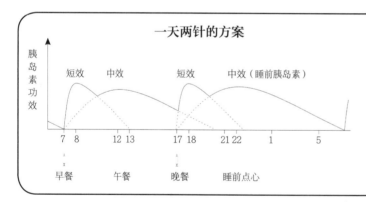

在笔针于公元 1985 年问世前，常见的胰岛素治疗方案是一天两针，短效混合中效胰岛素。优点是打针的次数比较少，缺点是很难根据进食及运动量来调整胰岛素的剂量，还有如果增加晚餐前的剂量就会造成夜间低血糖的问题。

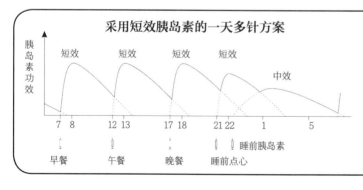

一天五针胰岛素（四针短效胰岛素加一针中效胰岛素）可以比较贴切地模拟健康的身体在用餐时的胰岛素分泌。这个系统也比较简单明了，因为每一针只影响到一餐。现在的一天多针方案较常使用速效胰岛素来当作餐前胰岛素。

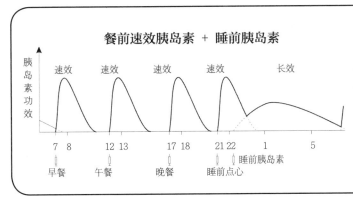

餐前胰岛素使用速效胰岛素，降血糖的效果比较好。只不过在下一餐前很容易就缺少胰岛素，因为速效胰岛素的功效最多只有3~4小时。

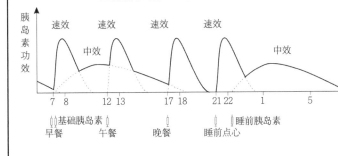

早餐前打一针中效胰岛素可以在午餐和晚餐前获得较好的胰岛素功效。只不过这个剂量很难持续到睡前点心，如果增加早上中效的剂量，中午的胰岛素作用会过于强烈，尤其是对孩童和青少年。中午增加一剂中效胰岛素或许能解决这个难题。

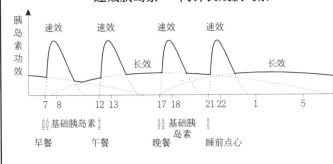

选择长效胰岛素，正餐间的基础胰岛素就有着落了。长效胰岛素的功效平稳，一天只需要1或2针。如果使用的剂量小，可能需要一天打2次。Tresiba 和 Toujeo 只需要一天注射1次。请把这里的胰岛素作用图与24页没有糖尿病的人的胰岛素分泌图做比较。

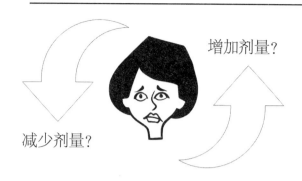

增加剂量？

减少剂量？

一天两针的方案

在很多国家，大部分的孩童是从一天两针的胰岛素方案开始。很多孩子在早餐和晚餐前使用速效或短效胰岛素混合中效胰岛素。他们的剂量及混合比例是依照孩子的进食量和活动量调配的。当采用一天两针方案时，睡前一定要吃最后一餐或吃点心，以避免夜间的低血糖。

在注射胰岛素前要回答的问题

（1）血糖多高？

（2）要吃些什么？根据食物的碳水化合物含量是多少？来决定胰岛素的剂量

（3）根据食物含有高脂肪或高蛋白质吗。来决定剂量应该要持续多久的时间。

泵：使用组合用餐剂量，譬如70%/30%于3小时内。

笔针/空针：使用短效胰岛素。

（4）饭后要做什么？去运动、工作或上学，还是放松休息？

（5）上一次如何处理相同的情况，请参考自己的血糖日志。

不同的胰岛素治疗方案

采用速效胰岛素的一天多针
（Humalog和NovoRapid）

时间	胰岛素种类	占总量的比例（%）
早餐	速效	15~20
	基础胰岛素	15~20
午餐	速效	10~15
晚餐	速效	10~15
睡前点心	速效	10~15
睡前	基础胰岛素	25~30

如果用Lantus或Levemir当作基础胰岛素，可以选择早上或晚上一次注射完毕，有些人可能需要拆成两次注射，特别是每天剂量低于15单位的幼童。如果用Tresiba，一天注射一次。

采用短效胰岛素的一天多针

时间	胰岛素种类	占总量的比例（%）
早餐	短效	20~25
午餐	短效	15~20
晚餐	短效	15~20
睡前点心	短效	10~15
睡前	中效	25~30（40）

一天两针

时间	胰岛素种类	占总量的比例（%）
早餐	速效或短效	20~25
	中效	35~40
晚餐	速效或短效	10~15
	中效	25~30

如果能接受一天三针，中效可以等到吃睡前点心或者上床前再注射。

1单位的胰岛素可以降低多少的血糖？

一天总量 （单位）	速效胰岛素	短效胰岛素
20	5.0mmol/L	4.2mmol/L
30	3.3mmol/L	2.8mmol/L
40	2.5mmol/L	2.1mmol/L
50	2.0mmol/L	1.7mmol/L
60	1.7mmol/L	1.4mmol/L
70	1.4mmol/L	1.2mmol/L
80	1.3mmol/L	1.0mmol/L

以上速效胰岛素的数据是用100法则算出来的1170（100除于一天的总胰岛素剂量），短效胰岛素的降血糖功效是用83法则算的（83除于一天的总胰岛素剂量）[270, 300]。这个方法常用来计算"修正系数"或者"胰岛素敏感系数"，也就是1单位胰岛素的降血糖功效[1176]。

如果一个人每天的总量是40单位，餐前的血糖值测出14mmol/L，若他使用速效胰岛素，2单位的额外剂量可以让血糖降低5.0mmol/L，而当他用短效胰岛素，同样的剂量可以降低4.2mmol/L。如果餐前血糖测出偏低，也服用了葡萄糖片，不可以再用这个计算方法扣除胰岛素剂量。服用葡萄糖片后等10~15分钟，血糖会回升到正常值，所以需要注射平常的餐前剂量。

额外1单位胰岛素的实际降血糖功效取决于很多的因素：进食量、胰岛素剂量、运动、胰岛素吸收的变动等等。所以上面的表格只是参考，告诉你平均的降血糖功效，不能用来预测任何人实际上会降低多少的血糖。这些法则是针对成年人，孩童和青少年也可以参考[356]。但无论如何，额外剂量不要一次超过每千克体重0.1单位。自己实验看看，就知道这些数据是否符合自己的状况。一般来说，修正系数在夜间会过高，所以试着施打上述公式算出剂量的一半。

胰岛素能够降低多少的血糖？

注射1剂胰岛素实际可降血糖的功效取决于很多因素：正餐的分量、当天稍早打的胰岛素、运动量，甚至连生活中面对的压力都有影响。

如果每天的胰岛素总量在90~100单位，1单位的胰岛素可以降低约1mmol/L的血糖。如果总量在45~50单位，1单位的胰岛素可以降低约2mmol/L。使用"修正系数"（correction factor），是把100（或者短效胰岛素使用83）除以每天打的胰岛素总量，然后就得到1单位胰岛素能够降低多少血糖的数目300。新一代的泵可以自行运算，如果血糖过高，只要输入血糖值，泵就会

胰岛素剂量何时发挥最大的功效？

注射时间	功效时间
速效胰岛素	
餐前	仅一餐的时效
短效胰岛素	
早餐前	持续到午餐
午餐前	持续到晚餐
晚餐前	持续到睡前点心
睡前点心前	持续到半夜
中效胰岛素	
睡前晚上10点 （一天多针方案）	夜间到早餐
一天两针方案	
早餐	午餐和下午
晚餐	晚上和夜间
长效胰岛素	
晚餐	夜间和隔天的早上
早上	下午、晚上以及部分的夜间

算出需要追加多少单位。基本上，高血糖时，额外给予每千克体重 0.1 单位的胰岛素就能发挥很不错的降血糖效果，自己在家的额外剂量很少超过这个算法，否则会增加数小时后的低血糖风险。

血糖过高怎么办？

不要对高血糖耿耿于怀。假如根据测出的每个血糖值来调整当天的胰岛素剂量或对应的碳水化合物比值，就根本无法辨认到底是哪个剂量造成了什么影响。血糖像云霄飞车一样，忽高忽低，造成频繁甚至困扰的低血糖，而你却无法理解为何如此[81]。有时可能可以找到某个暂时性高血糖或低血糖的原因，而有时却不知道为什么血糖就是不对劲。如果某一天测出来的血糖值诡异得无迹可寻，隔天再次注射同样剂量的胰岛素（使用相同的碳水化合物比值和修正系数），看看血糖是否会重复同样的模式。

每天日常生活中无法避免会有暂时的高血糖。糖尿病病人，无论大人小孩，不一定会在血糖暂时升高时感到不舒服，同时这也不影响长期的糖尿病控制。A1C 反映整体的血糖水平，短暂的高血糖没什么影响。但夜间偶然测到的高血糖可能会影响 A1C，因为睡眠时间长，重复发生的夜间高血糖就会拉高平均血糖值。

没有糖尿病的人，他们的血糖很少会高过 8mmol/L。所以我们一旦超过这个血糖值，就建议注射修正剂量。如果食用某些餐点饭后的血糖过高，要增加那些餐点餐前的胰岛素剂量。

增加剂量有不同的方法。如果知道自己对胰岛素的敏感度，从而算出修正系数，增加额外的胰岛素剂量能把血糖下降到你的目标范围内。

采用一天多针方案的病人，不一定要增加剂量，也可以减少摄取碳水化合物。血糖高时一般不会感到太饿，把饮料从果汁或牛奶改成白开水亦可。如果点心前测的血糖值高于 15mmol/L，或许不需要吃点心。

重要

生病的时候千万不要用食物的分量来调整血糖。如果没有食欲，喝一些含糖饮料。
生病的时候也不要以目测食物分量的方式或者碳水化合物的计算来决定胰岛素的剂量。

如何处理你的高血糖

1. 血糖过高，却觉得很好

→临时非常高的血糖（高于30mmol/L）

这通常是因为水喝得不够多，譬如校外教学。如果可以排出大量的尿液，无须额外的胰岛素，血糖就能自行降到20mmol/L[750]。如果测出高血糖却觉得没问题，最好多喝一些水或无糖饮料，也应该验血酮或尿酮。

→血糖高于8mmol/L

这是建议施打修正剂量的高血糖值。速效胰岛素于注射后1~2小时达到效用高峰，所以第二剂至少要等2小时后再追加。依照151页的修正系数施打额外的修正剂量，但一定要间隔至少两小时，避免药效叠加。注意，不要修正反弹现象造成的高血糖（低血糖后的高血糖），或者压力造成的高血糖。

→血糖习惯于特定正餐后升高

增加胰岛素剂量（使用目测法）或降低碳水化合物比值。如果未施打额外胰岛素而到下一餐之前血糖就会降到正常水平，可以不处理，但在血糖未如往常下降时，把下一餐的餐前剂量调高1~2单位（或是用修正系数，请参考下面）。早餐剂量的调整特别困难，因为吃完早餐血糖会上升，但如果饭后两小时增加额外的剂量，可能造成接下来的低血糖。如果有这样的状况，可以尝试在早餐前的15~30分钟注射胰岛素。

→血糖几小时内两度高于15mmol/L

测血酮或尿酮，就算是两餐间的高血糖，也要按照151页的修正系数给予额外的胰岛素，但不要超过每千克体重0.1单位。

2. 用餐前的高血糖

请参考151页的修正系数来增加餐前的速效或短效胰岛素。使用目测（碳水化合物总量）的人，如果像平常一样的进食，把餐前剂量调高1~2单位。

3. 睡前的高血糖

→血糖高于8~10mmol/L

根据修正系数给予额外的速效胰岛素。

→夜晚的额外剂量，它的功效会比较强烈，所以晚上10点后，施打151页修正系数算出来的剂量的一半即可（也就是200法则）。例外是年纪小的幼童，他们在午夜前需要比较多的胰岛素，按照151页的修正系数（100法则）施打额外剂量或许会比较恰当。睡前有改变剂量或者给予额外的胰岛素剂量，要在凌晨2—3点测一下血糖。

4. 觉得不舒服（很饿、恶心或呕吐）

验血酮或尿酮。酮体的出现代表胰岛素的缺乏！施打额外剂量，以每千克体重0.1单位计算剂量来降低血糖，并且抑制肝脏生产酮体。注意每次剂量的间隔至少要2小时以上，否则胰岛素的功效会重叠。

5. 血糖连续好几天都在同一个时段升高

测试饭后1.5~2小时的血糖，如果血糖升高2~3mmol/L，你需要调整剂量。使用胰岛素与碳水化合物比值计算餐前的剂量，应该把比值调到高一点的胰岛素剂量（低一点的比值）。用目测法的人，把剂量调高1~2单位。但是切记，每次增加剂量后要观察几天，否则太过频繁的调整会让人搞不清楚是什么剂量改变了什么。

一天两针方案的额外剂量

当采用一天两针的方案，以下这个表格提供到晚上10点或11点前，不同年龄层追加速效胰岛素剂量的建议[1095]。

	血糖值		
年龄	15~17	17~20	>20
0~6	0.5~1 单位	1~2 单位	2~3 单位
7~11	1~2 单位	2~3 单位	3~5 单位
12~15	2~3 单位	3~4 单位	4~8 单位
16 +	3~4 单位	4~6 单位	6~12 单位

高血糖和酮体

如果血糖连续几次都测出高达15~20mmol/L的数值，加上血液或尿液也验出酮体（胰岛素缺乏的征兆），需要给予额外的胰岛素。

（1）胰岛素的剂量给予每千克体重0.1单位，最好是使用速效胰岛素。如果一天打两针，请参考上边的表格。使用胰岛素泵的孩童，一定要改由空针或笔针注射额外的胰岛素！

（2）1~2小时后再测一次血糖和血酮。

（3）如果2小时后血糖还是没有降下，再施打一次每千克体重0.1单位的剂量。如果血酮没有明显的下降，手上的胰岛素很有可能有问题，要从冰箱拿新的胰岛素出来。

不要2小时内重复注射速效胰岛素（短效胰岛素的注射要间隔至少3小时），否则胰岛素的功效叠加可能会造成几小时后的低血糖。

呕吐或者只要有些许不确定该如何处理时，请联络糖尿病医疗团队。糖尿病孩童的照护者更要马上联络医师。

觉得不舒服、恶心或者呕吐时，应该检查血液或尿液中是否有酮体，并且参考本书121页的表格施打额外的胰岛素。最好使用速效胰岛素（NovoRapid、Humalog或Apidra），因为它的功效在睡前胰岛素功效开始前就已经结束了。睡前注射短效胰岛素一定会带增加夜间低血糖的风险。追加的速效胰岛素要与前一剂间隔2小时，短效则要相隔3小时，否则胰岛素功效重叠，会造成之后的低血糖。校核剂量最好使用速效胰岛素，因为药效快速比较不会产生剂量叠加。

糖尿病孩童的照护者可以在孩童喊饿时给他口香糖，让他嘴里有东西，撑到胰岛素开始发挥功效。同时也鼓励孩童多喝水或者含无糖的冰棒，因为高血糖会增加排尿量。

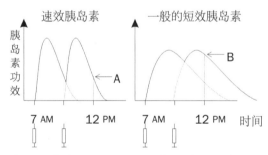

速效胰岛素比较适合血糖高的情况。在吃点心时施打额外的剂量，无须担心这额外剂量的功效会与下一餐的胰岛素剂量重叠，因为速效胰岛素的功效在2~3小时后就消失了。比较上面的两个胰岛素功效图，左边是中午注射的速效胰岛素（箭头A），右边是短效胰岛素（箭头B）。如果就寝前因血糖高而注射额外小剂量的速效胰岛素，它的功效会在睡前胰岛素开始发挥前就已经变的微弱了。

调整胰岛素剂量的方法

有很多不同的方法用来调整胰岛素的剂量。请和糖尿病医疗团队讨论，看他们建议使用哪一种方法。

固定的胰岛素剂量

采用这个系统代表病人每天都在同样的时间用餐和吃点心，并且要遵守制订好的饮食计划，也就是每天某个时间的进食都含有同样的碳水化合物分量。一天两针方案就是属于这种系统。

变动的胰岛素剂量，但不计算碳水化合物

这个系统表示每餐进食前都注射餐前胰岛素，剂量是根据食物里的碳水化合物含量，但不计算每餐确实含有多少克的碳水化合物。本书称这个为"目测法"。

计算碳水化合物的总量（g），然后决定胰岛素的剂量

使用这个系统需要先算出每一餐总共有多少克的碳水化合物，然后根据自己的胰岛素和碳水化合物比值，来决定胰岛素的剂量。如果血糖过高或过低，就使用胰岛素敏感系数算出需要追打 / 减少多少额外的胰岛素。现在发病的病人从一开始就被宣教这个系统。

吃的食物和剂量有什么关系吗？

计算碳水化合物是最简单的方法，因为代入到公式，便能算出正确的胰岛素剂量。想要学习如何精准计算碳水化合物。另外就是"目测法"。一旦熟悉了食物的碳水化合物含量与胰岛素剂量两者之间的关系，很可能只要瞄一下食物，就知道这餐会对血糖造成什么影响。对采用一天多针方案或使用泵的人来说，如果比平时多吃一些碳水化合物（譬如多一个马铃薯或多一些面条），可以额外多加（>0.5）1~2 单位的速效或短效胰岛素。如果多吃了一些牛肉、鸡肉或鱼，则不需要增加额外的剂量，因为这种类型的食物不含有碳水化合物。假如吃的比较少，可以把胰岛素剂量减少（>0.5）1~2 单位。会计算碳水化合物的人，可以根据自己的胰岛素和碳水化合物比值来调整剂量。大约饭后的 2 小时测一下血糖，就知道打的剂量是否正确。把资料记录在日志里，日后碰到类似的情况就可以拿来参考。

改变食物的内容来影响血糖

有时我们也可以依据测出的血糖值，而选择改变进食的分量。高血糖一般会增加饭后的饱足感[616]。如果餐前的血糖值是高的（8~14mmol/L），最好打完胰岛素等一下，让血糖先降下来再开始进食。可以把用餐的饮料从牛奶改成白开水或者减少食物里的碳水化合物的分量，例如少吃点面条、马铃薯、米饭或面包。

特殊情况下用餐剂量的改变，例如生病时

（减少或增加）1~2单位的速效或短效胰岛素是指：用餐剂量低于10单位者适用1单位的改变，高于10单位的用餐剂量者则适用2单位的改变。如果用餐剂量小于3单位，更改的剂量则是0.5单位。下表是我们修改参考资料[549]制作而成的。使用修正系数的人可自行算出修正剂量。

餐前的血糖 对应措施/剂量的改变（mg/dL）	
<4	（1）服用10g的葡萄糖（3片）或者喝半杯甜果汁。 （2）等候10~15分钟，好让葡萄糖有足够的时间被吸收进入血液，之后再进食。 （3）照平常的剂量施打餐前胰岛素。
4~8	照常打胰岛素
8~11	（1）剂量需要增加1~2单位，或者改喝白开水*。 （2）进食前施打胰岛素（如果使用短效胰岛素，开饭前的30分钟先注射）。
11~14	（1）剂量需要增加2~3单位，或者改喝白开水*。 （2）饭前的10分钟施打胰岛素（如果使用短效胰岛素，注射要提早45分钟）。
14~20	（1）剂量需要增加2~4单位，并且喝白开水*。 （2）进食前的20分钟施打胰岛素（如果使用短效胰岛素，注射要提早60分钟），或者等到血糖降回正常的水平后再进食。
>20	（1）需要增加的剂量是每千克体重0.1单位。 （2）如同14~20mmol/L。
想一想	为什么血糖那么高？忘了打胰岛素吗？生病或发烧？吃得比平常多吗？
酮体	如果呕吐或者觉得不舒服，请联络糖尿病医护人员、诊所或者急诊室。

*：如果在进食的时候习惯喝一些含有碳水化合物的饮料。

血糖不如预期？

◆ 进食分量跟平常一样吗？
◆ 胰岛素的注射时间与进食时间的间隔正确吗？
◆ 比平时动得多吗？
◆ 感觉不舒服，感冒或发烧吗？
◆ 可能是低血糖后的反弹现象吗？
◆ 改变注射的方法吗？把用餐胰岛素打在不同的部位吗（譬如从肚子改成大腿）？
◆ 把胰岛素注射到肌肉而不是脂肪？
◆ 胰岛素打到脂肪硬块里了吗（脂肪增生）？
◆ 就算在相同的情况下，注射同样的剂量，胰岛素的功效还是有很大的差别。这个差异与"人为因素"无关，也可以解释为什么在追寻正确剂量的过程中倍感挫败。

孩童正在成长，减少食物方式的运用要非常小心。如果打算减少食物，要给孩子发言的机会，让他参与讨论，并且所有的决定都需要孩子的同意。同一天稍晚的时候，要提供孩子多一点的食物来弥补先前的减少。一般而言，为了控制血糖而拒绝给孩子食物，或者孩子不饿却被强迫进食，都是不当的做法[397]，但有时孩子血糖高但是肚子不饿的状况下，这也能是实用的解决方法。虽然把碳水化合物的分量降低，但是只要多给一些没有碳水化合物含量的食物，不但可以得到饭后的饱足感，同时也能让饭后的血糖比较低[397]。

血糖高时，胃的排空速度比较慢[1032]。当血糖高时，胃里可能还残留有前餐的食物，所以就算没有再进食，胃里的食物还会持续的进入肠道（葡萄糖也会持续被吸收进入血液中）。

　　液体会比固体食物更快速地从胃排到肠道中[1146]。血糖低时，可以在用餐开始时先喝一些饮料。如果血糖高的话，饮料最好等到用餐完毕后再喝，这样会让胃排空得比较慢。

　　血糖高时也可能觉得肚子饿，这是细胞缺乏葡萄糖而发出的饥饿讯号。如果不处理高血糖照常进食（没有注射额外的胰岛素），血糖会持续升高。这样继续一段时间后，会造成胰岛素抵抗的后果，也就是说，原来的胰岛素剂量会没有以前那么有效果。

　　生病时，尤其发烧，可能食欲不振。就算这样，血糖可能还是偏高，因为生病会增加胰岛素的需求。这个情况应该增加胰岛素剂量，并且试着进食与平常相同的分量。生病时，千万不要为了血糖高而减少食物中碳水化合物的含量！如果没有食欲，更需要补充水分以及选择高碳水化合物含量的食物，像面包、马铃薯、米饭、面条或早餐脆片。这样才能让胰岛素有事可做。

胰岛素剂量的调整

　　病人应该在餐前、饭后约 2 小时以及夜间测血糖。调整胰岛素剂量的目标是要让血糖维持在 4~8mmol/L 之间，并且正确的剂量不会让血糖的浮动多于 2~3mmol/L。如果一般的测血糖还是无法看出血糖的变动模式，使用连续血糖监测器会得到比较多的信息。

基本规则

（1）如果发生低血糖，就无法正确诠释 24 小时血糖剖析图，高血糖可能是低血糖后的反弹现象所造成的。在开始长期调整胰岛素前，应该先把剂量降低，防止低血糖再度发生。如果找不到低血糖的明显原因（譬如运动或吃太少），应该降低该负责那段时区的胰岛素剂量。

（2）低血糖的症状应该要出现在正常的水平，也就是在 3.5~4.0mmol/L 之间。如果低血糖的症状出现在低于 3.5mmol/L 的血糖值，未来的 1~2 周内要小心避免低血糖的发生，才会有所改善。如果低血糖症状在血糖 4.0~4.5mmol/L 就出现了，要克制自己，除非血糖低到 3.5~4.0mmol/L，否则不该吃东西。只要几天，低血糖症状就会出现在血糖较低的时候。

（3）在计算胰岛素和碳水化合物比值以及调整胰岛素剂量的过程中，最好是尽量维持一致的食物量及运动量[1176]。对餐前胰岛素的剂量来说，正餐和点心的碳水化合物总量比食物种类来得重要[397]。

（4）一次只调整一个剂量。如果一下子调整好几个剂量，就会展开一个恶性循环，不知道哪一个改变造成了什么结果。

（5）不要一次做很大的调整。计算碳水化合物的人，如果碳水化合物比值低于 10，那每次调整 1g；比值在 10~20 之间，每次调整 2g；比值高于 20，每次调整 3~5g。使用目测法的话，如果剂量小于 3 单位，每次调整 0.5 单位；3~10 单位的剂量每次以 1 单位做调整；大于 10 单位的剂量用 2 单位来调整。

（6）每次调整剂量后要等几天，才能清楚观察到调整的结果。体内有个胰岛素贮藏室，它需要几天才会达到新的平衡。每一次中效胰岛素剂量的调整要间隔 2~3 天，长效胰岛素的剂量调整在 1 周内不能超过 2~3 次。

（7）每天找个时间坐下，查看当天的血糖值与胰岛素剂量，记录碳水化合物的比值与修正系数（如果有做碳水化合物计算的话），同时计划一下隔天的预估剂量，并记录在日志里。一旦养成习惯，就可以避免当下做出过于急躁轻率的决定。

（8）在调整长效胰岛素剂量的那几天，最好不要施打额外的胰岛素，否则本来已经与既有剂量建立起来的关联就会被扰乱。如果非得打额外的胰岛素不可（譬如生病），最好中止 24 小时血糖剖析图的进行。几天或 1 周后，当剂量恢复正常，再重新开始。同样的道理，在进行 24 小时剖析图的当天，就算测到 3.5~4.5mmol/L 之间的低血糖，只要没有感觉不舒服，就不该额外进食。相同的原则也适用于夜间 2—3 点的血糖（只不过要记得 0.5~1 小时后，要再测一次血糖）。我们想要知道的是正常睡觉夜间的血糖值，而不是有进食的夜间血糖值。如果没有低血糖症状就会继续睡觉，不会特别起床测血糖、吃东西。如果有低血糖症状，可能会引发反弹现象，血糖就很难诠释，因此最好改天再重做一次 24 小时剖析图。

（9）如果无法理解测出的血糖为什么是这样，试着维持相同的剂量，再延长一天或两天，通常就能够比较清楚看出血糖的走向。

保持良好的记录习惯

血糖值最好在什么范围里呢？

理想的血糖值应该越接近正常值越好，也就是在 4~8mmol/L 之间。如果对低血糖无自觉，要小心避免低于 3.5mmol/L 的血糖值。

血糖	饭前 （mmol/L）	饭后两小时 （mmol/L）
理想	4~6	5~7
可以接受	5~7	6~8
无自觉低血糖者 *	5~7	7~9

*：一旦低血糖症状出现在高于 3.5mmol/L 的血糖值以上后，便适用正常的血糖目标范围。

把所有的血糖数据记录在日志里，否则永远无法做出正确的判断。如果老是忘记，或许可以改用电子日志。大部分的血糖仪都有记忆功能，可以把血糖值传送到电脑以便观看。一项美国的研究发现，有记录血糖数据习惯的病人比没有记录血糖习惯的病人 A1C 低（7.1% 相对 7.9%）[117]。

把血糖仪、泵和连续血糖监测器的数据都下载到电脑，使用专门软件观看每天的血糖走向，可以全方面看到血糖控制的状况。此外，也能把多天的数据放在同一张图表中（所谓的 Modal Day）。Diasend（www.diasend.com）和 Glooko（www.glooko.com）这两款程序都能够搭配下载大多数泵、连续血糖监测器和血糖仪的数据。瑞典所有的糖尿病诊所都采用这种系统，每次复诊都要下载所有的数据一起观看，找出高低血糖时常出现的特定时间与模式。使用美敦力泵或连续血糖监测器的病人，可以把数据下载到美敦力提供的软件 Medtronic Carelink（carelink.minimed.com）。

我们非常建议大家每周或者至少每两周要下载一次数据并进行分析。安装泵的人可以看到所有给予的用餐胰岛素剂量，以及这些剂量对应的餐前和餐后的血糖曲线图。譬如说，如果你不在餐前给予胰岛素，你会看到几乎每餐饭后的血糖都急速升高，这表示如果早点给予胰岛素，会让胰岛素发挥比较好的功效。你也可以看过去两周的平均血糖值，如果低于 8mmol/L，你的 A1C 很可能接近国际儿童及青少年糖尿病组织建议的 7.0%。

调整剂量应该遵守什么顺序呢？（一天多针方案）

（1）先降低剂量以避免低血糖，然后在 2~3 天内只专心一次调整一个剂量。

（2）如果采用一天多针的方案，首先要调整晚点心的剂量，才能在上床前有适当的血糖值。

（3）调整睡前胰岛素的剂量（如采用一天两针，就是晚餐的剂量），以便从上床到隔天早餐前，血糖能够一直维持良好。

（4）调整早餐的剂量。

（5）调整午餐及晚餐的剂量（如果一天多针）。

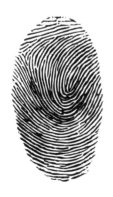

好比每个指纹都不一样，每种状况的胰岛素剂量也不一样。很不幸的，胰岛素剂量的功效似乎也每天都不一样。仔细想想这其实很符合逻辑的，我们每个人都不一样，所以胰岛素也必须根据每个人独特的生活方式来调整。

餐前的胰岛素剂量

早餐的胰岛素

夜晚比白天更难调控血糖，理想的情况是起床的血糖就是正常的。如果使用中效 NPH 作为睡前胰岛素，而早上的血糖老是出问题，可能改用 Lantus 当基础胰岛素会比较好。早餐的胰岛素就碳水化合物分量来说，需求剂量比较高一些。所以即使早餐的碳水化合物含量没有比其他的正餐要高，早餐的餐前剂量很可能是白天剂量里面最高的一个。含有超过 60g 碳水化合物的早餐需要的胰岛素剂量很高，高到可能会造成午餐前的低血糖[772]。试着用 1 颗蛋来代替 1 片吐司，来降低碳水化合物。泵用户可以尝试给予超级剂量（super bolus）。

午餐和晚餐的胰岛素

测量餐前及饭后两小时的血糖。早餐的策略同样适用于午餐及晚餐的剂量。如果学校的午餐时间很早，可以把剂量分成两次打，一次是在较早的午餐前，一次是下午较丰盛的点心前。

重要的是要在餐前注射胰岛素。吃完饭后再打针，胰岛素的功效来不及降低血糖，所以要训练孩子用餐前自行预估进食分量。10~12 岁的孩童应该没有问题，对初高中生也要如此，家长要坚持下去。

睡前点心的胰岛素

当采用一天多针的方案，晚上睡前吃点心前也需要打胰岛素。这个剂量要达到的目标是夜间血糖正常，所以要在点心前测血糖，再根据血糖值来调整食物以及速效或短效胰岛素的剂量。这种方式对幼儿和早睡的人特别适合，只要是吃了点心后就没有太多的活动都适用。

对每天总量 50 单位的人来说，2 单位的速效或短效胰岛素一般足以应付 1 份单片面包的三明治（15g 碳水化合物）搭配 1 杯牛奶（10g 碳水化合物）的睡前点心（每 10g 碳水化合物需要 1 单位的胰岛素）。更多碳水化合物的计算和称重。

学龄前的儿童通常在午夜前需要较多的胰岛素[218, 851]，如果采用长效胰岛素（如 Lantus、Levemir、Tresiba）搭配餐前的速效胰岛素，一天的最后一餐改用短效胰岛素可以解决午夜前较高的胰岛素需求。

对一天打两针的人来说，睡前没有打胰岛素。这种方案的睡前点心对于避免半夜的低血糖是非常有必要的。

周末或平常日子？

每个人的活动量会随着时间、地点而有很大的改变，譬如在学校、工作还是享受周末。我们在周末自然较为放松，赖个床晚一点起来，进食的时间也不同。如果使用功效时间比较长的新型长效类胰岛素 Lantus、Levemir 或 Tresiba 当基础胰岛素，赖床就不是问题。基于上面的理由，周末和平常日子的胰岛素剂量应该是不同的。把这些记录在血糖日志里，找出适合的剂量。对于轮班工作者，速效类胰岛素会是比较好的选择。

运动或放松？

如果计划吃完饭后 1~2 小时就去运动，可能需要多吃一些，或者少打 1~2 单位的餐前速效胰岛素。如果想要休息，活动量比平时少，可能需要把剂量提高 1~2 单位。

修正和比值：建议

修正系数（胰岛素敏感系数）：

◆ 不要修正因为压力或反弹现象造成的高血糖。这类的高血糖通常在1~3小时内会自行下降。如果还是想要修正，只给予一半的修正剂量。

◆ 运动前高血糖需要先测酮体。如果血酮小于0.5mmol/L，给予一半的修正剂量。

◆ 生病的话，一开始先按照平常的修正系数计算剂量施打额外胰岛素。生病可能需要更多的胰岛素，隔天根据100法则计算出新的修正系数，用新的修正系数给予额外胰岛素。夜晚睡觉时只需要给予一半的修正剂量。

胰岛素：碳水化合物比值

◆ 如果预计吃饭后1~2小时要去运动，使用速效胰岛素的人可以把比值提高10%~20%，这样就会算出比较少的剂量。运动完后的第一餐也可以如此处理，因为肌肉正需要补充糖分的储存［肌肉糖原(muscle glygogen)］。

◆ 通常伴随发烧的感染性疾病是需要比平日更多的胰岛素。先把比值降低10%~20%，注射较多的胰岛素，接着依据饭后测出来的血糖值再进一步进行调整。

如何调整胰岛素剂量？

餐点	计算碳水化合物，使用比值			目测法		
*：血糖改变 > 2~3mmol/L	正常比值	饭后两小时的血糖升高*，比值降低：	饭后两小时的血糖降低*，比值提高：	正常剂量	饭后两小时的血糖升高*，剂量提高：	饭后两小时的血糖降低*，剂量降低：
早餐	5g	4g	6g	8 单位	9 单位	7 单位
午餐	8g	7g	9g	6 单位	7 单位	5 单位
晚餐	8g	7g	9g	6 单位	7 单位	5 单位
睡前点心	8g	7g	9g	5 单位	6 单位	4 单位

无论胰岛素剂量是采用碳水化合物计算还是目测法，思考模式是相似的。你需要饭前和饭后1.5~2小时测血糖。如果饭后血糖值减去饭前血糖值超过2~3mmol/L，代表需要增加胰岛素，譬如早餐从8单位提高到9单位。计算碳水化合物的人，需要改变比值，也就是1单位的胰岛素可以应付多少克的碳水化合物，例如每单位对应碳水化合物的比值由5g变成4g，所以降低的比值需要给予更多的胰岛素。这两者的差异是，目测法以增加剂量表示注射更多的胰岛素，计算碳水化合物以降低比值表示增加胰岛素。不习惯计算碳水化合物比值的人一开始会感觉顺序有点颠倒，但很快就会习惯。

血糖

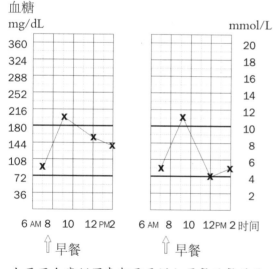

上面两个案例图表都需要增加早餐的餐前胰岛素（降低碳水化合物比值，或者把剂量增加1~2单位），或者将1单位胰岛素能对应的碳水化合物分量降低。如果血糖在午餐前就开始下降（右边的血糖图），增加早餐的剂量可能会造成低血糖。在这个情况下，比较好的解决方案是提前注射早餐的胰岛素，速效胰岛素（NovoRapid、Humalog或Apidra）提早10~20分钟注射，短效胰岛素提早30~45分钟。

使用速效类胰岛素

注射在腹部的速效胰岛素，它的功效启动得比短效胰岛素快很多，但还是没有办法和健康胰脏里的β细胞生产胰岛素的速度相比。这表示你可以在开始进食前注射速效胰岛素，并在血糖开始上升的时候，就获得良好的胰岛素效果[724]。

速效胰岛素（NovoRapid、Humalog 和 Apidra）的问世代表糖尿病治疗的一大进步，这种速效胰岛素能更贴切地模拟健康胰脏在用餐时的分泌。它的速效是来自注射后很快就分解成小分子的胰岛素，快速地被吸收进入血液。无论是注射[920, 925]或泵[123, 573]，NovoRapid（aspart）、Humalog（lispro）以

剂量一次该调整多少呢？

如果需要调整速效或短效胰岛素的剂量，譬如发烧、运动或生病，我们建议从以下的调整开始：

计算碳水化合物		目测法	
碳水化合物比值	增加或减少	平日剂量	增加或减少
>20	3~5g	1~3 单位	0.5 单位
10~20	2g	4~9 单位	1 单位
<10	1g	>10 单位	2 单位

高一点的比值会减少胰岛素的剂量，反过来亦同。无论多吃少吃，比值不变，而是依照比值重新计算剂量。但是如果饭后1.5~2小时的血糖和饭前血糖两者的差异超过2~3mmol/L，你需要调整碳水化合物的比值。

如果使用目测法，可以参考以上表格做剂量的调整。不要一次调整太多，否则会造成血糖的波动，让血糖的变动更加难以辨认。

如何修正高血糖？

使用100法则得到修正系数（一个单位的胰岛素可以降低多少血糖），算法是把100除以每天的总剂量（总剂量 = 餐前剂量 + 基础剂量）。胰岛素敏感度在夜间会上升，所以夜晚使用200法则（200除以每天的总剂量）。

血糖超过8mmol/L就需要修正，修正剂量的目标是把血糖下降到 6mmol/L。习惯这个模式后，可以试着把血糖修正到5.5mmol/L 或 6mmol/L。

如果100法则算出来的剂量对你个人来说会太多或太少，可以参考以下的建议微调：

修正系数 (mmol/L)	数的减少或增加
>20	3.5mmol/L
10~20	2mmol/L
3~10	1mmol/L
<3	0.5mmol/L

使用目测法修正高血糖的人，请参考下面的建议。如果血糖高于15mmol/L，请把额外剂量加倍。

平日的胰岛素剂量	增加的额外剂量
1~3 单位	0.5 单位
4~9 单位	1 单位
>10 单位	2 单位

及 Apidra（glulisine）三者在血糖控制上都有相同的功效。速效胰岛素可以在进食前注射（早餐最好还是提早 15 分钟），短效胰岛素则建议要提早 30 分钟注射；相比之下，使用速效胰岛素，剩下的两餐就无须那么准时。

目前在瑞典，几乎所有刚被诊断出糖尿病的孩童和青少年都是采用一天多针的密集胰岛素治疗。这个方案架构在每餐前的速效胰岛素（3~4 针），加上基础胰岛素的搭配（1 天 1~2 针的长效胰岛素）。

早餐2小时后的血糖	
早餐前的速效胰岛素剂量的调整需要根据早餐后 2 小时的血糖值。使用短效胰岛素可以根据午餐前测的血糖值进行调整。	
血糖	处理方法
<4mmol/L	早餐剂量要降低 1~2 单位，或者提高碳水化合物比值。
>8mmol/L	早餐剂量要增加 1~2 单位，或者降低碳水化合物比值。
>12~20mmol/L	想一下！有什么特殊的理由让血糖这么高吗？早餐忘了打胰岛素吗？觉得不舒服吗？
早餐和午餐间低血糖？	早餐剂量要降低 1~2 单位，或者提高碳水化合物比值。

睡前点心前的血糖	
采用一天多针方案，在晚点心前注射速效或短效胰岛素，睡前血糖目标值应该在 6~8mmol/L 之间。	
晚点心前的血糖（mmol/L）	处理方法
<3.5	服用葡萄糖片，等 10~15分钟，再注射平日剂量。
>8	剂量要增加1~2单位，或者使用修正系数计算额外的胰岛素剂量。
>14	想一下！有什么理由让血糖这么高吗？用修正系数增加剂量，但额外剂量不可以超过每千克体重 0.1单位。

永远在餐前注射胰岛素！！！

很多家长为了要在饭前猜测幼儿的食量而伤透脑筋，如果能等到饭后，根据实际的进食量再注射的确有它的优点。虽然多项研究证实速效胰岛素，即使在饭后注射，也能及时提供好的降血糖功效 [79, 159, 262, 987]。但我们在临床上，从连续血糖监测器的数据观察到，饭后注射非常可能造成饭后血糖的飙高。因此最好能在饭前，至少先给予一部分的胰岛素，这对使用泵或注射辅助器（Insuflon® 或 i-Port®）的孩子来说不是问题。不幸的是，我们看到很多习惯饭后注射胰岛素的青少年，即便长大成人，还保有同样的习惯。

速效胰岛素在缓解（蜜月）期间（缓解期）的作用也不错。你在缓解（蜜月）期还能够分泌一些自己的胰岛素，足够覆盖基础需要。有一项针对还在缓解期的成年病人的研究发现，如果他们使用速效胰岛素，就可以降低饭后几小时发生低血糖的次数 [882]。

使用速效胰岛素不太需要吃点心，这是因为速效胰岛素的功效比较符合食物升高血糖的时效。如此一来，体内的胰岛素浓度在两餐之间就低了。如果想要吃丰富的点心，可能需要额外注射一剂胰岛素，防止血糖的上升。

对用餐时间不规律的人而言，速效胰岛素是一个好的选择。很多人发现，只要体内有基础胰岛素 Lantus、Levemir，或一天两针的中效 NPH，略过一餐不吃（也不注射速效胰岛素 NovoRapid 或 Humalog）也不会是问题。想尝试的人记得要更频繁地测血糖。

调整基础剂量

如果正餐使用速效胰岛素，你还需要另外一种胰岛素，以确保体内在正餐之间有足够的基础胰岛素。没有基础胰岛素，在注射速效胰岛素后的 3~4 小时，血糖会再度上升 [584, 724]。基础胰岛素选择 Lantus，一天可能只需要注射一次。剂量少的孩子通常一天需要注射两次的 Lantus，才有全天候的基础功效。Tresiba 一天只注射一次。

如果使用 NPH 中效胰岛素当作基础胰岛素，早上很可能需要打第 2 针，避免因为缺乏胰岛素而让下一餐的餐前血糖高升。选择 Levemir 当基础胰岛素多半也如同中效胰岛素一样早上需要打第 2 针，尤其是对于孩子而言。如果早上注射了基础胰岛素，就能够比较自由地安排用餐时间。就算用餐时间很不规律，

> **什么情况下可使用速效胰岛素当作餐前胰岛素？**
>
> 速效胰岛素的功效太短，无法完全覆盖两个正餐之间的时间，所以还是需要一些基础胰岛素（也就是另外一种胰岛素，它能够覆盖两餐之间的胰岛素需求）。速效胰岛素可以在下列的情况下使用：
>
> ◆ 如果一天打两次的中效胰岛素或是 Levemir，或者一天打 1~2 次的长效胰岛素 Lantus，来当作基础胰岛素。Tresiba 一天只注射一次。
> ◆ 如果每天只在睡前注射一次中效型胰岛素当作基础胰岛素，还是可以使用速效当成餐前胰岛素，前提是你必须频繁且规律的进食（两餐的间隔不能超过 3~4 小时）。只不过这样一来，进食时间变得比较没有弹性。
> ◆ 如果还在缓解（蜜月）期，胰岛可能生产一些胰岛素，足够覆盖两餐间的基础胰岛素的需求。
> ◆ 如果使用泵，速效胰岛素是非常好的选择，因为泵同时也把速效拿来当作基础胰岛素。
> ◆ 如果有胰岛素抗体，胰岛素会与抗体结合转变成自身的长效胰岛素。想知道抗体是否存在，可以观察在注射胰岛素后，皮肤会不会变红。如果还在使用一般的短效胰岛素，可以试试速效胰岛素。速效胰岛素的化学结构稍微不同，或许比较不会引起抗体相关的问题，注射后皮肤也比较不红。

甚至两餐相距 6~7 小时，也是没有问题的。

大人可以先从一天一剂的中效胰岛素开始尝试。美国的研究发现，只有 20% 的成年病人需要增加到一天两针的基础胰岛素 [1222]。一项澳大利亚的研究则发现，在 100 位改用速效胰岛素 Humalog 的成年病人之中，约 54% 的病人需要于早上多打一次中效胰岛素 [213]。

基础胰岛素应该要在餐间达到平稳的胰岛素浓度。饭前要测血糖，然后视需要调整基础胰岛素的剂量。使用中效胰岛素和 Levemir 的读者请参考 178 页，Lantus 的使用建议在 180 页。夜晚的剂量是根据早上醒来的血糖做调整，但如果睡眠中发生低血糖，要降低剂量。调整基础胰岛素的剂量可能有点困难，特别是刚刚改用速效胰岛素的新手，可以请糖尿病医疗团队提供一些建议。

用速效胰岛素取得较好的A1C

速效胰岛素的功效既快又短，如果进食时间相隔很久，可能会造成体内在两餐间胰岛素的缺乏。有很多针对改用速效胰岛素 Humalog 病人的研究，这些研究都无法发现病人在 A1C 上获得任何的改善，除非胰岛素种类的变动还搭配了其他的措施。以下是一些获得良好结果的搭配措施：

- 正餐间的基础胰岛素需求
  （1）早上也需要注射中效NPH或传统Ultralente长效胰岛素[335, 975]。
  （2）每餐前用10%~40%的中效胰岛素混合速效胰岛素[298, 335]。
  （3）使用Lantus[596]或Levemir[536]当作基础胰岛素。
- 让进食方式符合速效胰岛素的功效曲线（点心的分量要少一点[975]，或者不吃点心[677]，增加正餐的分量）。

速效搭配基础胰岛素允许比较弹性的进食时间，很多青少年特别欣赏这个特点。这或许能够解释，为什么很多人改用速效胰岛素[137]。一项美国的研究发现，使用速效胰岛素 Humalog 与不使用的青少年相比，前者觉得糖尿病的处理比较简单，糖尿病对他们的生活质量有较少的负面影响，还有他们也比较少为糖尿病操心[454]。

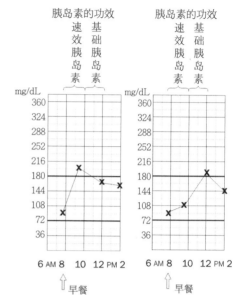

在调整餐前速效胰岛素的剂量时，最好测一下餐前以及餐后2小时的血糖值。如果测出来的血糖值如同上图左边的图表，应该要把早餐的剂量增加1~2单位。对于计算碳水化合物的人来说，应该调整速效胰岛素和碳水化合物比值，把碳水化合物的数字降低一些。基础胰岛素的剂量（无论是中效还是长效）或者胰岛素基础率（泵用户）看起来正确，因为血糖水平直到午餐前，都维持平稳。

上图右边的图表，我们看到血糖到早餐过后的2小时才开始上升，所以早餐的餐前速效胰岛素的剂量是正确的，但是早上的中效胰岛素的剂量需要增加1~2单位。如果晚上注射一次 Lantus，可以试着提高长效胰岛素的剂量。如果提高晚上 Lantus 或 Levemir 的剂量会造成早上低血糖的话，可能需要把剂量拆成两次注射，一部分留在早上打。

高血糖

速效胰岛素也非常适合在发生高血糖时，譬如恶心且测出酮体时，拿来当作"紧急胰岛素"，因为它可以快速降低血糖。很少需要一次就施打超过每千克体重 0.1 单位的额外剂量。太高的剂量会增加几小时后的低血糖风险。等2小时再测一次血糖。如果血糖还是没有降低，同样的剂量再注射一次。有些人在这种情况下可能需要每千克体重大于 0.1 单位的剂量，那就找出适合自己的方式来增加足够的剂量。

从短效胰岛素换成速效胰岛素

如果你想要换不同种类的胰岛素，在更换前一定要先咨询糖尿病医疗团队。经验法则是，变换新的胰岛素种类后，每天的总胰剂量是一样的。但是 Lantus 可能会让你的总剂量稍微降低一些。很重要是要更换新的胰岛素后，要更频繁测血糖，直到上手。

1. 餐前剂量

（1）一天多针：如果使用 NPH 中效或 Levemir 当基础胰岛素，把每餐的餐前剂量降低 1~2 单位，这减少的剂量加总，改为早餐前的基础胰岛素注射，睡前的基础胰岛素剂量照之前注射即可。如果你打算使用 Lantus 长效胰岛素当作基础胰岛素，餐前剂量可能要减少 2~3 单位。

（2）一天两针：如果每天注射两次的 NPH 或 Lente 中效胰岛素（单独或者混抽），一开始先把每天总剂量的 50%~60% 分配给正餐前的速效胰岛素（通常 3~4 餐，看是否有吃睡前点心的习惯）。早餐的剂量一般高于其他正餐。

2. 基础胰岛素的分配

建议请参考 174 页。

点心时间也可以注射额外的速效胰岛素，这一剂的功效在 2~3 小时后就几乎完全消失，所以不会干扰到下一个正餐的剂量[565]。而相反的，如果每两小时就注射一次短效胰岛素，这些剂量的功效很可能会重叠，造成之后的低血糖。

如果睡前血糖高，额外追加一剂小量的速效胰岛素比短效胰岛素来得安全，夜间低血糖的风险也比较低。夜晚 10 点过后要调高修正系数，这样算出来的额外剂量才会比较低（幼小孩童通常是等午夜后再调高修正系数）。在睡前胰岛素开始发挥功效之前，速效胰岛素的功效已经减弱了，所以血糖在半夜降太低的风险很小。不过为了安全起见，还是应该在夜里测一下血糖，确定在这种情形下，什么剂量是最合适的。

低血糖

使用速效胰岛素的人，如果餐后 2~3 小时低血糖，那么餐前胰岛素就是该为低血糖"负责"的剂量。因为速效胰岛素的功效时间比较短，它引起的低血糖，应该采用高葡萄糖含量的碳水化合物来处理（葡萄糖片、蜂蜜或糖）。如果低血糖晚一点才发生，那造成的原因应该来自基础胰岛素。由于速效胰岛素的功效在 2~3 小时就消失了，与短效胰岛素所引起的低血糖相比，它能够比较快地解除。

综合很多研究的分析发现，使用速效胰岛素的人比使用短效胰岛素的人，前者的低血糖发生风险较低[158]。一项研究让参加者随意调整他们的餐前胰岛素，发现餐前立刻注射速效胰岛素 Humalog 的人，他们的低血糖发生概率比起餐前 30~45 分钟注射短效胰岛素的人少了 11%[44]。速效胰岛素 NovoRapid 的用户在低血糖方面也显现出较低的风险[570]。一项临床研究追踪 100 位改用速效胰岛素 Humalog 的成年人，得到以下的结论：86% 的参与者降低了他们的 A1C，57% 减少发生低血糖的次数[213]，47% 的人同时降低了 A1C 和低血糖的发生频率。

很多研究发现，使用速效胰岛素 NovoRapid[571] 或 Humalog[158, 529, 918]，甚至连夜间低血糖的发生频率都会降低。这可能是因为最后一餐如果注射的是短效胰岛素，它的功效可以持续到前半夜。

更换速效胰岛素后的剂量：案例

注意！以下这些剂量仅供刚开始改用速效胰岛素时的参考。头几天必须要在每餐前、每餐后以及夜间测血糖。

在没有跟医师或糖尿病护理师讨论前，绝对不可以擅自更改胰岛素的种类。

案例一：8岁的孩子，体重32kg					
	早餐	午餐	晚餐	晚点心	睡前	24小时/单位
之前的剂量						
一天两针	18单位混合70/30（=5短效+13中效）	—	14单位混合70/30（=4短效+10中效）	—	—	32
一天多针（短效）	6单位短效	5单位短效	5单位短效	4单位短效	12单位中效	32
新的剂量						
速效和中效或Levemir	6单位速效 5单位中效或Levemir	4单位速效	5单位速效	4单位速效	8单位中效或Levemir	32（40%基础）
速效和Lantus	5单位速效 6单位Lantus	5单位速效	4单位速效	3单位速效 9单位Lantus	—	32（42%基础）

案例二：青少年（体重50~60kg）或年轻人（体重70~80kg）					
	早餐	午餐	晚餐	晚点心	睡前	24小时/单位
之前的剂量						
一天两针	14单位短效 18单位中效	—	10单位短效 26单位中效	—	—	68
一天多针（短效）	14单位短效	12次高效	10单位短效	8单位短效	24单位中效	68
新的剂量						
速效和中效或Levemir	12单位速效 10单位中效或Levemir*	9单位速效	8单位速效	7单位速效	22单位中效或Levemir*	68（47%基础）
速效和Lantus	12单位速效	10单位速效	7单位速效	7单位速效 32单位Lantus	—	68（47%基础）

*：小剂量的Levemir通常每天要分成两剂注射，而够大的Levemir剂量可以尝试一天注射一次。

餐前剂量一般在改用速效胰岛素后都会降低。速效胰岛素可以搭配长效胰岛素或中效胰岛素，餐前剂量的差异来自不同的基础胰岛素，有不同的功效曲线。NPH和Lantus相比，前者在午餐提供比较多的基础胰岛素，因此当基础胰岛素改成Lantus的时候，午餐的剂量通常不会降低。Levemir也在中午给予比较多的基础胰岛素，因此刚开始可以先用相同的餐前剂量试试看。

> **更换胰岛素种类时的测试**
>
> 当更换胰岛素种类时，需要更频繁地测血糖。我们建议最好在开始的头几天或第一周要能够随时联络得上糖尿病医疗团队，无论是经由电话、传真或电子邮件。
>
> 测血糖：
> （1）每餐餐前。
> （2）每一餐的饭后1.5~2小时。
> （3）夜间也要测一次血糖，时间根据睡前胰岛素的种类：
> 凌晨2—3点：中效NPH胰岛素
> 清晨3—5点：长效胰岛素
> 　（Lantus、Levemir、Tresiba）

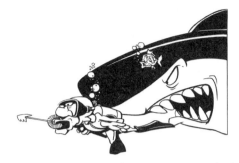

有时候我们会被这么多的测试、这么多的胰岛素剂量调整压得喘不过气来。如果有这种情绪，就先休息1~2周，只为了避免低血糖而测血糖，其他什么也不做，专心享受美好的时光（同样的原则也适用在照顾孩子的父母身上）。等休息够了，带着新的承诺与动力，再度监测糖尿病。

运动

如果注射速效胰岛素 1~2 小时后要去运动，通常需要把剂量降低[1135]。如果很晚还运动，隔天可能需要降低早餐的速效胰岛素剂量。也请记得在激烈运动后把睡前胰岛素的剂量降低 2~4 单位。

泵用户可以在运动后把夜间的基础速率暂时调降 10%~20%。

预混型胰岛素

市面上可以买到预混型的速效和中效胰岛素（NovoRapid Mix 70/30 及 Humalog Mix 75/25）。但是如果午餐和晚餐间的差距时间很长（4~5 小时或更久），血糖可能会在餐前上升，这是因为早餐打的中效胰岛素，它在晚餐前的功效已经开始微弱了。在这样的情况下，可以在午餐前注射预混胰岛素（譬如 50/50），或者在针管里加一些中效胰岛素。计算剂量时，要以一半速效胰岛素，一半中效胰岛素的比例来思考。混合 70% 的速效胰岛素及 30% 的中效胰岛素，在大人身上达到良好的效果，可惜市面上没有贩售[1126]。对孩童来说，用针管抽取胰岛素自行混合搭配，比使用预混胰岛素更便利。

短效胰岛素

餐前注射的短效胰岛素，不单单应付餐点里的碳水化合物，也负责两餐间的基础胰岛素需求。短效胰岛素要在餐前提早 30 分钟注射，而速效胰岛素可以在用餐前注射，无须担心任何等待时间。实际上我们观察到，很多人注射完短效胰岛素没有等多少时间就开始进食。这很容易让饭后血糖飙高，然后过几小时当短效胰岛素抵达效用高峰时，低血糖就发生了。

使用短效胰岛素当作餐前胰岛素的时候，为了防止体内缺乏胰岛素，两餐间的间隔不能超过 5 小时。改用速效胰岛素后，只要体内有足够的基础胰岛素，就不需要那么严格地控制进食时间。

更换速效类胰岛素

因为速效胰岛素比较符合用餐后的血糖状况，所以开始更换速效胰岛素 Humalog 的时候，可能需要把原来餐前的短效胰岛素剂量降低 10%[882]，否则 2~3 小时后可能会发生低血糖[677]，特别是在某些情况下，譬如主食是意大利面（血糖上升得比较慢），或者碳水化合物高脂肪的食物，譬如淋着浓酱汁的肉。

如同短效胰岛素，速效胰岛素的餐前剂量也是根据食物的碳水化合物含量以及餐前血糖值来调整的。如果使用中效胰岛素当作基础胰岛素，睡前的剂量调整和以前一样。长效 lente 型胰岛素的功效开始得很慢，所以可能要提早在下午 5 点到晚上 7 点之间注射，才能有好的效果。不过，长效 Lantus 可晚一点再打。

芬兰进行的研究建议刚开始更换速效胰岛素 Humalog 的病人，把原来点心的一半或一半以上的碳水化合物挪到前一个正餐中[975]。遵行建议的病人，他们的 A1C 降低了 0.25%，甚至连夜间的低血糖也减少了。

使用短效胰岛素，当天最后一餐的剂量会持续影响前半夜的血糖。更换 Humalog 的成年人发现，降低 20% 的点心剂量，同时增加睡前中效胰岛素剂量 25%，可以让点心后的血糖控制较好，以及让夜间血糖维持不变[16]。就我们的经验看来，使用速效胰岛素的孩童，通常在睡着后没多久血糖就会升高。解决这个问题的方法是把睡前点心的胰岛素改成短效胰岛素，并且提高剂量，直到血糖达到新的平衡。

当用餐使用速效类胰岛素时，还需要短效胰岛素吗？

速效胰岛素用来对付早餐脆片和牛奶是可以的，但是吸收缓慢的食物，像是意大利千层面（面条和高油脂的酱汁）或豆类（低 GI 的食物），本来短效胰岛素能够应付良好的食物，现在可能就有问题了。同样的道理也适用在脂肪含量高的食物，因为脂肪会延缓胃的排空速度。这会让血糖在注射速效胰岛素之后 0.5~1 小时内降低，因为食物还来不及被吸收到血液去。如果餐前血糖低于 4mmol/L，最好饭后再注射速效胰岛素，让食物里的碳水化合物来得及进入血液，避免血糖降得更低[590]。

如果一开始进食就喝含糖的饮料，譬如一杯果汁，就可以避免血糖降低。也可以针对这类的进食注射短效胰岛素，其他的时候再用速效胰岛素。

速效胰岛素的快速功效和糖果相符合。不过对于其他含脂肪的甜食，像是冰激凌、巧克力和洋芋片，速效胰岛素的功效就太快了，此时短效胰岛素会比较适合。或者也可把注射时

**当用餐使用速效胰岛素时，
还需要短效胰岛素吗？**

短效胰岛素比速效胰岛素能够给予较长的胰岛素功效，前者持续 4~5 小时，后者（NovoRapid、Apidra 和 Humalog）只有 2~3 小时，所以在某些特定的情况下，短效胰岛素可能比较适用（有时候我们把短效胰岛素叫作"派对胰岛素"）：

- 有 2~3 道菜的正餐，用餐时间比较久。
- 生日派对上，各种食物会在几个小时内源源不断的上桌。
- 食物含有大量的脂肪（像比萨）或蛋白质（像大片的牛排）。
- 低GI的食物。
- 很多幼童在睡着后到半夜之间需要比较多的基础胰岛素[218, 851]，用短效胰岛素当作当天最后一餐的餐前胰岛素可能有所帮助。

速效胰岛素也能跟短效胰岛素混合一起注射，达到稍长的胰岛素功效，譬如：

- 半夜想吃夜宵。
- 两餐的时间间隔比较长。
- 食物含有高脂肪量。

泵用户可以选择"延长的用餐剂量"，来达到较长的胰岛素功效。要知道什么方式最适合，唯一的手段就是尝试看看并且测血糖。

间改成在吃完这类点心后。

有些人进食的速度较慢，或者少量多餐（不是量大的正餐），短效胰岛素则可能比较适合[127]。如果晚餐有好几道菜，可以把用餐的速效胰岛素剂量分开来打，一部分在前菜的时候，一部分在主菜的时候。或者当进食会比平常要坐得久，可以改打短效胰岛素，或者使用泵的延长用餐剂量的功能。

基础胰岛素

进食后的 2~3 小时，肝脏会提供身体所需的葡萄糖，下降到太低。体内要有少量的基础胰岛素，才能维持血糖的平稳，并让细胞可以利用血中的葡萄糖当作燃料。如果完全没有胰岛素，反向调控激素（升糖素和肾上腺素）会增加肝脏的葡萄糖生产，造成血糖的高升。基础胰岛素（背景胰岛素）在餐间和夜间提供体内少量且稳定的胰岛素。夜晚的时间很长，夜间高血糖对 A1C 整体的影响很大。

很多因素造成早上起床的高血糖。最常用的睡前中效胰岛素是 NPH 胰岛素，它的高峰作用在半夜。而在午夜到凌晨 2 点这段时间，身体对胰岛素的敏感度高于早上 6—8 点的时段[136]（夜间生长激素分泌所引起的清晨高血糖）。这两个因素结合在一起，夜间低血糖的风险就增加了。

夜间的胰岛素功效

很难明确地说出什么是睡前的最佳血糖值。一些研究的结论是，上床前[88, 1021]或半夜[783]的血糖值如果能在 7mmol/L 或者更高，就可降低夜间低血糖的风险。如果基础胰岛素使用 Lantus 或 Levemir，上床前的血糖可以稍微低一点 5~6mmol/L。越高的剂量，功效越持久，对早上的血糖能发挥比较好的效果。

胰岛素的功效在下半夜开始减弱，同时身体对胰岛素的敏感度也因为黎明现象而降低，因此造成早上的血糖升高。夜间如果发生低血糖，加上下半夜体内的胰岛素也减少，可能会造成反弹现象（所谓 Somogyi 现象），使得早上的血糖更为升高。

采用一天多针方案的成年人，或许因为体内激素的波动较少，所以他们的夜间低血糖似乎遵循不同的模式。一项研究发现，凌晨 3 点测血糖只能查出 30% 的夜间低血糖[86]；另一个研究[1153]显示，在 29% 发生夜间低血糖（<3mmol/L）的病人中，没有任何一次是发生在夜

调整夜间剂量时应该做的测试

这些测试最好能够选择在一般作息的日子，也就是没有从事激烈运动或者低血糖的发生，这样的测试结果才比较具有代表性。睡前胰岛素的剂量是为了确保有个"平安"夜，注射Levemir、Lantus和Tresiba的孩子，上床前的血糖应该在5~6mmol/L之间，注射NPH中效胰岛素的孩童，睡前血糖值要在 7~8mmol/L之间。我们建议，每1~2周，都应该测一次夜间血糖，确保没有低血糖的风险。

- 测血糖：
  晚点心前
  晚上10点
  凌晨2—3点（NPH）或
  清晨3—5点（Lantus、Levemir和Tresiba）
  早上
- 验尿液：早上（如果买不到血糖试纸）

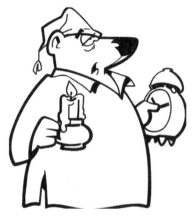

半夜起来测血糖一点都不好玩，所以要尽量把这项工作安排在"一般"的日子，以便获取最有用的信息。

睡前胰岛素的血糖监测

父母通常可以替沉睡中的孩子测血糖及注射睡前胰岛素。但另一方面，要把睡得正安稳的孩子叫起来吃东西，特别是血糖低的孩子，是件花费心思的工作。比较实用的做法是，晚点心前测血糖，随后安排点心的分量以及调整胰岛素的剂量，使得孩子在就寝前有最恰当的血糖。

注射睡前胰岛素的血糖值	处理方式
5~6mmol/L（Lantus、Levemir、Tresiba）7mmol/L（NPH 中效胰岛素）	给他半杯到一杯的牛奶。泵用户把接下来 2~3 小时的基础率降低30%，无须叫醒孩子。
6~10mmol/L	施打平常的剂量
10mmol/L	额外施打 1~2 单位的速效或短效胰岛素，或者用修正系数计算额外剂量。

睡前给孩子吃分量较大的点心，可能需要施打额外剂量的胰岛素。在注射睡前胰岛素时，施打额外剂量的胰岛素可能会增加前半夜低血糖的风险。最好使用速效胰岛素，因为当睡前的中效胰岛素开始工作时，速效胰岛素的作用高峰已经过了。在同样的情况下，如果睡前胰岛素是Lantus，夜间发生低血糖的风险会比较少，甚至可以替孩子注射短效胰岛素也无须担忧。

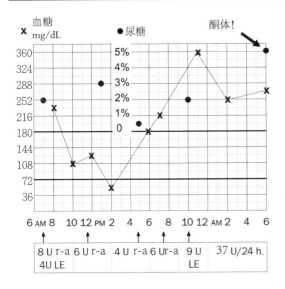

r-a= 速效 LE=Levemir

血糖早在入夜就开始上升，整夜的血糖都在高档，持续到早上。早餐注射大量的速效胰岛素让血糖在午餐前降下来，到了下午就发生低血糖了。

应该先降低午餐的餐前剂量（或提高碳水化合物比值），避免下午的低血糖，再增加睡前点心的剂量（或者少吃一些点心）。晚上另外的做法是降低碳水化合物比值，并且增加睡前胰岛素的剂量（记得清晨3—4点之间要测血糖！）。最后，当夜间的血糖变得比较好的时候，再来调整早餐的剂量了。

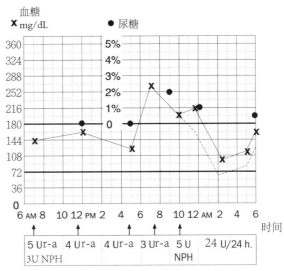

r-a= 速效

这个人的基础胰岛素用NPH中效胰岛素。黎明现象造成下半夜的血糖升高。如果增加睡前胰岛素的剂量，早上的血糖会比较低（虚线），但是夜间低血糖的发生风险则会升高。在调整睡前胰岛素的剂量时，一定要在凌晨2—3点之间测血糖。请把这里的图表与179页的图表做个比较。

里1点半到3点半之间。这表示睡前11点注射的NPH中效胰岛素，它需要比较长的时间才会达到效用的高峰。结论是，在睡前血糖低于7.5mmol/L的情况下，低血糖经常会发生在午夜后（凌晨1—2点）。假如起床的血糖不低于5.6mmol/L，那表示清晨没有发生低血糖。

　　如果半夜的血糖高过没有糖尿病的人（这个研究发现约等于7mmol/L），这样的血糖值会让体内的胰岛素敏感度降低（胰岛素抵抗增加），使得在正常血糖值情况下，原本夜间较高的胰岛素敏感度不存在了[136]。这可以用来说明，为什么睡前的胰岛素剂量那么不好拿捏。要能够自己判断发生了上述两种情况中的哪一种："是太多？"或"是太少？"这两种情况使得找出"正确"胰岛素剂量几乎成为不可能的任务。

"太过？"的情况：

　　如果胰岛素的剂量高到让夜间的血糖降到7mmol/L或更低，体内的胰岛素敏感度会增加，可能会造成夜间低血糖。

**中效胰岛素：
很难且经常不可能达到的平衡**

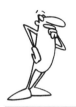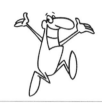

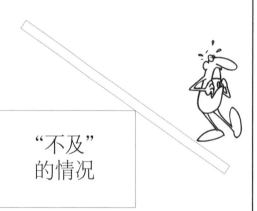

"太过"
的情况

为了降低早上的血糖，你非得增加睡前胰岛素的剂量……

"不及"
的情况

但是如果剂量增加太多，血糖一旦降低，半夜的胰岛素敏感度也会增加，就可能造成低血糖。这不仅仅在剂量增加的时候会发生，也会发生在需要降低睡前胰岛素剂量的日子，而你却忘了降低剂量，譬如那天踢了一场足球。请参考我们针对"过犹不及"两难所提供的策略。此外，注入体内的胰岛素，它的吸收变化更加深了问题的难度，让你在寻找"正确剂量"的道路上感到挫败。如果看到问题出在哪里，或许改用 Levemir 会让整个情况变得比较好，因为 Levemir 每天功效的变化比较小，或者 Lantus 和 Tresiba，它们的功效既长又平稳。

基础胰岛素的剂量

一开始可以用每天总量的40%~50%来当作基础胰岛素。可能会调整到40%~60%之间，青少年的比例一般会比孩子和成年人要高（弥补忘记的餐前剂量）。
NPH中效胰岛素：开始先占每日总剂量的40%，早上1/3，睡前2/3。
Lantus：先从总剂量的50%开始，以一针的方式于晚点心前或睡前施打。孩童可能比较适合早上注射，以避免夜间的低血糖。小剂量适合拆成两针，早上一半，晚上一半。
Levemir：约从总剂量的50%开始，早上一半，晚上一半。刚发病的孩童以及剂量大（药效时间会比较长）的青少年可以试着把所有的剂量于晚上一次给予。

"不及"的情况

如果胰岛素的剂量太少，使得血糖升高超过 7mmol/L，身体对胰岛素的敏感度就会降低，造成下半夜及清晨的血糖升得更高。

实际上，"过犹不及"效应造成每天早上的血糖值变化很大。至于黎明现象，基本上每夜都很稳定。然而注射相同的睡前剂量，可是早上的血糖值就是不一样，时常令人心灰意冷。这差异是因为每天的睡前 NPH 中效胰岛素剂量有不同的吸收速度，加上胰岛素的功效在清晨变得微弱所导致[136]。Levemir 可能是比 NPH 更好的选择，因为它提供比较可预期的功效，而且每天的吸收差异也较小[521]。长效胰岛素 Lantus 能在夜间发挥更稳定的功效，不但可以降低夜间低血糖的风险，也能够减少清晨血糖的升高[949]。连续血糖监测器可以帮你决定，哪一种基础胰岛素在夜间能达到最好的血糖。

接着该怎么做呢

每次只能把睡前胰岛素的剂量增加 1~2 单位，直到血糖位于 6~8mmol/L 之间。为了避免睡时发生低血糖，使用 Lantus、Levemir 或 Tresiba 请在清晨 4—5 点测血糖，NPH 中效胰岛素则在凌晨 2—3 点。凌晨 2—3 点的血糖至少要在 5—6mmol/L 之间，以避免夜间低血糖的发生。睡前测出 6mmol/L 并不算太低，无须担忧，但是同样的剂量可能会在其他夜里让血糖值再低个 1~2mmol/L，所以最好还是保留一些安全空间。对一天施打 1 次基础胰岛素 Lantus 或 Levemir 的人来说，如果早上醒来的血糖值是好的，之后还需要确认 Lantus 或 Levemir 的基础功效是否可以持续一整天，方法是在午餐和晚餐前测血糖。如果饭后两小时的血糖是正常，但接着却开始上升到下一餐前，表示基础剂量的功效无法持续 24 小时，最好还是把 Lantus 或 Levemir 拆成早晚两剂注射。

睡前高血糖

在睡前血糖过高的情况下，可以在注射睡前胰岛素的时候，加打一个小剂量的速效胰岛素。这是因为在 NPH 中效胰岛素起始前，速效胰岛素的功能就结束了。我们不建议睡前为了降低血糖而施打额外的短效胰岛素，就算打在腹部也不行。这两种胰岛素的功效会重叠，可能造成 4~5 小时后的低血糖。而对于使用 Lantus 或 Levemir 当基础胰岛素的人来说，注射短效胰岛素来修正睡前高血糖通常是安全的。

夜间的血糖

如果帮孩子测血糖，替他制作 24 小时血糖剖析图，就算半夜血糖低到 4~5mmol/L，只要孩子没有低血糖症状，就不要让他进食，如此才能理解正常的夜间会发生什么。因为如果没有测血糖，孩子也不会自己醒来。此时不要给孩子食物，而是等 0.5~1 小时后再测血糖，并且不要忘记早上也要测血糖。这样的夜晚会让人非常疲惫，但是也能获取很多宝贵的信

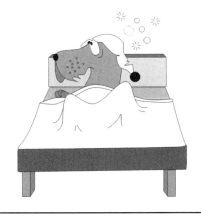

唯一能够得知半夜血糖值的方法，就是测血糖。使用 Lantus 或 Levemir，要在下凌晨的 3—5 点之间测血糖。使用 NPH 中效胰岛素，应该在凌晨 2—3 点测血糖。

早上醒来血糖高：该怎么办？

夜间发生过低血糖和反弹现象吗？

夜间低血糖引起的反弹现象会使得早上醒来的血糖很高。所以如果早上醒来的血糖高，不要先急着增加基础胰岛素的剂量，而是要在夜间测血糖，再决定处理方式。

长效胰岛素（Lantus、Levemir、Tresiba）

（1）先逐步一次把基础胰岛素的剂量调高1~2单位，直到早上的血糖没问题，但切记要在凌晨3~5点之间测血糖，不要让血糖过低。Tresiba的剂量调整需要至少3天才会看到效果，所以每周不要调整超过2次。

（2）正确调整的长效基础剂量可以让睡前的血糖位于5~6mmol/L的范围内，也不会产生夜间低血糖的风险。

（3）如果剂量大（>20单位），可能拆成两剂，注射效果会比较好：一剂早餐前，一剂晚上。通常一开始是平分，接着再分别调整白天和夜里的剂量。虽然这样要多挨1针，但很多人觉得两剂的效果好很多。不过注意，Tresiba 一天只能注射一次。

睡前注射NPH种类的中效胰岛素

注射的胰岛素可能在早上起床前就丧失功效而造成问题。为了要让剂量持久一点，需要增加剂量，但是要小心调整，不要反而增加夜间低血糖的风险。可能需要让睡前的血糖高一些，譬如10~12mmol/L。试试以下的步骤：

（1）先逐步把晚餐的餐前剂量一次降低1~2单位，直到注射睡前胰岛素时的血糖位于10~12mmol/L之间。

（2）慢慢地增加睡前胰岛素的剂量，但是无论如何，凌晨2—3点的血糖值一定要在5~6mmol/L之间。

（3）如果都这么做了，可是早上血糖还是高的话，建议改用Levemir或Lantus，这几款胰岛素比NPH中效胰岛素有较长的功效，甚至长达24小时。

息，知道更多孩子糖尿病的运作模式。成年糖尿病病人可能很难重新设定闹钟再继续睡觉，所以最好还是吃点东西。不要忘记把所有的测试结果记录在血糖日志里。

早上高血糖的可能原因

（1）黎明现象使得胰岛素后半夜的功效不够或者睡前胰岛素的剂量过低？

（2）夜间低血糖造成的反弹现象？

（3）晚点心或者睡前点心注射的胰岛素不够？

（4）晚上的血糖过高？

（5）忘记把睡前的混浊胰岛素给混合均匀（只有 NPH 中效胰岛素需要混合均匀）。

夜间低血糖

优先的处理方式是降低睡前胰岛素或基础胰岛素的剂量，以及 / 或者确定每天晚上有吃适量的睡前点心。如果参与竞技运动，或者每周固定几天或几个晚上进行繁重的体能训练，在这特定的几天，可能需要比较少的晚点心胰岛素或者比较少的睡前胰岛素。

早上的测试

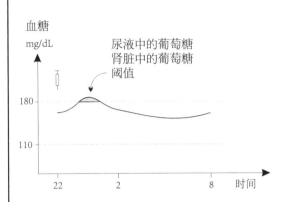

早上的测试：血糖 8mmol/L
　　　　　　尿糖 0.1%
　　　　　　尿酮 0

当血糖值高过肾脏的葡萄糖阈值，葡萄糖就进入尿液中。既然早上的血糖并没有那么高，你知道会是夜间稍早的时候曾经高过。知道自己的肾脏的葡萄糖阈值就能正确的诠释验尿结果。

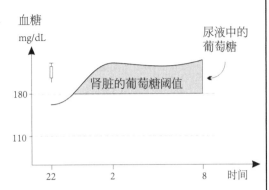

早上的测试：血糖 14mmol/L
　　　　　　尿糖 5%
　　　　　　尿酮 ++

由于胰岛素缺乏，几乎整夜的血糖都高。这让大量的葡萄糖进入尿液里。尿酮的产生是由于细胞缺少葡萄糖。

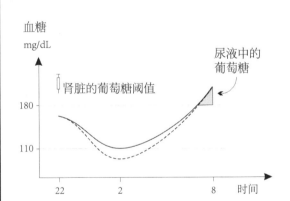

早上的测试：血糖 12mmol/L
　　　　　　尿糖 0.5%
　　　　　　尿酮 0（或 +）

因为尿糖的浓度算低，所以大部分的夜间血糖是适当的。只有测血糖才能确切知道夜间血糖到底在哪个范围内。尿糖的测试结果是低的，表示血糖只短暂的超过肾脏的葡萄糖阈值。如果低尿糖同时也验出酮体，表示血糖也曾经低过（"饥饿酮体"，虚线）。

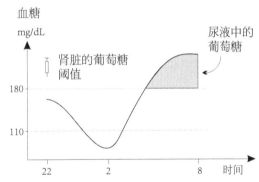

早上的测试：血糖 14mmol/L
　　　　　　尿糖 5%
　　　　　　酮体 ++

夜间的低血糖带来了反弹现象。低血糖产生的酮体进入尿液（饥饿酮体），而当血糖升高后，葡萄糖也进入了尿液。这里的早上测试结果与上面的一模一样。如果诠释错误，以为血糖整夜都高而立即增加睡前胰岛素的剂量，使得隔天夜里的血糖降得更低，反弹现象更为强烈，即所谓的 Somogyi 现象。要如何分辨这里与上面的例子呢？唯一的办法就是测凌晨 2—3 点的血糖。

基础胰岛素 NPH

要确保睡前 NPH 种类中效胰岛素的功效能持续到早上，越晚注射越好。晚上10点对大多数的人都算合适。当然也要考虑到整个家庭的作息，特别是当幼儿有糖尿病，如果为了打针，让孩子枯等到那么晚，并不是很好的做法。很多小孩子可以晚一点（晚上10点）在睡眠中让父母注射胰岛素，他们不会被打扰也不会被吵醒。如果孩子有内插式软针（Insuflon 或 i-Port），晚一点睡着时注射，就更为容易了。

通常很难确保 NPH 型中效胰岛素的功效能持续到早上。少一点的剂量不但功效比较弱，维持的时间也比较短。如果早上起床的血糖还是过高（高于 10mmol/L），应该试试看其他种类的睡前胰岛素，像是功效时间稍微长一点的 Levemir 或者长很多的 Lantus，请参考 176 页的重点方块，并与你的医疗团队讨论。

基础类胰岛素：Levemir

新型的基础胰岛素 Levemir，它的作用时间比 NPH 中效胰岛素更长，但是还没有长到可以允许一天只注射一次。大多数的孩童需要早上一剂以及睡前一剂，注射时间和中效胰岛素相同。高一点的剂量可以延长作用时间，因此有些青少年和年轻人只要每天在就寝前注射一次就足够了。Levemir 剂量的调整类似 NPH 中效胰岛素（请参考上一段）。调整剂量后，记得要测清晨 3—4 点之间的血糖，也要养成习惯，每 2 周在同样的时段测夜间血糖。

夜间的血糖监测

应该在预计夜间血糖最低时测血糖。每个人可能都不一样。要知道何时监测。

1. 24小时血糖剖析图的监测

   如果夜间进食，整夜的血糖都会有所影响，剖析图就比较难以诠释。只有在血糖低于4~5mmol/L，或觉得不舒服的时候，才能进食。同样的原则也适用于照顾糖尿病孩童的父母。如果血糖在4~5mmol/L，最好0.5~1小时后再测一次血糖，看血糖趋势变高或变低。

2. 为了可能会发生的夜间低血糖而监测

   如果你（或孩子）没有好好进食，或者当天的下午/晚上的运动量比平常还大，你应该采取些预防措施来避免当晚的低血糖。如果血糖低于6mmol/L，应该要吃点东西，才能平安继续睡到早上。

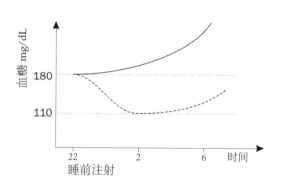

一点点剂量的改变也可能因为"过犹不及"效应而让血糖有很大的改变。半夜胰岛素敏感度的增加（胰岛素抵抗降低），会让血糖往下降，但前提是血糖要处于与没有糖尿病的人一样的正常范围之内，也就是要低于6mmol/L（虚线）。如果过了半夜，血糖上升，胰岛素的抵抗也会提高，睡前胰岛素的剂量就不足以把血糖降低（实线）。

Levemir的研究调查结果

- 一项研究比较使用中效胰岛素NPH与Levemir的孩童和青少年发现，使用Levemir后血糖较能预期，同时夜间低血糖的风险也较低[969]。

- 参与上面研究的病人中，大约70%的人从研究开始到结束，每天注射两次的Levemir，也有一些人在研究的期间有所变动。

- 在注射Levemir的参与者中，每天注射一次的人，平均的剂量占每天总胰岛素量的42%，每天注射2次的人，这个比例则是61%（一半在早上注射，一半在晚上）。

- 另外一个为期1年的研究观察82位2~5岁的孩童，分为两组各别使用NPH或Levemir。这两组孩童的A1C是一样的，但是使用Levemir的孩童，没有发生过任何一次的严重低血糖（0次对3位NPH孩童的6次）[1115]。

- 上面的两个研究都观察到使用Levemir的参与者，他们的体重降低，或体重就算有增加，幅度也比较少[969, 1115]。

- 以色列进行的研究是一开始让所有6~18岁的参与者都只在早上注射1剂的Levemir，当作他们一天多针的基础胰岛素。4个月后，一半的参与者改成一天注射两次的Levemir（2/3剂量于早上，1/3睡前），因为早上1剂的效果无法持续到隔天早上。如果增加早上Levemir剂量，虽然足以持续到隔天早上，但却会在正餐间发生低血糖。改成两次注射的参与者主要是年纪小的孩童和青春期中期的青少年（这段时期的胰岛素抵抗是最头痛的）[854]。

- 采用一天两针方案的12岁以下孩童和采用一天多针方案的青少年，改成注射Levemir，一年后他们的A1C分别降低了0.7%和0.4%。严重低血糖的风险也降低了[151]。

比起NPH中效胰岛素，Levemir的功效比较可以预期[986]。对于使用NPH胰岛素的人来说，如果感觉胰岛素的效能变化太大，譬如会造成夜间低血糖的问题，Levemir是更好的选择。

所有的临床研究都指出，使用Levemir比起使用NPH中效，体重增加的较少[698, 969, 986]，还没有人知道是什么原因。但是对有体重困扰的青少年或年轻人而言，Levemir可能值得一试。把中效改成Levemir时，可以从相同的剂量开始。

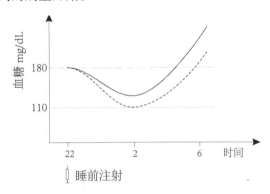

对采用一天多针治疗方案，睡前注射中效胰岛素的人来说，他们的夜间血糖走向一般遵循一个"吊床"模式。中效胰岛素在注射后的4~6小时抵达效用的高峰[998]。如果增加剂量，早上的血糖值会比较低（如同虚线），但是夜间低血糖的风险也会相对增加。凌晨2—3点（约注射后的4小时）的血糖值可以用来作为调整剂量的指标[136]。在理想的状态下，注射睡前胰岛素的时候，应该让血糖处于10mmol/L左右，之后让血糖降低4mmol/L，以便凌晨2—3点间（也就是夜间最低的血糖）的血糖可以到6mmol/L。

如果血糖在注射睡前胰岛素就低于7~8mmol/L，可能需要吃一些睡前点心，才能避免夜间发生低血糖。

基础类胰岛素：Lantus

Lantus 一般需要 3~6 小时才会达到它的平稳功效[712]。临床的观察发现，对成年人来说，Lantus 的功效在 20~22 小时以后就开始减弱[51, 473]，也就是说，在注射下一剂基础胰岛素前，体内有较少的基础胰岛素。可以根据自己的观察，选择在午餐、晚餐或睡前注射[51, 473]。因为 Lantus 的功效需要等几小时才开启，晚餐时的注射对前半夜的血糖能发挥最好的功效[51]。如果发现低血糖不是在起床的时候，而是在午餐前较容易出现，可以试着在午餐或晚餐时注射 Lantus。对于半夜过后容易低血糖的人来说，睡前的注射是比较合适的[51]。如果低血糖较常发生在下半夜，早上注射 Lantus 可能会有所帮助[473]。

因为 Lantus 的功效长达 24 小时，所以 1 周内，剂量的调整不要超过 2~3 次[880]。根据早上的血糖值来调整剂量，有时也应该测测清晨的血糖（譬如 4—5 点），尤其是刚开始使用 Lantus 的人。早上起床的血糖目标在 4~6mmol/L 之间，但是 7~9mmol/L 也是可接受的范围[949, 1024]。如果早上起床血糖过低（低于 4mmol/L），就应该减少剂量。

对注射一天一次 Lantus 的孩童来说，一般注射时间选择在早上才能够获取最大的功效。比较小的剂量维持的时间比较短，所以很多孩子还是需要一天两次。如果观察到午餐及晚餐间的基础胰岛素的功效过低，而增加晚上的剂量却又会让早上起床的血糖过低，那就应该从一天一次改成一天两次的注射。同样道理，对一天 1 剂 Lantus 的青少年及成年人来说，如果血糖在注射下一次 Lantus 之前的几小时开始升高，改成一天注射两次可能会比较理想[51]。当要把 Lantus 分成两次注射，可安排 1/3~1/2 的剂量在早上注射，其他的在晚餐或者晚点心时注射。

研究调查结果：Levemir vs. Lantus

- 检阅多个比较 Lantus 和 Levemir 的研究后，发现成人的功效时间都很一致（Levemir 21.5~23 小时，Lantus 22~24 小时），但是 Levemir 对个人而言，日常效用更为平稳[522]。
- 一项儿童研究也发现，Levemir 的功效比 Lantus 的平稳[265]。
- 针对成年人的研究，一组是一天两针的 Levemir，另一组是一天一针的 Lantus，搭配餐前的速效胰岛素 NovoRapid，这两组的 A1C 都差不多[922]。Levemir 组在严重和夜间低血糖的风险比较低，而 Lantus 组则达到较低的空腹血糖。

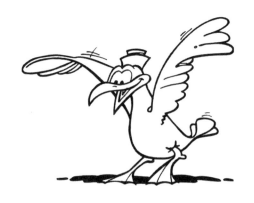

请缓慢地降落到地面上！在调整胰岛素剂量的时候，不要一次改变太多，否则会很难看出来，到底是什么调整造成了什么结果。

如果放学后有吃点心的习惯，一天一次基础胰岛素 Lantus 的人非常可能需要一剂餐前胰岛素。如果下午的点心分量不多，而且一天注射两次 Lantus，早上那一份基础胰岛素可能足以应付放学后的点心，或许不需要追加餐前胰岛素。其他的解决方法是在午餐的用餐速效胰岛素里混合一些中效胰岛素，或者早上多打一剂中效胰岛素当作额外的基础胰岛素[1102]。

虽然 Lantus 是长效胰岛素，但是它的功效可能突然中止。如果前晚忘记打 Lantus，很可能早上一起床就感到不舒服。事实上，这样的情况下有些人会高血糖、感到恶心甚至开始呕吐，所有胰岛素缺乏的症状，都因血液里有大量的酮体所引发。这时应该先注射一剂额外的速效胰岛素，剂量的计算是每千克体重 0.1 单位，把早餐往后挪 1~2 小时，直到觉得比较舒服。早上补打夜间 Lantus 剂量的一半。晚上的 Lantus 剂量照常打。

如果下午有额外的运动量，可能需要降低晚上 Lantus 剂量，为 2~4 单位，以防止夜间低血糖的发生。但是在减少的剂量的同时，也会让隔天的基础胰岛素效用随之降低；白天超过 3 小时的运动也可能需要降低晚上 Lantus 剂量。因为 Lantus 的超长效用，长期插管喂食的人也可以使用[937]。

研究调查结果：Lantus

- 研究发现，一天注射一剂Lantus的成年人，无论Lantus是在睡前、晚餐或早上注射，效果都一样[473]。
- 当比较一天1~2剂的中效胰岛素，与一天一剂睡前的Lantus，后者可以达到较低的空腹血糖值，较少发生低血糖，但是A1C没有改变。这个结论适用于5岁以上的孩童、青少年[297, 1024]及成年人[949]身上。
- Lantus在很多国家开放给2岁以上的孩童使用。但是也有一些这个年纪以下的幼儿成功使用Lantus的报道[200]。把睡前中效胰岛素NPH改成Lantus后（臀部注射），虽然A1C不变，但是夜间发生严重低血糖的次数降低了。这个研究里的大部分孩子早上还注射1剂中效胰岛素（午餐前不注射餐前胰岛素）。
- 比较晚上8—10点之间注射的中效及Lantus，后者的胰岛素浓度较低，夜间血糖也降低得比较少[813]。
- 一群A1C高于8%的孩子在学校午餐时间注射Lantus（有人监督），平均的A1C从10.1%降到8.9%[596]。
- 运动不会增加Lantus的吸收[904]。
- 注射在肌肉间的Lantus可能会造成低血糖，特别是年纪小又瘦的人[636]。
- 在为数很少的个案里，Lantus的治疗引起了恶心与呕吐的副作用（血糖控制没有退步）[312]。

改用Lantus

剂量案例：

早上NPH	睡前NPH	改用Lantus的量
—	12单位	12单位
—	36单位	32单位
8单位	14单位	18单位
12单位	26单位	30单位

如果原本每天只注射一次睡前中效胰岛素，可以在晚上从相同的剂量开始注射Lantus。如果一天注射两次中效胰岛素，先把两个剂量加起来，总量再减少20%，当成一次Lantus的剂量。如果中效剂量很大，最好再降低一些，免得半夜低血糖。之后再慢慢增加Lantus的剂量，直到早上起床的血糖在5~8mmol/L之间。

当开始从中效胰岛素 NPH 改成长效类胰岛素 Lantus 时，如果之前每天只注射一次睡前中效胰岛素，可以从相同的睡前剂量开始注射 Lantus[949]。如果本来一天注射两次中效，那要把两个剂量加起来，得到的总量再降低 20%，当成一次 Lantus 的注射剂量[1024, 1102]。更换胰岛素种类后，夜间要记得测血糖。有文献指出，在开始 Lantus 治疗的第 1 周里，有的病人发生了伴随抽搐的严重低血糖[1024]。

基础类胰岛素：Tresiba

Tresiba 是功效非常长的长效类胰岛素。一项成年人的研究强制一组病人以 40 小时和 8 小时的间隔注射 Tresiba，模拟睡前忘记注射基础胰岛素而早上想到再补打的情境，结果发现如此不规律的间隔也不会造成胰岛素功效的异常[781]。

青春期

身体在青春期间发育得很快，对胰岛素的需求也会增加。青少年会发现，他们必须增加很多的剂量。女孩在月经来的前一年长得最快，而男孩在青春期的后半段快速成长。身体在青春期分泌大量的生长激素，特别在夜里，造成血糖升高[325]。这使得胰岛素的敏感度降低（增加胰岛素的抵抗）[4]，所以青少年需要大量的睡前胰岛素。没有糖尿病的人，他们的身体会从清晨 5 点开始，自行多分泌些胰岛素来管理血糖[325]。

在快速生长（growth spurt）的时候，如果没有注射足够的胰岛素，糖尿病病人的身高可能会低于原本应该要有的身高 1.2~2.5 厘米[325]。在以前的年代，经常看到生长迟缓的糖尿病

改用Tresiba的小叮咛

- 当从另外一种基础胰岛素改用Tresiba时，Tresiba的功效发挥是缓慢的开启
（1）先计算每天的总基础胰岛素剂量（如果一天注射2次，请把这两剂的剂量加起来）。
（2）换成Tresiba，新的剂量是之前基础胰岛素总剂量的80%，于晚上1次注射。
（3）第1天，注射原来旧基础胰岛素剂量的一半（1或2次，依循旧的时间），外加 Tresiba 的剂量。
（4）隔天如果没有低血糖，注射原来旧基础胰岛素剂量的1/4（1次或2次，照旧），外加Tresiba的剂量。
（5）第3天开始，只需要注射Tresiba的剂量当作基础胰岛素。

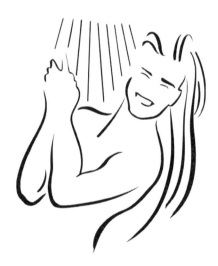

试着让糖尿病融入每天的日常作息。譬如一起床就先测血糖，注射胰岛素后再淋浴。这样可以对早餐后的血糖发挥出最好的效果。

孩童，但现在已经很少看到了。

在快速生长的时候，很可能要非常大幅度地增加睡前胰岛素的剂量。举例来说，很多使用 NPH 中效胰岛素的青少年，他们发现在很短的时间内从 12 单位调高到 20 单位或甚至 24 单位。几个月后，可能又要再度增加到 30 单位。一位采用一天多针方案的女孩，一年之内就把睡前的中效胰岛素从 6 单位调高到 20 单位。一位在快速成长期中的男孩，他每天的平均剂量从每千克体重的 1.2 单位升高到 1.7 单位。

睡前胰岛素的剂量一次应该要调高 2 单位，直到凌晨 2—3 点的血糖处于 5~6mmol/L。每次增加剂量都要等候几天，确定调整所带来的效应已经完全反映出来。如果凌晨 2—3 点的血糖是 6mmol/L，但是早上的血糖还是过高，可能需要改用其他种类的睡前胰岛素，如 Levemir。长效胰岛素 Lantus 也是不错的选择。胰岛素泵能够在下半夜给予足够的基础胰岛素剂量，是更佳的选择。

没有人敢宣称记得打针是一件容易的事。但是忘记打针会让 A1C 升高，特别是在青春期。一项针对使用泵的孩童和青少年的研究发现，一周内只要忘记两次的餐前胰岛素剂量，就能让 A1C 升高 0.5%[166]。苏格兰的研究比较年轻糖尿病病人（30 岁以下）实际在药房领取的胰岛素剂量以及医师开给他们的剂量[821]，28% 的病人领取了比处方签还要少的分量，平均下来这些人一年中有 115 天是短少胰岛素的。领取较少胰岛素的病人不但 A1C 较高，同时也比较可能因为酮症酸中毒而住院。

使用 Tresiba 的小秘诀

- Tresiba 的效用之长，造成无法采用降低剂量的做法来避免运动后的低血糖，而是只能在运动前后，以及睡前补充碳水化合物。找出不同的运动需要多少碳水化合物。此外，晚餐的餐前剂量可能需要降低一些（提高碳水化合物比值）。
- 如果担心晚上的运动会造成夜间低的血糖，睡前可以吃生玉米淀粉点心条（Extend®）。
- 如果忘记注射 Tresiba，发现了就马上补打。但是记住，两剂 Tresiba 之间，至少要间隔 8 小时[781]。
- 每次剂量的调整不要超过 10%，也至少等待 3 天再做下一个调整，直到达到正常的早上血糖。
- 如果一天 24 小时内有特定时段需要比较多的基础胰岛素，譬如青少年在睡着时需要比较多的基础胰岛素，那可以在晚上增加另外一种基础胰岛素，把剂量调整到符合需求，并且早上醒来的血糖是正常的。另外如果 Tresiba 的剂量调高到早上的血糖是正常，但餐前容易发生低血糖，也可以考虑混搭两种基础胰岛素。
- 如果暂时需要多一点的基础胰岛素，譬如发烧或生理期，最好使用另外的基础胰岛素，而不要增加 Tresiba 的剂量。因为 Tresiba 的功效完全发挥需要 3 天的时间，到时候可能已经不需要了。
- 如果长时间的运动，譬如 1 周的滑雪假期，可以在度假前的 3 天，开始把 Tresiba 的剂量降低 20%。这 3 天可能会需要额外补充其他种类的基础胰岛素，特别是当前往滑雪山庄的路上，有一段坐着的漫长旅程。
- 当你的糖尿病孩子得了肠胃炎，就算马上停止注射 Tresiba，效应也要等 24 小时候才能看到。所以比较重要的是给孩子含糖饮料，慢慢小口饮用，让血糖维持平稳。

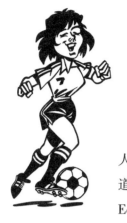

青少年觉得父母老是因为糖尿病而唠叨不停，实在有够烦的！但你还是很需要他们的支持。那不如改变一下看法，不要把他们当成是"糖尿病父母"，而是"糖尿病教练"。每位成功的队员背后，都有一位好的教练。

试着找出提醒自己或孩子按时打针的方法，并且这个方法不会让人觉得无趣或厌烦。很可惜大部分的笔针缺少记忆功能，所以无法知道上一针是何时打的，以及打了多少单位。有两款笔针（NovoPen 5 和 Echo®）可以显示上一针的剂量和注射时间。如果使用泵，泵会记录所有的餐前剂量以及每天的胰岛素总量。父母和青少年应该经常抽空找个时间，一起坐下观看泵的记录，会很有助益的。

缓解期间胰岛素的调整

糖尿病发病后的几周，需要的胰岛素剂量会大幅下降，然后接下来的几周，剂量会持续下降。不用烦恼偶然的高血糖。高血糖的时候不要立即施打额外的剂量，最好先等一等，下次用餐前测血糖，可能血糖已经自己恢复正常了。如果没有，可以用修正系数算出额外的胰岛素剂量。

当每天注射的胰岛素剂量少于每千克体重 0.5 单位的胰岛素剂量，并且 A1C 接近没有糖尿病的人（<6%），你就进入缓解（蜜月）期了。这个时期的长短因人而异，一般是 3~6 个月，有时候更久。

缓解期间，身体自己的胰岛素分泌足够覆盖两餐间基础胰岛素的需要，可以只使用速效胰岛素（NovoRapid 或 Humalog）当作餐前胰岛素。一段时间内，或长或短，可以不用注射早上的基础胰岛素，但是在每顿正餐前还是会需要少量的 NovoRapid 或 Humalog。一项研究发现，采用这种治疗方式的成年糖尿病病人，饭后低血糖的频率变少了[882]。

缓解期的胰岛素需求量很少，一般每餐几个单位就够了。如果剂量已经降到 0.5 单位或 1 单位还是会让血糖偏低，可能需要暂时停止中餐与晚点心的餐前剂量，就只剩下 3 个剂量（早餐和晚餐的餐前胰岛素以及睡前的胰岛素）。一旦发现午餐的饭后血糖再度升高，或者当天最后一餐的饭后血糖变高，表示需要重新开始注射之前所省略的剂量。另外一个常见的方案是在缓解期时采用一天两针的治疗，但之后当需要比较多的胰岛素时，要改回一天多针的方案会变得比较困难。这段时期也要每天测血糖，才能知道什么时候应该开始增加胰岛素剂量。每周应该看一下平均血糖值，如果超过 8mmol/L，就要增加胰岛素的剂量。接下来的那周，如果平均血糖值还是高于 8mmol/L，那你就需要联络糖尿病医疗团队了。

缓解期间，如果连续几次的血糖值都高，表示需要增加胰岛素的剂量，这可能会发生在感染的时候。每餐饭前都要测血糖，用修正系数来增加餐前剂量。接下来几天要降低碳水化合物比值（多些胰岛素）。如果使用目测法调整剂量，血糖位于 8~10mmol/L 之间或更高，但食欲没有受影响，可以一次把剂量调高 1 单位（大于 10 单位的剂量一次调高 2 单位）。生病又发烧会让所需的剂量很快地翻倍（每千克体重超过 1 单位）。如果糖尿病孩童在诊断后第一次生病，一定要打电话联络糖尿病医疗团队。

缓解期间额外的进食（譬如冰激凌或比萨）比起日后的糖尿病生涯，只需要一点点的额外剂量。这是因为在缓解期间，自己还是能够分泌一些胰岛素。

有证据指出，糖尿病初期良好的血糖控制，加上一开始的密集胰岛素治疗，两者合并能够让缓解期持续更久 [283, 884, 1037]。高血糖似乎会伤害分泌胰岛素的 β 细胞。血糖 11mmol/L 时，胰岛素的产量就降低了。当血糖高到 28mmol/L 时，就能观察到细胞内的变化 [344]。从这些观察所得到的结论是，如果在缓解期能够想办法调整胰岛素的治疗达到好的血糖，延长缓解期的可能性就会增高。就算觉得没有什么不适，还是要定时测血糖，如此一来才能在血糖高时，及时增加剂量。

低血糖

缓解期间的低血糖是比较少见的问题，因为自己分泌的胰岛素会根据体内血糖的高低来调节。如果血糖太低，胰岛素的分泌会完全停止。举例来说，早餐注射了 3 单位的胰岛素，自己的胰脏也可以分泌几个单位。如果血糖一直往下降，胰脏就会停止分泌这几个单位的胰岛素，进而防止了低血糖的发生。在缓解期间，胰脏能够分泌提升血糖的升糖素的功能也比较健全 [884]。

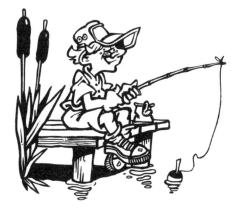

不是每个人都喜欢运动。有些人比较喜欢悠闲的钓鱼或者懒懒地晒太阳。你必须找到最适合你的方式，然后糖尿病医疗团队要根据你喜爱的生活方式，找到胰岛素剂量的调整方法。当然，如果能够找到某种喜爱的运动，长期下来会比较健康，也能经由提高身体的胰岛素敏感度而让糖尿病的治疗更加有效。我们鼓励大家把任何运动当作是糖尿病日常照护的一部分。在瑞典 [20] 和德国 [534]，较常规律运动和较低的 A1C 有正向关联，且不会增加严重低血糖的风险。

如果有低血糖的症状，并且血糖低于 3.5mmol/L，却找不到原因（譬如是吃太少了或者运动量较平常大），隔天应该降低"负责"的胰岛素剂量 1 单位（少于 3 单位的剂量减少 0.5 单位，大于 10 单位的剂量减少 2 单位）。

餐前的低血糖

如同先前建议，服用葡萄糖片，等 10~15 分钟，再注射平日的餐前剂量。如果低血糖不是运动造成的，隔天要降低早上的基础胰岛素。如果注射短效胰岛素，可能需要缩短建议的等候时间，在注射后的 15~20 分钟就要进食 [882]。

测出低血糖

如果血糖连续两天都在同样的时间低于 4mmol/L（就算没有低血糖的症状），还是需要减少胰岛素的剂量，方法同上。早上醒来的血糖如果低于 4mmol/L，降低睡前的胰岛素剂量。记住这对于没有糖尿病的人来说，是正常的血糖，所以就算注射的基础剂量很少，但是胰脏还是会努力达到这样的血糖值；所以就算你降低睡前的胰岛素剂量，早上的血糖也不会变高。要依据凌晨 2—3 点的血糖值来调整睡前的基础胰岛素剂量，也就是在 5~6mmol/L 之间。

实验一下！

我们鼓励年轻人，在各种情况下实验不同的注射。实验是非常重要的，要避免像是"允许的"或者"禁止的"之类的说辞。重点是，找出什么最适合自己。记得测血糖并且把结果记录在日志里，如此就知道自己做了什么。最坏的状况（而且老实说，也不是特别的可怕）就是在试了什么新的方法后，可能会产生低血糖或者暂时的高血糖。但是慢慢地，你会越来越认识自己，越能找出正常胰脏该分泌的胰岛素剂量。有一句谚语说："我们只能从自己的错误中学习。"所以切记，大部分的生命课题，都是在尝试中与错误里学习到的。

"想要找到春天，就要朝着上游的方向游去。"——中东谚语。
已经熟悉糖尿病的基本知识后，应该要鼓足勇气，去搜索探险新的道路。

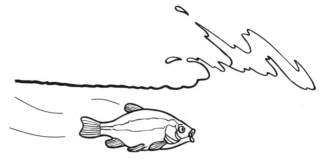

第十六章 胰岛素泵

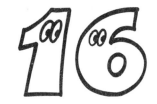

胰岛素泵能更真实地模拟健康胰脏分泌胰岛素的模式。如果一般的注射无法让血糖控制达到目标，在改成泵治疗后，很多孩童和青少年觉得改善许多。DCCT 研究里接受密集治疗的病人当中，高于 40% 比例的病人选择胰岛素泵。在 2008 年，美国约有 40 万糖尿病病人使用胰岛素泵。

胰岛素泵治疗［也称为持续皮下胰岛素输注（CSII，continuous subcutaneous insulin infusion）］比空针或笔针注射要昂贵许多。泵在有些国家没有保险给付，可能令人无法负担。如果因为经济原因而无法使用泵，请询问糖尿病医疗团队，或许可以向某些政府机构或慈善团体申请补助。

胰岛素泵里面一般只装速效或短效胰岛素，现在绝大多数的泵都装速效胰岛素（NovoRapid[120]、Humalog[1221] 或 Apidra[476, 573]）。综合许多研究分析得到的结论是，泵装速效或是短效的胰岛素，前者的 A1C 比后者低 0.26%[214]。在澳洲，就算泵用户和笔针用户有相同的 A1C（蛮高的 8.6%），前者得视网膜病变和神经病变的比例，比后者低约 30%[1215]。瑞典的 7 年追踪研究发现，泵用户在致命的心脏病发作（风险少 35%）和其他主要死亡原因（风险少 50%）的风险都比笔针用户较低[1072]。研究分析两种品牌速效胰岛素 NovoRapid 和 Humalog 在泵的使用中发现，无论是孩童[1183] 或是成年人[123]，两者在降血糖的功效以及对 A1C 的影响没有任何的差异。至于两组低血糖的发生频率以及泵和输液套（infusion set，输

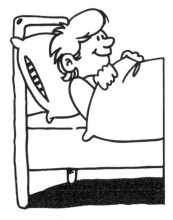

"睡觉的时候，泵要放在哪里？"这是对泵有兴趣的人最常提的第一个问题。你会惊讶那么快就会习惯它的存在，并且找到适合共眠的方法。

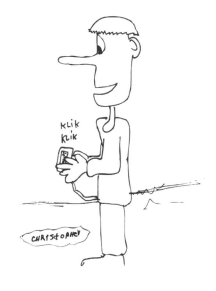

使用泵的限制

- 体内只有贮藏少量的胰岛素，一旦胰岛素的输送中断，很快会发生酮症酸中毒。
- 胰岛素泵的用户需要更频繁地定时测试血糖，或装连续血糖监测。
- 泵要24小时带在身上（除非把它卸下）。有些人觉得这让他们更离不开糖尿病。
- 戴泵很明显，譬如去游泳池游泳，大家都看得到，无法保守秘密。有些人还无法完全坦然面对糖尿病，而泵可能会引起别人的好奇，造成尴尬，不知道该如何处理。
- 泵的警示声音可能会突然响起，无论如何都必须要停下手上的工作，若有阻塞时，再不方便也要马上更换输液套。

使用胰岛素泵的好处

- 泵的基础剂量可以从下半夜到清晨，给予身体足够的胰岛素量，使得起床的血糖不会过高（黎明现象）。
- 有些人在两餐之间需要比别人更多的胰岛素。泵可以克服这个现象。
- 连续的胰岛素输送让用餐时间更有弹性。
- 身上总是带着胰岛素。
- 如果出门在外不喜欢打针，按一下泵就能输送餐前胰岛素，比用空针或笔针注射来得简单多了。
- 泵的餐前剂量可以微调到0.1单位，有些泵甚至能够调到0.05单位。
- 可以根据白天和夜间不同的基础胰岛素需求来设定不同的基础率。
- 泵里面只装速效或短效胰岛素，这两者的功效都比中效或长效胰岛素更能有预期的功效。
- 使用胰岛素泵一般也能减少严重的低血糖。
- 因为体内的胰岛素剂量很少，所以运动时不太可能会有额外的胰岛素突然莫名其妙被释放出来。
- 运动期间和运动后，可以替泵设定一个临时基础率。
- 如果旅行到不同时区的地方，泵比较容易调整。

送管和埋在皮下的针）堵塞的次数也没有差别。使用泵的婴儿和幼童，可以把要装到泵的速效胰岛素用无菌稀释剂稀释成 50U/mL 或 10U/mL，稀释的胰岛素可以存放 1 个月[622, 1078]。以前的短效胰岛素需要特制的溶剂，才能避免输送管的堵塞（Velosulin BR Human），它的功效跟一般短效胰岛素差不多。

胰岛素泵全天候 24 小时把基础胰岛素输送到体内，因而取代长效胰岛素。大多数新型的泵能够替白天和晚上设定不同的胰岛素基础率（basal rate），用餐的剂量（bolus dose）只要在餐前按个钮就好了。经由一条细细的输送管，泵把胰岛素输送到管子末端的皮下硬针或植入性软管（看用户的喜好），胰岛素就进入体内了。另外一种泵（像是 Omnipod®）的泵底下没有输送管，直接是针头[1224]。这种类型的泵叫作贴片泵（patch pumps）。

采用空针或笔针注射最常见的问题是，就算施打一模一样的剂量，这些胰岛素剂量也不会发挥同样的效果。而使用胰岛素泵，胰岛素会在数天内总是被贮藏在同一个输入点，达到更平稳的胰岛素吸收[702]。一项研究证实，只要泵的针没有埋在有脂肪硬块（脂肪增生）的区域，餐前胰岛素的吸收速度可以长达 4 天维持不变[874]。

安装泵的理由

- 高A1C。
- 开始出现糖尿病并发症。
- 夜间或早上（黎明现象）的高血糖。
- 血糖波动很大。
- A1C尚可，但是觉得每天多次注射太麻烦。
- 忘记打针。
- 胰岛素或注射针头造成的疼痛。
- 反复发生严重的低血糖。
- 无自觉的低血糖。
- 可以赖床。
- 需要比较弹性的进食分量和时间。
- 运动的时候还能兼顾糖尿病。
- 工作需要轮班/或者上班时间的变动很大。
- 生活品质的考量。
- 学龄前孩童从一发病就开始安装泵[885]。曾经有段时间，我们只让有特定医疗问题的病人安装胰岛素泵，但是现在我们更注重生活品质，所以泵越来越普及。我们现在的做法是帮所有学龄前孩童从发病的几周内安装泵，效果非常好[489]。一般来说，学龄前孩童的生活作息比较不规律，所以泵的使用对这个年龄层的孩子助益良多[727, 1131]。

泵的剂量调整

1. 餐前剂量

   如同采用笔针或空针注射胰岛素的一天多针方案，是根据餐前的血糖值、进食分量或碳水化合物的计算来调整，譬如以（0.5）1~2单位的餐前剂量。泵内置软件会依据目前的血糖值和摄取的碳水化合物来建议胰岛素剂量。

2. 基础率

   因为基础率无从对照，调整会比较困难，但它很重要，所以还是要好好学会。如果因为感染生病或者从事运动需要调整泵的基础率，通常以原来的基础率调高或降低某一定的百分比，将其设定为临时基础率，譬如发烧可以先增加20%~30%，肠胃炎或运动先降低10%~20%。

换成胰岛素泵治疗后，每天胰岛素的总需求量会降低15%~20%[119, 239, 727, 851]。美国的研究发现，成年人改用泵后，总剂量平均降低了26%，使用 Humalog 以及剂量本来就比较高的病人，他们剂量降低的比例更高[121]。至于孩童，研究发现，还没有进入青春期的孩子，他们的剂量只有一点点的改变，而青少年的剂量则平均降低了18%[218]。对一天多针的年轻人来说，从注射改成泵，基础剂量（中效或长效胰岛素）降低了40%左右。研究证实，孩童和青少年改用泵后，他们需要的基础胰岛素平均降低了20%[851]。对因为 A1C 高而改用泵的人来说，餐前胰岛素的剂量降低了约25%。对因为其他原因而改用泵的人来说，所有的用餐剂量则降低了15%左右。

改用泵后，血糖的控制通常也有所改善，A1C 就降低了[119, 239, 488]，孩童也是如此[727, 1181]。从发病就使用泵的病人，比较一天多针注射胰岛素的病人，两者的 A1C 没有差别[1053]。但是使用泵的儿童与青少年对糖尿病治疗的满意度较高。有些病人（尤其女性青少年）在刚开始安装泵的时候，如果没有随着较好的血糖控制来减少进食分量，体重会增加。这是因为之前

如果你符合以下情形，胰岛素泵的治疗会比较容易：
（改编自参考文献1103）

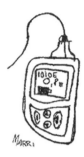

- 能够接受泵的针无时不刻在体内，并知道它的操作方法。
- 定时测血糖，每天至少4次（包含早上跟晚上），最好每餐前也要测。如果经济许可或保险给付，连续血糖监测器是更佳选择！
- 当生病，或者觉得恶心，或者连续几次测出高于14mmol/L的血糖值，要规律测酮体（最好测血酮）。
- 能辨认低血糖症状，并随身携带葡萄糖片。
- 能辨认酮症酸中毒的早期症状，总是携带额外的胰岛素和笔针或空针可以随时处理这个情况。
- 和糖尿病诊所定期保持联系。
- 如果独居，可以随时联络上好朋友、家人或亲戚。

跟着尿液排出的葡萄糖，现在会留在体内转变成脂肪。

使用泵治疗通常会降低严重低血糖的风险[119, 219]，即使对6~7岁以下的儿童，泵也有这种好处[727, 1131, 1181]。有些研究发现，泵会增加酮症酸中毒的风险[239, 490]，而其他的研究则得到了相反的结论，发生酮症酸中毒的风险降低了[119, 1131]。瑞典的研究发现，使用泵的年轻人比起一天多针的年轻人，前者酮症酸中毒的风险是后者的2倍[490]。在刚开始安装泵的时候，可能因为还不习惯这个新的治疗方式，所以很快就发生酮症酸中毒[488, 797]。对时常因为胰岛素缺乏而容易发生酮症酸中毒的青少年，改用能够持续输送胰岛素的泵，可能会显著地减少酮症酸中毒的发生频率与严重性[109, 1073]。

安装泵

我们在门诊安装新的泵，只有非常幼小的孩子（小于4岁）需要在医院住1~2晚。病人和他们的父母参加为期3天的课程，上课地点在医院的日间照护室（就算大一点的青少年也需要父母陪同上课）。使用泵的第一天，病人早上就不注射任何中效胰岛素；而注射长效胰岛素（Lantus或Levemir）的病人在前一夜只施打一半的剂量。所有的人当天早上只注射了餐前的速效或短效胰岛素。第一个步骤是麻醉皮肤（像EMLA®、ELA-MAX®之类的）并消毒后，接着插入泵的针，中午按下第一个用餐剂量。目前我们大部分的病人在泵里面装速效胰岛素。只有少数几位病人，为了防止时常发生的酮症酸中毒，我们会给他们装短效胰岛素（Velosulin BR Human），让他们的胰岛素贮藏量大一点。

虽然新安装泵的时候已经减少之前的剂量，但是刚开始可能会发现血糖都蛮低的。如果这样，再度降低剂量是很重要的，免得发生低血糖。降低剂量的理由是一旦血糖下降，连带胰岛素抵抗也会减少（增加的胰岛素敏感度）。同样的剂量会比前几天更加有效地降低血糖。

白天的基础率

以下的规范适用于可以输入不同基础率的泵。新手刚开始更改基础率的设定时，最好有糖尿病医师或护理师的陪同与指导。

一个好方法是把白天分成不同的基础率时段，每个时段都包含一个正餐。连续几天测餐前的血糖，用来评估基础率的设定好不好[645]。如果餐前的血糖如下，应该：

餐前血糖	处理方法
<5mmol/L	减少基础率
	每小时的基础率小于0.3单位，降低0.025~0.05单位
	每小时的基础率小于1单位，降低0.05~0.1单位
	每小时的基础率大于1单位，降低0.1~0.2单位
>8-10mmol/L	增加基础率
	每小时的基础率小于0.3单位，增加0.025~0.05单位
	每小时的基础率小1单位，增加0.05~0.1单位
	每小时的基础率大于1单位，增加0.1~0.2单位

另外一个调整白天基础率的方法是不吃早餐（也不给予用餐剂量），然后调整基础率直到午餐前的血糖都维持不变[118]，同样的程序重复用于其他的用餐时段。对孩童来说，要他们不进食很难，父母可以试着给孩子没有碳水化合物的蔬菜类食物。

另外一个监测基础率的好机会是在比较晚起床的日子，父母或朋友可以帮忙测清晨的血糖，然后每隔一段时间再测一次血糖直到起床，就可以知道基础率设定是否适当。很多泵可以使用不同的基础率模式，譬如平常日子、周末或者激烈运动的时候。

基础率

　　基础率是泵每个小时自动输送到体内的少量胰岛素。适当的基础率让血糖在不进食的状况下保持平稳，譬如两个正餐之间或夜间。在开始安装泵的时候，我们设定 5 个基础率：凌晨（0—3点）、清晨（3—7点）、早上（7—12点）、下午（12—18点）以及晚上（18—24点）。我们要特别强调，所有的最初剂量都是估算的，在安装泵最初的几周，新手要很频繁地测血糖（包括夜间），才能制定出正确的基础率和用餐剂量。如果所有的基础率都设定正确，泵用户能延后进餐或者不进食，想睡久一点就可以晚一点起床。

　　每天 40%~50% 的胰岛素需求是以基础率的方式给予（成年人每小时将近 1 单位）[549]。剩下的就是餐前的用餐剂量。如果泵里面装速效胰岛素，大一点的孩童和青少年的最初基础剂量约占 60%（装短效胰岛素则是 50%）[645]，因为这个年纪群常常忘记给予进食需的胰岛素剂量。幼儿的基础量占的比例比较小。美国一项研究发现，还没有进入青春期的孩子，基础剂量占总剂量的 41%，而进入青春期的比例是 46%[218]。设定低一点的基础率有个好处，就是你可以很机动，随时根据测出来的血糖值给予小剂量的修正胰岛素，来持续调整血糖。

如果使用短效胰岛素，基础率模式的变更要等2~3小时才会影响到血糖[541]。速效胰岛素则只要1~2小时[517]。如果皮下脂肪层比较薄（捏起来少于10厘米），胰岛素的吸收速度可能会比皮下脂肪层厚的人（厚度超过20厘米）快上1倍[543]。

成年人在凌晨1—3点之间对胰岛素的需求，比清晨5—7点之间约少20%[136]。如果有夜间低血糖的问题，可以把晚上十一二点到凌晨3点的基础率设定得较低，避免低血糖的发生[136]。如果早上起床有高血糖的问题，可以稍微提高3~7点的基础率（每个小时增加0.1~0.2单位）。

很多还没有进入青春期的孩子在晚上9点到半夜之间，需要高一点的基础率[132, 218, 851]，而午夜后的基础率（午夜到凌晨3点）比清晨（3点到早上7点）要来得高[1113]的情况并不少见。这可能是因为孩子睡着不久后，体内就开始分泌生长激素[218]，或者胃里面的食物在这个时段持续排空。

不要一次对基础率做太大的改变。通常以下的调整就已足够：每小时基础率在0.3单位以下，每次调整0.05单位；每小时基础率在0.3~1单位之间，每次调整0.1单位；每小时基础率大于1单位，每次调整0.2单位。1周不要调整基础率超过两次，否则可能变得很困难去厘清哪个改变导致了什么变化。当血糖数字开始出现偏低的数值，要开始准备调低基础率（特别是夜间速率）以避免低血糖的出现。

这一章针对基础率调整的建议，主要是针对可以调整日夜不同基础率的泵而写成的。有些泵可以调整每个小时不同的基础率，有些则能设定时间长短不一的不同模式。如果你的泵

夜间的基础率

选择一个白天作息正常，没有额外运动并感觉良好的夜间来测血糖。先调整晚点心的剂量，以便让血糖在晚上10—11点之间位于7~8mmol/L[136]。

凌晨3点的血糖值	处理方法
<5mmol/L	减少午夜后以及/或清晨的基础率
	每小时的基础率小于0.3单位，降低0.025~0.05单位
	每小时的基础率小于1单位，降低0.05~0.1单位
	每小时的基础率大于1单位，降低0.1~0.2单位
>8mmol/L	增加午夜后以及/或清晨的基础率
	每小时的基础率小于0.3单位，增加0.025~0.05单位
	每小时的基础率小于1单位，增加0.05~0.1单位
	每小时的基础率大于1单位，增加0.1~0.2单位

青少年通常在早上醒来前需要比较多的基础胰岛素（黎明现象），而学龄期的孩童则是在午夜前需要最多的基础胰岛素（反过来的黎明现象）。

如果你的泵无法设定不同的基础率模式，就要把这唯一的基础率设定成能够让血糖在夜间3点处于6~7mmol/L之间[136]。

任何基础率的更改，一开始最好请糖尿病医师或护理师陪同指导。接下来，我们希望你能自己主动调整。

基础率的临时更改

使用长效胰岛素的病人每天都要主动思考，今天的剂量该多少，是否应该调整。泵用户则不同，因为泵自动输送基础率，所以用户无须决定。泵的好处之一是，你可以每天24小时分时段、并且根据活动量来调整基础剂量。相对的，一旦把长效胰岛素打入体内，这个剂量是固定的，什么也无法改变。

- 灵活运用泵的功能，白天和夜里都可以更改基础率。

临时调高基础率

- 生病需要比较多的胰岛素：增加 20%~30%，缓解（蜜月）期可能需要高到50%。有时候甚至需要调高到100%，因为发烧造成的高血糖会让体内的胰岛素生产快速地降低。
- 减少的运动量，譬如天气湿答答，孩子无法在室外玩耍，或长期在外旅行，或体育活动被取消了。

临时降低基础率

- 增加的运动量，譬如校外教学、雪地玩耍、跳弹簧床或去山上滑雪。
- 如果活动安排在下午或晚上，最好把夜间的基础率降低10%~20%。运动后，之前储存的肝糖会被用来回补肌肉的储备，造成夜间的血糖很容易下降。
- 孩子就寝前的血糖如果已经是偏低的，最好把接下来1~2小时的基础率降低20%。接着查看孩子体内还有多少"已经上路"的胰岛素，会在接下来的几小时影响血糖，然后找出最合适的临时基础率。
- 如果夜间替孩子测血糖，测到低于 5~6mmol/L 的数值，并预期血糖会持续降低；与其把孩子叫醒吃东西，还不如使用暂时基础率，会简单多了。
- 当孩子的血糖低于 4mmol/L，可以把接下来1~2小时的基础率设定为0，这样就不用把孩子弄醒。

只能设定成一个基础率，你应该根据夜间的血糖值来设定这个率。如此一来，你就得调整餐前胰岛素剂量来配合这样的固定率。

基础率的暂时更改

大部分的泵允许基础率的暂时更改，更改可以是 1 到数小时。这个功能很实用，譬如就算在某特定时段额外进食，还是会低血糖，而且重复发生，通常只要把基础率降低或者把泵的输送停止 1~2 小时，就可以解决问题。如果就寝前的血糖比较高，可以把接下来 2~3 小时的基础率，设定比原来的高出 10%~20%（每小时多 0.1~0.2 单位）。如果上半夜的血糖比较低，可以反过来，把基础率暂时降低 10%~20%（每小时少 0.1~0.2 单位）。临时基础率的设定对持续长时间的运动也非常有用。譬如你打算连续骑 5 小时的自行车，可以试着把原来的基础率降低一半。如果下午或傍晚曾经运动过，当天的夜间基础率最好要降低 10%~20%（每小时 0.1~0.2 单位）。

如果工作需要轮班，可以在轮夜班的时候使用临时基础率，或者如果泵允许，设定不同的基础率模式。我们发现在夜间工作的人，他们下半夜需要比较高的基础率，用来应付身体为了保持清醒所造成的压力状态。

> **什么时候需要更改基础率？**（改编自参考文献118）
>
> 基础率模式不应该时常变动，在熟悉泵的操作后，可以根据自己的24小时血糖剖析图，每个月调整基础率1~2次。如果只是短暂的饮食或血糖的改变，只需要更改餐前剂量或者设定暂时基础率。下行的情况可能会需要更改基础率：
>
> - 生病发烧造成增加的胰岛素需求。
> - 学校或工作的改变：不同的活动、课表或者体育项目。
> - 体重的改变超过5%~10%或更多。
> - 怀孕期间。
> - 妇女可能在月经的初期、中期以及后期需要不同的基础率。
> - 开始某种会让胰岛素需求增加的药物治疗（譬如皮质醇或肾上腺皮质酮）。
> - 长时间的运动（像为期12~24小时或更久的登山或自行车出游活动）。

餐前剂量

每一次吃东西都应该按一下泵的按钮来输送用餐剂量，这很重要，如此才能够模仿健康胰脏的胰岛素分泌。一项欧洲的研究比较了1041位孩童和青少年，方法是把他们泵的记忆下载到电脑里，每天输送超过5次用餐剂量的孩子有较低的A1C[266]。如果泵里面装的是速效胰岛素（NovoRapid、Humalog或Apidra），在进食前按下剂量就行了。如果装的是短效胰岛素，要在饭前的30分钟输送剂量。当然，要提前多少时间的间距也要看餐前的实际血糖值。剂量调整的方式和一天多针的方式一样。早餐的剂量一般比其他的餐前剂量稍微高一些（较低的碳水化合物比值）。早餐的胰岛素最好提前15~20分钟给予，如此一来，胰岛素才能发挥更好的功效，尤其在血糖高的时候。安装泵后，对之前采用一天多针注射短效胰岛素的病人来说，餐前的用餐总剂量会降低，这是因为现在两餐间的胰岛素需求被泵输送的基础率所覆盖。同时，额外进食需要的额外剂量也可能比以前少（或提高碳水化合物比值）。很多泵提供不同的用餐剂量输送方式：大剂量［标准用餐剂量（standard bolus）］，一个时段内的分开输送［方波或者延长的用餐剂量（square or extended bolus）］，或者前两者的组合［双波或组合的用餐剂量（dual or combination bolus）］。

我们可以把一天里所有进食的碳水化合物加起来，除以当天的餐前胰岛素剂量总量，就可以算出多少克的碳水化合物需要多少单位的胰岛素了[270]。对学龄孩子而言，1单位一般足以应付10~15g额外的碳水化合物。举个例子，如果吃一份含有30g碳水化合物的冰激凌，

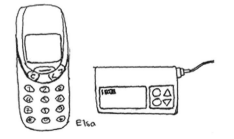

新型的泵体积小操作简单，很快就能上手。很多本来糖尿病控制不稳的青少年，他们发现安装泵后，生活简单多了。幼儿也能从中获益。现在很多糖尿病中心的标准做法是，很快替确诊的学龄前孩童安装泵，这也是国际医学界的建议[1089]。

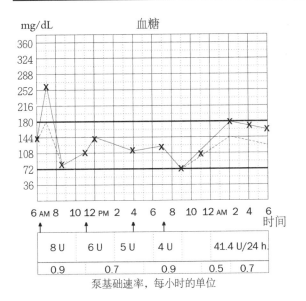

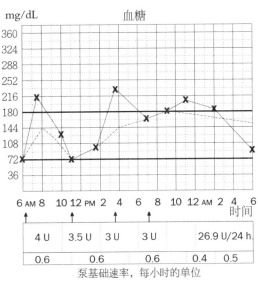

| 8 U | 6 U | 5 U | 4 U | 41.4 U/24 h. |
| 0.9 | 0.7 | 0.9 | 0.5 | 0.7 |

泵基础速率，每小时的单位

| 4 U | 3.5 U | 3 U | 3 U | 26.9 U/24 h. |
| 0.6 | 0.6 | 0.6 | 0.5 |

泵基础速率，每小时的单位

24小时血糖剖析图的诠释

（男孩40kg，早餐的碳水化合物比值是5，其他餐点是8）

最好连续几天都在同样的时间测血糖，或查看连续血糖监测器的数据，才能确认这些天的血糖模式是常态。我们要先关注晚点心，因为它会影响睡前的血糖。虚线代表执行我们建议的更改后，血糖可能会遵循的走向。

晚点心： 点心后的血糖稍微低了点，所以要把碳水化合物比值调高1，变成9（使用目测法，把晚点心的剂量降低1单位）。调整剂量的目标，是让睡前的血糖处于6~8mmol/L之间。

夜间： 从上床一直到凌晨3点，血糖的走势都是向上，所以夜间的基础率需要调高一点，到每小时0.6个单位。下半夜到早上的血糖走向平稳，表示凌晨3点到早上7点的基础率不需要变动。

早餐： 早餐后，血糖飞快飙高。如果泵装的是速效胰岛素，试着把碳水化合物比值调降到4（或可以把早餐的餐前剂量提高到9单位），然后或许需要把基础率降到每小时0.8单位。泵如果装的是短效胰岛素，早餐前的用餐剂量要再提早一点给予，才不会让早餐后8点钟时的血糖如此高。

午餐和晚餐： 不用改变。

有空的时候，坐下思考一下隔天的剂量。不要一次改变所有的剂量，因为会无法看清是什么更动造成了何种结果。每次的调整都要让它沉淀几天，才能确定每天的血糖模式是相似的。

24小时血糖剖析图的诠释

（女孩30kg，早餐的碳水化合物比值是8，其他餐点是10）

血糖图的诠释方法跟上一个例子一样。

晚点心： 点心的餐前剂量不需要改变。幼儿通常在半夜前需要最高的基础率。上面图表里的血糖在半夜前升高，所以适当的处理方式是，把晚上9点到半夜之间的基础率每小时提高0.1单位。

夜间： 血糖从午夜到凌晨3点没有什么改变，但是之后就突然下降很多，因此我们建议，从凌晨3点开始，把基础率降低到每小时0.4单位。幼儿通常在这个时段需要更少的胰岛素，所以把基础率再降低到每小时0.3单位可能更为合适。

早餐： 早餐后的血糖快速升高，所以应该把早餐的碳水化合物比值降低到7（或剂量提高到5单位）。基础率看起来是足够的，因为血糖在午餐前就下降了。如果把早餐的用餐剂量提高到5单位，可能需要降低基础率。

午餐： 午餐后的血糖只些许拉高一点点，表示午餐的餐前用餐剂量是正确的。但是血糖在晚餐前持续升高，所以应该把基础率提高到每小时0.7单位。

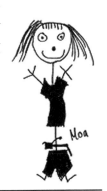

基础率的更改

由于基础率的更改需要一段时间才能反映出来，所以要及早计划。速效胰岛素要提前1~2小时[517]（基础率小于0.5单位/时的调整需要1小时，0.5~1单位需要2小时，大于1单位需要3小时[660]），短效胰岛素要提前2~3小时[541]。这个现象是因为增加剂量时，部分胰岛素会被留在皮下组织贮藏起来；而降低基础率时，贮藏的胰岛素会持续被释放出来，吸收到血液里，需要1~2小时后，贮藏室的容积才会变小。

（1）在需要产生效应的1~2小时前修改基础率，譬如你希望从清晨5点开始就有比较高的胰岛素功效，在凌晨3点就该调高基础率。

（2）如果需要很快反映出基础率变动的功效（譬如生病发烧），最好先额外追加一些胰岛素（剂量约等于2小时的基础率），然后再调高基础率。这会快速扩大胰岛素贮藏室，让胰岛素能够比较快的被吸收到血液里。

（3）如果想要快速降低基础率的功效（譬如打算去运动），应该把基础率停止2小时，过后用低一点的基础率再度开始。如此胰岛素的贮藏量会很快变少，基础率的改变会比较快地反映出来。

（4）成年人的基础率通常是以禁食的方式测定出来[1170]。基础率应该能够让血糖保持平稳直到下一个正餐。有些中心的建议是每天少吃一餐，第一天不吃晚餐，隔天不吃午餐，最后一天不吃早餐[660]。

如果无法达到血糖目标或觉得不太对劲，也就是说不进食也不给予餐前胰岛素会让血糖升高或降低，同样的流程要再跑一次。不要以为只要吃不含碳水化合物或者很少碳水化合物（低于10%）的食物就算禁食，这样是无法测试基础率。因为只要进食，就算只有一点点或者没有碳水化合物，肝脏会产生肝糖，造成血糖的上升。

2~3单位的额外胰岛素应该就足够了。现代"智慧型"的泵，只要输入一餐的碳水化合物含量，它就可以计算出用餐剂量。泵可根据用户的修正系数来修正高血糖或低血糖[1227]。更多碳水化合物计算的建议以及胰岛素和碳水化合物的比值请参考253页。餐前的用餐胰岛素剂量计算程序（bolus calculator 或 bolus guide）请参考200页的重点方块。使用连续血糖监测器的人，会发现趋势箭头能帮助餐前剂量的调整。

使用剂量计算程序的人，比较不常为了餐后的高血糖而增加修正剂量，餐后低血糖额外进食的情形也减少了[458]。瑞典的研究发现，使用剂量计算程序的儿童和青少年，他们的饭后血糖有较高的比例落在目标范围区 4~8mmol/L 之间[356]。在成年泵用户之间，有用剂量计算程序的人，他们餐后的血糖比较低，不过他们的 A1C 和不用剂量计算程序的人一样[667]。

泵可以根据食物里的碳水化合物含量来调整餐前用餐剂量。一般而言，早餐的碳水化合物的比例较高。你可能会发现，早餐1单位胰岛素能够处理的碳水化合物分量比其他的正餐来得少。

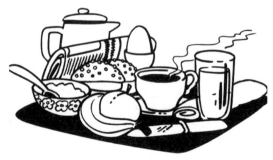

驾驭餐前的用餐剂量

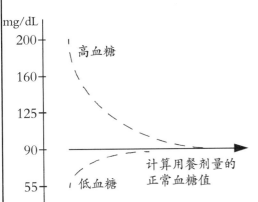

对孩童而言，很难看到特定餐点就知道需要多少的胰岛素。父母懂得把碳水化合物含量和测量的血糖值输入泵，再利用内建的剂量计算程序算出剂量；可是这个计算的过程对孩子来说比较难理解。如何确保孩子可以根据正常血糖值来评断胰岛素剂量呢？我们有一个好方法，包含以下的两个步骤（假设目标血糖值是5mmol/L）：

1. 修正高血糖

使用修正系数（或者胰岛素敏感系数）算出修正剂量，并把这个剂量先单独给予（不要输入任何的碳水化合物）。如果有时间，且孩子也愿意等待，把用餐时间延后，让血糖先降下来。假如饭前提早30分钟测血糖，比较容易有足够的等待时间。举个例子，30kg体重的孩子，每天总剂量是25单位，表示她的修正系数是1单位的胰岛素可以修正4mmol/L的血糖。当孩子血糖测出11mmol/L，修正剂量的算法是：　$11 - 5 = 6\text{mmol/L}$，然后6/4 = 1.5单位。

2. 修正低血糖

不要使用泵内置的剂量计算程序，也就是不要把低血糖值输入换泵，而是先给足够的葡萄糖，把血糖拉高到正常的范围（4~5mmol/L）。每10kg的体重给予3g葡萄糖足以把血糖提升3~4mmol/L。体重30kg的孩子需要约6g的葡萄糖让血糖升高约2mmol/L（从3mmol/L提升到5mmol/L）。

3. 先修正餐前的血糖，接着就以正常血糖值5~6mmol/L来计算餐前的用餐剂量

如此一来，就能帮助孩子学习，特定餐点需要多少的胰岛素剂量才是适合的。

方波或双波的用餐剂量：何时有用？

- 吃意大利面的时候，因为意大利面让血糖上升得比较缓慢。
- 用餐的食物含有大量的脂肪或蛋白质，譬如比萨，这种食物在胃里消化得比较慢。
- 进食量比平常要大。
- 进食时间比较久，譬如三主菜的套餐。
- 短时间内密集进食小分量的食物，譬如生日派对。
- 进食速度很慢，譬如一面看电影一面吃爆米花或洋芋片。
- 幼儿通常在睡前的那餐需要双波，避免入睡后血糖飙高。
- 当家长无法确定孩子是否会把所有准备的食物吃完。用餐前先设定30~60分钟的双波剂量，如果孩子吃到一半就不吃了，再把设定的剂量取消掉。
- 胃的蠕动速度有问题，造成延缓的排空。

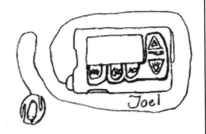

"不把食物吃光光就是欺骗你的泵。"——5岁的莉莉

不同种类的用餐剂量

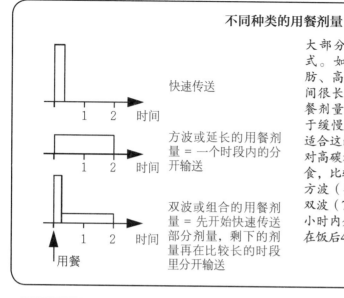

快速传送

方波或延长的用餐剂量 = 一个时段内的分开输送

双波或组合的用餐剂量 = 先开始快速传送部分剂量，剩下的剂量再在比较长的时段里分开输送

用餐

大部分的泵提供不同的用餐剂量输送方式。如果进食的分量很多、食物含高脂肪、高蛋白质，或低GI的食物、进食的时间很长，例如参加派对，方波或双波的用餐剂量比较适合这些情况。如果胃蠕动过于缓慢［胃轻瘫（gastroparesis）］，也很适合这两种胰岛素的输送方式。一项研究针对高碳水化合物、高脂肪以及高卡路里的进食，比较泵不同的胰岛素输送方式，结论是方波（整个剂量在2小时内分开输送）以及双波（70%的剂量快速输送，剩下的30%在2小时内分开输送）这两种输送方式能让血糖在饭后4小时都维持在较低的状态[199]。

高碳水化合物餐的超级剂量

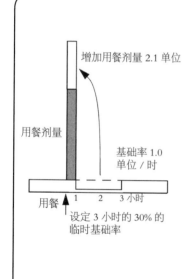

增加用餐剂量 2.1 单位

用餐剂量

基础率 1.0 单位 / 时

用餐

设定 3 小时的 30% 的临时基础率

含有大量碳水化合物的进食，譬如早餐，可能很难给予合适的胰岛素。早餐吃完后的1~2小时，血糖才达到高峰，可是如果增加餐前剂量，午餐前会低血糖。克服这个问题的一个方法是提前15~20分钟注射餐前的胰岛素。另一个方法是使用泵提供的超级剂量，结合暂时调降的基础率和增加的早餐用餐剂量，但午餐前的全部胰岛素剂量加起来是不变的[1170]。

（1）把早餐后3小时的基础率降低到原来的30%。如果原来的基础率是每小时1单位，那么接下来的3小时总共少了2.1单位（0.7×3 = 2.1）。

（2）使用泵的剂量计算程序来计算早餐需要多少剂量的胰岛素。或者如果习惯目测法，就自己预估剂量。

（3）把降低的基础率省下来胰岛素（步骤1），加上早餐的用餐剂量（步骤2），一次给予。如果早餐剂量是6.5单位，加上2.1单位，等于7.6单位。

一些模拟研究发现，一餐如果摄取超过60g的碳水化合物，很难在不降低基础率的情况下找到适合的胰岛素剂量[140]。

比起之前采用短效胰岛素的一天多针方案，安装胰岛素泵后，不再需要定时用餐及定时注射胰岛素，因为基础率可以允许6~7小时不进食也没有关系。这对作息不规律的人来说，是一大优势。

改变插针部位

最常见的插针部位是腹部。幼童最好使用臀部，以便分散插针部位，降低脂肪硬块的风险（脂肪增生）。也可以使用上手臂和大腿，不过这两个部位都会在运动时造成胰岛素的吸收加快。针也可能会卡在衣服上，不小心被拉掉。

耗材应该多久换一次？	
特氟龙（塑料）软针	刚开始的时候，每周 2~3 次。如果没有问题，可以用 4~5 天再换新的。有些人隔天就需要换一次，特别是幼儿。
金属针	标准建议是隔天换。如果有发炎的迹象，就要换得更加频繁。但是有研究指出，金属针事实上比特氟龙软针更为持久[889]，所以如果你没有问题，可以把使用天数延长到 3-4 天再更换。
输送管	每更换 2 次针，就要更换 1 次输送管。或者每次更换储药筒的时候一起换。
胰岛素储药筒	如果泵储药桶的容量是 3mL，用 3mL 的笔针匣比用 10mL 的瓶装胰岛素来补充可能比较实际。储药筒不能重复使用，因为活塞上的硅胶膜会耗损，造成堵塞警报的启动。

针需要多久换一次呢？答案因人而异。我们一般建议病人使用特氟龙（塑料）软针，但是有些人比较喜欢铁的短针。只要血糖不升高，通常可以让软针在同一个地方停留 3 天，不超过 4 天，特别是当血糖数值不会升高。最好每周选择固定的两天来换针。不过有些人，特别是幼儿，隔天就要换 1 次针。软针在同一个地方停留越久，脂肪硬块（脂肪增生）和感染的风险就越高，更换铁针不需要比塑料针更为频繁[889]。有脂肪硬块和皮肤红肿问题的人，要更加勤快地更换输液套。

用 Hibiclens™、IVPrep™或类似的产品来消毒插针部位。避开腰部、系皮带的部位、内裤的松紧带，以及肚脐为中心半径 5 厘米的圆形范围。贴胶布前记得把背挺直，才能避免皮肤紧缩。新的部位至少要离旧的部位 4~6 厘米，避免脂肪硬块的产生。

更换输液套的 3 小时后一定要测血糖，才能确定胰岛素的输送是良好的。最好不要上床前才换输液套，因为夜间的基础率输送得很慢，如果新的插针部位出了什么问题，泵可能需要更长的时间才会启动警报。很多泵用户一放学或下班回家后就马上更换输液套，这样如果新的输注部位出了问题，还有足够的时间可以处理。如果在餐前更换针和输送管，餐前的用餐剂量会顺便冲刷软针或硬针里的组织。

有些输液套在插针前要先把输送管和针用胰岛素装满。有些则是在插入后再给一些小量的额外胰岛素（0.5~1 单位），使得针的死角也充满胰岛素。就算已经用储药筒的活塞把输送管填满了胰岛素，还是要按一下泵的剂量输送钮，以便产生压力，直到胰岛素出现在输送管的末端才行。

刚开始安装泵的孩子，在替他们更换输液套前，一定要使用局部麻醉软膏（EMLA® 或 ELA-MAX®）。及时提早 1.5~2 小时涂抹，才能让药膏发挥最大的功效。另外一个减少插针疼痛的方式是使用自动插针辅助器（automatic inserter）。对疼痛较不敏感的人，先用冰块降低皮肤的知觉，就能快速减少插针的疼痛。

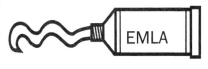

智能型泵和剂量指引：餐前的用餐剂量计算程序的设定

大部分的泵附有很多内建功能，帮助用户轻松地计算出正确的胰岛素用餐剂量以及修正高血糖所需的剂量。

- 胰岛素和碳水化合物比值：

这个比值告诉我们，1单位的速效胰岛素能够处理多少克的碳水化合物。一个简单的估计方法是500法则，把500除以每天的胰岛素总剂量（无论什么种类的胰岛素，所有的餐前胰岛素和基础胰岛素）。

- 修正系数（或胰岛素敏感系数）：

这个系数告诉我们，1单位的胰岛素在接下来的4~5小时可以降低多少mmol/L的血糖。计算方式是把100除以每天的胰岛素总剂量。请记得这只是估算。如果有运动，血糖会降得比较多。如果感染发烧，血糖会降的比较少。

- 胰岛素的作用时间：

这是胰岛素在体内工作的时间，也就是仍有降血糖功效的时间。对速效胰岛素而言，一般成年人设定为4~6小时[1170]，儿童则需要把这个时间降低到2~3小时[492]。

- 已经上路的活性胰岛素：

这是指已经在体内并且尚有降血糖功效的胰岛素（不包含基础胰岛素）。泵是采用之前设定好的胰岛素作用时间来计算已经上路的胰岛素。

- 血糖的目标：

这是经由使用修正系数后，希望达到的血糖。可以设定一个范围，不过多数的血糖仪的计算是使用中间值（美敦力使用范围内的较高值）。我们通常一开始把目标设定在6mmol/L，之后再降低到 5mmol/L。

上面的100和500法则，原本是为了大人而设计的[270]，但也可以提供孩童和青少年当最初的参考[356]。这些设定因人而异，请务必和医师和糖尿病医疗团队讨论。想要知道更多，请参考文献[1170]。

针头松脱了？

Skin- Prep ™、Mastisol ™以及 Tincture of Benzoin ™干了后会在皮肤上留下一层黏膜，帮助胶布固定得更牢。别使用有滋润皮肤功能的消毒液，可能会让胶布比较容易脱落。插针的时候，可以额外再多贴一层胶布加强固定。一旦额外的胶布开始松脱，马上更换新的胶布。

如果不会自行更换输液套的孩子要去朋友家过夜，父母可以考虑孩子出门前帮他插入备用的新针。如果使用中的输液套发生问题，孩子自己可以把输送管改接上备用的新针，完全不困难。

皮肤干燥或湿疹？

对胶布过敏会造成皮肤红肿或发痒，可以试试看别种胶布或者使用不同的输液套。另外的解决方法是先上一层透明的贴膜（如 Tegaderm ™、IV3000 ™或 Polyskin ™），然后再把针插入。如此一来，固定针的胶布就不会直接触碰皮肤。再困难一点的情况使用比较厚的透气胶布（像 Duoderm ™或 Compeed ™），会有所帮助。这种比较厚的胶布需要先替针的位置剪出一个小洞。EMLA 和其他的皮肤局部麻醉药膏可能会刺激皮肤，在插针前改用冰块降低皮肤的知觉会比较好。局部麻醉药膏擦除后，要再用水清洗一次。

消毒不要使用酒精，因为酒精会让皮肤干燥约 10 分钟。改用温和的肥皂洗手，并且完

输液套的更换

- 如果在给予餐前剂量前更换输液套，大量的液体就能顺便把套件冲干净。
- 尽量不要在就寝前更换输液套，否则需要枯等几小时，确保泵功能一切正常。
- 更换前，先用肥皂和水洗手。
- 选择离系皮带位置有一段距离的地方插针。
- 消毒比胶布稍微大一点的皮肤面积。使用Hibiclens™，IVPrep™或类似的产品。喷Skin-Prep™、Mastisol™与Tincture of Benzoin™会让胶布固定得更牢。如果常有感染的问题，要用消毒水洗手。
- 小心不要触碰无菌针头。不要把呼吸直接喷到针头上，因为这样可能会感染针头。
- 用两根手指头捏起皮肤，把针以45°角度插入，如果是其他种类的针，请参考输液套的使用说明。
- 小心的贴上胶布，用手掌温热胶布约30秒。贴得不平也不要撕开重贴，因为可能会把针一块拉出。
- 移除辅助针，在植入性软管里面装满胰岛素。不同长度的软针需要0.3~0.6单位的胰岛素填满死角。
- 插入新针后，就可以拔除旧的针。从输液套顶端的那个方向撕开胶布，软针会比较容易出来。如果先拔除旧针，很可能会把旧部位的细菌经由手指头传染到新的部位。
- 更换后的几小时要避免游泳或洗澡，因为胶布可能会脱落。
- 如果有胶布残留的黏胶，可以用类似Detachol™或Uni-Solve™的去胶剂移除。

泵用户应该做哪些测试？

- 每天最少测4次血糖（包含早上以及晚上就寝前），如果泵装的是速效胰岛素NovoRapid或Humalog，最好每餐前都要测血糖。
- 每周或每两周选择1天或2天，测试所有的饭前与饭后1.5~2小时的血糖值以及夜间血糖，以便制作24小时血糖剖析图。
- 如果生病或任何原因的不舒服，每餐前和饭后1.5~2小时要测血糖。
- 如果觉得恶心、生病，或血糖高于14mmol/L，额外的剂量也无法降低血糖，这时候还需要测酮体。

全让手干燥。我们建议洗完澡后更换新的针头，如此一来，手和插针部位都已正确的清洁过。不要直接把用过部位的胶布撕掉，你可能会把皮肤外层一起撕下。先在胶布上涂抹一些婴儿油，一旦胶布开始溶解，小心从胶布边缘慢慢地松开胶布。如果使用Remove™，胶布移除后，要小心用肥皂和水清洁。

除非旧的插针部位已经完全愈合，否则不能再用胶布覆盖。最好每次都换边，这次腹部左边，下次换腹部右边。如果皮肤很容易得湿疹，最好先涂抹一层非处方用药的类固醇药膏，需要比较强烈的药效时，则由医师开处方签用药。预先使用皮肤柔软剂来帮助准备下一个插针部位，或者涂抹含有尿素可以锁住水分的护肤霜，一天两次保护皮肤，特别在冬天的季节。干燥肌肤是敏感的，很容易被刺激。

插针部位感染了

先插入新的输注套件，然后再拔除旧的。如果反过来做，很有可能把旧部位的细菌经由手传染到新的部位。

智能型泵：想一想

- 开始使用泵的时候，你很可能比泵的剂量计算程序更清楚正确的剂量，直接否决它的建议剂量会让用户有优越感，只不过若你不愿意教导泵，它就没有机会变得聪明。最好还是接受泵建议的剂量，再看错误出在哪个方向，例如血糖变得太高还是太低。之后再来调整泵的设定，让它更贴近你的需求。

- 胰岛素：碳水化合物比值：
  测试一下组合型的用餐剂量。碳水化合物的含量会决定这一餐的胰岛素剂量，而升糖指数GI值告诉我们，该让组合的用餐剂量持续多久。含大量碳水化合物的餐点需要久一点的时间，因为油脂会减缓胃的排空，所以高油脂的食物也需要长时间的双重用餐剂量。研究成年人吃比萨发现，他们需要把剂量延长2小时（剂量分为70%/30%）[199]，而另一个研究发现，有些人居然需要长达8小时（剂量分成50%/50%）[618]。用静脉给予胰岛素的研究发现，大麦克汉堡需要至少3小时以上[1160]。

- 校数：
  一天当中不同的时段需要设定不同的修正系数。一开始我们会替大一点的孩子和青少年把夜晚10点开始的修正系数设定为白天的2倍（这样算出来的修正胰岛素剂量会减半）。但是年幼的孩子不同，他们通常到半夜前还会需要白天的修正系数。饭后最好等上2小时，再给予修正剂量。

- 如果距离上一顿餐点或者修正剂量不到2小时，你想要再施打一次用餐剂量，这种情况下，不要把血糖值输入到泵的计算程序。你的体内还有不少已经上路的胰岛素正要发挥最大功效，而你输入目前的血糖数值，剂量计算程序可能会给出错误的建议。

- 活性胰岛素：
  当确定修正系数设定无误后，接下来要探讨如果体内有活性胰岛素，这个修正系数是否依旧正确。我们时常得到的答案是："是的，泵建议的修正剂量是正确的，可是当体内还有活性胰岛素的时候，剂量就不正确了！"。儿童一般剂量比较小，所以可以替活性胰岛素设定短一点的时间，试着替活性胰岛素功效时间设定为0.5~1小时，再检查修正系数是否正确。我们的经验是，设定为2~3小时蛮适合的[492]。有些泵可以设定为2.5小时。有个研究建议，如果平均用餐剂量是2单位，设定3小时；平均剂量是10单位，设定5小时，如果平均用餐剂量是20单位，设定7小时。
  一些厂牌的泵（美敦力，Animas；罗氏，Omnipod），只要有输入碳水化合物含量，就会特别帮你把这个剂量当成用餐所需；如果之后你需要吃另一餐或计算修正剂量，泵并不会把之前的用餐剂量当成活性胰岛素。这是正确的，因为用餐剂量是用来处理上一餐进食被消化的碳水化合物。只有修正剂量的胰岛素，才会被算入活性胰岛素。此外注意，如果吃饭前用泵给予用餐剂量，却不输入碳水化合物，那么这个剂量会被当成已经上路的胰岛素，在你需要修正剂量时，计算程序会把没有输入碳水化合物的用餐剂量纳入考虑，当成活性胰岛素减掉。所以如果泵的屏幕显示还有活性胰岛素，我们建议不要使用泵的修正系数计算程序。美敦力和Animas的泵同时显示用餐的胰岛素剂量和修正的胰岛素剂量，而罗氏和Ominipod只显示修正剂量为活性胰岛素。
  其他泵（Dana、Ypsopump）把所有的剂量，包含有输入碳水化合物的用餐剂量，都当成活性胰岛素。有些会把胰岛素的活性时间设定为2小时，避免剂量互相干扰。
  如果体内还有活性胰岛素，这时候发生的低血糖可能需要更多的葡萄糖才能改善。

- 夜间活性胰岛素：
  就寝前要检查一下剩余的活性胰岛素。如果血糖低于6mmol/L，体内现有的活性胰岛素可能会造成夜间的低血糖。不想额外进食的人，可以设定暂时基础率，把接下来几小时的基础率降低。如果低血糖，甚至可以把基础率关掉2小时（同时吃一些葡萄糖），但不要超过2小时，否则之后会有高血糖的风险。

- 使用应用程序：
  有很多应用程序可以帮助你估计食物里的碳水化合物含量。很多有食物列表，有些有不同分量的照片（譬如 Carbs & Cals）。有些泵也有内建的食物列表。

如果换针后红肿的现象还是没有消失，可以先把一块布泡在热肥皂水里，敷在红肿部位上20分钟，一天4次，让皮肤的红肿加快消失。也可以涂抗生素软膏或过氧化氢（hydrogen peroxide），及早处理或许能够阻止感染的扩散。如果红肿部位开始疼痛，可能需要服用抗生素，请联系糖尿病医疗团队或者医师。时常在插针部位发生感染的泵用户，出国最好携带一些抗生素，以备不时之需。

插针部位的感染可以经由彻底洗手、消毒以及每2~3天勤换输液套来预防。使用酒精性氯己定（Hibiscrub™）或类似的消毒水洗手。不管再怎么注意卫生，而输注部位还是反复被感染，那可能细菌是来自腋下或鼻孔。如果鼻孔检测出细菌［葡萄球菌（staphylococci）］，可能需要接受抗生素的治疗。另一个方法是每晚在鼻孔喷局部抗生素，以及每天用抗菌沐浴乳洗澡（含 chlorhexidine 抗菌配方）。

在家更频繁的监测

安装泵使得胰岛素缺乏的风险增加，所以必须自动自发、更频繁的测血糖。至少一天4次，包含早上和晚上。最好是每餐饭前也要测血糖。如果血糖很高，或者觉得不舒服，要有警觉心，并且测试酮体，因为酮体是胰岛素缺乏的征兆。最好在家放一些血酮试纸，一旦发生这类的情况，就能够在给予额外的胰岛素后检测酮体。每周或每2周，要选1天测试饭前和饭后1.5~2小时的血糖值，以便制作24小时血糖剖析图，如此才能正确地调整剂量。制作24小时血糖剖析图也需要测试夜间的血糖（凌晨2—3点，如果需要，加测清晨5点的血糖）。

把测出来的血糖值记录在日志中，同时也要清楚地列出基础率。最适合的日志是那种可以把所有的血糖值标在血糖表上。这么做就能帮助你看出血糖的走向。同时养成习惯，每天查看泵的记忆，并把当天的总胰岛素剂量记录在日志中。

泵和传感器

有些泵可以连接感应器，直接在屏幕上显示血糖曲线图。泵搭配传感器的治疗方案简称SAP（Sensor Augmented Pump）。高低血糖都可以设定警示。美敦力的MiniMed Veo（美国型号是530G）有低血糖停止基础率输送2小时的功能（Low Glucose Suspend，简称LGS），用

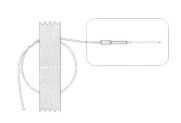

可以替幼儿把他们的输送管如上图吊起来并用胶带固定，如此一来，当泵掉到地上拉扯到输送管的时候，皮下的针被拉出来的概率就降低了。

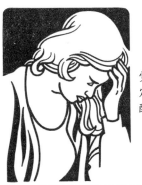

觉得不舒服时，一定要测尿酮或血酮！

酮体警讯！

泵用户因为体内的胰岛素贮藏室非常小，所以发生酮症酸中毒的风险比较高。酮体是缺乏胰岛素输送的征兆，代表泵或者输送管/针出问题了。

觉得不舒服的时候，一定要测血糖和酮体。必须在以下的情况测酮体：

- 起床时或上床前的血糖超过14mmol/L。
- 血糖持续数小时高于14mmol/L。
- 生病发烧（譬如感冒或流感）。
- 有任何胰岛素缺乏的症状（恶心、呕吐、腹部疼痛、呼吸急促或者呼出来的气息带有水果味或像梨子糖）。

如果酮体浓度上升，这表示越来越缺乏胰岛素，要赶快联络医师，讨论下一步该如何处理。请注意，胰岛素缺乏需要几小时才会让酮体出现在尿液；如果测血酮，能够比较早发现。在注射额外的胰岛素后，酮体的生产会停止，血酮1~2小时内就会降低（血酮可能会在胰岛素注射后的第1小时上升，但是之后就会下降很多）。而排到尿液里的酮体会持续好几小时，但是你会看到尿酮的浓度稳定住了，然后随着时间的流逝，浓度就降低了。

只要有一点担忧，或者无法经由电话找到任何熟悉胰岛素泵的人，应该用笔针或空针注射额外的胰岛素，然后自行前往最近的急诊室。

不管去哪里，就算只是几小时，还是要随身携带额外的胰岛素以及笔针或空针。30单位的抛弃式空针很迷你，小到可以放在血糖仪盒子里。只要随身携带，当出现高血糖高和酮体的麻烦状况时，可以马上拿来从泵的储药桶抽取胰岛素。

户可以自己设定这个停止输送功能的血糖值。2小时后，泵会再次开始输送基础率。如果血糖依旧是低的，4小时后泵会再次停止输送。研究指出，使用这个LGS功能可以完全消除伴随着丧失知觉或抽搐的严重低血糖[751]。针对儿童和青少年的研究观察到，发生低血糖（低于4.2 mmol/dL）的概率降低40%，且不影响他们的平均血糖值，这表示高血糖的发生概率也降低了[267]。

新泵（MiniMed 640G）能预测低血糖，提早停止基础率的输送，这个功能简称 PLGM（Predictive Low Glucose Management），当血糖升高后，再开始自动输送[74]。这个功能可以减少日间预期低血糖的 74% 以及夜间预期低血糖的 77%[1219]。针对儿童和青少年为期 6 个月的研究发现，低血糖的发生次数降低了一半[2]。青春期前的孩童使用这款泵后，平均 A1C 可以达到 6.5%，同时只有 7% 的血糖数据低于 4mmol/L，完全没有发生任何一次的严重低血糖[496]。更新的 MiniMed 670G 于 2017 年在美国上市，新的功能是当血糖高的时候，会自动

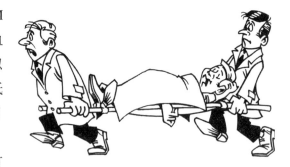

因为泵用户体内的胰岛素贮藏非常小，一旦胰岛素输送中止，发生酮症酸中毒的风险就会增高。酮症酸中毒要送医院，采用静脉注射胰岛素和液体来治疗。要预防酮症酸中毒，当血糖高，同时验出尿酮或血酮时，一定要使用笔针或空针来注射额外的胰岛素。

使用泵的小秘诀

- 上床前请记得查看还有多少活性胰岛素在体内，看是否需要吃点东西，还是需要暂时降低基础率，以避免夜间的低血糖。

- 如果打算吃一些会很快让血糖上升的食物（高GI的正餐），可以参考John Walsh称为"超级用餐剂量"（Superbolus）1170的方式，但需要避免血糖快速上升的剂量可能会在之后带来低血糖的风险。可以把接下来2~3小时的临时基础率设定为0~30%，就能避免低血糖。这种做法也被科学模拟研究证实有效[140]。

- 不要用10mL的瓶装胰岛素来补充泵，最好用3mL的笔针匣。虽然费用比较高一点，但是笔针匣不但可以补充泵，同时可以装在备用的笔针里。当笔针里的胰岛素匣已经装了3周，就把它拿来补充泵，再放一只新的笔针匣到笔针里。如此循环，就不会浪费任何的胰岛素了。

- 万一泵故障，除了笔针，另外一个能确保随时都能注射胰岛素的方法是准备一些抛弃式的空针。空针很小，可以放1~2支在血糖仪套子的内袋、学校、车子的手套箱或其他方便的位置。如果泵发生问题，可以用空针从泵的储药桶抽取胰岛素注射。

- 对幼童来说，最好经常改以注射一剂胰岛素，让他们习惯。万一泵故障需要改用注射，他们会比较熟悉程序。

- 铁针看起来好像很硬，可是很多孩童和青少年一旦敢于尝试，就宁愿选择铁针。铁针特别适合动来动去的孩子，因为就算针不小心在玩耍时或其他的运动时被拉离位置，放回去完全不是问题。特氟龙软针在这样的情况下可能很容易被折到。

- 如果每天的总剂量里，超过10%~20%是修正剂量，表示你应该考虑调整基础率、碳水化合物比率或者/以及修正系数的设定。

- 很多幼童在每天的最后一餐需要多一点的胰岛素，因为他们直到半夜都需要比较多的基础胰岛素。可以采用以下不同的方式来处理：

（1）先给予一个正常的用餐剂量，譬如说3.5单位，再多给一个延长3~4小时的剂量。延长剂量的部分可以是固定的（譬如1.5单位），或者是比例，譬如40%。这里使用平常的碳水化合物比值。

（2）使用固定比例的组合剂量，譬如5单位，70%/30%为时3小时。这时候要把碳水化合物比值降低，好让用餐剂量维持不变（这个案例需要把比值乘以0.7（70%））。

（3）使用固定剂量的组合剂量，譬如输入5单位，然后调降延长剂量的比例，直到等同想要的剂量，譬如1单位，如果这是接下来3小时想要多给的胰岛素量。这里如同上段所述，也需要降低碳水化合物的比值。

- 周末比较晚吃早餐，泵可能会自动使用午餐较高的碳水化合物比值，给予比较少的胰岛素剂量。多数的泵都允许手动调整碳水化合物比值，再给予剂量。

- 千万不要等到当天最后一餐用餐结束，再来换输注套件。用餐的剂量可以冲刷针头，如果针头堵塞，警报会响。而较低的基础率在针头堵塞时可能无法引发警报，要一直到隔天早上起床才会发现堵塞，造成血糖和酮体都很高。如果非得在睡前更换输注套件，要记得在夜间测血糖，确保新的套件运作顺利。

- 地心引力造成的虹吸作用可能会影响到泵的治疗。如果泵放得比插针部位高，基础率可能会稍微增加一点。如果泵放得比插针部位低，基础率可能会稍微降低一点[1226]。这对譬如轮流把泵挂在胸罩、大腿或小腿的人来说，会有临床效果。对于总是固定泵和插针部位的人来说，则不造成任何的差异。

- 泵会把输入的血糖值短暂的存储在内，譬如美敦力的泵对输入的血糖值会保留记忆12分钟。如果在这段时间需要给予第二个用餐剂量（譬如年幼的孩子还想要多吃一点东西），泵会使用同一个血糖值来计算剂量，除非你手动移除内存的血糖值或者修改它。

增加基础率 [425]。3 个月的分析研究收集 31 位 14~26 岁年轻人使用这款泵的数据发现，用户 75% 的时间选择泵的自动模式；他们 70% 的血糖值都在血糖目标内（4~10mmol/L），也把一开始平均 7.8% 的 A1C 下降到 7.3% [802]。另外一款泵 Tandem Basal–IQ，搭配 Dexcom G6，也可以在低血糖时，自动停止基础率的输送。研究指出，使用这个泵的儿童和成年人，他们处于低于 3.9mmol/L 的时间减少了 31% [389]。

父母很希望可以在他们的手机上看到孩子的血糖值，很遗憾对连接泵的血糖感应器而言，这目前还没有办法。只有单独的连续血糖监测器（Dexcom G5 、美敦力 Guardian Connect 以及亚培 Freestyle Libre）可以。不过家长成立了一个团体叫作"我们不想等"，在网络上分享找到的解决方案（Nightscout）。家长甚至在网络上发表如何自动控制泵基础率的算法（OpenAPS, Loop, AAPS）。在本书出版前，欧洲和美国政府尚未核准这些系统的使用。

泵用户的胰岛素贮藏室

使用泵的一个坏处就是胰岛素的贮藏室很小，因为完全不使用长效胰岛素。如果泵阻塞，或是游泳运动时，刻意把它卸下，贮藏室容积的问题就很重要。一旦胰岛素的输送被打断，很快会出现胰岛素缺乏的症状，像是高血糖、恶心和呕吐。

厚一点的皮下脂肪层能够贮藏比较多的基础胰岛素。一项研究设定每小时 1 单位的短效胰岛素的基础率。皮下脂肪层厚度 4 厘米的人有将近 6 单位的胰岛素库存，而皮下脂肪层厚度 1 厘米的人则只有 1 单位的胰岛素在他们的贮藏室里 [543]。这表示比较瘦的人因为贮藏室比较小，所以对基础率的中断更为敏感。

酮体和酮症酸中毒

如果泵或输送管发生问题，较小的胰岛素贮藏室会让胰岛素缺乏症的症状很快出现。一旦胰岛素的输送中断，血糖在 2~4 小时内就会升高。夜间的输送中断就足以让你早上起床出现初期的酮症酸中毒，像恶心和呕吐的胰岛素缺乏症状。所以当你觉得不舒服的时候，一定要测血糖与酮体。

酮症酸中毒的原因

- 胰岛素的输送被打断了，譬如用来连接输送管和储药筒的零件有漏缝，或者软针脱落。
- 生病时造成的胰岛素需求增加（譬如感冒发烧），却没有视需要而增加剂量。
- 输注部位的感染（红肿或流脓）。
- 胰岛素吸收降低，譬如把输液套插入脂肪硬块中（脂肪增生）。
- 胰岛素功效下降，譬如胰岛素被冷冻过，或者在高温或阳光下暴晒过。
- 饮用酒精饮料可能会让酮症酸中毒发展更快 [1027]。

使用MiniMed 640G的诀窍

- 你必须信任系统，否则它对你就没有帮助。
- 传感器在低血糖端的准确度偏低。不过传感器在较高的低血糖范围比较精准，基础率会在此一范围就被停止输送。
- 如果你按照本书的建议，早餐提前15~20分钟给予用餐剂量，可能会在吃早餐前，血糖低到泵会启动停止输送基础率的功能。要避免这个状况有两个解决方案：一是关掉低血糖自动停止输送的功能；二是改成组合剂量，先输送50%的剂量，剩下的50%在接下来的30分钟内输送。
- 只要预测到低血糖，泵就会自动停止基础率的输送，所以大部分的用户会把基础率设定的较高，应付高血糖日子的需求。
- 糖尿病控制好的孩子，通常一天中有2~3小时，有时候甚至到4小时，泵的基础率是被停止输送的[496]
- 假如传感器故障，需要使用临时基础率，这个临时基础率要把原来的基础率降低20%~30%。
- 用餐剂量选择组合剂量的方式给予，一旦血糖低到泵停止输送基础率，还没有输送的后半剂组合剂量也会被停止输送，即使之后重新启动，或者用户手动重新开启，这组合剂量的后半剂还是不会被输送。这功能对孩童，尤其当孩子吃到一半拒绝再吃的时候，非常有用。
- 但要注意，一旦泵重新启动，之前设定的临时基础率还是会持续输送到之前设定的时间为止。
- 夜间可以关掉所有的警报功能，泵会保留低血糖停止输送基础率的功能下而继续工作，但如果发生低血糖而停止输送，最多只会停止2小时。2小时后，泵会重新输送基础率。这时如果血糖还是没有升高，警报会响起。这个警报是无法关掉的，毕竟持续的低血糖可能需要处理，你有被告知的必要性。
- 这台泵最常被抱怨太晚才重新启动输注基础率，造成血糖升高。内建的云算法无法更改，唯一能做的是把停止输送的血糖值设定的更低一些。有些人会在泵重新启动的时候增加一个警报功能，看是否需要额外增加一个小的修正剂量，避免血糖值太高。
- 如果泵在早餐前不久自动停止输送的功能，通常你会需要把早餐的用餐剂量增加10%~20%。
- 有时候感应器太早罢工，泵会建议用户更换感应器。但是你可以先试着把传感器关掉，移除传输器，等10分钟，再重新连接和启动。

你一定要能够及早辨认胰岛素缺乏的症状（恶心、呕吐、腹部痛、呼吸急促、带有水果味的呼气）。为了预防酮症酸中毒，我们有时候会要求病人在安装泵的几周后，回到白天照护室，把泵停止6~8小时（幼儿除外）[494]，泵用户（以及他们的家人）会学习辨认他们因为胰岛素缺乏而引起的个人症状，并且能够在安全的情况下练习用笔针或空针注射额外的胰岛素。所有接受训练的病人都只体验了轻微的恶心以及低于2mmol/L的酮体值（正常的酸碱值）。这让病人安心，他们可以6~8小时（一夜睡眠）没有泵，也不会发展成酮症酸中毒。这一训练也被建议给成年泵用户[960]。

如果血糖高于14mmol/L，也测出尿酮或血酮，你要注射额外的胰岛素（剂量每千克体重0.1单位，最好是速效胰岛素）。1~2小时后如果还有需要，可以重复同样的剂量（短效胰岛素要等2~3小时）。如果呕吐或感觉恶心而且无法补充水分，要赶快联络医院。

高血糖与酮体？

如果血糖高于14mmol/L，还验出血酮（高于0.5mmol/L）或尿酮（中等或多），这代表胰岛素输送堵塞了，或者因为譬如感染造成的胰岛素需求增加。

（1）用笔针或空针注射额外的胰岛素，最好用速效胰岛素，剂量每千克体重0.1单位。不要用泵，因为无法确定它是不是故障了。

（2）每小时测血糖。如果还不下降，可以重复每千克体重0.1单位的剂量（速效胰岛素间隔2小时，短效胰岛素2~3小时）。如果手边有血酮试纸，最好测血酮。一般在注射胰岛素后的第1小时血酮会上升，但是之后就会下降。

（3）先把输送管和软针/针分开，以便检查泵。按一个剂量，胰岛素应该要马上出现在输送管的开口，如果没有，更换一条新的管子。

（4）如果管子没有问题，更换软针/针。检查插针部位的皮肤有没有红肿，或者输注部位附近有没有潮湿，如果有，表示胰岛素外漏。

（5）要喝大量无糖饮料补充水分。如果血糖降到10~11mmol/L或更低，但是血酮还是很高，需要改喝有糖的饮料，同时再额外注射一次同样剂量的速效胰岛素。

- 泵故障时，需要改用笔针或空针注射额外的胰岛素剂量，这个剂量的通常建议是每千克体重0.1单位。如果经验告诉你，孩子需要比这个建议更多的胰岛素，譬如每千克体重0.15单位，那么一开始就用这个算法算额外的剂量。

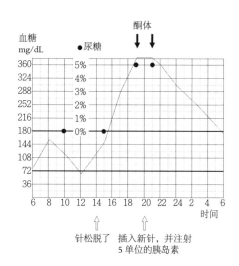

针松脱了　插入新针，并注射5单位的胰岛素

胰岛素输送只要中断几小时，就足以让血糖快速高升。就算不进食，血糖也会升高，这是因为在胰岛素缺乏的时候，肝脏会生产葡萄糖。这位青少年在晚上血糖升高的时候开始觉得恶心，他测酮体发现出问题了，检查泵发现针头脱落，所以胰岛素没有进入体内。他用笔针给自己注射了5单位的额外胰岛素（每千克体重0.1单位），换了新针，重新开启泵。夜里血糖恢复正常。

如果血糖快速升高，你应该要移除输液套。按一个用餐剂量，看有没有胰岛素从针的开口出来。把针凹折再按用餐剂量，这时泵应该要发出堵塞的警报。检查输送管以及它和储药筒的连接零件，看有没有裂缝。更换新的输液套，然后要频繁测血糖，确保血糖往下降。如果酮体浓度升高，你要注射（用笔针或空针）额外的胰岛素，剂量是每千克体重0.1单位。并且1~2小时后再测血糖，如果需要，同样的胰岛素剂量再注射1次。

　　如果时常测出酮体或时常发生酮症酸中毒，可能把部分的夜间基础率，改为睡前注射长效胰岛素会比较好，这个方法会使得胰岛素缺乏的情形较少发生。我们发现，将泵设定的基础胰岛素剂量中的30%，用长效胰岛素注射来取代（Levemir 或 Lantus 一天两次，Tresiba 一天一次即可）[21]，对解决这种情况最有帮助。注射长效胰岛素后，也要记得调降泵的基础率。Tresiba 是超级长效胰岛素，更换 Tresiba 的建议请参考 213 页。

胰岛素无法输送的原因

- 特氟龙（塑料）软管折到了。
- 输送管和储药筒的连接零件可能有裂缝。用手指头去感觉。就算看不到裂缝，你也可以闻到胰岛素的味道。
- 输送管有漏洞（一位少女的输送管被猫咪咬到，造成胰岛素漏掉以及酮症酸中毒）。
- 输送管里的空气并不危险，只是会让胰岛素剂量不足。
- 如果输送管被压到或折到，譬如被皮带或贴身牛仔裤，泵的堵塞警报要好几小时后才会启动。
- 堵塞的软针。泵的输送如果完全被堵塞，会很快产生酮体。如果堵塞只是部分，血糖会升高，但不会产生酮体（所谓的"寂静堵塞"）。当把输送管和针头分开，如果马上有一滴胰岛素从输送管滴落，就是压力增加的征兆。

卸下泵

有时候会基于某种原因想要把泵卸下，譬如运动、做有氧运动或游泳。大部的输液套是可以把输送管和软针分开，用一片单向硅胶膜阀把输注口封住。

洗澡或淋浴

大部分的泵是可以碰一点水的，但是我们建议，洗澡或淋浴的时候，最好把泵卸下。桑拿浴的时候也要把泵卸下，因为胰岛素无法承受那么高的温度。桑拿浴的高温也会让你之前注入的胰岛素被吸收得比较快。

泵的警报

胰岛素泵很少故障。如果故障了，泵会停止输送胰岛素并且发出警报。你不用担心会一发不可收拾，输注太多的胰岛素。一旦发生问题，譬如输送管堵塞、胰岛素储药筒空了，或者电池没电，泵都会启动警报，只是不会告诉你胰岛素从系统的哪里漏掉了？是软针跑出来了？某个接头松了？或者管子有洞（宠物可能把管子咬个洞）？阅读你的使用说明手册，学习不同的警报代表什么，以及该如何处理。

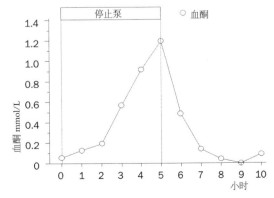

这项研究要求成年病人停止泵输送胰岛素5小时[463]。血酮（β-轻丁酸）很快升高到1.2mmol/L。当泵再度启动，糖尿病病人被允许进食。在给予餐前胰岛素的同时，他们额外增加1~4单位剂量的胰岛素，让血酮浓度快速降低。如果泵出了问题，测试血酮会让你知道胰岛素缺乏的严重性。上面的血酮折线图和我们在孩童以及青少年身上观察到的一样。

血糖高的原因

（改编自参考文献1066）

1. 泵
   基础率过低、泵发出警报后自动关机、泵的其他问题
2. 胰岛素储药筒
   装反了、储药筒空了，或者活塞卡住了、储药筒链接输送管的零件有裂缝
3. 输液套
   更换新的输送管时忘记把输送管里面装满胰岛素、连接储药筒的零件有裂缝或管子有洞（用手触摸管子，再闻手指有无异味）、胶布或软针松开了、管子里有空气、管子里有血、输液套用太久了、晚上很晚才更换新的输送管，也没有在3小时后测血糖，以确认胰岛素的输送无误、管子被压到或折到、针/软针或管子堵塞。
4. 输注位置
   红肿，感染/发炎、输注位置有脂肪硬块、太靠近系皮带或腰带的地方。
5. 胰岛素
   胰岛素混浊、超过有效期限、在高温/阳光或很冷的气温下暴露过。

大部分的泵也有一种"提醒警报"，也就是如果在设定的一段时间内，什么按钮都没有动，它就会发出警报来提醒你。如果昨晚没有输注晚点心的胰岛素或者睡前忘记按一下按钮，提醒警报可能一大早把你吵醒。我们建议大家把提醒警报设定在 14~16 小时之间。

卸下泵

卸下的时间	处理方法
<1 小时	通常不需要额外的胰岛素*
1~2 小时	再度装上泵时，先输送一个额外剂量，相当于之前没有输注到的基础率。
2~4 小时	在卸下前，先输注 1 个相当 1~2 小时基础率的剂量。装回后，你要测血糖，如果需要，输送额外 1~2 小时的基础率。
>4 小时	卸下前的动作同上。然后每 3~4 小时用笔针或空针注射相当于同一个时段内没有输注的基础率。用餐剂量也是用笔针或空针注射。

如果卸下的理由是为了运动，可能需要降低以上建议的剂量，试试看就知道如何处理最好。如果卸下的时间不长，记得让泵留在"运转模式"（run mode），免得装回去的时候忘记重新启动了。

装回泵的同时，也要查看输送管内有没有空气，你可以输送1个排气剂量看看。当重新装回的时候，记得不要让泵的高度低于插针部位（譬如放在健身房的地板上），如果这样做，空气可能会被地心引力拉入管子里。

*：针对成年泵用户的研究发现，泵停止半小时后，血糖会缓慢上升会持续约1小时（每15分钟上升1mmol/L）。装回后，血糖会再次稳定，整个过程的血糖上升一共是1.7mmol/L[1225]。

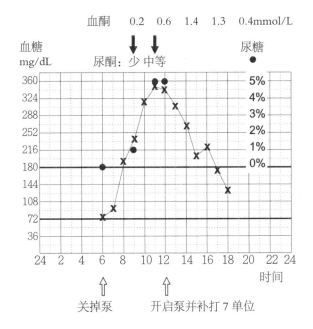

熟悉胰岛素缺乏的症状（恶心、呕吐、腹部疼痛、呼吸急促、带有水果味的呼气）非常重要。我们因此在开始泵治疗的几周后，替新手安排一个所谓的"泵关闭日"。这里的图表就是我们在白天照护室记录下来的"有计划地关闭泵"。这位 15 岁男孩，泵里面装的是速效胰岛素 Humalog，他在当天的早上 6 点关泵。大约经历了 6 小时没有胰岛素后，血糖飙高并验出酮体，他开始感到轻微的恶心。中午 12 点午餐时间再度开启泵，他在餐前给了自己平日的用餐剂量，还额外加上 7 单位的胰岛素（每千克体重 0.1单位）。通常参加"泵关闭日"的孩童和青少年，他们的血糖会升高到 20mmol/L，血酮会达到 1.5~2.0mmol/L（大约每小时升高 0.2mmol/L）[489]。对本身还能分泌些许胰岛素的人来说，血酮上升的较慢[615]，每小时大约上升 0.1mmol/L。少数的病人会觉得有点恶心，但是还没有人真的发展成酮症酸中毒（体内的酸碱值也没有受到影响）。

如果你的血糖也像这样升高，酮体的浓度也高，你应该额外注射 1 剂每千克体重 0.1 单位的胰岛素。为了安全起见，要使用笔针或空针注射。注射胰岛素后，先按一下泵的用餐剂量，看看胰岛素有没有从软针的针头出现。凹折软针，再按 1 个剂量，现在泵应该要发出堵塞警报。然后检查输送管链接部位，看有没有渗漏（闻闻你的手指头）。更换软针。1~2 小时后再测血糖。如果需要，再施打 1 次每千克体重 0.1 单位的额外剂量。

泵出问题了？	
问题	处理方法
输注位置的感染	用酒精性氯己定洗手。更频繁地更换输液套
输液套的堵塞	可能被压折到了，或者被胰岛素的晶体或凝固块所堵塞。更换新的套件
堵塞的管子	可能来自胰岛素的沉淀。把管子和软针分开，按一个排气剂量。如果警报再度响起，更换新的管子
管子里有血	更换新的输液套
管子里有空气	胰岛素没有被送到体内。
管子的内壁有白点	大部分的管壁有两层塑料层，可能内外层未紧贴，所以看起来像是有白点，但这不影响胰岛素的功效
插针部位漏药	针／软针松掉了？软针折到了？更换输液套

堵塞警报

当泵在输送胰岛素时发觉越来越高的阻力时，它就会发出堵塞警报。但是它无法告诉你问题出在哪里，可能是胰岛素储药筒空了，或者活塞有点卡卡的，或者输送管或软针堵塞了。输送管也可能只是被皮带扣压到了或凹折到了。当堵塞警报响起时，先检查输送管，看它有

泵出问题了？（续）	
问题	处理方法
胶布下的湿气	这表示胰岛素漏了。更换输液套。
胶布掉了	如果使用 EMLA®，记得要用水把它洗掉。用类似 Skin-Prep® 干了后会留下黏膜的消毒水来消毒皮肤。胶布贴上后，记得用手温热胶布。如果有需要，再多贴一层胶布。
胶布造成的皮肤痒和湿疹	使用氢皮质酮软膏。使用气孔类型的胶布。
胶布残留的黏胶	用特别的去胶剂移除或使用医疗发挥油。
输液套的塑料部位所造成的皮肤酸痛	在硬塑料下面的皮肤加贴一层胶布
旧针留下的瘢痕	深色的皮肤比较容易看得出来。频繁更换软针／针。或者试试金属针。
软针头的部位皮肤红肿	可能是胰岛素过敏造成的。
什么都不对劲	把输送管和胰岛素都拆掉，然后让泵运作看看。

没有被压到或被折到，然后再输注剩下的用餐剂量。如果警报没有再响，那一切都很好，你也输入应有的胰岛素剂量。但是如果警报再度响起，下一步的动作是要挺直上身，用手小心去按摩输注入口和皮下的软针（这儿的动作只适用于不是垂直针的输液套）。如果管子没有松掉，且不再发出警报，那就不需要再次输注剩下的用餐剂量（除非血糖还高）。

如果软针或管子堵塞，管路中的压力可能会需要好几小时才累积到足够引发警报。在这段时间内，泵不会替你输注任何的胰岛素。你需要知道多少个胰岛素单位会让泵发出警报，达到发出警报的剂量是依输送管的种类和长度而定。可以采用不同的实验方法，如果是铁针，把它插入软木塞，如果是软针，把它的尾端掐住，然后按一个用餐剂量。你会看到在多少单位被输送入管子后，警报才响起。譬如按了 4.3 单位的用餐剂量时，输注期间警报响起，而你已经知道需要 2.6 单位才能累积足够引发警报的压力，那你就可以用 4.3 单位减去 2.6 单位，也就是你只得到了 1.7 单位的胰岛素。

比较小的孩子，他们的泵里一般装的是浓度较低如 50U/mL 的胰岛素，婴儿则用 10U/mL。因为液体的量比较大，所以比较少的单位就足以引发警报。譬如当 100 U/mL 的 2 单位能够引发警报，50 U/mL 只需要 1 单位。

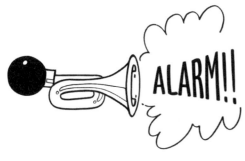

泵的警报告诉你，管子或针／软针堵塞了。管子内增加的压力累积到引发堵塞警报。但是如果这个压力下降了，譬如接头有裂缝，软针移位或者输送管有洞，造成胰岛素漏出，警报就不会响起。胰岛素输注的问题，只有经由定时的测试血糖和酮体，才能发现。如果你怀疑胰岛素漏了，用手指沿着管子触摸，然后闻手指，胰岛素的味道很独特。一旦泵发出警报，你的血糖也高，你要第一时间使用笔针或空针替自己注射一剂额外的胰岛素。然后再检查泵，看是什么引发了警报。

把部分的基础胰岛素换成Tresiba

- Tresiba是非常长效的胰岛素，所以当把30%的基础率改用Tresiba代替，你可能接下来3天都需要降低原本的基础率（每天30单位的基础胰岛素，30%是9单位）。

天	泵	Tresiba
0	100%	0 单位
1	设置 24 小时 -10% 的临时基础率（＝原来速率的 90%）	9 单位
2	设置 24 小时 -20% 的临时基础率（＝原来速率的 80%）	9 单位
3	设定 -30% 的基础率（＝原来速率的 70%）	9 单位

堵塞警报

（1）先查看输送管有没有被压到或被折到。然后用手小心按摩输注口和皮下的软针。如果警报是在输注用餐剂量的时候响起来的，要把剩下的剂量补足。
没有警报→很好，没有问题
警报
（2）把输送管和软针/针拆开。按1个排气剂量。
没有警报 → 更换新的软针/针
警报
（3）把输送管从储药筒上拆下。按1个排气剂量。
没有警报→更换新的输送管
警报
（4）把胰岛素储药筒拿出来，按1个排气剂量。
没有警报 → 更换新的储药筒
警报
（5）泵有问题，联络服务维修站（或经销商）。用笔针或空针注射胰岛素。

有时候就算你在管子堵塞后更换了新的软针和管子，泵还是持续发出警报。这个情况下，把储药筒拿出来，再重新启动泵。如果警报还响，那表示问题在机器的内部，譬如可能马达出问题了。储药筒不可以重复使用，因为活塞的硅胶会耗损，进而引发堵塞警报。

胰岛素外漏

胰岛素外漏并不会引发泵的警报。只有当马达面临越来越大的阻力才会引起警报。如果软针被拉出，胰岛素可能会漏在输注部位，这只有在剂量大的用餐剂量才感觉得到。基础率很小，不太容易发现漏药的问题。

输送管连接泵的那一端可能裂开，造成胰岛素外漏，尤其当你装上去时太用力。用手指去触碰连接部位，然后闻闻看。如果有渗漏，你可以闻到胰岛素的特别气味。有时候猫咪或狗狗可以警示胰岛素漏了，因为它们很喜爱胰岛素的味道。

输送管里有空气

当你把输送管连接到泵的时候，总有空气进入管内的风险，特别是用冰的胰岛素来装满储药筒。温度升高时，液体里的空气会跑出来。所以在装填储药筒前，先把胰岛素回复至室温。把空气输注到皮下组织并不危险，但是你的胰岛素会被空气排挤而短少。泵的微电脑无法分辨管子里的是空气还是胰岛素，所以不会发出警报。

如果你在按用餐剂量前看到管子里有空气，可以补偿一些少量的胰岛素。管子内5~7厘米的空气大约等于1单位的胰岛素。要确实知道你用的管子容量是多少，可以在排气的时候测试。先按1个单位的排气剂量，然后用签字笔标记，看那1单位让胰岛素在管子里跑多远，你就知道1单位的胰岛素等于多长的管子容量。

在输注基础率的时候（两餐之间），如果管子里的空气大于1单位的胰岛素，最好把管子从软针取下，按一下排气剂量，让管子里再度充满胰岛素。

何时该联络医院或你的糖尿病医疗团队？

- 泵安装后的第1次生病。
- 超过6~8小时的严重恶心且无法进食。
- 4~6小时内呕吐多于1次。
- 在注射第二次的额外胰岛素剂量后，血糖或酮体还是没有下降。
- 身体状况开始恶化。
- 不确定该如何应变。

胰岛素泵与发烧生病

- 就算吃得比平常少，还是维持平常一样的用餐剂量。如果血糖高，用修正系数算出额外的胰岛素剂量。这个状况无法使用平日的碳水化合物比值，胰岛素剂量会不够。试着把碳水化合物比值降低10%~20%，如此会算出比较高的胰岛素剂量。如果使用目测法，看需要，把用餐剂量提高1单位（如果用餐剂量大于10单位，提高2单位。要是剂量少于3单位，则提高0.5单位）。
- 如果体温上升，要增加基础剂量。一开始先增加10%~20%的基础率（每小时基础率增加0.1~0.2单位，大于1单位的基础率则增加0.2~0.4单位），如果血糖持续上升，要增加更多。
- 每2~4小时测一次血糖，也要随时监测酮体。把所有的记录详细写在日志里。
- 当血糖高，并且有酮体出现的时候，补充额外的胰岛素（每千克体重0.1单位），最好是速效胰岛素NovoRapid或Humalog。每2小时补充一次额外的每千克体重0.1单位的胰岛素，直到血糖下降到10mmol/L，且酮体的浓度也下降了。
- 当血糖突然升高，或者已经用泵输注额外的胰岛素，血糖却依旧没有降低，要改用笔针或空针注射额外的胰岛素。这是为了预防万一，或许高血糖是因为泵故障了。
- 试着喝大量的水分，这不但能够加速酮体的排出，也能避免脱水。只要尿里有葡萄糖，你就会丧失额外的液体。当血糖高于12mmol/L时，你应该喝无糖饮料。一旦血糖低于这个范围，要改喝含糖饮料。如果觉得恶心，最好一次只喝一点（几口）。
- 如果有低血糖的问题，喝一些含糖饮料。你可能需要降低基础率，但是绝对不能完全停止。

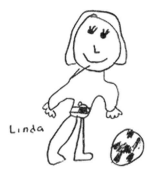

很多有糖尿病的人也能够在竞赛运动中有所成就。其他人，就像大多数的孩子，他们是为了乐趣而运动。无论是哪种情况，泵能够帮助你在运动期间和运动后，维持良好的血糖。

生病与发烧

当生病的时候，特别是发烧，你的身体会增加对胰岛素的需求，通常体温每增加 1℃需要增加 25% 的胰岛素。我们建议先增加基础率，一旦发现血糖上升就增加 10%~20% 的基础率，你可能也需要根据餐前的高血糖来增加用餐剂量。生病的时候，每餐饭前测血糖是很重要的，最好也能在饭后 1.5~2 小时再测一次血糖。通常也需要在夜间测血糖。

卸下泵后的剂量

泵用户要记得，无论去哪里，都应该随身携带额外的胰岛素，以备泵发生故障的不时之需。要定时检查胰岛素的有效期限，并且把泵卸下后的剂量写在纸上随身携带，如果你临时需要用笔针或空针注射胰岛素，才知道要打多少剂量。如果打算一整天或者更久都不使用泵，很可能需要把之前每天的总量增加 10%~20%。

维持旧的剂量

如果有把之前笔针或空针治疗时期的剂量抄下来，而且泵才刚装不久，你的胰岛素需求应该是跟之前差不多，卸下泵后最简单的方式就是以旧的剂量注射。

用目测法计算剂量装速效胰岛素的泵

你可以用笔针或空针注射同样的用餐剂量，基础剂量用中效 NPH 胰岛素代替。把之前一整天的基础量加在一起，将 1/3 在早上注射，2/3 在睡前打。

用碳水化合物比值计算剂量

长效胰岛素比较适合计算碳水化合物的病友。把泵 24 小时的基础率加总，Lantus 采同样剂量，于晚餐或晚点心时一次注射[124]。如果一段时间无法装回泵，改成一天两次，Lantus 的一半剂量在早上，一半在晚上注射。用餐剂量要选择和泵相同的速效胰岛素，同样剂量施打。长效胰岛素选择使用 Levemir 的人，同样可以打跟泵总基础剂量同样的量，但 Levemir 可能需要一天注射两次。

装短效胰岛素的泵

观察泵的剂量，笔针的早餐用餐剂量等于泵的早餐用餐剂量加上从早餐到午餐之间的所有基础量。如果你的泵基础率很高（每小时大于 1~2 单位），改用笔针或空针时，先以每小时 1~1.5 单位来计算。

睡前的中效胰岛素剂量的计算方法是，把从晚上 10 点到隔天早上 8 点的泵基础率统统

卸下泵后的剂量

有时候我们必须依靠笔针或空针注射胰岛素度过一段时间，譬如泵故障时。依照泵里面装的是哪种胰岛素，注射剂量的算法也有所不同。

装速效胰岛素的泵：

- 用餐剂量：
  餐前速效胰岛素的剂量跟安装泵的时候一样，计算碳水化合物也和有泵时相同。
- 基础胰岛素：
  所有泵用户在家都要必备某种可以搭配笔针或空针注射的基础胰岛素。记录卸下泵剂量，该剂量可以很容易由泵读取每天输注多少之基础胰岛素，此即应替代剂量。NPH中效型胰岛素适合短暂卸下的情况。因为备用基础胰岛素时常放到过期扔掉，而NPH胰岛素最便宜，比较不伤荷包。但是对于计算碳水化合物的人来说，早上注射的NPH胰岛素会在中午有些许效用高峰，使得平日的碳水化合物比值变得怪怪的，无法正确使用。
- Lantus 或 Levemir：
  用同样剂量的Lantus或Levmir代替基础率的总量，分成两次注射（早上和晚上）。比较大剂量的Lantus则可以一天一次[124]。
- NPH中效基础胰岛素
  用一天注射两次的中效胰岛素来代替基础剂量。把泵一天的基础率总量分成两剂，1/3的中效胰岛素在早上注射，2/3在晚上。再根据测出来的血糖值调整。

装短效胰岛素的泵：
使用短效胰岛素的人可以把泵的用餐剂量加上两餐间的基础率来计算（因为短效胰岛素也会提供一部分的基础胰岛素功效）。你可能会需要把晚上的剂量增加一点，因为相对睡前的中效胰岛素，泵能比较有效地给予你上半夜和清晨较多的基础量。如果不确定一天多针的剂量该如何调整，请咨询你的糖尿病护理师。

NPH：中效胰岛素　Reg.：短效

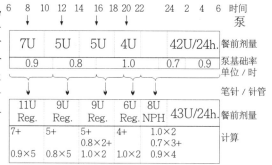

时间	6	8	10	12	14	16	18	20	22	24	2	4	6	
泵														
餐前剂量		7U		5U		5U		4U						42U/24h
泵基础率 单位/时	0.9			0.8			1.0			0.7		0.9		
笔针/针管														
餐前剂量		11U Reg.		9U Reg.		9U Reg.		6U Reg.	8U NPH					43U/24h
计算		7+ 0.9×5		5+ 0.8×5		5+ 0.8×2+ 1.0×2		4+ 1.0×2	1.0×2 0.7×3+ 0.9×4					

加起来。你也可以在夜间注射两次短效（非速效胰岛素 NovoRapid 或 Humalog），分别在晚上10点和凌晨3点，这两针的剂量加起来等于整夜基础率的总和。

住院

如果因为某种危急理由被送往医院，你很可能会发现急诊室里没有一个护理人员知道什么是胰岛素泵。所以在没有人可以帮你操作泵的情况下，最好还是改用笔针或空针注射胰岛素，直到换成白天的医护人员。如果你已经开始呕吐或者有酮症酸中毒的征兆，最好是采用静脉点滴输入胰岛素的方式。

运动

运动的时候最好把泵放在套子里，挂在结实的弹性腰带上。如果运动会造成身体的碰撞，最好把泵卸下，1~2 小时内都不需要额外的胰岛素。如果运动时间多于 2 小时，最好还是带着泵，但是要暂时降低基础率，试着运动时及接下来 1~2 小时的基础率降低一半，或许需要降低更多，但是只有亲身试过才知道如何调整最好。另一个方法是运动到一半的时候再把泵装上（譬如球类的中场休息），以便输注一个小的剂量。

如果你一运动就容易低血糖，那最好在运动开始前提早 2 小时卸下泵[411]。一项研究为时 40~45 分钟非最大运动量的健身车训练（约 60% 的最大耗氧量），比较卸下和持续挂泵但是把基础率降低一半的两种做法，发现这两者在运动期间的低血糖发生次数没有差异[10]。但是运动后 2.5~12 小时内发生的低血糖比在运动中的低血糖来得普遍，特别是在运动时有持续戴着泵的那一组。

如果运动时卸下泵会让血糖在运动结束后就开始上升，可以试着在运动结束时马上输送一个小剂量（先从 1~2 单位开始），再去淋浴，阻止血糖持续上升。假如你在练习计算碳水化合物，在打这个剂量时需要在泵上输入一些碳水化合物（虽然你没有进食）。否则它会把这个剂量当作是活性胰岛素，并把它从下一餐的用餐剂量扣除（除非用餐时间超过活性胰岛素的有效期）。

对装速效胰岛素的泵用户而言，如果没有降低用餐剂量，且在餐前的用餐胰岛素输注后没有多久就去运动，血糖可能会骤然下跌。你可能需要减少一半的用餐剂量。又如果要做的是激烈运动，可能完全不需要任何的用餐剂量。但运动期间可能还是需要继续挂着泵，维持基础率的输注[1167]。

参加糖尿病营或者运动营的期间，你会好几天的活动量都很大。在抵达营地的同时，先把基础率调低 10%~20%（每小时 0.1~0.2 单位），之后再根据血糖做进一步的调整。

运动后别忘了把葡萄糖库存补足。激烈运动后（譬如球类运动或滑雪），必须把基础率降低 10%~20%（每小时 0.1~0.2 单位），夜间要降低更多的基础率，来防止低血糖的发生。自己实验看看，把血糖结果记录在日志里，日后遇到类似的状况，你就可以参考之前的处理方法。

如果参加整天的体育活动（譬如足球比赛），另外降低基础胰岛素的方法是，吃完早餐后，把泵卸下，注射一剂中效 NPH 胰岛素或者长效胰岛素 Lantus 或 Levemir。第一次先试着注射原来基础剂量的 1/3，吃饭的时候把泵装回去输注用餐剂量，卸下，最后运动结束再把泵装回去。

对规律运动、时常需要卸下泵的人，可以用长效胰岛素（Lantus、Levemir 或 Tresiba）来代替部分的基础胰岛素。Tresiba 的功效非常长。这方法对譬如时常游泳的人非常好用。从早上注射 1 剂长效胰岛素代替 30% 的基础率开始，再视血糖调整[21]。假如比例正确，在有运动的日子，就算长时间卸下泵，血糖也不会升高。进食的时候以及运动结束要把泵装回去。晚上和夜间的基础率可能也会很低，因为早上注射的长效胰岛素，它的基础功效会持续

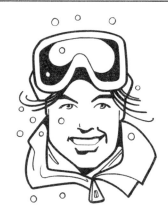

在寒冷的冬天要把泵紧靠着身体。输送管非常细，任何部分都不能露在衣服外面，否则很容易就被冻住。虽然这样按压用餐剂量看起来怪怪的，但无论如何胰岛素不能受冻，在低温下一定要把药保护好。

以上的处置同样适用于日照或极端炎热的时候，也就是说，管线最好能够盖在衣服底下。如果外面很热，管路会因为接触在皮肤上而比外面凉。如果怀疑胰岛素已经受冻、经过曝晒或高温，最好能在进入室内后，用新的胰岛素冲输一下管线。

到夜间。

要记得把卸下泵的基础率设定为0.1单位/时，不但可以预防堵塞，也比较容易安装回去。不运动的日子（但持续注射一部分的长效胰岛素），记得把基础率调高一些，因为不运动时需要较高的基础胰岛素需求。最初24小时从每千克体重0.1~0.2单位开始。或者也可以完全停止注射长效胰岛素，改用泵原始的基础率。

只在夜间使用泵

有些人觉得夜间使用泵有很明确的好处，但是白天还是多次注射比较方便。这可能符合某些孩子的情况，譬如孩子白天没有大人在旁辅导，他们还没有足够的信心独立操作泵。睡前注射中效胰岛素的孩子，如果他们有夜间低血糖和清晨高血糖的问题，泵是一个好的选择[646]。只要在睡前连接泵并留置过夜，早上再把泵卸下就好了。白天可以用笔针或空针注射餐前的用餐剂量。如果这听起来适合你，可以询问你的糖尿病医师。

研究让一群7~10岁的孩童从晚餐开始装上泵来输注晚餐的用餐剂量、晚点心的用餐剂量以及夜间的基础率[646]，早上则改用笔针或空针注射中效胰岛素，同时白天的正餐也在餐前注射速效胰岛素。结果发现，夜间使用泵的孩子们，他们的血糖比之前注射睡前中效胰岛素要来得低。成年人的研究发现，在使用夜间泵治疗后，他们早上的血糖平稳多了，而且白天低血糖的次数也减少了[632]。

胰岛素泵需要维护，输送管和电池需要更换。当警报响起，你要知道是什么原因引起的，你是"第一线泵维修技师"。很快的，你会上手并且学会所有实用的维护细节。

在海边度假时，你会从事水上活动，譬如游泳、潜水，夜间泵也是不错的选择。早上卸下泵，改用笔针或空针注射用餐胰岛素剂量，下午或晚上回到旅馆，再把它装上。因为运动量可能比平常大，所以对基础胰岛素的需求也会降低，但是早上可能还是需要注射一些基础胰岛素（有些泵的针头可以使用来注射）。先把卸下期间的所有基础率加总，试试 1/2 或 2/3，改用中效 NPH 胰岛素或长效胰岛素 Levemir 或 Lantus 注射。

泵很麻烦吗？

泵每天 24 小时随时在身侧，很多人问："你怎么跟泵一起睡觉？"，之后他们会惊讶地发现自己很快就习惯睡觉也带着它。有些人睡觉很安分，他们把泵放在身旁或者枕头下面，早上醒来，泵还在同一个地方。有些人睡觉会乱动，他们觉得把泵挂在腰上、腿上或者放在睡衣口袋里比较保险。

在非常少见的情况下，有些人会在睡眠中按下用餐剂量。很可能他们梦到了食物，加上他们已经很习惯泵的操作，所以就按下用餐剂量。如果你早上有无法解释的低血糖，最好查看一下泵的记忆，或许你在睡着的时候按了剂量。如果真的是这样，夜间最好把泵装在袋子里，免得不小心按到按钮。另外的解决方法是在睡前把它锁上，或者可以设定用遥控器操控，然后把遥控器放得远远的。

一位 18 岁的女孩说，朋友们问她的第一个问题就是："爱爱时，泵要怎么办？"很幸运的是，你可以暂时卸下泵，它就不会挡路。做爱也算运动，所以你可能需要减少一点胰岛素。但是别忘记，之后要把它装回去。

泵会让体重增加吗？

如果原本你的 A1C 比较高，一旦血糖控制较佳，体重可能会增加，这是因为跟随尿液排出体外的葡萄糖变少了。如果经常低血糖，常需要补充点心也会让体重增加。如果你一低血糖就塞糖果或洋芋片，那体重一定会增加。跟营养师讨论如何处理这些问题，安装泵可能会让你在 A1C 不升高的情况下更容易减重，因为可以把进食量和用餐剂量两者同时都降低，但要确定有足够的基础胰岛素才行。

什么时候该卸下泵？

- 在浴缸的时候。
- 在公共澡堂或者游泳池。
- 桑拿浴的时候。
- 进行X线检查，断层扫描（CT/ CAT）或磁共振成像（MRI）。

大多数泵是防水的，但是当它的外壳或屏幕受损有小裂缝，就会渗水。如果还在保固期，可以和厂商换一个新的。但是我们建议，只要计划在潮湿环境待上一段时间（比如说，滑浪风帆windsurfing），那最好能在下水前卸下泵。假如你在海外的沙滩度假而泵故障，不太可能马上收到新的替代。所以养成卸下泵的好习惯，比较安全。

研究调查结果：速效胰岛素与泵

- 一些长期研究发现，泵里面装速效胰岛素Humalog可以让用户在不增加严重低血糖和酮症酸中毒的风险下，把A1C降低0.5%[798, 1022]。
- 加拿大进行了一项泵的研究，有些泵装速效胰岛素，其他是短效胰岛素，所有的用餐剂量都在正要用餐前输送。为期3个月的双盲交叉比对发现[1222]，速效胰岛素达到了比较低的A1C（7.7%对8.0%），但是低血糖的发生频率没有差别。
- 法国的泵研究则发现，装速效胰岛素Humalog能让血糖比较平稳，同时低于2mmol/L血糖值的次数也减少了[798]。
- 德国的研究让成年泵用户在晚上10点关掉泵，早上7点再开启。泵装速效胰岛素Humalog的人，比装短效胰岛素的人，前者血糖的变动与酮体的出现要早于后者1.5~2小时[960]。前者的血糖在6小时内上升了11mmol/L，后者的血糖上升了约6mmol/L。其中一位病人在7小时后因为头痛和恶心终止了实验，但没有任何人发展出酮症酸中毒。
- 意大利的研究则让成年泵用户不吃早餐关机5小时。这个时间内，装短效胰岛素（Velosulin）的人血糖平均上升了5.6mmol/L，装速效胰岛素Humalog的血糖上升了9.2mmol/L[463]。泵装速效胰岛素的血酮浓度上升到1.2mmol/L，装短效的则是0.9mmol/L。
- 美国的研究发现，如果关机的时间只有6小时，泵里面装速效胰岛素或短效胰岛素并没有太大的差别[53]。

晚一点起床

安装泵让晚一点起床变得简单多了，因为它会自动替你输注基础胰岛素。找出适合的基础率要禁食早餐（也不给予早餐的用餐剂量），并在午餐前多测几次血糖。如果血糖没有改变，你就知道晚一点起床也没有问题。如果还不确定，可以请爸妈或亲戚替你测早上7—8点间的血糖，再根据测出来的血糖值调整基础率。如果血糖低于4.0mmol/L，对他们而言，比较简单的方法就是把泵关掉，叫你起床吃点东西。

暑假的生活作息和上学不同，你通常比较晚起床，之前设定的早餐碳水化合物比值可能不再适用。暑假的早餐吃得比较晚，可能已经过了设定的时间，用到午餐的碳水化合物比值。一个方法是把早餐碳水化合物比值的时间设定成符合暑假的作息，另一个方法是把泵的时区设定到另外一个国家，比实际居住地区早2~3小时，或者看早上想要睡到什么时候起床。同时也需要调整基础率，让它符合暑假的睡眠模式。当把暑假的泵数据下载到电脑时，要记得这个时间差异。

旅行小叮咛

无论去哪里，记得要带额外的胰岛素以及胰岛素笔针或空针。前往不同的时区时，记得抵达后要把泵的时间改为当地的时间。如果飞长程会在飞机里坐很久，最好把基础率稍微调高一点，用餐前测血糖，并根据血糖值调整用餐剂量。过海关时可能需要出示医师证明，证明你需要携带泵。泵一般不会引起机场安检金属探测器的警报。有些泵厂商很贴心，你告诉他们要出门长途旅行，他们会借你一个备用泵，以备不时之需。飞行高度造成的气压改变，会使得胰岛素里面本来就有的气泡膨胀变大；新的气泡也可能出现在储药筒里，造成一些胰岛素被推挤输注入体内，导致血糖降低 [658]。

到很热的地方旅行，胰岛素可能会失去药效，需要每天或隔天更换新的胰岛素。如果自己灌胰岛素到储药筒里，不要灌超过需要的分量。如果可以，把备份胰岛素放在冰箱里。

幼童安装泵

任何年龄的孩子都适合使用胰岛素泵，它曾经成功得使用在才几周大的婴儿身上。国际儿童及青少年糖尿病学会 ISPAD 最新建议，所有学龄前儿童应该从发病一开始就使用泵 [1089]。美国研究调查 2~5 岁的幼童，发现使用泵后，他们的 A1C 从 9.5% 降到 7.9%，同时严重低血糖的发生频率也从 2 个月一次降到 10 个月一次 [727]。婴儿的基础率剂量很小，通常使用稀释成 10U/mL 的胰岛素。幼儿的基础剂量占每天胰岛素总量的比例通常需要降低（低到 30%~40%），他们一般在晚上 9 点到半夜间需要最高的基础率 [218, 851]。一旦输液套发生问题，一些幼童很容易产生酮体，最好让他们使用比较不会拗折的铁针。也可以试着把部分基础胰岛素改用长效胰岛素以注射的方式来解决这个问题。

对挑食和饮食习惯紊乱的孩子来说，泵更能发挥效用。泵可以根据进食，多次输注小量的用餐剂量。如果不确定孩子会吃多少，双重/组合或方形/延长两种用餐剂量也十分便利，用餐前就可以输注一些剂量，如果吃不下，把还没有输注的剂量取消即可。泵可以装于挂在孩子肩膀间的套子里，让孩子无法乱按。4~5 岁的孩童就可以像大一点的孩子一样携带泵。在我们的经验里，孩子很快就学会如何不让泵干扰他们。如果还有疑惑，泵有安全锁的功能，锁上即可。

幼儿的输注部位通常选在臀部，这样的安排是为了让孩子看不到软针。还包尿布的孩子，输注位置不要靠近会被排泄物弄脏的地方。

泵适合所有的年龄层，孩子不会因为年纪太小而不能试，就连几周大的小婴儿也能成功使用。如果孩子的进食习惯紊乱，能在他每次吃一点东西就输注一次小量的用餐剂量非常实用。对幼童而言，最好的输注部位是臀部。

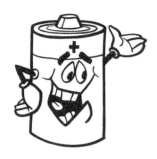

如果外出时间超过2~3小时，要记得随身携带额外的电池和配件。大多数的航空公司不允许乘客把锂电池放在托运行李内，所以记得把额外电池放在随身行李。同时也要记得额外的速效胰岛素、笔针或空针，如果泵故障了，可以自行注射胰岛素。

怀孕

泵是一个很好的治疗方式，它能让你把血糖控制到近乎跟没有糖尿病的人一样[623]，能够把怀孕期间的风险降低到跟她们一样。怀孕期间，基础剂量通常只有总量的40%[323]，随着怀孕的进程胰岛素的需求会持续增加，然后在生产后突然下降。在怀孕的后期，可能很难把输注软针埋在膨胀的肚子上，所以改用臀部、上手臂或大腿会比较好。

怀孕会增加酮症酸中毒的风险。你应该更频繁地测血糖，同时也要更频繁地替换输送管和软针（铁针每天要换新的，特氟龙软针隔天要换新的）。一旦血糖高且出现尿酮或血酮，马上联络医院。睡前多注射一剂中效胰岛素（每千克体重0.2单位）来代替部分的泵基础率，就能够有效地降低酮症酸中毒的风险[768]。

泵里的速效胰岛素

因为速效胰岛素（NovoRapid或Humalog）的功效起始较快，比较像没有糖尿病的人自己体内胰岛素的作用，所以泵里面装速效胰岛素是很符合逻辑的选择。

但是使用时效很短的速效胰岛素也有个问题，那就是，体内的胰岛素贮藏变得更少了。一旦泵发生故障，胰岛素缺乏的症状会很快出现。装速效胰岛素Humalog的泵被停止4小时后，身体就开始生产酮体[1126]。比较装速效和装短效胰岛素的泵，前者可以暂停的时间是4小时，后者是6小时。不过这个时间还是因人而异，差别很大。

大部分的国家核准速效胰岛素NovoRapid和Humalog搭配泵使用，所以这种组合也越来越普遍，到目前为止的经验都很正面。我们所有的新泵都装速效胰岛素，不过如果对你而言，一旦胰岛素的输送扰，胰岛素缺乏的症状很快就出现，使用短效比较安全。

当泵的胰岛素从短效改成速效，你可能需要把用餐剂量稍微降低一些（1~2单位），这是因为短效用餐剂量的部分，不但提供给基础胰岛素的需要，也跟下一个用餐的剂量重叠。当改装速效胰岛素（NovoRapid[122]或Humalog[209]）的时候，降低的用餐剂量

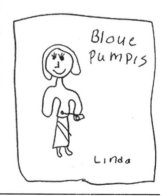

很多人把泵看成值得信赖的朋友，因为泵会陪伴他们很多年。小琳达甚至给她的泵取了名字：小蓝。

需要用高一点的基础率来弥补。

速效胰岛素的功效在某些情况下起始太快了，譬如消化比较慢的高脂肪高碳水化合物种类的食物（像意大利面或比萨），或者一道道上菜使得用餐时间很长的晚餐，你可以试试看饭后再注射用餐剂量。但是如果你使用的泵是可以提供比较缓慢的输注方式（方形或延长的用餐剂量），这会更完美地解决类似情况。就算你有胃轻瘫的毛病（糖尿病的神经病变neuropathy）造成胃的排空速度变慢），这种输注方式也很适合。更多速效胰岛素的相关讨论，请参考 162 页的胰岛素调整，以及 242 页的饮食建议。

如果泵里面装短效胰岛素，早上想多睡半小时，可以在早餐前用笔针或空针注射用餐的速效胰岛素，这样你就不用多等 30 分钟。餐前血糖高时，注射速效胰岛素也是一个好的选择。

医疗人员选择何种治疗方式？

美国做过一个问卷调查，询问美国糖尿病卫教师学会（AADE）以及美国糖尿病学会（ADA）的会员，主要护理师、医师和营养师，他们用哪种方式治疗自己的糖尿病[446]？AADE 糖尿病会员里面的 60%，以及 ADA 有糖尿病的会员的 52% 都使用胰岛素泵（同年只有 10% 的一般病人使用泵）。仅 3%~4% 使用一天一针到两针的方案，其他的都是一天多针 3~4 个剂量。泵用户的平均 A1C 是 6.7%，一天多次注射的是 7.2%。一个有趣的观察是，这两个学会会员有 1 型糖尿病的比例是一般美国民众的 13 倍。可能的解释原因是糖尿病很早发作（美国平均发病的年龄是 16 岁），疾病影响他们的就业方向，让他们选择了糖尿病照护相关的工作。

更多的胰岛素泵的参考书，任何一本都行：
Pumping Insulin by John Walsh and Ruth Roberts, Torrey Pines Press, San Diego, USA
Think like a Pancreas by Gary Scheiner, Marlowe, New York, USA
Insulin Pump Therapy Demystified by Gabrielle Kaplan-Mayer, Marlowe, New York, USA.

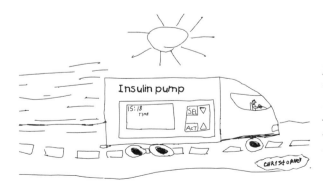

胰岛素泵让你微调胰岛素剂量，给你更多的"马力"来照顾糖尿病。不过好比更强大更快速的车子，要让泵运作良好，你需要更多的知识和更加用心的投入。正确操作的胰岛素泵，是很好的工具，它会在漫长的糖尿病旅途上，成为你的最佳伴侣。

第十七章
胰岛素治疗的副作用

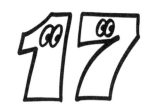

疼痛

如果这次注射特别疼痛，可能因为刺到神经。若还能忍受，就把胰岛素注射下去，不行的话，就得再刺一次。如果注射时常带来疼痛，请参考142页，阅读注射辅助器材相关的章节。

胰岛素的漏药问题

有时针头拔出后，一滴胰岛素会从刚才插针的地方漏出来。从笔针针头漏出来的胰岛素，2~3滴约等于1单位（100 U/mL）。研究调查一群糖尿病孩童及青少年，为期1周的注射有68%发生漏药的现象[1077]。而在这些漏药的注射中，有23%的比例，漏出的胰岛素超过了注射剂量的18%（注射剂量是11单位，漏出的胰岛素是2单位）。要完全不让胰岛素漏出来很难办到，但是特定的注射方式可降低漏药的风险。首先要把皮肤捏起来，针头采用45°角插下去，试着放慢注射速度。或是注射完毕后，先把针头拉出一半，等20秒后再完全拉出体外。有些人觉得在针头拉出后，马上用手指头压住注射位置，或者马上伸展皮肤，都会有所帮助。病人曾经被建议在打针前，先把皮肤向两边拉开绷紧，就能预防胰岛素漏出来，后来大家才发现这个建议不恰当，因为可能会不小心把胰岛素注射到肌肉里。

针头堵塞

中效或长效胰岛素较会堵塞针头，因为胰岛素里的水晶体可能会凝结起来。这似乎与注射的速度有关。如果推药速度较慢（长于5秒），比较容易出现这个问题。一旦针头插入，试着快点注射（在5秒内完毕）。重复使用针头也比较容易出现这个问题，因为针头内残留的胰岛素会结晶成块。

注射后的瘀青

如果针头刺到皮下脂肪层的表面微血管，可能会有小量的出血。脂肪层的微血管非常小，不用担心胰岛素会直接进入血液里。皮下出血像是一个小泡泡，颜色看上去蓝蓝的。它不会对身体造成任何的伤害，过一阵子，血就完全被吸收掉了。如果觉得困扰，可以用手指头在出血的部位按压2分钟，就能改善瘀青的现象。

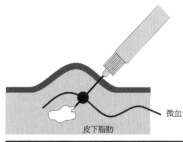

微血管 皮下脂肪

如果刺穿表层微血管，可能会流一点血。皮下出血感觉像是一个小泡泡，表面看去是蓝色的。

脂肪硬块

胰岛素治疗引起的皮肤相关症状是很常见的，请参考回顾文献[961]。胰岛素刺激脂肪组织的生长，进而产生脂肪硬块（脂肪增生）[414, 976]。如果不时常轮流更换注射部位，很容易产生脂肪硬块。脂肪硬块含有纤维及脂肪组织两者[1123]。高达 30% 的成年病人有脂肪硬块的问题[888, 976]，孩童和青少年的比例是 50%（18% 有巨大的脂肪块）[678]。研究发现，有脂肪硬块的儿童和青少年，不但 A1C 比较高，每天注射的次数较多，还有病史也比较久。不过研究并没有发现针头长度与脂肪硬块之间有任何的关联[678]。有些软脂肪块的里面有比较硬的瘤与组织伤疤[1168]。

小朋友总是喜欢把针打在最不痛的部位，造成落针区过度密集。要有耐心跟孩子好好解释，为什么不宜这样做，然后一起找出有效的轮流注射方式。年纪小的孩子（低于 10 岁），父母还是应该每天帮他们注射 2 次，因为你可以注射在他们为臀部。

重复使用针头会让它变钝，这不但使得注射更痛，也对皮肤造成更多的伤害，甚至可能促进脂肪硬块的增生[1080]。

注射在脂肪硬块的胰岛素，吸收通常比较缓慢（也可能较不规则）[690, 1214]，因为硬块部位的微血管比较少[961]。把速效胰岛素注射在脂肪增生的区域，达到的最高浓度比起注射在正常部位少了 25%[612]。但是连续血糖监测器的传感器，就算放在有脂肪增生的组织，还是如同放在正常部位一样，能测出正确的血糖值。

有脂肪增生的部位应该让它休息几周。一个方法是改用内插式软针（i-Port或Insuflon），就能有效地轮流注射部位。另一个方法是用轮流图表，上面注明了每周的每一天所轮替的部位[399]。比较夸张的案例是，脂肪块等了一年才消失[506]。有人甚至需要动手术，把脂肪块吸走[961]。研究显示，改用速效胰岛素Humalog的病人，他们脂肪增生的问题减少了[976]。这可能是因为速效胰岛素能够比较快速地进入血液，减少停留在脂肪层的时间，所以脂肪层细胞暴露在胰岛素下的时间也减少了。

要记得一旦注射在没有脂肪增生的部位，胰岛素的吸收会变快。所以当更换到"新鲜"没有脂肪增生的注射部位，可能需要把剂量降低，免得发生低血糖。意大利针对成年病人的研究发现，只要教导病人如何正确使用 4 毫米的针头，注射在没有脂肪增生的部位，他们的胰岛素剂量不但减少 2 单位，而且 A1C 也降低了 0.58%[448]。

注射后的红肿

在注射胰岛素后，立即或稍后几小时发生的皮肤红肿，有时候会痒，可能是身体对胰岛素或者对药剂里的防腐剂产生的过敏反应，这个现象通常会在胰岛素治疗的几年后消失[896]。如果注射会让皮肤红肿，要告知医师。有一种特别的皮肤过敏测试，用来确认是对胰岛素还是对防腐剂过敏。通常有此反应者，体内也有大量的胰岛素抗体（请参考下段）。如果红肿的问题持续，服用抗组织胺剂（antihistamine）的药会有帮助。在胰岛素里加一些皮质类固醇（corticosteroid）也可能有所帮忙[731]。有些个案在改用速效胰岛素（NovoRapid18 或 Humalog[688]）后，红肿的问题减少了。胰岛素含有非常少量制作过程中的剩余物（诺和诺德胰岛素里的酵母细胞部分以及礼来胰岛素里面的大肠埃希菌部分），更换不同品牌的胰岛素可能会改善[640]。胰岛素泵缓慢的输注率也能建立起胰岛素的容忍度（所谓的去敏感，desensitization），一位女孩原本在胰岛素注射后会有局部灼烧感的问题，在使用泵后就好了[330]。在我们的印象里，自从让所有刚发病的病人使用速效胰岛素当作一天多针方案的餐前胰岛素后，注射后的红肿问题就减少很多了。然而前面所述的过敏反应，也曾被发现发生于使用 Levemir[115] 或 Lantus[762] 的病人。

你要注意胰岛素没有超过有效期限，也要正确的存放胰岛素。无效的胰岛素存储会造成胰岛素分子的分解，产生会引起局部过敏反应的有害物质[453]。胰岛素的全身过敏反应是非常少见的[206, 688]。

如果对笔针或空针针头的镍过敏，会在注射后产生皮肤红肿。针头有一层硅胶润滑膜，所以对镍过敏的人更不应该重复使用针头，因为重复使用会磨损掉表层的硅胶膜，让镍直接触碰到皮肤。空针针头的硅胶层比较厚，因为它要穿过药瓶的封膜抽取胰岛素。如果对镍过敏，使用空针会比较适合。可以做皮肤过敏测试来确认过敏原，如果对镍过敏，应该也对其他含镍的物品过敏，像是耳环、皮带扣或手表。

EMLA® 软膏（譬如抽血以及更换内插式软针前使用的局部麻醉药膏）也能造成皮肤红肿的过敏反应，它看起来像是胶布的过敏反应。

胰岛素抗体

身体会产生抗体（antibodies）抵抗外来的物质，牛和猪的胰岛素很容易让人的身体产生胰岛素抗体。注射类胰岛素的病人，他们的体内的胰岛素抗体很少会量大到引发问题。比较一天多针方案 / 泵治疗以及传统的一天两针方案，前者体内的胰岛素抗体一般比后者多[240]。

胰岛素抗体会和体内大量游离胰岛素结合起来，譬如在注射用餐剂量后[1148]。当体内的游离胰岛素变少了（譬如夜间），抗体会释放出胰岛素[134]。上述现象的研究是针对短效[134, 1148]和中效胰岛素[905]，不过因为都是游离胰岛素与抗体的结合所致，所以抗体可能会影响到任何

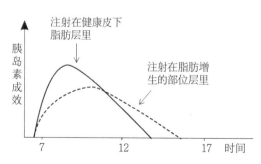

注射在有脂肪块（脂肪增生）的部位，胰岛素的吸收不但较慢，也可能比较不规则。

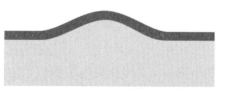

如果时常注射在同样的部位，胰岛素会造成皮下脂肪组织的生长，皮肤会有脂肪硬块（脂肪增生），摸起来跟看上去都像个凸出来的块状物体。

种类的胰岛素。抗体会改变体内的胰岛素浓度而产生负面影响，当饭后需要多一点的胰岛素时，抗体让胰岛素变少了（造成高血糖）；而饭后数小时或者夜间只想要少一点的胰岛素时，胰岛素却变多了（造成持续的低血糖）[1148]。也就是说，如果体内有大量的胰岛素抗体，抗体会把注射的速效（或短效）自行加工成为长效胰岛素。事实上，新的长效类胰岛素 Levemir 就是运用同样的原理：在进入血液后，胰岛素与蛋白质（白蛋白）结合，再慢慢地释放[516]。

　　一个能够降低上述影响的方法，是早上注射大量的胰岛素，把体内的抗体都"填饱"。然后在白天餐前注射少少的剂量，睡前只再注射一点点胰岛素，以预防夜间的低血糖。有很多的胰岛素抗体时，会使注射到体内的胰岛素的功效都被拉长，所以记住：速效相当短效胰岛素，短效接近中效胰岛素，而中效的作用如同长效胰岛素 Lantus。

　　有案例报道在换成速效胰岛素 Humalog 后，体内的抗体数量明显降低很多，清晨低血糖的问题也减少了[695]。另一个个案则在更换成速效胰岛素 Humalog 后，解决了之前注射后的红肿问题以及胰岛素引起的全身过敏反应[688]。看起来这是因为速效胰岛素与短效胰岛素的化学结构不同，使得抗体无法与它结合。此外，速效胰岛素 NovoRapid 也成功的解决其他病人对胰岛素过敏的问题[18]。

　　验血可以测量有多大比例的胰岛素与抗体结合。这个比例一般低于 6%。要产生如上述的抗体造成的胰岛素功效改变，结合比例要高于 10%[905, 1148]。我们也看过比例高于 90% 的例子，这位病人注射后的红肿以及胰岛素功效的延迟都特别严重。胰岛素抗体会带来很多的麻烦，但随着时间的流逝，即使体内还能够测到不少的抗体，这些负面影响会在数年之后慢慢减弱。

脂肪组织萎缩

　　脂肪组织萎缩（lipoatrophy）看起来像是皮下组织出现了一个洞，我们并不清楚发生的原因，它通常不会出现在时常注射的部位。一般相信可能是免疫系统对胰岛素的回应，进而造成了脂肪组织的分解[896, 961]。有脂肪组织萎缩问题的人，体内的胰岛素抗体也很多。这个现象比较常发生在旧型胰岛素的用户身上，不过有位泵装速效胰岛素 Humalog 的用户，也出现了脂肪组织萎缩的问题[455]。可以试着在洞的周围注射胰岛素，这会刺激新的脂肪块的产生，然后过一段时间，洞就会消失不见。有些案例把少量的类固醇混入胰岛素，或局部涂抹sodium cromolyn，就能有效治疗[980]。

胰岛素水肿

　　有时，快速的血糖改善会引起局部或全身的水肿现象（譬如在糖尿病刚发病后没多久，或者一段时间少打了很多次的胰岛素，然后又开始规律地注射），这是因为体内暂时聚集了大量的液体。如果血糖持续控制良好，水肿在几天或几周后就会消失[1044]。严重的案例可以使用麻黄素（ephedrine）治疗[574]，利尿剂也可能有所帮助。

第十八章　胰岛素的需求

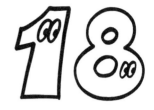

身体需要多少胰岛素？

　　没有糖尿病的成年人每天所分泌胰岛素的量，以体重计，每千克体重是 0.5 单位 [8]。缓解期过后（糖尿病发病后的 1~3 年），发育中孩童的胰岛素需求会稳定下来，一般每天的需求是每千克体重 0.7~1 单位 [741, 1044]，大部分会接近每千克体重 1 单位的标准（使用泵的剂量约少 20%）。有时只是一天少注射几个单位，就对 A1C 造成蛮大的差异。年轻人一生病，特别伴随发烧，通常需要增加胰岛素剂量。

青春期和发育

　　年轻孩子在青春期开始快速地生长，所以他们需要更高的胰岛素剂量。男孩的快速生长期通常在 14 岁左右，女孩则在 12 岁（初经来临的前一年），不过还是因人而异。男孩一般需要比较高的剂量，很常高达每天每千克体重 1.4~1.6 单位或更多 [739]。女孩也可能需要在快速生长期间增加剂量到每天每千克体重超过 1 单位 [1141]。一旦开始有月经，她们的生长速度就慢下来，之后的 2 年内会达到她们身高的极限。很重要的是，这时要开始把剂量降低，并且注意饮食的摄取，以免身材横向发展。

　　青春期过后的几年，胰岛素的需求会降到成年人的水平，一般是每天每千克 0.7~0.8 单位。最好开始养成习惯，计算在不同的情况下，每天总共需要多少单位的胰岛素，以及考虑每次注射要打几单位。

　　青少年要定期检查身高和体重。糖尿病孩童和青少年在发病的时候，他们的身高普遍比健康的同年龄伙伴们高一点，但是他们最后的身高会落在中等范围内 [999, 1216]。糖尿病控制不好，特别在青春期的初期，会减缓青少年的生长 [325, 1197]，青春期可能会延缓，女孩的初经可能迟发或者经期不规则 [325]。一般而言，这个时期的 A1C 也高，但若胰岛素的缺乏还加上营养不足，则 A1C 不一定会高。所以，要根据孩子的生长曲线图来决定胰岛素和营养两者的需求。控制不好的糖尿病青少年一旦改用泵后，泵能提供身体稳定的基础胰岛素，他们的生长速度都有相当好的改善 [1075]。

在青春期的快速成长期，胰岛素剂量通常需要大幅度地调高。

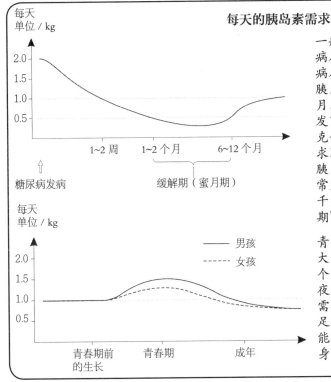

一般在刚诊断出糖尿病的最初 1~2 周，病人需要大量的胰岛素，这是因为之前病人长期处于高血糖的状态下，身体对胰岛素产生了抵抗。过了几周或者几个月，胰岛素的需求量会大幅下降。

发育中的孩子可能会需要高于每天每千克体重 1 单位的胰岛素。一旦孩子的需求降低，表示他的胰脏又开始分泌一些胰岛素，这在发病后的 6~12 个月内很常见。当孩子每天的胰岛素需求低于每千克体重 0.5 单位，他就进入了"缓解期"（"蜜月期"）。

青少年在青春期快速地成长，他们需要大量的胰岛素。注射足够的胰岛素在这个阶段是非常的重要。生长激素主要在夜间分泌，所以睡前的胰岛素剂量可能需要大幅度的调高。青春期间没有注射足够胰岛素的孩子，日后的成年身高可能会少 1~2.5 厘米。一旦达到了最高的身高，胰岛素的剂量要往下调整。

胰脏分泌多少胰岛素呢？

我们无法直接测量胰脏分泌的胰岛素总量，因为自己分泌的胰岛素和注射到体内的胰岛素，两者的化学结构是相同的。不过我们可以经由测量 C – 胜肽（C-peptide）来间接知道身体还分泌多少胰岛素。C– 胜肽是一种蛋白质，它在胰脏里与胰岛素有等量的生产，但是不存在注射的胰岛素里。2 型糖尿病病人的胰脏生产较多的胰岛素，所以检测 C– 胜肽值也能分辨出是 1 型还是 2 型糖尿病。

缓解（蜜月）期

在糖尿病被诊断出来的时候，你可能需要很高的胰岛素剂量。这是因为之前好几周，身体都处于高血糖的状态下（觉得非常口渴的那一阵子），所以身体对胰岛素不像原来那样敏感。一旦开始接受治疗，身体会很快恢复本来的胰岛素敏感度，大概 1 周后，需要的胰岛素剂量就开始减少。

等到血糖恢复正常一段时间后，β 细胞通常再度开始分泌一些胰岛素，让你的胰岛素剂量再次降低。一般来说，这个天然的胰岛素分泌会持续增加，一旦注射的剂量降低到每千克体重 0.5 单位或者更低的时候，以及 A1C 接近没有糖尿病的人（小于 7%），你就正式进入缓解期了（也叫作"蜜月期"）。自己生产胰岛素的好处是会根据血糖的高低来调解，所以糖尿病比较容易控制。

就算 β 细胞只分泌少量的胰岛素，这也足够阻止酮体的产生。因为酮体是脂肪酸在肝脏转变而成，而胰岛素可以抑制脂肪被分解成脂肪酸，进而阻止酮体的产生。病人若有数年还持续分泌自体胰岛素，他们对酮症酸中毒就等于有了某种程度的"保护"[615]。但是当这些人面临压力或是感染，他们的胰岛素需求会增加很多。这是因为皮质醇和肾上腺素的浓度上升，促使更多脂肪分解成脂肪酸并产生酮体。

缓解期一般维持 3~6 个月，有时 1 年或更久。一般来说，胰岛素的需求在发病后的 1~4 个月最低[741]，但这是因人而异。有些人完全没有缓解期，而有些人的缓解期超过 1 年。在接受胰岛素治疗的 2~4 年后，很少还有年轻病人能够分泌任何的胰岛素。如果在胰岛素治疗前只有 1 周或 2 周的糖尿病症状（口渴、多尿、体重降低），有缓解期的机会比较大。幼童的缓解期一般比较短，意大利的研究发现，5 岁以下的孩童以及发病时有酮症酸中毒的人，都不太可能有缓解期[141]。在糖尿病的初期就采用密集胰岛素的治疗，把血糖控制好，被认为能够给 β 细胞足够的休息，让它们能继续分泌足够的胰岛素，这样就能拉长缓解期[261, 283]。用 C－胜肽的方法测量一群病史超过 30 年的病人，17% 的胰脏还生产些许胰岛素（C－胜肽高于 0.03mmol/L）[794]。

缓解期间的胰岛素需求可以很低，低到 1 天只要几单位，你会感觉糖尿病好像就要好了。很遗憾这是不可能的。如果有糖尿病，就是一辈子要注射胰岛素，或者直到有人发现治愈糖尿病的方法。β 细胞生产的剩余胰岛素会逐渐减少，通常最后会完全消失。

感染一般会引发胰岛素需求的增加，并造成血糖升高，要顺应病情调整剂量。如果能根据血糖值及时调整剂量，可以减少胰脏的压力，于感染过后会有比较大的机会使每天的总需求量再度降低。

"缓解期"用来形容"部分的缓解"比较正确。如果是完全的缓解，就表示在这段或长或短的期间内，完全不需要外来的胰岛素。就算对外来胰岛素的需求降低了，还是无法完全脱离胰岛素的治疗[78]，唯一的例外是当使用很少的剂量（例如 0.5~1 单位）会造成病人的低血糖。此外，还有一个胰岛素治疗不能被停止的原因，就是用很少的剂量分担 β 细胞的工作量，以期待能够尽量延长缓解期。

胰岛素的需求（缓解期过后）	
青春期前的成长	0.7~1.0 单位 /（kg·d），一般接近 1.0 单位 /（kg·d）（泵的用量约少 20%）
青春期	男孩：1.1~1.4 单位 /（kg·d），有时或许更多[739] 女孩：1.0~1.2 单位 /（kg·d）1141
青春期后	女孩：<1.0 单位 /（kg·d），从经期来后的 2~3 年开始 男孩：18~19 岁约 1.0 单位 /（kg·d），过 2~3 年后会降低
比较每天注射的总量与上面的数字，可以算出胰脏在缓解期间每天分泌的胰岛素总量。	

胰岛素敏感度与抵抗性

身体的胰岛素敏感度可以决定一个已知的胰岛素剂量能发挥多少降血糖的功效。你或许以为相同的胰岛素剂量注射在任何人的身上，都会发挥相同的降血糖功效，但其实不然。有些因素会增加胰岛素的敏感度，而另外一些因素则相反。

当身体康复了，体内的恒温器会重新设定，体温会恢复正常。同样的，当血糖恢复正常1~2天后，血糖恒定器会被重新设定回正常的胰岛素敏感度。

胰岛素的抵抗代表身体需要比较多的胰岛素（血液里的胰岛素浓度要比较高），才能达到同样的降血糖功效，也可以说身体的胰岛素敏感度降低了。胰岛素功效减弱的原因，是由于高血糖会减少葡萄糖输送进入细胞[694, 1211]。而另一个为什么细胞会吸取较少量葡萄糖的原因，是血管的收缩造成了血流量的减少[422]。从某个角度来看，胰岛素的抵抗等同是一个防卫的方法，让依赖胰岛素吸取葡萄糖的细胞不会在高血糖的时候摄取太多的葡萄糖[1212]。因为这些细胞有所节制，就不会被太多的葡萄糖毒害，所以也不会被糖尿病的长期并发症所影响。而另一方面，不依赖胰岛素就能吸取葡萄糖的细胞（像眼睛、肾藏及神经）则会摄取过多的葡萄糖，让细胞暴露在葡萄糖的毒性中，造成长期并发症。

如果因为感染而暂时高血糖（譬如一天），身体就需要更高的胰岛素剂量，才能达到与感染前同样的降血糖效果。就算和平常一样进食，同样分量、同样内容，也是需要更多的胰岛素。如果血糖在感染前就高了好一阵子，感染痊愈后，胰岛素需求在接下来的1周仍会是

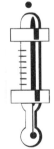

把血糖想象成体温，血糖仪好比温度计，血糖的调节如同恒温器（那种给暖器用的，可以把温度维持在一定的度数）。如果对胰岛素产生抵抗，表示胰岛素的敏感度降低了，这就好比血糖恒定器被往上调了。血糖会变高，而且需要比平时更多的胰岛素才能把血糖降下来。类似发烧让体内的恒温器调高，造成体温的上升。

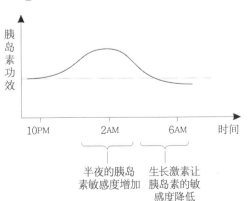

我们夜间（午夜到凌晨3点）不进食时，身体对胰岛素的敏感度增加了。生长激素在夜间增加分泌，只不过要3~5小时后才会让血糖升高[136]。发育中的孩子体内有比成年人更多的生长激素，而生长激素的分泌在青春期更高，这说明了为什么黎明现象在青少年身上那么易见。很早就上床睡觉的孩童，他们体内生长激素的分泌在午夜之前达到高峰，所以我们普遍看到他们在晚上9点到午夜12点这个时段胰岛素需求增加[132, 218]。血糖控制不佳的人体内有更多的生长激素，这不但让他们早上的血糖较高，也造成生长的迟缓[136]。

高的。有些对花粉过敏的人发现，他们的血糖在花粉散播的季节比较高。这可能是因为过敏让他们很不舒服，无法像平常那么的有活力四处活动。

在注射高胰岛素剂量一段时间后（以及正常的血糖），就算没有调整进食也没有变动胰岛素剂量，会开始发生低血糖的现象。这是因为当血糖变低之后，身体对胰岛素的敏感度会改变，血液中同样浓度的胰岛素现在可以更有效得降低血糖[230]，所以同样的进食只需要比较低的胰岛素剂量。只要知道这个道理就能预做准备，一旦血糖恢复正常 1~2 天（或者 1 周，看个人情况而定），就把胰岛素的剂量稍微降低一些，这样就能够预防低血糖的发生。

我们可以把血糖与屋内中央暖气的恒温器做个比较。假设我们把屋内的温度设定在20℃，当室外的温度比平常低时，要维持室内已经设定好的恒温需要耗费比较多的能源。同理，当身体的胰岛素抵抗增加，会需要比较多的胰岛素才能把血糖维持在同样的水平。如果高血糖维持一段时间，血糖恒定器也会自动重新设定，让你在血糖比较高的时后就感受到低血糖。如果维持一段时期的低血糖，血糖恒定器会反方向调整，让你要在血糖降到很低的时候才会察觉低血糖。

胰岛素抵抗的增加

短期因素

（1）为时12~24小时的高血糖[7, 369, 1210]。
（2）反弹现象。
（3）下半夜的高血糖（黎明现象）。
（4）生病发烧。
（5）压力[811]。
（6）手术。
（7）长坐不动、卧病在床[1167]。
（8）酮症酸中毒。

长期因素

（1）青春期。
（2）怀孕（后期）。
（3）体重增加，或者体重过重[45]。
（4）吸烟[55, 347, 830]。
（5）高血压。
（6）药品，譬如皮质醇、避孕药。
（7）其他的疾病，譬如毒性甲状腺肿、慢性泌尿道感染、牙脓包。

胰岛素抵抗的降低

（1）低血糖（血糖控制改善了）。
（2）体重减轻。
（3）运动后[1177]。
（4）午夜到凌晨3点。

研究调查结果：胰岛素抵抗

- 研究让参与者在白天和夜晚的部分时间，把血糖维持在17mmol/L，一共维持了15小时[369]。隔天所有参与者的胰岛素敏感度都降低了。

- 另外一项研究发现，让血糖24小时处在13~20mmol/L之间以后，相同的胰岛素剂量，其功效减弱最多达到15%~20%[1210]。把血糖维持在15mmol/L达44个小时后，胰岛素的功效降低了32%[393]。

- 同样的研究发现，光是住院就能让胰岛素的功效降低21%，可能是因为生病、卧床或者暂时的生活作息改变。这个效应看起来只来自升高的血糖本身，因为会让血糖升高的激素（肾上腺素、皮质醇和生长激素）并没有增加。

- 健全的β细胞如果暴露在高血糖之情况下，即使短短两天，也会减少胰岛素的生产量[707]。

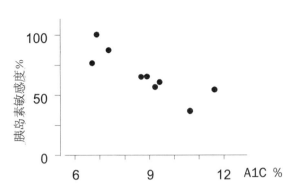

高血糖能在 24 小时内增加胰岛素的抵抗[1210]，使得注射的胰岛素变得比较没有效，很难把血糖降到正常值，一段时间后，血糖变高，A1C 也升高。这样的恶性循环很容易发生。上面的图表告诉我们，如果 A1C 高，需要双份的胰岛素剂量，才能达到相同的降血糖效果[1211]。

要挣脱这个恶性循环，首先要增加胰岛素的剂量。长期目标是要学会准确瞄准胰岛素剂量，不要让血糖升高过多且太过频繁。只要维持 1~2 周低一点的血糖后，就可以把剂量降低。如果已经使用泵 3~6 个月了，可能可以把剂量降低 10%~30%，因为胰岛素抗拒会随着控制良好的血糖而降低[1211]。

病人常常会找寻"理想的胰岛素剂量"，期盼找到它就能保障未来的一帆风顺。不幸的是，听起来很容易，做起来却很难。在找寻正确的胰岛素剂量的过程中，有时候会感到很沮丧。无论如何的绞尽脑汁，就是无法看到血糖值和胰岛素剂量之间有任何的关联，而同时胰岛素变化多端的吸收速度还把这个问题弄得更加复杂，让人更觉得挫败。一般来说，胰岛素剂量每次大概只适用 1~2 周，然后由于日常生活改变会影响胰岛素敏感度，很快地，原本适合的剂量变得不再合适。当然，这么说真的很难让人理解，也很难让人接受。我们的重点是，请不要有不切实际的期望。其实日常生活中每周或每个月都稍微会有所不同，同样的，胰岛素需求也会有所改变。

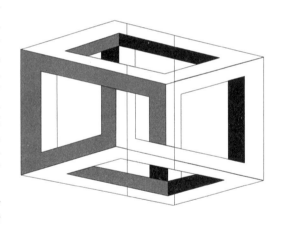

如果找不出任何适合你的方案，那就在 1 周里，每天都注射一模一样的剂量，这可以帮助你找出血糖及胰岛素之间的互动关联。再联络糖尿病医疗团队，一起讨论该如何进行下个步骤。

体重上升会增加胰岛素的抵抗，体重下降会减少胰岛素抵抗。这就是为什么如果体重过重，会很难维持正常的血糖。特别是男性的肥胖体型（"苹果胖"）非常可能造成胰岛素抵抗[734]。还有其他的因素也会影响胰岛素抵抗。

压力激素的分泌（肾上腺素、去甲肾上腺素）能够在5~10分钟内引发胰岛素的抵抗[734]。压力也造成皮质醇的分泌，在几小时内增加胰岛素抵抗。

生长激素在青春期的大量分泌造成血糖的升高，进而增加胰岛素抵抗。因此青春期的孩子需要大幅度地增加胰岛素的剂量。吸烟也会增加胰岛素抵抗，因为尼古丁会降低身体组织对葡萄糖的摄取[55]。

规律的运动（至少两天一次）能够让两次运动之间的胰岛素抵抗降低；而只要几天不动（譬如卧病在床）胰岛素抵抗就会在几天内升高[1167]。譬如糖尿病运动员在训练期间都必须大幅度地降低胰岛素的剂量，一旦训练结束，他们为了避免高血糖要大幅度地把剂量往上调整。有时候，降低的活动量会让胰岛素的需求增加30%~50%。

理想的胰岛素剂量？

这还用说吗？我们都希望能够找到理想的胰岛素剂量，但是很不幸的，这个心愿是不切实际的。胰岛素的需求会因为活动、其他疾病、胰岛素抵抗以及另外的因素而改变。我们可以用体温来打比喻，身体总是努力把体温维持在37℃，但是如果不理会天气的变化，总是穿同样的衣服，身体再如何努力，也很难维持同样的体温。就如某一穿着在这周是完美的，但是到下周可能就太热了，所以这个特定的胰岛素剂量可能1~2周很理想，但是之后又该重新调整剂量。胰岛素剂量好比穿衣服，如果希望保有舒适，每天都应该调整胰岛素的剂量。

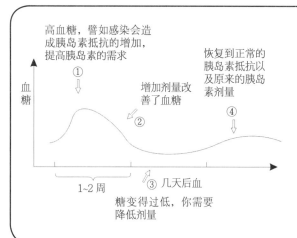

当血糖因某种原因而升高（譬如感染），根据胰岛素抵抗的程度，身体需要更多的胰岛素。但如果持续维持高剂量，不久就会开始低血糖。最好的预防策略是，一旦开始测到数个偏低的血糖值就降低剂量。一般而言，图中的胰岛素抵抗波浪几周就出现一次。

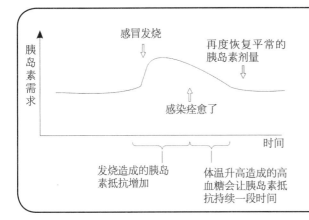

这个图表的 y 轴标示的是胰岛素需求，左边图表的 y 轴则是血糖水平。我们来比较一下这个图表。感染康复后，增加的胰岛素需求还是持续了一段时间，这是因为之前的高血糖（发烧造成的）造成了胰岛素抵抗的增加（降低的胰岛素敏感度）。

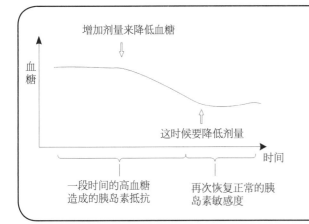

血糖因某种理由在高档维持一段时期，譬如饮食不正常或吃太多的糖果，胰岛素抵抗会相应上升。就算停止吃糖果，还是需要比平常更大量的胰岛素才能把血糖降回正常范围。一旦血糖恢复正常，1~2 周后，要开始降低剂量，以便预防低血糖的发生。否则可能又因为低血糖而过量进食，造成体重的增加，再度开始下一轮的恶性循环。

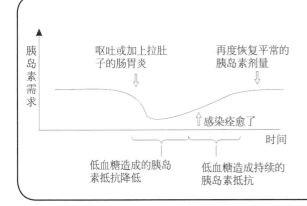

年轻人感染肠胃炎，症状有呕吐和 / 或拉肚子，血糖通常会因进食量减少而降低，造成胰岛素的需求下降。就算感染治疗好，这个胰岛素需求的降低还是会持续一段时间（通常 1~2 周），因为低血糖会降低胰岛素的抵抗（胰岛素敏感度的增加）。

第十九章　营养

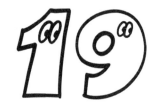

历史上糖尿病病人的饮食曾经受到非常严苛的限制，特别是碳水化合物的摄取。含有糖的食物被排除在糖尿病的饮食之外，这让"违反规则"的糖尿病病人有很大的罪恶感。糖尿病病人无法像其他绝大多数的人一样，想要随意变化自己的饮食或偶尔享受一下甜点，这样饮食是不被鼓励的，甚至在有些人的眼里，这些都是"罪恶"的行为。然而这样限制的做法，不但过时且不适当。只要懂得注射适量的胰岛素，摄取适量的含糖食物并不会让血糖控制变差。

如果是为了糖尿病这个原因，并不需要遵循僵硬的饮食规范（进食时间以及食物种类的限制），特别是采用一天多针胰岛素方案或者携带泵的糖尿病病人，他们每次用餐前都注射胰岛素。当然，规律的饮食习惯搭配碳水化合物的计算知识是很有用的。很多糖尿病病人过着多彩多姿且丰富充实的生活，他们享受美食，同时也很有效地控制血糖。越理解碳水化合物与血糖之间的关联，越能够控管糖尿病。这个章节提供很多血糖与不同食物的细节知识，至于健康饮食的基本概念，营养师会教你。

就算没有糖尿病，也应该重视饮食。但是切记，千万不要把食物当成药物。食物就是要色香味俱全，用餐是件愉悦的事情，我们应该在享用食物之余感到心满意足。如果只在意"这个食物有益健康"而忽略其他，就无法在用餐时感受到喜悦。营养师跟你商谈时应该要先询问你们全家人的用餐时间、进食习惯以及喜爱的食物，然后再根据这些重点制订出饮食计划，这样的做法较为有效。有位营养师曾经说出一句很有智慧的话："不喜欢的食物，就绝对不要勉强吃。"

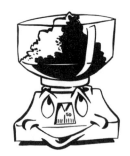

厨房放一个小秤，对刚开始学习计算碳水化合物很有帮助。你可以称食物的重量，然后算出碳水化合物的含量，一段时间后就能够目测。对采用一天多针方案或者泵的病人来说，计算碳水化合物的克数是比较精确的方法，让他们算出需要多少的餐前剂量。

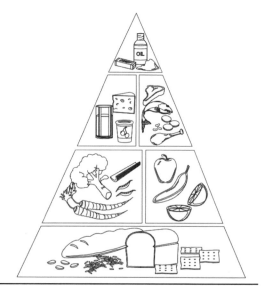

"我可以吃什么？""我应该避免什么食物？"这些都是刚被诊断出糖尿病的人经常会问的问题。通常在与营养师的第一次会谈结束后，他们都如释重负松了口气说："好在我还是可以像生病前吃差不多的东西。"饮食的建议应该从一开始就针对整个家庭。芬兰做了一项 1 型糖尿病孩童的饮食习惯研究，发现所有的家庭成员都增加了脱脂牛奶、低脂奶酪以及低脂火腿 / 肉类的食用分量，同时他们也吃比较多的水果和蔬菜[1159]。

营养摄取的建议要根据所有健康的孩童和青少年的需要[397]。孩童若要发育良好，则必须在 6~12 岁的期间，把摄取的热量增加 1 倍，他们在这个阶段必须多进食含有丰富热量和蛋白质的食物[1164]。如果快速生长期结束，却没有降低热量的摄取，他们就有体重过重的危险[1164]。目前还没有任何科学证据足以建议补充额外的维生素或矿物质的保健品[1164]。

发病后最好要尽快回归到正常的育儿规则和家庭成员的角色。家庭成员讨论的时候要分清楚，什么对孩子的血糖好，以及孩子按照家庭规矩什么能做或什么不能。父母决定孩子能不能吃糖，但这个规则也要尽量适用于家里的其他孩子或者孩子的朋友，父母要能够对所有孩子一视同仁。为了达成这个目的，家长要学会不同种类的糖果对血糖有什么影响。父母要清楚对年幼的孩子说："无论有没有糖尿病，这个就是不可以。"否则孩子会以为都是糖尿病害的，疾病造成这么多的限制；久而久之，他们会厌恶这个阻碍生命中所有乐趣的疾病。

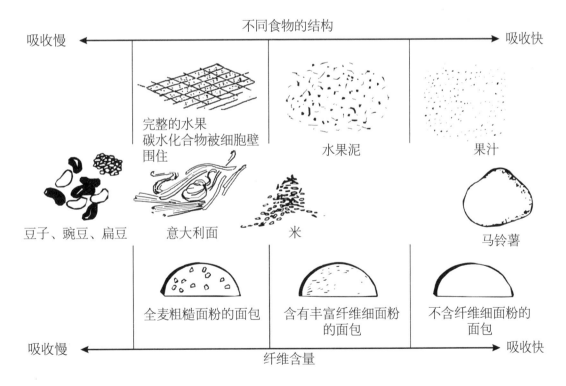

不同食物里的碳水化合物有不同的吸收速度，取决于食物的结构以及纤维的含量。上图经过允许引用，出自瑞典糖尿病协会出版的书《食物与糖尿病》。

> **让血糖上升比较快速的因素（高GI）**
>
> 1. 烹调方式
>   滚煮和其他的烹调方式都会分解食物中的淀粉。
> 2. 加工的方法
>   加工过的食品，譬如精制米比糙米能让血糖上升得较快，马铃薯泥快过整颗的马铃薯，红萝卜丝比红萝卜片快。同样原料都是麦子，面包比意大利面快[637]。
> 3. 用餐配饮料
>   进食的时候喝饮料会加快胃的清空速度[1127]。
> 4. 葡萄糖含量
>   跟正餐一起进食的额外糖分会造成血糖的上升，但是不像以前认为的那么多。就算都是含有一样碳水化合物量的不同食物，粒子大小的差别以及细胞结构的差异会让他们引发不同的血糖反应[45]。
> 5. 含盐量
>   食物里的盐会加快葡萄糖被吸收到血液中[1119]。

碳水化合物的吸收

食物里的葡萄糖只有到小肠后才能被吸收到血液里。葡萄糖无法如从前所想的可以穿透口腔的黏膜被而吸收[465, 1056]。食物进入小肠前，要先通过胃的下方出口（幽门），那里有个特别的肌肉，叫幽门括约肌，功能如同进入小肠的通行门。括约肌只允许很小的块状物通过。

复合碳水化合物必须要先被分解成单糖，才能被吸收到血液里。碳水化合物的化学链的长短，不像之前认为的那样会影响吸收的速度，因为这些链的切断过程其实相当的快速。简单的碳水化合物会被肠壁上的酶分解，而结构比较复杂的碳水化合物及淀粉则是先被唾液及胰脏的淀粉酶做初步的处理。淀粉纤维则无法在肠道里被切断成碳水化合物。

曾经有段时期，人们依据分子的大小把碳水化合物分为快效（quick-acting）及慢效（slow-acting）。比较正确的说法应该是快效和长效（long-acting）。我们应该要从食物的成分、纤维含量以及调理方式这三点来评估它对血糖会发挥什么样的影响，而不是单单从它的含糖量[637, 1163]来评估。GI（升糖指数 glycemic index）就是用来描述不同食物对血糖会造成什么影响。

最近的研究指出，膳食纤维与粒子的大小这两点似乎看起来对血糖相当重要[45]。蔬菜淀粉的分解比面包淀粉要慢[1118]，马铃薯的淀粉却很快就能被分解成葡萄糖。意大利面虽然也是麦的制品，而且纤维含量也很低，但是它的淀粉就分解得比一般白面包要慢得多[637]。

血糖也被咀嚼次数和吞咽时食物的大小所影响[954]。工业加工的马铃薯泥制品是用很细的粉末和液体混合而成的，这样的马铃薯泥，它的葡萄糖被吸收的速度与葡萄糖水一样[1154]。意大利面和米饭吞咽到肚子里的时候还是块状，要先消化了才能被吸收。同样的道理，一颗苹果与一杯苹果汁相比，前者会让血糖上升得比较慢，这是因为后者（苹果汁）的粒子较小，并且是液体状态。

让血糖上升比较缓慢的因素（低GI）

1. 淀粉结构
   水煮马铃薯和马铃薯泥会让血糖上升得比较快（速度跟一般的白糖一样快），而米饭和意大利面引起的血糖反应较慢[1154]。
2. 胶状的膳食纤维
   高含量的纤维（像裸麦面包）不但会减缓胃的排空速度，还会在小肠里跟葡萄糖分子结合起来，使得血糖的上升更加缓慢。
3. 脂肪含量
   食物里的油脂会延缓胃的排空[1185]。
4. 细胞结构
   煮过的豆子、豌豆以及扁豆还保有原来的细胞结构。整颗水果升高血糖的效果比削了皮的水果或者果汁要慢[1154]。
5. 吞咽食物的大小[954]
   肠胃需要比较长的时间来消化比较大块的食物。大块的食物也会让胃排空的速度变慢。

加热会造成淀粉的分解，让糖的吸收更容易、更快速。工业加工食品的制造过程通常使用较高的温度，所以会比自己在家烹调的食物让血糖上升得更快[1118]。工业加工的婴儿食品和半成品（有时用来准备学校的营养午餐），比起自己在家烹饪类似的食物，前者较能升高血糖。

无法消化的碳水化合物（膳食纤维）没有办法在肠道内被分解，所以不会影响血糖。在美国，膳食纤维会列在食品外包装的营养成分标示上。想要知道更多请咨询营养师。

胃的排空

任何能减缓食物从胃释放到小肠的做法，也能让血糖上升得比较缓慢[45]。我们不光是要看食物里的碳水化合物的含量，而是要考虑整餐所有的食物成分。油脂[1185]与纤维[865]会减缓胃的排空速度，而用餐时喝饮料会加速胃的排空[1146]；胃排空固体食物（譬如松饼）的速度比液体食物（像汤）要慢[7512, 1146]，狼吞虎咽和细嚼慢咽相比，前者的血糖升高较为缓慢[954]；过热（50℃）或过冷（4℃）的食物也会延缓胃的排空[1087]。

体内血糖的高低也会影响到胃的排空速度。在血糖低的时候胃的排空较快，血糖高时则较慢。当血糖从正常的4~7mmol/L降到低血糖（1.6~2.2mmol/L）时，固体和液体两种形态的食物都会加倍快速地从胃排入小肠[1031]。如果低血糖是因为胰岛素的剂量过大，你希望能够尽量加快胃的排空速度，方便让葡萄糖快速被吸收到血液里。这种情况最好先吃一些含高葡萄糖量的东西，像是葡萄糖片、胶状葡萄糖或运动饮料。

血液里高浓度的胰岛素（注射的剂量太多了）并不会影响胃本身的排空；相反的，是体内当下的高血糖会造成胃排空的迟缓[676]。就算没有糖尿病的人，他们的血糖在正常范围内的一点细微改变，也能影响胃的排空速度。一项研究观察没有糖尿病的人，发现当这些人的血糖从4mmol/L升高到8mmol/L的时候，他们胃的排空速度降低了20%[1032]。

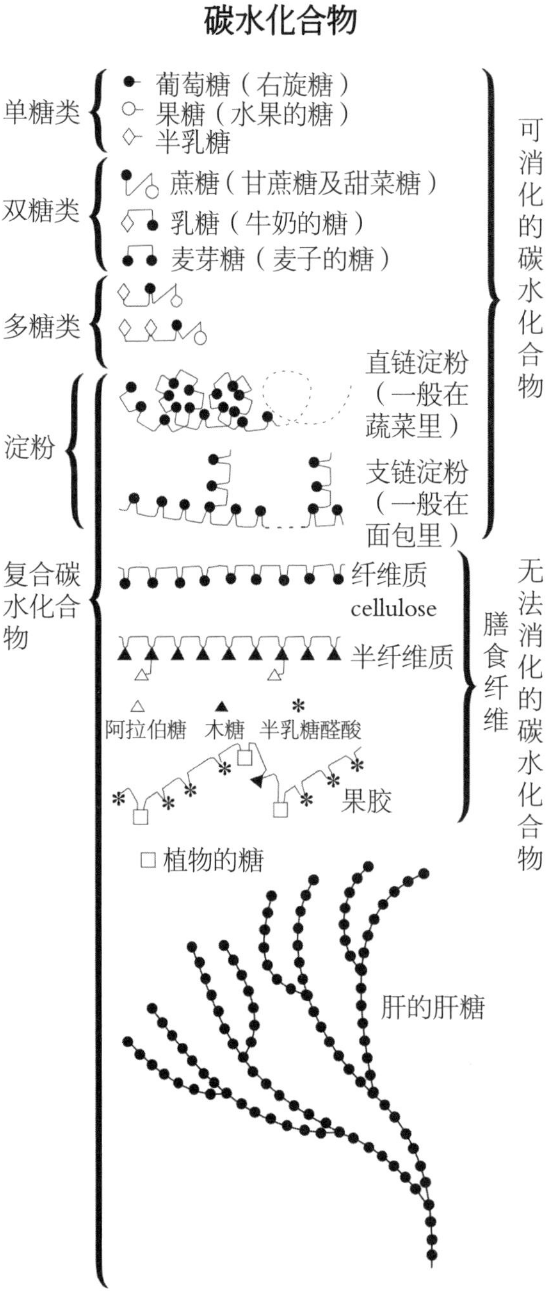

碳水化合物

单糖类
- 葡萄糖（右旋糖）
- 果糖（水果的糖）
- 半乳糖

双糖类
- 蔗糖（甘蔗糖及甜菜糖）
- 乳糖（牛奶的糖）
- 麦芽糖（麦子的糖）

多糖类

可消化的碳水化合物

淀粉
直链淀粉（一般在蔬菜里）
支链淀粉（一般在面包里）

复合碳水化合物
纤维质 cellulose
半纤维质

无法消化的碳水化合物

膳食纤维

阿拉伯糖　木糖　半乳糖醛酸

果胶

□ 植物的糖

肝的肝糖

碳水化合物对身体的新陈代谢非常重要。只有单糖类能被小肠吸收。双糖类和淀粉必须先被消化酶分解。膳食纤维是无法在肠里被分解成糖类，储存在肝脏的肝糖是由非常长的葡萄糖链所合成的。上图修改自参考文献45。

我们的食物有哪些成分[614]？

我们吃的食物主要是以下 3 类的混合：

碳水化合物	脂肪	蛋白质
牛奶	牛奶	牛奶
酸奶	酸奶	酸奶
糖	起司	起司
饼干	饼干	肉
面包/面粉	奶油	鱼
马铃薯	人造奶油	鸡蛋
意大利面	食用油	豆子
米饭	鲜奶油	扁豆
水果	坚果	豆腐
早餐脆片	种子	坚果

轻微的运动（像是走路）不会改变胃的排空速度，或是会让排空速度快一点。但激烈运动或体能消耗，在肌肉的活动停止后，胃仍会停止排空 20~40 分钟[156]。可能的解释是激烈的运动造成了肾上腺素与类似吗啡的［脑内啡（endorphins）］的分泌所致。

肠胃炎造成呕吐腹泻及胃排空的延缓[67]，所以常见持续低血糖的相关问题。

此外还有一种自主神经损害造成的糖尿病并发症，叫作胃轻瘫。受到伤害的神经无法协调肠胃的动作，造成胃的排空速度发生轻微或严重的迟缓。

营养管理的目标[1164]

- 提供适当的热量及养分，以便达到最佳的成长发育和身心的健康。
- 维持或者达到理想的体重。
- 在胰岛素、饮食、热量需求以及活动之间找到平衡，把血糖控制在最佳的状态。
- 预防和处理胰岛素治疗带来的急性副作用，譬如低血糖、高血糖危机、生病以及运动相关的问题。
- 经由最佳的血糖控制来降低长期并发症的风险。
- 降低心脏并发症和血管病变。
- 保持健康良好的人际关系和心态。

要如何做到呢？

- 健康的饮食习惯要全家一起来。
- 要同时考虑3个因素：① 热量与碳水化合物的摄取及分配。② 胰岛素的时效。③ 运动。然后从这3个题目中找到一个平衡点（也要学会调整胰岛素的剂量，以便能够跟进变化的食物种类）。
- 总热量要能够满足发育中孩童和青少年的需要，但是不该造成肥胖或过重。
- 每天规律摄取水果和蔬菜（每天建议5份）。

食物里的糖

从营养的角度来看，我们完全不需要纯糖。肝脏每天能够生产 250~300g 的葡萄糖，足以满足一位健康成年人的需求。但是如果完全不摄取任何的碳水化合物，你的身体会产生很多的酮体。

很多研究都发现，如果把进食的一些淀粉改成葡萄糖，这少量的葡萄糖并不会造成血糖的升高[45, 397]。一餐多吃 5g 的糖不会影响到血糖，譬如多蘸些番茄酱[1092]。如果糖在正餐中有相当的分量，要相对地把其他碳水化合物的分量减少，或者适当的增加胰岛素[397]。跟正餐一起吃的糖，并不会比淀粉造成上升得更高的血糖[397]。对糖尿病病人来说真是个好消息，因为这让饮食的遵守变得容易多了。

但是两餐之间的糖却会对血糖有比较大的影响，正餐之间的糖果或白面包（没有抹奶油或其他的东西）都会让血糖升高[412]。要考虑的重要因素是点心有没有含纤维或脂肪（像巧克力脆皮饼干），因为这两者会延缓胃的排空。美国、加拿大、英国、澳大利亚和很多其他国家有太多的人体重过重或者严重过重，如果有体重的烦恼，最好还是避免高脂肪的点心。

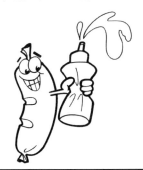

进食蘸些少量的番茄酱是没有问题的，但是如果加很多的番茄酱，你会吃进很多额外的糖分。

为什么要降低食物里的糖分呢？这个建议是基于比较一般性的理由。

（1）糖只提供空的卡路里，也就是说，糖只给予热能，没有其他的营养价值。这种热量只会增加体重，并且减少对健康食物的食欲。

（2）糖对牙齿不好。

美国一项研究观察每天接受两针胰岛素的孩童，发现当他们进食中的碳水化合物里，2%来自纯葡萄糖（水果和面包），与10%来自纯葡萄糖的相比较（早餐吃水果、面包、玉米片、土司抹果酱，中餐有巧克力碎块饼干，下午点心是巧克力，晚餐搭配冰牛奶），这两种进食的方式对血糖并没有造成什么差别[732]。这似乎很让人惊讶，不过这是因为每次的进食都含有脂肪和蛋白质。上面的两种进食方式都含有等量的碳水化合物。

早期的糖尿病饮食是不计任何代价地降低碳水化合物的摄取。这个方式产生了问题，因为势必要增高脂肪含量，结果是糖尿病孩童的饮食质量低于没有糖尿病的孩童[1094, 1163]。实际上规律的进食习惯，并且根据进食的碳水化合物含量以及食欲来调整餐前的胰岛素剂量，是更重要的事情。

用餐时的饮料

用餐时搭配不同种类的饮料会相当大程度地影响血糖。甜的饮料，像果汁，可以帮助把用餐时稍微低的血糖拉高。如果餐前测出来的血糖已经偏高了，最好是喝白开水。当血糖高时，两餐间多喝一些无卡路里的饮料也是很好的做法，它会帮助把血糖往下降（多余的葡萄糖会跟着尿液排出）。如果饭后想要来一客冰激凌甜点，可以把用餐的饮料从牛奶改成白开水，如此碳水化合物总含量就不会改变，或者计算碳水化合物后把用餐剂量调高，就可以享受这份冰激凌。

什么因素会影响胃的排空速度？

比较快	比较慢
细嚼	狼吞虎咽
液体食物	固体食物
低血糖	高血糖
轻微运动	激烈运动
进食的时候喝饮料	饭后才喝饮料
	油腻的食物
	高纤维的食物
	过热或过冷的食物
	吸烟
	肠胃炎

膳食油脂

糖尿病病人需要特别留意脂肪/油脂的摄取，因为他们得动脉硬化症（arteriosclerosis）和心脏疾病的风险比较高。糖尿病病人应该要减少所有脂肪的摄取（包含饱和脂肪以及反式脂肪酸），也应该降低胆固醇[397]。要特别小心饱和脂肪，还有所谓的"反式脂肪"[397]。含有大量饱和脂肪类型的食物是奶制品和红肉，饱和脂肪也出现在很多的零食里，像是巧克力、蛋糕、面制甜点以及有些洋芋片。反式脂肪则是以"部分氢化植物油"或是"植物酥油"之类的名称出现在食品包装的成分表上面[1176]。如果可能，尽量使用单元不饱和脂肪（monounsaturated）和多元不饱和脂肪（polyunsaturated）。一般的人造奶油和奶油只含有3%的多元不饱和脂肪。增加单元不饱和脂肪的使用量还可能会对A1C有所帮助[315]。越软的油越好。液态的人造奶油和食用油不含任何的反式脂肪，饱和脂肪酸的含量也低。要小心棕榈油和椰子油，这两者含有大量的饱和脂肪，被用在很多不同的产品里。

现在营养师鼓励大家多摄取单元不饱和脂肪（MUFA），因为它能保护心脏[923]。请选择含有单元不饱和脂肪的人造奶油，我们不建议幼童食用低脂人造奶油，因为他们需要脂肪。橄榄油和油菜籽油含有大量的单元不饱和脂肪，适合用来炒、煎和炸，但是不饱和脂肪过热会被分解，有些种类的低脂人造奶油不适合高温。葵花油里的不饱和脂肪不像橄榄油那么容易就被高温分解，比较适合拿来热炒、煎以及油炸。坚果和种子含有健康的油脂。

孩子在5岁前，应该要慢慢把膳食中的脂肪占总需热量的比例从50%（像是母奶或配方奶粉）降到成年人的比例。不过2岁以下的孩子不应该限制他们对脂肪的摄取[1164]，因为这个年龄层的孩子，他们需要高能量密度的食物，低脂肪食物还可能会造成幼童胃的快速排空与拉肚子[1164]。

饮食的基本规则

- 不管有没有糖尿病，我们都应该鼓励儿童和青少年养成良好规律的饮食习惯。
- 先在心中盘算一下今天有什么活动，是要运动还是坐在办公桌呢？然后再计划今天的进食时间和菜单。
- 额外的进食就要施打额外的胰岛素，譬如参加派对，或者吃了糖果。
- 点心时间，吃新鲜的水果比喝果汁好。
- 如果有体重过重的烦恼，就要减少正餐和点心的进食分量。
- 尽量选择高膳食纤维的食物。

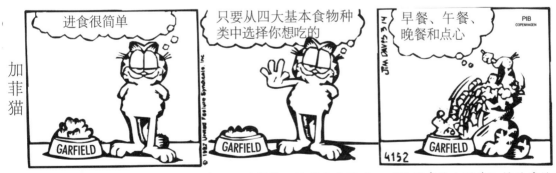

加菲猫

要找到胰岛素和食物的平衡点，不是那么的简单。很多人会认为："这哪有什么困难？糖尿病饮食不就是大家都应该遵守的吗？"你的身边可能会有热情好心的亲友团，他们自动成为你的"甜食监控锦衣卫"。每次你一吃甜食，他们就会叫你不要吃，就算你吃甜食是因为低血糖也还如此。你要跟他们解释：有时候，吃甜食有益健康；并且有时是因为需要。或许下次他们再看到你享受甜食时，就不会盯着你看或者发表奇怪的观点。

因为糖尿病病人都被建议要降低脂肪的摄取，所以很多人以为油脂会让血糖升高。事实上，脂肪与血糖并没有任何的直接关联，脂肪只会减缓胃的排空速度，间接影响到血糖[578, 730, 1185]。研究猴子时发现，猴子每分钟经由胃下方括约肌排出的食物都有相同的热量[795]。脂肪的热量高于碳水化合物，当食物的脂肪含量高，胃的排出速度也较慢，所以含有高油脂的食物会让血糖上升得比较慢。

食物里的脂肪必须要进入肠道才能影响胃的排空速度[1185]。这也就是说，如果一开始进食就先吃油腻的食物，胃会比较早收到讯号，进而把排空的速度放慢。

上一顿吃得很油腻，在吃下一顿的时候，胃里可能还有上一顿的食物。如果采用一天多针的胰岛素方案，应该要减少进食的分量（不改变剂量），才能防止血糖的升高。如果在餐前注射速效胰岛素（NovoRapid 或 Humalog），可能会在吃完油腻的食物后低血糖。如果是这样，那最好把胰岛素的注射从餐前改到餐后。

比较重要的是长期下来油脂的总摄取量，可以在平常时吃清淡一点，周末再吃个丰盛大餐，搭配美味浓稠的酱汁，或者外食。很多脂肪替代物，像麦芽糊精（maltodextrin）是一种改变过的食物淀粉，也是碳水化合物，所以可能会影响血糖。

膳食纤维

食物里的纤维让我们健康。纤维分两种：水溶性（胶状）和不溶性。这两者都能改善便秘的问题，但是只有水溶性纤维（水果、蔬菜、豆类与燕麦）会影响血糖。相对于吃了同样分量不含纤维的白面包，含有高纤维的粗裸麦或全麦面包的饱足感会比较持久。高水溶性纤维也可以降低血液中的胆固醇[865]。餐点加一些纤维（像是燕麦或大麦），可以增加食物的黏稠度，食物在肠胃里会排空得比较慢[865, 1204]。纤维会在小肠的壁面上形成一层薄膜，减缓葡萄糖被吸收到血液里[865]。

在葡萄糖水里加入大量水溶性胶状的纤维（譬如瓜尔豆、β-葡聚糖），身体血糖上升的幅度比预期的要小[865]。许多长期研究并无法确切证明增加膳食纤维能够让A1C变得比较理想，这或许是因为水溶性的膳食纤维只对含糖量高的食物（大多数的零食）有最大的

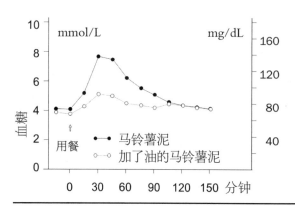

如果进食的食物含有油脂，胃的排空速度会延缓，进而血糖上升的速度会变慢。在这个研究，参与者食用两份土豆泥（50g 的碳水化合物），一组纯土豆泥，一组的马铃薯泥掺了玉米油（两汤匙，约 30mL）。参与者没有糖尿病，他们的身体可以非常快速分泌胰岛素，来响应体内的血糖变动[1185]。就算如此，他们的血糖也在 30 分钟快速升高，尤其是马铃薯泥没有掺油那一组。但要是你已经有体重过重的烦恼，要特别注意油腻的食物。

影响[865]。此外，这些研究的主要调查对象是 2 型糖尿病病人。意大利的研究比较 1 型糖尿病成年人不同的饮食，一组是低纤维，另外一组则大量摄取来自水果、豆类和蔬菜的高纤维，两组的饮食完全采用天然食物[430]。高纤维那组的 A1C 比低纤维低 0.5%，并且低血糖的发生频率也较低。欧洲研究调查了 2065 位 1 型糖尿病成年人，发现摄取比较多纤维的糖尿病病人，平均 A1C 低于摄取量低的那组约 0.3%[170]。

水果和蔬菜都是好的膳食纤维来源，只是儿童一般吃不到一天建议最低 5 份的一半[1164]。如果正餐吃的都是"快效"碳水化合物，一块新鲜的水果和一片多谷类面包会是比较好的垫底食物。父母也可以妥善利用纤维效应，在孩子开始吃含糖量高的食物或点心前，先给他们一片带有脂肪的全麦面包（譬如上面抹人造奶油或起司）。纤维搭配油脂可以减缓血糖的上升。

牛奶

很多孩子会在用餐时喝牛奶。不同种类的牛奶含有不同分量的脂肪。但是所有的牛奶都有同样分量的乳糖（lactose）（240mL 的牛奶含有 12g 的乳糖），通常也都含有同样多的维生素和矿物质，钙质也一样多。幼童（2~3 岁）需要较多的脂肪，他们应该喝全脂牛奶，也就是说，要等到孩子满 2 岁以后，才能把全脂牛奶改成半脂（低脂）或者脱脂牛奶[1164]。牛奶种类的选择也要根据孩子每天喝的量。建议是一天 0.5L，才能摄取到足够的钙质。

每 100mL 的牛奶含有 5g 的碳水化合物，同样分量的无糖酸奶是 4g，而含糖的酸奶，它的碳水化合物至少是无糖的 2 倍以上。只要会计算碳水化合物，含糖产品不见得会让血糖上升得更高，只不过长期下来，体重容易增加。然而早餐饭后时常血糖会升高，增加胰岛素剂量则容易在午餐前低血糖，最好还是降低早餐碳水化合物的含量。

蔬菜

这个种类的食物要吃多少都可以（除了甜玉米），因为它们的碳水化合物的含量很低。蔬菜也含有大量的膳食纤维。开饭前先把蔬菜放在餐桌上，孩子们在等待其他食物上桌前，可能就会先吃一些蔬菜。

马铃薯

马铃薯、地瓜、芋头和甘薯都属于同一种类型的食物。生马铃薯的碳水化合物吸收很慢，但是用水煮过就会造成马铃薯细胞壁的破裂，让马铃薯的碳水化合物在肠内很快被吸收。马铃薯泥的吸收与纯葡萄糖一样快[1199]。这会让餐后

蔬菜里的淀粉分解速度比其他种类的淀粉慢。此外蔬菜含有水溶性纤维，不但对消化好，也能防止便秘。

的血糖上升得很快，但是也因为马铃薯泥里的碳水化合物会在很短的时间内就被吸收完毕，可能会造成 2~3 小时后的低血糖。如果改造马铃薯的表面（譬如用煎的、炸的或者煮好后放冰箱），葡萄糖的吸收会比现煮好的马铃薯来得慢。洋芋片因为制程与高脂肪含量，让它的葡萄糖吸收较慢[184]。

针对成年人的研究发现，用烤马铃薯替换巧克力蛋糕，血糖的上升不变[906]。但如果烤马铃薯加上蛋糕，血糖就上升了。不过要记得这两者在营养及热量方面差异很大！

面包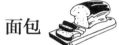

以前的糖尿病病人都被强烈建议，只能吃无糖面包。今天我们知道，白面包与一般的精致糖一样，都同样快速地升高血糖。但只要面包抹一些人造奶油或者加一些脂肪（譬如起司），就能延缓胃的排空速度，让血糖上升得比较慢。含有大量纤维的面包（像全谷物类型）也会减缓血糖的上升。

如果自己烘焙面包，可以毫无顾虑使用一般的食谱，不需要把食谱的白糖删掉，而改用其他种类的甜味剂替代。用 0.5L 液体揉在面团里，加 3~6 汤匙的糖或糖浆（45~90mL），只会在烤好的成品里留下一点点的糖分。市售面包在外包装上会标示碳水化合物的含量；自己烘焙的面包，碳水化合物可以以重量的一半来估计。与其计较一点点的糖分，不如选择含有丰富纤维的面包。没有麸质（gluten）的全麦面包会比同样分量的有麸质全麦面包，让血糖上升得比较快[800]。

营养的食物不一定是热的[614]。三明治或者鲔鱼卷、包蛋、瘦肉、鸡肉或者起司和生菜，再搭配酸奶或水果，也是非常棒的享受。

蔬菜			
	分量	碳水化合物（g）	纤维比例
罐头竹笋	1/2 杯	4	50%
冷冻绿花菜	1/2 杯	5	60%
生红萝卜	1/2 杯	5	27%
中型水煮玉米	1 根	19	10%
黄瓜	1 杯	3	<1 g
生菜	1 杯	1	<1 g
煮熟的洋葱	1/2 杯	11	18%
煮熟的绿豌豆	1/2 杯	13	31%
生青椒	1/2 杯	3	33%
樱桃红萝卜	1/2 杯	2	50%
罐头甜玉米	1/2 杯	20	30%
生番茄	1/2 杯	4	25%

数据来自文献568

不甜的早餐玉米片含有 90% 的淀粉，几乎完全可以快速消化成葡萄糖。而另一种甜的糖霜玉米片含有 50% 的淀粉和 50% 的糖。起先这两者都让血糖上升一样多，但是 3 小时后，甜的玉米片反而让血糖的上升幅度稍微低一些[1186]。觉得很奇怪吗？玉米的淀粉比白糖能够更快速地升高血糖。同样的碳水化合物含量，甜玉米片大约少 25% 的容积，只要能计算碳水化合物的总量并且施打足够的用餐胰岛素，甜玉米片可以替换正餐里其他的碳水化合物，并不会造成血糖的上升。只不过增加的热量也会增加体重。比较健康的早餐选择是含有比较多坚果的麦片（muesli），吃完也比较不会有血糖上升的问题。

意大利面

意大利面让血糖上升得较缓慢，这是因为意大利面是用碾碎或敲破的麦子制成，而不是用磨细的面粉，因此它的淀粉还保留在蛋白质的结构里（麸质）[566, 801]。这让意大利面成为适合糖尿病病人的食物，而且意大利面也很受孩子的欢迎。但是如果使用速效胰岛素 Humalog，饭后血糖的上升可能过慢，造成 30~60 分钟内的低血糖[589]。如果有这样的体验，应该在饭后再注射速效胰岛素 NovoRapid 或 Humalog，或者吃面前注射短效胰岛素（吃豆子也一样，像是墨西哥豆炖肉）。使用泵的人，可以选择延长用餐剂量的输送方式。

较细的意大利面（像小通心粉）会比长条意大利面让血糖上升得较快[566]。意大利面的水煮时间不会影响到血糖上升的速度，除非真的把面煮到非常烂。罐头意大利面和白面包在血糖升高的速度上相当[566]。因为麸质是意大利面让血糖上升比较慢的因素[1204]，所以没有麸质的意大利面会让血糖上升得比较快[881]。

肉与鱼

肉与鱼含高蛋白质，有时候脂肪含量也高。这类型的食物不含有碳水化合物，所以不会直接影响血糖。食物中的蛋白质不会减缓碳水化合物的吸收，加了蛋白质的碳水化合物点心不能防止点心后或夜间低血糖的风险[397]。

对没有糖尿病的人来说，蛋白质的摄取不会造成血糖的上升[397]。不过，蛋白质刺激升糖素的分泌，而升糖素又帮助身体把蛋白质转变成葡萄糖[450]，如果这时体内的胰岛素不够，那么血糖就升高了。这个升高发生得比较晚，在进食 3~5 小时后[907]，所以餐前的速效胰岛素剂量是无法应付的。对于含大量蛋白质的食物（像是大份的牛排），最好要注射短效胰岛素，或者选择泵的延长用餐剂量的输送方式。如果有糖尿病肾脏病变，可能需要降低蛋白质的摄取，请和医师以及营养师讨论。

如果打算烹调低脂肪的食物（譬如白鱼，像鳕鱼或黑线鳕，或瘦肉），加一点额外的油脂会比较好。譬如在煎或烤的时候加一点人造奶油或食用油，或者搭配含有奶油或鲜奶油的酱汁。如果进餐完全没有任何的脂肪，胃会排空得很快，可能造成 2~3 小时后的低血糖。像水煮鱼的热量很低，可能需要多吃一点才不会很快又饿了。不过如果已经有体重过重的问题，那要小心额外的油脂，请先和营养师讨论。

比萨

传统的比萨含有面团、起司、肉、鱼和蔬菜，换句话说，是很平衡的一餐。对糖尿病病人而言，问题出在吃比萨比一般进食会吃入更多来自面团的碳水化合物。此外，比萨的皮烤得比较硬，让碳水化合物的吸收速度变得比较慢。起司是高脂肪，减缓胃的排空速度。可以试着额外增加 1~2 单位的胰岛素（如果计算碳水化合物，根据实际的碳水化合物含量），或者不吃比萨边皮。如果餐前的胰岛素是速效胰岛素（NovoRapid、Humlog 或 Apidra），最好饭后再注射，或者改用短效胰岛素。使用泵的人，可以选择组合用餐剂量的输送方式，部分剂量延长 3~4 小时内给予。

盐

现代人的盐分摄取量通常过高。在西方国家，因为盐被用在许多的加工食品里（只有20% 的总摄取量是在餐桌上以及烹饪时加入的），所以盐的摄取量是很难被降低 [1164]。过多的氯化钠（食用盐）让血压升高，对糖尿病病人来说，更是一个危险因子，因为糖尿病病人本身就对心血管疾病有较高的风险，吃咸的食物也会让葡萄糖在小肠的吸收更有效率 [1196]。氯化钾是另外一种比较贵的盐，味道也不太一样，海盐和香草盐基本上与食用盐含有相同含量的钠。很多国家的盐都掺有碘。如果买得到，最好选择加碘的盐，因为碘对甲状腺的功能很重要。

香草与辛香料

辛香料完全不会影响血糖，但是要知道有些香草调味料里面有很多的盐。如果味道重到必须喝很多的饮料，胃会排空得比较快，血糖的上升也会比较快。

水果与浆果

水果与浆果的碳水化合物含量都很高。纤维含量越高的水果，对血糖的影响越小。

升糖指数（GI）

升糖指数（GI）试着描述不同食物的升糖功效。虽然混合数种食物的 GI 能够从单一食物的 GI 预测出来 [203]，但实际上这可能有点困难，因为食物里的油脂也会影响碳水化合物的吸收速度。有些食物含有低量但是容易吸收的糖分，虽然是高 GI（像红萝卜），但是要吃很多才会让血糖升高。就算是只吃低 GI 的食物能够降低饭后血糖上升的幅度，我们还需要更多的研究才能确定 GI 是否能够拿来当作管理糖尿病的工具。综合多个研究的分析发现，比起一般或是高 GI 饮食，低 GI 饮食可以让 A1C 降低 0.43%[150]。譬如在澳大利亚，GI 的观念比较容易被大众所接受，也比较广泛的被使用；而在美国或英国就不那么普及。美国糖尿病协会则认为低 GI 饮食尚未有长期好处的证明，无法推荐病人采用[397]。

马铃薯（GI 74）比意大利面（GI 46-52）让血糖上升得更快，而只要加一点的油、多元不饱和脂肪或单元不饱和脂肪的人造奶油到马铃薯泥（GI 85）中，就能平缓血糖的高峰。如果把用餐的某个食物换成另外一个食物（譬如意大利面代替马铃薯），单一食物的 GI 就能帮助你判断这个改变会如何影响血糖。譬如，晚餐吃低 GI 的食物可能降低夜间低血糖的风险。

对于正餐之间的点心（一般是单一食物，像是酸奶、苹果、小面包、冰激凌或洋芋片），升糖指数满有用的。专家和父母负有重任跟孩子解释，如何处理不同的点心。

譬如你知道冰激凌是 GI 37-61 的乳制品，可以建议孩子把它当成好的糖尿病点心，与朋友手足共处时适量享用。处理低血糖的时候，我们要用高 GI 的食物让血糖快速上升。牛奶（GI 21）和巧克力条（GI43）是大家普遍拿来处理低血糖的食物，但是它们升高血糖的功效其实非常慢[155, 184]。白面包（没抹人造奶油，GI 70）配甜汽水（GI 68）反而能够让血糖上升得比较快。葡萄糖的 GI 是[100]，所以当血糖很低，或者发生强烈症状的低血糖时（低于3.5mmol/L），葡萄糖是最恰当的。

要算出一顿多样化餐点（像午餐或晚餐）的 GI 是有些困难度。或许讨论正餐之间的点心，通常像酸奶、苹果、冰激凌或洋芋片的单一食品，GI 会比较有用。

用餐时间

每个家庭都有自己的用餐时间，一般这些时间都是为了配合他们的作息。当营养师规划用餐计划的时候，应该从这个家庭的饮食习惯和进食行为出发。对于使用速效胰岛素的人来说，用餐时间不需要很严格，因为基础胰岛素会覆盖正餐之间的胰岛素需求。胰岛素泵也能允许比较自由的用餐时间。但是如果采用短效胰岛素的一天多针方案，要记得两顿注射胰岛素的正餐时间不能差距 5 小时以上。

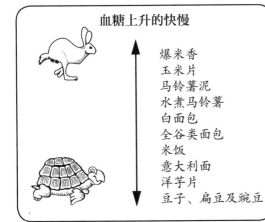

血糖上升的快慢

爆米香
玉米片
马铃薯泥
水煮马铃薯
白面包
全谷类面包
米饭
意大利面
洋芋片
豆子、扁豆及豌豆

点心

没有糖尿病的人在两餐之间的胰岛素浓度很低。如果你的一天多针方案使用速效胰岛素（NovoRapid 或 Humalog）或者泵，就不太需要依赖两餐之间的点心。这是因为速效胰岛素的作用与饭后血糖的上升比较贴近，导致两餐之间的胰岛素浓度比较低。多数小朋友在学校活动的时候，上午可以吃一份水果（10g 的碳水化合物）当点心而不需要注射额外的胰岛素。但是如果点心分量比较大，可能就需要一个小剂量的胰岛素。

有些孩子放学回家需要吃一顿比较丰富的下午点心。如果是一天多针方案，很多家庭觉得点心前注射胰岛素，然后晚一点再吃晚餐比较方便，晚点心就不用吃了。可以把晚上点心的胰岛素改成下午点心的时候注射（或者计算点心的碳水化合物）。

短效胰岛素的功效持续 4~5 小时，一天两次的中效胰岛素功效持续得更久。这让两餐之间胰岛素的浓度高于没有糖尿病的人，因此点心对采用这种注射方案的人来说是不可缺的。一般早上注射的剂量比中午的剂量多，所以上午的点心更为重要。在学校的孩子需要一份三明治（或者同样丰富的食物）当作早上的点心。如果学校的午餐供应很早，可能一份水果也行。下午的点心一份水果就足够了。

血糖很高就不需要吃点心。如果血糖差不多 10mmol/L，吃半份点心。血糖高于 15mmol/L 不用吃点心。如果这种事时常发生，就需要调整胰岛素剂量了。

碳水化合物的计算

251页列表来自参考文献392。使用方式如下：

GI告诉我们碳水化合物升糖的速度。面对低GI的食物，泵用户最好选择组合或延长用餐剂量。注射胰岛素的人，可以改用短效胰岛素，它的功效时间比速效胰岛素长一些。

"每100g的碳水化合物含量"告诉你，这个特定食物，每100g有多少的碳水化合物。100g的水煮马铃薯有18g的碳水化合物，也就是18%的重量是碳水化合物。如果要进食145g的水煮马铃薯，计算程序是145×18/100=26g的碳水化合物，或者145×0.18=26，也得到同样的结果。这表示18%的碳水化合物，你把重量乘上0.18，可以得到一样的碳水化合物含量。在家准备一个精准的电子秤很有用。

马铃薯重量：145g

每100g碳水化合物含量：18（=18%）

碳水化合物含量：145 × 0.18 = 26g

胰岛素剂量：

如果碳水化合物比值是12（1单位负责12g的碳水化合物）：

26/12 = 2.2，也就是2单位是足够的剂量。

GI

GI试图形容不同食物上升血糖的功效。我们先设定一个碳水化合物的量（一般50g），然后测试食用后2小时的血糖，计算出这2小时血糖折线下面的面积。以葡萄糖当成GI的基准[100]。但如果想要知道比较短时间内的血糖影响（譬如30~60分钟），或者如果食物含有很低却很容易被吸收的糖分，GI可能会误导你。

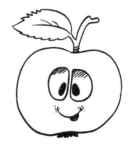

水果是健康又美味的点心。

GI和碳水化合物含量[392]
*：请参看250页

食物种类	每100g 的碳水化合物含量	分量的乘数*	GI
饮料和果汁			
苹果汁	10	0.10	40
开特力运动饮料（Gatorade）	6	0.06	78
葡萄柚汁	9	0.09	48
可乐、甜饮料	10	0.10	58
芳达	14	0.14	68
葡萄适（Lucozade）	17	0.17	95
橙汁	10	0.10	50
柠檬碳酸饮料（Solo）	12	0.12	58
番茄汁	4	0.04	38
面包和面粉制品			
苹果玛芬（含糖）	42	0.42	44
法国面包	52	0.52	95
面包，自己烘焙，约略	50	0.50	
松饼，预拌粉	23	0.23	67
松饼，无麸质预拌粉	29	0.29	102
皮塔饼	54	0.54	57
裸麦面包（全谷麦）	37	0.37	46
裸麦面包（全麦）			
司康，预拌粉	46	0.46	58
格子松饼	43	0.43	92
白面包	29	0.29	76
白面包（无麸质）	48	0.48	70
	56	0.56	76
早餐片和燕麦糊			
高纤麦麸（All Bran）	50	0.50	30
玉米片	82	0.82	81
壳麦片（Muesli）	53~80	参考营养成分标示	40~66
麦米片（Special K）	75	0.75	69
燕麦糊（片）	10	0.10	74
美式爆米香	86	0.86	82
维多麦（Weetabix）	68	0.68	75
水果（削皮）			
苹果			
香蕉，全熟	12	0.12	38
香蕉，半熟	22	0.22	51
樱桃	21	0.21	42
葡萄柚	15	0.15	22
葡萄	7	0.07	25
猕猴桃	16	0.16	46
橙	10	0.10	53
西洋梨	10	0.10	42
水蜜桃	11	0.11	33
水蜜桃，罐头	9	0.09	
凤梨	20	0.20	38
草莓	12	0.12	59
西瓜	8	0.08	40
	7	0.07	72

食物种类	每100g 的碳水化合物含量	分量的乘数*	GI
乳制品			
水果酸奶	9	0.09	
冰激凌	18~35	参考营养成分标示	37~61
牛奶，脂肪含量3%	5	0.05	21
冰激凌	20	0.20	
酸奶	5	0.05	36
意大利面、米、马铃薯			
布格麦	17	0.17	48
古斯米	65	0.65	60
薯条，快餐	33	0.33	75
泡面	22	0.22	47
意大利面	28	0.28	46~52
意大利面（无麸质）	33	0.33	56[881]
马铃薯（烤）			85
马铃薯（水煮）	19	0.19	
马铃薯泥（自制）	18	0.18	74
马铃薯泥（速溶粉）	14	0.14	74
米饭（印度香米）	12	0.12	85
米饭（泰国香米）			
米饭（长粒米）	26	0.26	58
米饭（蒸谷米）	25	0.25	89
米饭（糙米）	25	0.25	56
米饭（白米）	28	0.28	46
米饭（中国米）	27	0.27	64
意大利面条	24	0.24	64
地瓜	32	0.32	87
藜麦	27	0.27	44
	19	0.19	61
	22	0.22	
甜点、糖、零食			
巧克力布丁	16	0.16	47
墨西哥玉米脆片	52	0.52	63
蜂蜜	71	0.71	55
软糖	77	0.77	78
牛奶巧克力	56	0.56	43
花生	12	0.12	14
爆米花	56	0.56	72
洋芋片	42	0.42	54
糖果	80	0.80	
蔬菜和豆类			
酪梨	2	0.02	
红萝卜，生	10	0.10	16
鹰嘴豆	20	0.20	28
四季豆	9	0.09	48
菜豆/腰豆	17	0.17	28
扁豆，绿	11	0.11	30
黄豆（干燥）	4	0.04	18
甜玉米	23	0.23	54

上述食物内容在不同国家不同季节都可能有所差异，即使是同样的品牌，请参考营养成分标示。除非额外指出，否则重量都是准备好的食物。更详细的食品营养列表，见参考文献800。

一般的用餐计划

时间	餐点	体重33kg孩童的剂量案例
早上7：30	早餐	9单位餐前胰岛素
中午12：00	午餐	6单位餐前胰岛素
下午5：30	晚餐	6单位餐前胰岛素
晚上8：30	晚点心	4单位餐前胰岛素

替代的用餐计划

时间	餐点	体重33kg孩童的剂量案例
早上7：30	早餐	9单位餐前胰岛素
早上11：30	午餐	6单位餐前胰岛素
下午3：00	下午点心	4单位餐前胰岛素
晚上7：00	晚餐	6单位餐前胰岛素

采用一天多针方案或者泵治疗的人，进食时间可以比较有弹性。譬如，周末可以晚些（或提早）吃晚餐。只要会计算碳水化合物，用餐的变动是很容易调整剂量（就很容易调整剂量来应付餐点的变动）。

可以更改用餐时间吗？

把用餐的时间提前或者延后1小时不会造成什么问题，只要记得不要变更胰岛素的注射与进食的间隔时间。如果注射速效胰岛素加上一天两次的基础胰岛素（或者一天一次的Lantus），就不太需要严格遵守两餐的间隔时间。如果测血糖，或许能够把用餐时间提前或延后到2小时。如果注射短效胰岛素，两餐的间距不能超过5小时。反正小朋友很容易饿，每3~4小时就要吃点东西。

饿了还是饱了？

糖尿病控制良好的人一般能够靠感觉，适时感到饿了或饱了。一项测量成年病人

干重还是煮过的食物？去皮还是带皮的水果？

除非特别申明，否则食品营养表上面的碳水化合物含量都是针对现成可吃的食物，也就是煮过的食材和去皮/核的水果。很多食品包装上的营养成分标示则是没有煮过的碳水化合物，譬如米和意大利面。使用错误的数字会造成蛮大的差异，譬如用干意大利面的碳水化合物含量比例来计算煮好的意大利面。

碳水化合物 /100g		
	干重（g）	煮过（g）
意大利面	70	25
米/饭	75	25
燕麦片	55	糊23
马铃薯	生16	煮熟18
	带皮*（g）	去皮/核（g）
柳橙（28%的皮）	7	10
香蕉（33%的皮）	15	22
葡萄柚（35%的皮）	5	7
樱桃（9%的果核）	13	15
水蜜桃（13%的果核）	8	9
西洋梨（12%的果核）	10	11
苹果（13%的果核）	10	12

*：数据来自www.fineli.fi。

- 米的例子：
  240g煮熟的米饭：240×0.25 = 60g碳水化合物，但是如果用米的干重计算：240×0.75=180g碳水化合物，也就是会算出3倍高的胰岛素剂量。
- 香蕉的例子：
  100g去皮香蕉：100×0.22 = 22g碳水化合物，但是如果是带皮香蕉：100×0.15 = 15g碳水化合物，两者的胰岛素剂量相差1.5倍。

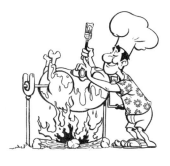

计算食物中含有多少碳水化合物，就能帮助你判断餐前的胰岛素剂量。主要的碳水化合物来源食物有：面包、意大利面、米饭、马铃薯、印度饼、墨西哥玉米脆饼和软饼。肉和油脂不含有任何的碳水化合物。

饭后饱足感的研究发现，血糖高的病人在饭后更能感觉到吃饱[616]。

尤其照顾糖尿病孩童的大人请注意，要信任孩子，相信他能够明智地回应他自己的食欲。忽略孩子的食欲，不停地告诉孩子要多吃一点或者少吃一点，一段时期后孩子会不再去辨认自己的感觉。孩子血糖高的时候一般也觉得比较不饿，所以大人要允许孩子并且给予孩子时间，让他自己去思考，然后再自己提出来想要吃多少。另一方面，父母要注意孩子用餐喝了多少饮料，特别是含糖或者含碳水化合物（譬如牛奶）的饮料。

餐前注射的胰岛素总会有比较好的效果。要能够达到这样的效果，孩子（以及许多成人）需要练习预估打算吃多少的量才会饱足。有体重过重问题的人需要学习分辨饱足与不饿的差别。一个好的秘诀是当要拿下一份之前先等候 10 分钟，也许你会感觉已经饱了。

注意！ 如果缺乏胰岛素，且糖尿病控制不佳，也可能会在血糖高的时候感觉到饥饿。

婴儿的喂食

婴儿配方奶粉里的葡萄糖会很快被身体吸收。如果采用一天多针的方案，每次给孩子喂奶，都要替孩子注射短效或速效胰岛素（一天 5~6 次的胰岛素）。可能需要以 0.5 单位或者更小的单位调整，才能找到正确的剂量。如果孩子夜里有喝配方奶粉的习惯，要替他注射一个小剂量的速效或短效胰岛素。如果孩子夜间会低血糖，可以给他一份玉米淀粉糊，或者市面贩售的生玉米淀粉制品也会有所帮助。

如果孩子除了喝母奶之外，也跟着全家一起进食，那可以如同上述配方奶粉的方式进食、喝母奶都注射胰岛素。针对进食很频繁但每次都只吃一点点的孩子，泵是这个年龄层最佳的治疗方式，也比较适合。Lantus 或 Levemir 可能也不错，不过要先和医师讨论（这两种胰岛素都不被允许使用在 2 岁以下的孩童）。

计算碳水化合物

胰岛素是用来平衡所摄取的碳水化合物，所以每餐胰岛素的需求与该餐的碳水化合物量成正比[470]。不同国家的不同糖尿病中心，都有不同碳水化合物的计算法。在很多国家，碳水化合物的计算是包含在糖尿病照顾的基本知识之内，也会提供病人很详细的食品营养表[568]。另一种方式是"目测法"，目测进食的分量（主要是含有碳水化合物的食物，譬如马铃薯），然后再调整胰岛素的剂量。

营养师会告诉你当地的做法是什么。小孩子的进食量总是难以预料，所以计算碳水化合物对这个年龄层特别有价值，因为可以据此算出适当的胰岛素剂量。

要决定餐前的胰岛素剂量，我们需要知道食物的碳水化合物总量，而不用太在意这些碳水化合物是来自哪一种类型的食物[397]。要注意的是，有些食品营养成分标示上的碳水化合物并不会对血糖造成影响〔膳食纤维，抗性淀粉（resistant starch）〕[1200]。如果某个食物含有超过5g的膳食纤维，就应该把这个膳食纤维的重量从食物的总碳水化合物含量中减去[436, 1176]。糖醇类（polyols）在碳水化合物的计算中，只算一半的糖分[1176]。GI和纤维含量不会影响餐前胰岛素需求[397]，但会影响注射的方式，譬如使用泵的延长或组合用餐剂量。DCCT研究比较两组病人，一组随着用餐的碳水化合物含量去调整餐前剂量，一组不调整餐前剂量，研究发现调整餐前剂量那组的A1C，比不调整剂量那组低了0.5%[299]。

不同评估碳水化合物的方法

临床上有许多方法来预估或计算碳水化合物，没有哪一种方法是大家公认最好的。有些

幼童的食物（改编自参考文献614）

这个年龄层的孩子，通常都对食物有反复无常的喜好、挑食以及拒绝进食等行为。事实上，这些行为都算"正常"，只不过还是给父母带来了很多的担忧和挫折。所以毋庸置疑，糖尿病孩童的父母面对同样问题时，他们更是心力交瘁。以下的点子或许有所帮助：

- 大部分的孩子不用大人吩咐该吃多少，也能正常的发育成长，所以不用担心。或许你觉得孩子吃得太少，但其实已经够了。如果还是担心，可以和糖尿病医疗团队以及营养师讨论这个问题，并且和小儿科医师一起检视孩子的生长曲线图。
- 没有人喜欢一成不变的用餐时间和点心。先试想如果孩子并没有糖尿病，你会准备什么食物呢？你会让孩子何时进食及吃点心呢？然后再依据这样的安排去调整胰岛素的剂量。
- 在计划进餐时间及内容的时候，要考虑到孩子的活动，譬如孩子今天跑来跑去还是安静坐着？
- 强迫孩子吃东西是没有用的。虽然很难不替孩子担忧，但要尽量低调处理食物这个议题。血糖一旦降低，孩子就感觉饿了，饥饿的孩子会主动要东西吃。
- 就算孩子的碳水化合物摄取不够，也不要用甜食或甜饮料来弥补。这样做孩子很快就学会拒绝进食，因为不吃饭反而得到"奖励"：甜饮料或巧克力饼干。
- 水果比果汁是更好的点心。
- 有需要就替孩子注射额外的胰岛素，譬如参加生日派对或者吃了糖果。
- 通常孩子早上刚起床都不太饿，要他们吃早餐有点困难。可以先让孩子喝一杯（或半杯）果汁或牛奶。等半小时，一旦血糖上升一点，孩子的食欲就会比较好了。
- 葡萄糖片需要咀嚼，这个年龄层的孩子低血糖的时候，用胶状的葡萄糖（或装饰蛋糕的糖霜）或果汁来处理比较方便。
- 幼童不断的成长，所以他们的饮食习惯也时常改变。可以请教营养师，看他有什么更好的建议。

含碳水化合物的食物

- 面包、早餐脆片及谷类。
- 意大利面、米饭及马铃薯。
- 有淀粉的蔬菜，像是甜玉米和豌豆。
- 水果和果汁。
- 乳制品，像牛奶和酸奶（起司一般是没有碳水化合物的）。
- 巧克力、饼干、糖和糖果。

如何找出你的胰岛素和碳水化合物比值（反推算法）

（1）计算平日早餐的碳水化合物总量：
2片面包	30g
1杯牛奶（约200mL）	10g
总共	40g

（2）你通常早上都打多少单位呢？（当血糖在5~6mmol/L之间）
　　　譬如：8单位
（3）找出早餐的碳水化合物比值：40/8 = 5
　　　1单位胰岛素足以应付5g碳水化合物。
（4）计算周末早餐的碳水化合物总量：
1杯牛奶（约250mL）	12g
30g麦米片（Special K）	21g
1杯果汁	20g
总共	53g

（5）使用你的胰岛素和碳水化合物比值：53/5 = 11单位。泵有内置的剂量计算程序。笔针注射的人可以使用计算机或者手机的应用程序。
（6）如果比值是正确的，饭后2小时的血糖不应该升高超过2~3mmol/L。如果基础率/基础胰岛素是正确的，再过2~3小时后，血糖应该回到不超过饭前血糖1~2mmol/L的范围。
（7）计算晚餐的碳水化合物总量（为了简化，假设也是40g）。
（8）这样的餐点，你通常的剂量是多少（当血糖在5~6mmol/L之间）？
　　　譬如：5单位
（9）找出胰岛素和碳水化合物比值：40/5 = 8
　　　1单位胰岛素可以应付8g碳水化合物。
（10）步骤9算出的比值也可以使用在其他的用餐（除了早餐），并视需要调整。就算一样多的碳水化合物，早餐比其他时间需要更多的胰岛素，因为早上有增加的胰岛素抵抗性（降低的胰岛素敏感度）。
- 如果饭后2小时的血糖上升超过2~3mmol/L，可以使用修正系数（胰岛素敏感系数）。举例来说，每天总剂量40单位，修正系数是2.5mmol/L（100/40 = 2.5）。假设饭后血糖从6.5上升到11.5mmol/L，也就是上升了11.5-6.5 = 5mmol/L，表示如果多2单位就足以让血糖落在正常范围，所以在步骤8，要把5单位提高到7单位，并使用7单位来计算碳水化合物比值。

方法可能特别适合某个人、某个孩子或者某个家庭，我们唯一确定的是：如果想要更精准的血糖控制，并且更好的糖尿病管理，就需要学会某种碳水化合物的估计方法，不然你会不知道要注射多少的胰岛素[1164]。美国糖尿病学会把碳水化合物的计算分成3个等级，也可以把它们看成逐步的阶段性学习[436, 1164]。

基本程度

首先会有一本食品营养表，里面列出不同食物中有多少的碳水化合物含量，可以依此算出碳水化合物的量。或者也可以使用换算表，譬如每一份淀粉、水果和牛奶都含有8~15g的碳水化合物。你也可以请营养师帮忙，做出一份特殊食物的碳水化合物含量表，譬如甜食、冰激凌及逢年过节的食物。

营养师会从基本教导你算出每天每餐与点心的碳水化合物需求，你也会学会如何阅读营养成分标示以及如何使用食品营养表来计算碳水化合物。如果注射的胰岛素剂量每天是固定的，那得在每天同样的时间，进食大约相同分量的碳水化合物，才能让血糖维持在目标范围之内。

中等程度

这个阶段要学习辨认摄取的碳水化合物会影响血糖的模式，以及血糖模式会如何被胰岛素与运动所改变。你能自行调整胰岛素的剂量、改变碳水化合物的摄取量或者变动运动时间，来让血糖维持在目标范围之内。胰岛素的调整是根据连续几天的血糖走向，不是为了回应单独一次的高血糖或低血糖。更弹性的做法是更改餐前的剂量以因应餐点里碳水化合物分量的改变（但是没有确切的计算碳水化合物）。简单的胰岛素调整是用来应付额外摄取的碳水化合物。

澳洲的一项研究让孩子体验两种不同的饮食方案：一种是弹性的饮食计划（视食欲而定），另一种是固定的碳水化合物换算方式（分量依照碳水化合物的含量）[433]。换算方式同时全面使用代糖的食物，而弹性饮食除了代糖饮料外，所有的甜食都是一般的糖类制品。研究发现，采用弹性饮食计划进餐的孩子们比较喜欢他们的食物，他们的 A1C 也比较低（低0.3%），这些孩子的家庭纷争也比较少。采用一天多针方案或者携带泵，就能够自由进食，依照饮食的碳水化合物含量来调整胰岛素剂量。

高等程度

餐前施打速效或短效胰岛素的糖尿病病人（经由注射或泵）能依据进食的碳水化合物含量来调整胰岛素的剂量。只要会利用食品营养成分标示及/或食品成分营养表，就能算出这一餐含有多少克的碳水化合物。高阶的胰岛素计算方式，是想吃多少碳水化合物，再决定需要注射多少胰岛素。这就是所谓的胰岛素和碳水化合物比值（或称为碳水化合物因子），这个比值告诉你 1 单位的胰岛素可以处理多少克的碳水化合物。这个方法让进食更自由更有弹性，一旦学会了它，不但在家可以运用，亦可以计算外食。简单说，先算出这餐总共有多少克的碳水化合物，然后把它除以碳水化合物因子，就能得到让饭后 2~3 小时的血糖跟饭前血糖一样所需要的剂量，我们称这个方法为"反推算法"。

要在餐前的 4 小时都没有低血糖的情况下，才能测试胰岛素和碳水化合物比值。另外一个计算胰岛素和碳水化合物的比值的方法是把一天所有餐点的碳水化合物的重量加起来，然后除以当天所有的餐前剂量[270]。注意，中效或长效胰岛素不要算在内（泵的基础率也不能算在内）。

第三种胰岛素和碳水化合物的比值算法是"500 法则"[270, 1170, 1176]。把 500 这个数字除以一天全部的胰岛素剂量（所有种类的胰岛素，餐前剂量和基础剂量两种都要算在内）。得到的答案就是 1 单位的速效胰岛素（Humalog、NovoRapid、Apidra）能够处理多少克的碳水化合物。短效胰岛素可以使用"450 法则"[1176]。比较精准的碳水化合物比值算法是"反推算法"。

想知道比值是否正确，先看这餐的碳水化合物总量是多少，然后用比值算出胰岛素剂量。对注射速效胰岛素的人来说，这个剂量如果能够让饭后 2~3 小时的血糖不高出饭前血糖

2~3mmol/L，比值就是正确的。对注射短效胰岛素的人来说，4~5 小时后的血糖要在这个范围内。测饭后血糖，是唯一能够评断餐前剂量正确与否的方法。

对成年人来说，1 单位的胰岛素通常能够处理正餐里 10~15g 的碳水化合物。对胰岛素敏感度较高的孩子而言，1 单位可能足以应付到 20g 的碳水化合物，或者还在缓解（蜜月）期间的孩子，可能甚至高到 30~40g。青少年或因体重过重而导致胰岛素抵抗性高的病人，他们可能每 5g 的碳水化合物就需要 1 单位的胰岛素[270]。

你可能会发现，早上 1 单位的胰岛素能处理的碳水化合物稍微少一点，早餐可以试试 330 法则，这样就会比用 500 法则多出 50% 的胰岛素剂量。这可能是因为黎明现象导致暂时增加的胰岛素抵抗，或者早上起来还没有开始活动[270]。加拿大的成年病人研究发现，早餐平均每 10g 的碳水化合物需要 1.5 单位的胰岛素，午餐需要 1.0 单位，晚餐 1.1~1.2 单位（胰岛素和碳水化合物的比值分别为：早餐 1∶7、午餐 1∶10、晚餐 1∶8~1∶9）[940]。这个研究也发现，进餐食物的 GI、纤维、脂肪及热量都不会影响餐前胰岛素的需求。

新手计算碳水化合物的常见困扰

- 干重
  食品营养表里面列出来是可以现吃的食物，也就是煮熟的意大利面、燕麦糊和米饭。食品包装上的营养成分标示是每100g干重含有多少碳水化合物。如果使用干重来计算碳水化合物，胰岛素剂量会高出很多。
- 如果秤重带皮/核的水果，却用去皮/核的碳水化合物含量比例来计算，胰岛素的剂量会过高。
- 降低的碳水化合物比值会给予较多的胰岛素，而新手很常以为会是比较少的胰岛素。
- 较高的修正系数会给予较少的胰岛素，较少的修正系数会算出较高的剂量。
- 当修正胰岛素和碳水化合物比值的时候，请别忘记调整你的修正系数，譬如生病的时候，或者确诊糖尿病后的前几周，胰岛素剂量会很快降低（较高的比值）。
- 增加的比值代表你也需要降低基础胰岛素（或者泵的基础率），因为基础胰岛素不应该超过每天总剂量的一半。

1单位的胰岛素可以处理多少克的碳水化合物[270]？

个案：	碳水化合物（g）	单位	胰岛素和碳水化合物比值
早餐	60	6	1∶10
午餐	50	4	1∶12
晚餐	55	5	1∶11
晚点心	35	3	1∶12
整天	200	18	1∶11

以上的个案是一位12岁的男孩（体重38kg）。他在早餐时，每进食10g的碳水化合物就需要注射1单位的胰岛素，才能让血糖维持不变，其他的时候，约每12g的碳水化合物需要1单位。如果饭后2小时的血糖比饭前血糖少2~3mmol/L，你需要增加比值（少一点的胰岛素剂量），如果饭后血糖增加超过2~3mmol/L，你需要降低比值。当比值低于10，一次变动1g即可。比值在10~20之间，变动2g。20以上的比值，一次调整3~5g。

对计算碳水化合物的人来说，无论剂量是泵的内建程序、计算机还是手机的应用程序算出来的剂量，都应该要注射这个建议的剂量。如果饭后血糖过高或过低，就可以适当调整比值。低GI餐点请选择泵的组合剂量。

打太多胰岛素？使用碳水化合物计算法！

一位8岁男孩，体重25kg，每天总胰岛素剂量为19单位，晚餐吃意大利面，不小心把3.5单位的餐前胰岛素打成8.5单位。妈妈算碳水化合物的时候，错把食品外包装营养成分标示的干重量碳水化合物用来计算煮熟的意大利面。我们要如何解除危机？

- 8.5-3.5 =5 单位多出来的胰岛素
- 孩子的碳水化合物比值是22g（1单位胰岛素可以应付22g碳水化合物）
- 22×5 = 110g碳水化合物
- 意大利面含有慢速碳水化合物
- 先摄取快速碳水化合物，给孩子2杯果汁（每杯有18g碳水化合物）。
- 接着呢？
- 糖果时光！孩子努力吃了80g的糖果，差不多70g碳水化合物。
- 测血糖的结果分别是：餐前5.3mmol/L，然后6.4mmol/L、6.1mmol/L、5.9mmol/L以及4.2mmol/L。

如果你不知道碳水化合物比值，要怎么办呢？你可以使用500法则：

- 500除以每天的总胰岛素剂量（餐前和基础剂量通通要算）。
- 500/19 = 26，也就是1单位胰岛素可以处理26g碳水化合物。
- 使用比值26，按照上面的计算步骤。虽然不是最精准，但是至少可以大约知道孩子需要摄取多少额外的碳水化合物。

运动量大的人需要调高他们的胰岛素和碳水化合物比值，来降低胰岛素剂量。如果参加季节性的体育活动，当体育季结束时，可能需要降低胰岛素和碳水化合物的比值。譬如体育季的比值是 1 : 15（1 单位的胰岛素对应 15g 的碳水化合物），当体育季结束后，就可能需要调降到 1 : 10。

所有新型的泵可以使用胰岛素和碳水化合物的比值，输入进食的碳水化合物的数量，它会算出餐前剂量。泵也能使用修正系数，根据餐前血糖，算出应该增加或者减少多少的餐前剂量。瑞典的研究发现，会计算碳水化合物并且使用泵内置的剂量计算程序的人，他们53%的饭后血糖落在目标范围内（4~8mmol/L），不计算碳水化合物的泵用户只有 30% 的饭后血糖落在目标内[356]。智能手机可以下载应用程序，来帮助你计算不同食物的碳水化合物（譬如 Carbs & Cals）。

只要用餐时，把焦点放在碳水化合物总量上面，食物与胰岛素就能搭配得天衣无缝，这样就能依照自己的食欲或其他的状况来进食不同数量的碳水化合物。但是也不要只注意碳水化合物，因为你可能会忘记有些食物含有很多的脂肪，时间一久会有损健康。

英国针对 1 型成年糖尿病病人提供课程，叫作 DAFNE（Dose Adjustment for Normal Eating 正常饮食的剂量调整），五天的课程教导需要的技能，让学员学习能够依据每餐不同餐点调整胰岛素剂量，来搭配想要摄取的碳水化合物[236]。1 年后，这些学员每天的平均注射次数从 3.6 增加到 5.3，平均 A1C 降低了 0.5%，严重低血糖没有增加，此外，心理幸福感有大幅度地改善。

代谢脂肪和蛋白质所需的胰岛素

卡门·斯玛特（Carmel Smart）是一位澳洲营养师，她做了很多关于碳水化合物的计算、脂肪和蛋白质的研究[84, 1059]。她建议大家：

- 如果这餐有超过40g的脂肪，餐前的胰岛素剂量需要增加30%~35%，并且最好以双波剂量给予，可以先从50%/50%，为时2~2.5小时开始尝试。
- 就算餐点没有任何碳水化合物，但是一旦蛋白质超过75g（等同300g肉或400g鹰嘴豆，你就需要额外的胰岛素[890]。
- 摄取超过30g的碳水化合物以及超过40g蛋白质，你需要把剂量调高15%~20%[1060]。
- 计算碳水化合不能偏离实际碳水化合物总量10g[1059]。
- 人们通常高估点心的碳水化合物，而少算分量多的正餐（米饭、意大利面、法国面包）[1058]。
- 高GI（像糖果）：20分钟前注射胰岛素，泵请使用超级剂量（增加的用餐剂量搭配降低的基础速率）。
- 饮食里，至少40%的热量摄取应该来自碳水化合物。孩童采用低碳高脂的饮食法（LCHF），会有成长迟缓的风险[290]。
- 确保在用餐时，孩子是饿的。

德国研究比较青少年的晚餐，一组是标准的70g碳水化合物（50%热量来源），另一组是高脂肪高蛋白质饮食（70g碳水化合物、110g蛋白质和52g脂肪），碳水化合物只占总热量的20%[842]。胰岛素只依据碳水化合物总量给予。标准组的血糖于2小时后升高，但5小时后就降回到餐前血糖。

另一组的血糖则在饭后6小时期间持续缓慢升高，3小时后的血糖高于标准组，隔天早上比标准组高出3mmol/L（8mmol/L对5mmol/L）。明显易见，高脂高蛋白的进食在更长的时间里需要较多的胰岛素。大分量的食物也需要更多的时间才能通过幽门（胃的下方括约肌），也增加血糖上升的时间。脂肪同时也减缓胃的排空速度[1185]。

我们需要摄取多少碳水化合物

我们的身体，特别是脑部，需要碳水化合物才能运作顺畅。成年人的脑部每天需要120g的葡萄糖，这大约是每天总需求的60%。如果摄取量低于120g，缺少时必须由肝脏将脂肪和肌肉转化为葡萄糖。

国际儿童和青少年糖尿病组织建议，每天热量的50%~55%应该来自碳水化合物。北欧国家在2012年放宽旧的指引，但还是建议45%~60%要来自碳水化合物。一次进食超过60g的碳水化合物，很难获得够好的胰岛素功效[140, 772]。增加剂量可以处理饭后的胰岛素高峰，但下一餐前可能会发生低血糖。泵可以选择双波剂量，也就是餐前先给予一个大剂量，剩下的小剂量在饭后3~4小时平均给予。另一个方式是选择超级剂量。

你需要和医师或营养师讨论碳水化合物的摄取量。如果你喜欢，可以把碳水化合物的摄取量降低至40%，并不会危险。要注意的是低碳高脂饮食法（Low Carb High Fat，简称LCHF），这种饮食法每天碳水化合物的摄取量低于50g。如果你把碳水化合物的摄取量降低到40%，蛋白质不应该超过20%，这表示剩下40%的热量要来自脂肪。吃好的脂肪很重要，最好是植物油脂（像不同种类的植物油、坚果和种子）和鱼类脂肪（鲭鱼、鲑鱼、鳀鱼）。

热量和碳水化合物的需求

比起旧的版本，2012年的北欧国家饮食建议放宽了热量摄取来源的分布限制。单元不饱和脂肪的重要性稍微增加一些，像橄榄油、菜籽油和坚果，也因为这样，油脂的摄取增加到25%~40%（旧版是25%~35%），同时碳水化合物的摄取建议占总热量的45%~60%（旧版50%~60%）。

年龄	男孩 / 男人			女孩 / 女人		
	每天千卡	每天碳水化合物（g）		每天千卡	每天碳水化合物（g）	
		55% 热量	40% 热		55% 热	40% 热
6~11 个月大	765	98		765	98	
12~23 个月大	980	128		980	128	
2 岁	990	136	99	1080	149	108
3 岁	1190	164	119	1260	173	126
4 岁	1330	183	133	1420	195	142
5 岁	1400	193	140	1500	206	150
6 岁	1470	202	147	1560	215	156
7 岁	1550	213	155	1680	231	168
8 岁	1630	224	163	1740	239	174
9 岁	1710	235	171	1840	253	184
10 岁	1990	274	199	2150	296	215
11 岁	2010	276	201	2140	294	214
12 岁	2100	289	210	2260	311	226
13 岁	2200	303	220	2340	322	234
14 岁	2280	314	228	2580	355	258
15 岁	2350	323	235	2770	381	277
16 岁	2380	327	238	2930	403	293
17 岁	2400	330	240	3040	418	304
18~30 岁 活动量低*	2940	398	294	3247	304	225
18~30 岁 活动量高**	3298	446	330	2557	346	256

*：活动量低指轻度工作，休闲时也不太运动。

**：活动量高的人，每周至少运动 / 劳动 4~5 次，每次至少 30 分钟。

早餐通常充斥着大量的碳水化合物，很难给予足够的胰岛素剂量而不会造成午餐前的低血糖。这是因为每天的第一餐会遇上较高的胰岛素抵抗。我们临床观察到，只要摄取超过 60g 的碳水化合物，通常难以给予正确的剂量[772]。假如早餐 2 小时后血糖还是持续升高，比较好的做法是把三明治或吐司换成水煮蛋。胰岛素剂量最好要提早于早餐前 15~20 分钟注射。

想要减少碳水化合物的摄取前，要先咨询医师或营养师。我们不建议糖尿病病人的碳水化合物摄取量低于总热量的 40%。碳水化合物摄取过低会造成身体进入饥饿状态，进而产生酮体。成长中的孩子，他们的血酮不应该超过 0.5mmol/L，也就是没有糖尿病孩童的血酮上限，否则会影响发育，不再成长的成年糖尿病病人，血酮的上限允许到 1mmol/L，但前提要医师和营养师同意你降低碳水化合物的摄取量。

没有任何的研究支持我们，可以对 1 型糖尿病病人推荐严格的低碳高脂饮食。成年人一天摄取低于 100g 的碳水化合物，可能发生正常血糖的酮症酸中毒（euglycemic ketoacidosis）。酮症酸中毒时，血酮一般高于 3mmol/L，对于严格执行低碳高脂饮食的人，他们的血酮常见落在 3~5mmol/L 之间。这对糖尿病病人来说，界限过于模糊，随时可能发展成酮症酸中毒，特别对孩子来说，可能危及性命。

餐前剂量需要加算蛋白质和脂肪吗？

关于餐前的胰岛素剂量是否应该考虑到食物的蛋白质和脂肪有越来越多的讨论。波兰的糖尿病病人习惯使用"脂肪蛋白质单位"（Fat Protein Unit，简称FPU）：

- 每100千卡的脂肪或蛋白质（1脂肪蛋白质单位）需要的胰岛素剂量与10g的碳水化合物相同。
- 泵用户应该把脂肪蛋白质单位算出的胰岛素剂量，当作双波剂量的后半延长部分给予（1脂肪蛋白质单位设定延长时间3小时，2单位4小时，3单位5小时，4单位以上6小时）。
- 实际上，这样会在餐后的数小时给予太多的基础率。

德国研究发现，吃比萨的时候，如果运用脂肪蛋白质单位来计算胰岛素剂量并且延长给予，不但增加总餐前剂量，也容易造成饭后低血糖（低于3.9mmol/L），风险是35.7%对比对照组的9.5%。不过这个研究并没有降低基础率，或许降低基础率可以减少饭后的低血糖问题。

澳洲的研究则发现，10g碳水化合物需要的剂量比较适合搭配200千卡（50g）的蛋白质，也就是上述波兰研究剂量的一半[890]。

如果这餐大多只含蛋白质或/和脂肪，可以试试看脂肪蛋白质单位的算法，找出适合你的剂量，但先从澳洲的建议开始：

- 100g的肉、鲑鱼或鲭鱼约100千卡
  （25g蛋白质+11g脂肪）=1 雅妮塔*脂肪蛋白质单位
- 100g的白鱼或虾蟹贝类（去壳）约100千卡（20%蛋白质外加1%~2%脂肪）=0.5 雅妮塔脂肪蛋白质单位
- 100g的肉或高脂肪的鱼，剂量等同10g碳水化合物。100g的白鱼或海鲜类，一半的剂量。
- 给蛋白质和脂肪的剂量要选择泵的延长时间输注，1雅妮塔脂肪蛋白质单位（约100g肉或高脂鱼）设定3小时，2单位（约200g）设定4小时，3单位（约300g）5小时。
- 以上建议于进食含有大量的蛋白质和脂肪（多于100g的肉/高脂鱼，多于200g的白鱼/海鲜类），只有少许的碳水化合物（少于20g）的时候使用。

*雅妮塔*脂肪蛋白质单位用营养师Agneta Olsson的名字命名。

一般建议：如何在不同功效的胰岛素与碳水化合物之间找到一个平衡点[1164]

- 在运动前、运动期间以及运动后，都要摄取额外的碳水化合物，一方面补充消耗掉的热量，两方面可以预防低血糖。
- 一天两次治疗方案：
  如果每天注射两次混合胰岛素（短效和中效），最好要以规律和频繁的方式摄取碳水化合物。每天的点心是必要的，否则会在体内胰岛素浓度高的时候，发生低血糖。
  采用一天两针方案的人，睡前要摄取额外的碳水化合物，才能避免夜间低血糖。
- 密集治疗方案：
  如果每天注射多次的餐前胰岛素及基础胰岛素，或者携带胰岛素泵，可以有弹性地摄取碳水化合物。
- 很多小孩子都是"这里吃一点，那里吃一点"或少量多餐，也许比较适合注射基础长效胰岛素搭配餐前的短效胰岛素，或者应该安装泵。

　　经常就有人询问是否可以采用低碳高脂的饮食法，也就是减少碳水化合物的摄取，提高脂肪和蛋白质的比例。这常见于想要减重的人，或糖尿病病人希望借由减少碳水化合物的摄取，来降低胰岛素的剂量。我个人的标准答案是，有些成年人减少碳水化合物，会觉得比较有活力，但是请不要过于极端。同时我要强调，碳水化合物的摄取一旦不够，身体就必须从蛋白质和脂肪来生产碳水化合物（葡萄糖）。这表示就算不吃任何碳水化合物，你还是需要胰岛素。有个小型的研究追踪11位有1型糖尿病的成年病人，病史大于2年，并且遵守严

格的低碳高脂饮食（每天摄取低于55g的碳水化合物）。他们的A1C低到5.3%[711]。但是，82%参与者的总胆固醇和低密度胆固醇都过高，此外，他们3.6的时间都在低血糖中度过（低于3mmol/L），其中半数时候的低血糖是完全无感的。或许酮体削弱了肾上腺素对低血糖的反应[37]。

有位18岁的1型糖尿病年轻女子自行尝试低碳高脂饮食法，她没有和医师或营养师讨论。她每天摄取20~30g的碳水化合物，基本等同生酮饮食（ketogenic diet）。她的血糖低于10mmol/L时，酮体浓度却高达4.2mmol/L，但是自我感觉良好。只要吃一些酸奶，酮体很快就消失了。有了这次经验，她再次开始摄取多一点的碳水化合物。另一位年轻女子采取一般的低碳高脂饮食法，每天摄取20~30g的碳水化合物，她的A1C是7.2%。有几次她的酮体高到3.3mmol/L，她联络了糖尿病医疗团队，被告知要进食额外的碳水化合物并且注射额外的胰岛素，酮体的问题就解决了，但她最后还是因为酮症酸中毒而住院。这告诉我们，她每天的高酮体浓度和酮症酸中毒之间的差异是非常小（她每天的酮体浓度高到接近酮症酸中毒），一不小心就住院了。这位年轻女子后来把碳水化合物的摄取提高到每天50g，就不再有高浓度酮体的问题了。一位13岁的男孩尝试半年的低碳高脂饮食，虽然胰岛素剂量降低

如何在麦当劳计算碳水化合物？

经常吃快餐对健康不好，但是偶然一次是享受。快餐店的营养成分标示都很清楚。要记得无麸质的面包，它的碳水化合物含量比一般面包高很多。胰岛素不容易应付超过60g碳水化合物的食物。如果摄取超过60g的碳水化合物，可以用笔针注射短效胰岛素。以下是提供给泵用户的剂量建议：

	碳水化合物（g）	全部（g）	剂量种类
汉堡	29		
薯条			
小薯	29	58	一般
中薯	41	70	70/30%* 为时2小时
大薯	54	83	70/30%* 为时4小时
汉堡（无麸质面包）	51		
薯条			
小薯	29	80	一般
中薯	41	92	70/30%* 为时2小时
大薯	54	105	70/30%* 为时4小时

*：也可以尝试50%/50%。

和低A1C有所关联的饮食习惯

- 遵守制订出来的饮食计划。
- 能够经由食物及/或胰岛素的调整，来响应高血糖。
- 能够根据碳水化合物含量来调整胰岛素的剂量。
- 只吃饮食计划允许的点心。
- 处理低血糖要恰到好处（不会处理过头）。

在DCCT研究的密集治疗病人中，有上述行为的病人比起没有的病人，A1C会低个0.25%~1.0%[299]。

下面的行为与高A1C有所关联

- 过度处理低血糖。
- 吃饮食计划外的零食。

非常多，A1C 也降低了，可是这段时期内，他完全没有长高。这是因为他的身体缺乏胰岛素，而胰岛素是发育迫切需要的合成代谢激素（anabolic hormone）。

如果青少年已经发育完成，不再长高，可以尝试减少一点碳水化合物，但我的建议是，酮体不能超过 0.6mmol/L（0.5 是最高正常上限），对糖尿病青少年来说，我还要再次强调，没有任何的研究可以证实低碳高脂饮食优于正常饮食。

早餐因为含有大量的碳水化合物，所以对大多数的糖尿病病人来说，都是最困扰的一餐。如果增加剂量，虽然可以应付早餐后的高峰，但是孩子们在午餐前就低血糖了。这种情况，最好考虑用蛋或起司来代替一片面包。

学校的营养午餐

如果熟知孩子的食欲，可以把他要进食的碳水化合物含量写在学校营养午餐的菜单上。

40g	肉酱意大利面
30g	鱼配米饭
45g	香肠佐马铃薯泥
50g	焗烤意大利千层面

如果使用目测法，写上剂量：

5 单位	肉酱意大利面
4 单位	鱼配米饭
6 单位	香肠佐马铃薯泥
4 单位	焗烤意大利千层面

如果不确定食物的成分及含量，可以请教营养师。

学校

现在这个年代，糖尿病孩子要求学校提供适当的餐点，应该不是什么问题。只不过大一点的孩子才不想在学校吃特别的糖尿病食物，可能是因为特别准备的糖尿病食物比一般的食物看起来乏味，或者他们不想和同学不一样。我们很难针对这种情况提供所有孩子都适用的建议。有些孩子及青少年能够根据学校的一般进食来调整胰岛素剂量，适应得很好，可是也有些孩子及青少年觉得，自己调整剂量是件很困难的工作。

此外，就算你怎么解释，学校的教职员还是无法理解，为什么糖尿病孩童不是每天都吃同样的分量。对采用一天多针方案或携带泵的孩子而言，他们可以看自己的食欲与进食的分量来调整胰岛素的剂量。如果两次的下课时间相距很久，有时候上课时间太长，孩子可能需要额外的点心才能避免低血糖。如果有需要，可以请营养师出面向校方解释。

如果采用固定饮食计划，最好每天在学校都能在固定的时间吃午餐，不要太早，否则对一天多针方案的孩子而言，离下个胰岛素剂量的时间会太久。家长也要主动告知学校适合孩子的用餐时间，校方才能替孩子调整适合的课表。

学校和托儿所的教职员通常觉得计算碳水化合物比较简单，因为孩子的进食分量不规则，而计算碳水化合物让他们有迹可循。

在学校，其他同学去买糖果时，要糖尿病孩童不跟着一起买是很难的。而且还有可能孩子会失心疯地"故意炫耀"吃比别人还多的糖果。最好的折中方式是允许孩子吃了午饭填饱肚子后，再去买少量的糖果来吃。这样的做法，孩子的血糖不会被影响太多。再好一点的做

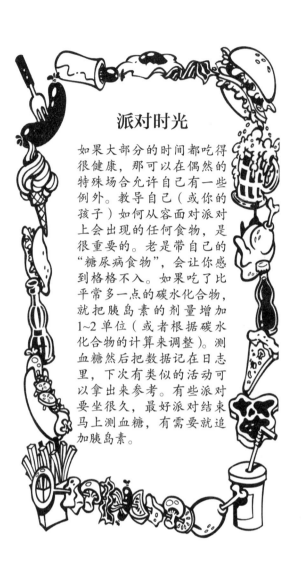

派对时光

如果大部分的时间都吃得很健康，那可以在偶然的特殊场合允许自己有一些例外。教导自己（或你的孩子）如何从容面对派对上会出现的任何食物，是很重要的。老是带自己的"糖尿病食物"，会让你感到格格不入。如果吃了比平常多一点的碳水化合物，就把胰岛素的剂量增加1~2单位（或者根据碳水化合物的计算来调整）。测血糖然后把数据记在日志里，下次有类似的活动可以拿出来参考。有些派对要坐很久，最好派对结束马上测血糖，有需要就追加胰岛素。

水果

	重量／数量	碳水化合物（g）	纤维（g）	纤维比例
葡萄	120g	17	1.6	9%
黑醋栗	120g	16	4.9	32%
小黑莓	120g	16	7.2	46%
罐头菠萝	120g	16	1.0	6%
红醋栗	120g	13	3.4	27%
新鲜菠萝	120g	12	1.2	9%
甜樱桃	120g	12	1.7	13%
草莓	120g	10	2.4	24%
西瓜	120g	9	0.6	7%
覆盆子	120g	8	3.7	46%
香瓜	120g	8	0.9	11%
香蕉	1条	21	1.5	7%
西洋梨	1颗	16	3.0	19%
苹果	1颗	14	1.9	13%
柳橙	1颗	13	2.0	16%
葡萄柚	1颗	9	2.0	22%
葡萄干	1汤匙	8	1.0	12%
猕猴桃	1颗	7	1.7	27%
李子	1颗	5	0.6	13%

高比例的纤维会使水果里的葡萄糖比较慢被吸收。香蕉含有较少的膳食纤维，所以比其他的水果能更快速地提升血糖。类似香蕉的水果比较适合血糖稍低或者运动的时候吃。计算碳水化合物的时候，如果纤维的含量超过5g，要把纤维的重量减去[436, 1178]。请注意每颗水果的重量都有差异。

法，就是把糖果算入午餐的剂量。有些青少年宁可不吃午餐，而把餐费花在糖果上，这样的行为对糖尿病青少年特别有害。除非有体重过重问题，否则可以建议孩子买巧克力，不要买只含糖的糖果。

托儿所

在托儿所采用计算碳水化合物来给予胰岛素剂量，一开始或许比较难上手，但是教职员通常觉得计算碳水化合物比较有迹可循，让午餐时间变得比较容易。

特别的"糖尿病"食物?

我们不推荐糖尿病孩童食用所谓的"糖尿病"食物（经常在健康食品店标榜出售）[1044, 1163]，这种食物也不适合成年的糖尿病病人[332]。因为这类糖尿病食物不但贵，热量又比一般同类型的"正常"食物高。再说，很多人觉得特别的糖尿病食物吃起来很恶心。如果你不允许孩子和同伴吃一样的东西，他可能会觉得自己被孤立了。糖尿病食物一般含有代糖山梨醇（sorbitol），可能会产生腹痛和腹泻的副作用。身为糖尿病病人最好还是学会如何去面对一般的食物。

快餐

很多孩子、青少年和大人都喜欢快餐，快餐已经成为现代生活的一部分。快餐一般含有很多的油脂，最好不要常常吃，偶尔为之就好。吃过几次后，你就知道你最爱的餐点需要多少的胰岛素，只不过时常要面对一顿高碳水化合物的快餐餐。

糖尿病生活营的食物

参加糖尿病夏令营的孩童，通常活动量会非常大，到用餐时会非常的饿。生活营的辅导员很难判断每个孩子平常吃多少。基本规则是让孩子吃到饱，才能补充消耗掉的体力。有时候你看到某个孩子实在太夸张了，最好还是劝阻一下，之后再问孩子的父母，他们在家如何处理类似的情况。这也可能刚好提供不错的机会，与孩子讨论进食的碳水化合物及用餐搭配的饮料，它们会如何影响血糖。增加的活动量也会让胰岛素的需求降低，特别是睡前，稍微晚一点的点心（20:30—21:00）能够帮助孩子平安的睡一晚。新西兰举办过水上活动为主的糖尿病生活营，参加的孩童为 7~12 岁，他们在营队期间，胰岛素总量平均降低了 1/3[149]。

蛋奶素食与全素的饮食

蛋奶素饮食对糖尿病病人通常不会造成任何问题。全素的饮食则必须注意特定的营养摄取。只要好好注意营养的均衡，很多糖尿病孩童，即使遵守蛋奶素或全素饮食，也能健康成长[848]。如果家里不吃鱼或肉（蛋奶素）或完全没有任何源自动物的食物（全素），你的孩子得有良好蛋白质的来源。这可以来自蛋、乳制品像牛奶和起司、大豆制品、其他豆荚豆类、坚果和种子。孩童的成长和发育需要足够的热量和蛋白质。吃素的孩子，特别是全素饮食，要特别注意铁、钙、维生素 B_{12} 和维生素 D 的摄取。给孩子有添加矿物质和维生素的素饮品，像是豆奶、坚果和燕麦饮料。营养师可以提供更多的信息。

不吃肉、鱼或蛋不一定等于吃素。奶素者的饮食包含牛奶和乳制品，蛋白质的摄取应该没有问题。

全素者的饮食，蛋白质最大的来源是豆类、豆荚类、坚果、种子和大豆制品。花椰菜、菠菜和杏仁也含有丰富的蛋白质。动物性维生素 B_{12} 可以改由酵母萃取制品代替，摄取添加维生素 B_{12} 的早餐麦片、植物性代奶饮料，或者补充保健食品。维生素 B_{12} 的摄取量不足会造成贫血，令人总是感到疲劳，也会有很多其他的症状，包含神经系统的问题，像是麻痹或刺痛感、肌肉无力和行走不便。全素者吃很多的水果和浆果，他们摄取的糖分可能比荤食者还高 [52]。在改变饮食前，最好还是先和营养师或医师讨论一下。

只要好好注意营养的均衡，很多糖尿病素食者也活得很好，不会缺乏维生素和矿物质。很多素食者已经是青少年中期或者年纪更大，更无须担心发育问题。

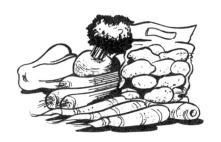

素食者需要与营养师讨论，制订出一个能够摄取足够必要养分的进食计划。这对年轻人特别重要。

不同的文化

来自不同文化、不同宗教的家庭，通常饮食习惯也相当的不同。进餐的次数可能比较少，也可能因为宗教的理由而有饮食上的限制。传统上，穆斯林和犹太教徒不吃猪肉，印度教徒通常吃素。亚洲南部的家庭烹饪时，一般使用酥油（Ghee）。酥油含有很多的饱和脂肪，最好减少用量，如果可能，尽量不用。不同文化的烹饪的方式也会不同。有些国家比较常见到乳糖不耐症的孩子。

讨论进食计划的时候，要针对每一个案例，尊重糖尿病病人家庭原有的饮食习惯。只要采用一天多针的治疗方案，每次进餐前注射用餐胰岛素，把糖尿病饮食融入家庭的作息中是不困难的。

宗教禁食节日

一些特别的宗教禁食节日，譬如犹太教的赎罪日（Yom Kippur），有糖尿病的人只要密集地监控血糖以及调整胰岛素的剂量（向下减量），就能参加。如果不确定该如何处理，可以请教糖尿病医疗团队，把这次的过程记录在日志本里，下次就知道该怎么办了。有研究建议，赎罪日 2~5 小时的禁食期间，把基础胰岛素（长效注射或者泵的基础率）降低到每天每千克体重 0.2 单位，视需要给予修正剂量即可 [1082]。

斋戒月（Ramadan）

伊斯兰历的第 9 个月的整个月期间，穆斯林每天从日出到日落之间要禁食，生病的人、孕妇、哺乳或经期中的妇女及孩童不用禁食。有些医护人员并不建议 1 型糖尿病病人禁食 [17]，但即使如此，很多虔诚的患有糖尿病的穆斯林病人还是决定要禁食。

如果你决定在斋戒月禁食，那要在不进食的白天维持很低的基础胰岛素，以及提供身体日出前与日落后进食所需要的大量胰岛素。这也表示需要频繁地测血糖及调整胰岛素剂量，才能避免白天血糖过低，以及晚上一用餐就飙高的血糖。

禁食会增加体内升糖素的分泌，进而加速脂肪的分解及酮体的产生。所以如果在禁食的期间，把胰岛素的剂量降低过多，可能会发展成酮症酸中毒。一位 15 岁的男孩在斋戒月因为禁食，没有注射中午的用餐胰岛素，加上大量丧失水分，而发生酮症酸中毒被送往医院[408]。

除了禁食的问题，在斋戒月时，晚上可能会吃很多高热量的糖果[17]。研究发现，一天两针的速效胰岛素 Humalog 加中效胰岛素 NPH 要比短效加中效胰岛素来的合适，前者不但让血糖较好，也降低了低血糖的发生频率[629]，这两剂是在早餐前和晚餐前注射。如果打算在斋戒月禁食，请咨询糖尿病医疗团队，他们会提供实用的建议。

斋戒月一般允许糖尿病病人无须禁食。如果你还是想参加，那最好在禁食前先和医师商量。

研究调查结果：斋戒月与糖尿病

- 我们推荐一天 1 剂的 Lantus 或一天 2 剂的 Levemir 给参加斋戒月的人，这两种是不错的基础胰岛素选择。研究指出对在 21—22 点施打基础胰岛素的人，他们只要把基础剂量降低 10%~20%，就能避免低血糖[22]。
- 上面的研究建议，有糖尿病的人要在血糖超过 15mmol/L 的时候注射额外的速效胰岛素，并且在血糖低于 4mmol/L 或者验出酮体的时候，暂时中止禁食。千万不要省略黎明前的那一餐。最好计算碳水化合物来决定餐前胰岛素的剂量，因为日落后的进食通常包含额外的甜食和美味的佳肴。
- 对一天注射 2 针的人来说，建议的做法是把原来的早上剂量挪到日落后的进食前注射，黎明前那一顿只要注射短效胰岛素就可以了。
- 一项针对 13 个国家 1070 位穆斯林糖尿病病人的调查得到了以下的结果：43% 于斋戒月至少禁食了 15 天，从摩洛哥人 9% 到沙特阿拉伯人 72%[1000]。但是，只有 35% 的人有随着饮食的改变而调整他们既有的胰岛素剂量。
- 在全民统计上，斋戒月比较常发生严重到送医院的低血糖（0.14 比 0.03 次/月），非常高的血糖和酮症酸中毒也是（0.16 比 0.05 次/月）。
- 当我们只观察禁食超过 15 天的穆斯林糖尿病病人，得到的数字和全民统计也差不多。结论是，就算有糖尿病的人没有严格的遵守斋戒月的禁食，但是其他家人在这段时间的饮食改变同样会影响到有糖尿病的家人。
- 21 位青少年在连续血糖监测器的帮助下，每天有长达 85% 的时间禁食，此外，76% 的人可以在整个斋戒月禁食到 25 天[635]。无论禁食或进食，连续血糖监测器观察到很大幅度的血糖波动。如果没有连续血糖监测器，就无法辨认出禁食期的低血糖，也无法实时相对处理。

第二十章　甜味剂

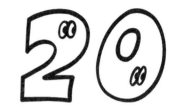

无糖

当你看到某个商品标榜"无添加糖"，可不是说商品里面绝对没有添加任何的糖，这只表示没有添加一般的精制糖，产品里还是可能掺了从浆果或水果提炼出来的天然糖。无添加糖的巧克力或冰激凌可能比一般种类的含有更多的卡路里。这些所谓的无添加糖的产品一般是使用山梨醇（sorbitol），这种代糖最终还是会在肝脏被转变成葡萄糖。要小心阅读食品外包装的营养成分标示。

非营养性甜味剂

阿斯巴甜（Aspartame）

阿斯巴甜的甜度是一般蔗糖的 200 倍，因为很甜，只需要很少量就足够，所以它提供的热量少到可以忽略不计算。阿斯巴甜在高温的环境下会丧失甜味，不适合拿来烹调和烘焙。

阿斯巴甜是由两个氨基酸所组成的，这两个氨基酸分别是天门冬胺酸和苯丙氨酸甲酯。氨基酸与甲酯都存在自然的食物中，像牛奶、肉、水果和蔬菜。身体消化处理阿斯巴甜的氨基酸如同我们每天从食物中摄取到的氨基酸[625]。虽然阿斯巴甜适合全家人，但是我们必须提醒有特殊遗传疾病的苯丙酮尿症（PKU）病人，阿斯巴甜含有蛋白质成分苯丙氨酸。苯丙酮尿症病人无法正常地代谢苯丙氨酸，所以必须小心所有含有苯丙氨酸的食物，包括阿斯巴甜。很多国家，像美国和加拿大，新生儿都要接受苯丙酮尿症的筛检。

很不幸的，有很多关于阿斯巴甜的谣言满天飞，吓坏了有喝饮料习惯的糖尿病病人和其他的人。事实上，阿斯巴甜对人体的影响已经被很详细地研究与讨论过了，它是安全的。研

无糖？

没有人工加糖：产品没有人工额外添加任何的糖或代糖，但是产品本身可能是甜的，含有自然的糖（果糖、奶糖）。

不加糖：没有添加任何的人工或自然糖。但是可能添加了其他的非营养性甜味剂（会列在食品包装的成分表中）。

无糖：一个分量含低于0.5g的糖。

少糖：糖量比原来的产品少25%。

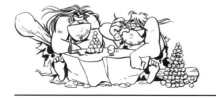

人类从远古时代起就热爱糖。可能因为在大自然的环境里，甜的食物一般都能食用，而苦的食物则可能有毒。

究也证明食用或饮用添加阿斯巴甜的产品，不会对健康产生负面的影响[625]。一杯 240mL 添加了 NutraSweet 阿斯巴甜的汽水，和同样分量的牛奶相比，牛奶比汽水含有多出 6 倍的苯丙氨胺酸以及 13 倍的天门冬胺酸，同样分量的水果汁或番茄汁比添加阿斯巴甜的汽水多出 3~5 倍的甲醇（methanol）[625]。

美国食品药物监督管理局（FDA）建议消费者，每日阿斯巴甜的摄取量应该限制在每天每千克体重 50mg。假设饮料制造商把饮料里的阿斯巴甜浓度加到最高的允许上限，成年人每天要喝到 20 罐代糖饮料才会达到 FDA 规范的最高摄取量，更何况大部分的饮料不光使用阿斯巴甜，也搭配一些其他种类的代糖，所以饮料中含有的阿斯巴甜浓度比法定的上限低很多。就算是喝很多无糖饮料的糖尿病孩童与成年人，他们每天的阿斯巴甜摄取量还是远远低于 FDA 的建议。

糖精（Saccharin）

糖精是人工合成的产品，它比蔗糖甜 300~500 倍，且不含热量。糖精如果加热超过 70℃，吃起来会有轻微的金属味道，所以要等食物烹调好了后再添加。

醋磺内酯钾（Acesulphame K）

醋磺内酯钾的甜度为蔗糖的 130~200 倍。它能耐高温，所以可以用在烘焙食品的加工中。这个代糖虽然要和奶糖（乳糖）混合使用，但是因为用量很少，所以热量也很少。

蔗糖素（Sucralose）

蔗糖素比一般的蔗糖甜上 600 倍，它虽然来自蔗糖，但却不会影响到血糖。蔗糖素吃起来像糖，也能加热，适合用在烘焙和烹调。

甜精（Cyclamate）

甜精的甜度是蔗糖的 30~50 倍，不含热量，在高温的环境下也很稳定，因此适合烘焙与烹调。最常添加在饮料、乳制品以及巧克力中。

美国在 1970 年全面禁止甜精，但是现在制造商又重新向美国食品药物监督管理局（FDA）申请许可。加拿大的食品药物监督管理局以及大多数国家相关的食物机关核准甜精的使用。

营养性甜味剂

这大类的代糖都含有热量，如果体重过重，要考虑一下摄取的分量。

热冷饮品				
	数量	碳水化合物（g）	脂肪（g）	千卡
低脂牛奶	1 杯	10	1	75
含脂 1.5% 牛奶	1 杯	10	3	96
含脂 3% 牛奶	1 杯	10	6	120
巧克力牛奶	1 杯	约 20	*依牛奶而定	
豆奶（Alpro）	1 杯	12	4	108
柳橙汁	1 杯	约 25		100
水果饮料	1 杯	约 15		60
无酒精饮料	1 杯	约 20		100
含糖汽水	240mL	约 30		120
无糖汽水	240mL	0		1
无糖可乐	240mL	0		1
咖啡	1 杯	0.3		2
茶	1 杯	0		2
花茶	少数饮品含糖量可能很高			

*：巧克力牛奶的脂肪含量与热量要看用的牛奶是哪种，以及脂肪比例多高。

果糖

果糖的甜味约是蔗糖的 2 倍。就算果糖不会直接影响到血糖，它还是会在肝脏被转变成葡萄糖，并且它的热量会让体重增加。果糖在一些国家并不适合做糖尿病病人的替代品，但是在其他国家（像芬兰、德国），很多市面上贩卖的"糖尿病产品"有添加果糖。

糖醇

糖醇（又称为多元醇）能够降低食品里的卡路里和 / 或脂肪含量，因而很常被使用于口香糖、无糖、糖果、冰激凌与糕点里。糖醇的热量约是其他碳水化合物的一半（前者 1g 释放出 2.5 千卡，后者 4 千卡）。就化学结构而言，它们既不是糖也不是酒精，只不过最终还是会在肝脏里先被转变成果糖再被转变成葡萄糖。糖醇都以"醇"结尾，像是山梨醇（sorbitol）、木糖醇（xylitol）、甘露醇（mannitol）、麦芽糖醇（maltitol）以及乳糖醇（lactitol）。氢化的淀粉水解产物与异麦芽酮糖醇也属于这一类的糖醇。山梨醇的甜度是蔗糖的一半，在计算碳水化合物的时候，我们建议只要算一半的量就好了 [1176]。

山梨醇是从天然的李子、樱桃、水果和浆果提炼而成的。山梨醇和其他糖醇会吸收肠道里的水分，提供细菌养分。大量的摄取山梨醇会造成腹痛和腹泻，你就很自然地会自我节制。

非营养性甜味剂		
物质	品牌	一般用在
醋磺内酯钾 (Acesulphame K)	Sunett Hermesetas Gold （阿斯巴甜加醋磺内酯钾） KetoSweet	饮料、果酱、 烘焙食物、 糖果
阿斯巴甜 (aspartame)	NutraSweet Equal	香糖、糖果、 无酒精饮料、桌上代糖
甜精 (Cyclamate)	Sucaryl SugarTwin Weight Watchers	桌上代糖
糖精 (Saccharin)	Sweet'n Low Hermesetas Original	桌上代糖
蔗糖精 (Sucralose)	Splenda	桌上代糖、饮料、 烘焙食品、冷冻与罐头水

无糖饮料与低热量食物

无糖饮料一般添加阿斯巴甜来产生甜味，所以不含有任何的糖。如果只考虑血糖会不会上升这个问题，糖尿病病人可以无限制地饮用这类的饮料。可是像可乐含有咖啡因，大量饮用有害健康。

最好在诊断出糖尿病时，马上戒掉可乐类的含糖饮料，因为还有很多其他无糖饮料的好选择。如果你心存怀疑，请爸爸妈妈来帮忙，把不同的可乐（含糖和不含糖）倒入杯子，不透露哪杯含糖或不含糖，你喝喝看，看喜欢哪一杯。或许不像你当初想象的容易分辨。

不确定这款饮料是否"无糖"？用尿糖试纸测一下就知道了。

而标榜"低热量"的食物就比较复杂了。这种产品不一定无糖。在有些国家，所谓的"低热量"只是说糖放的比较少或者脂肪量降低了。很多国家对食物的"低热量"或"低脂"标示都有明文的规定。因为每个国家的食品规范都有很大的差异，所以请教营养师最方便。

在美国，"低热量"或"低脂"的标示，表示这个产品比原来的产品含有较少的卡路里或脂肪，但是你不知道拿来做比较的产品本身有多少的糖分。食品如果标示不含脂肪，就是每一份量含有少于0.5g的脂肪。而至于"少脂"食品，则是说比起类似的食物，脂肪的含量少了25%。低热量（低脂）冰激凌的脂肪含量比一般的产品少了1/3。"不含脂肪"的产品没有脂肪，而"没有加糖"则可能代以添加糖醇。

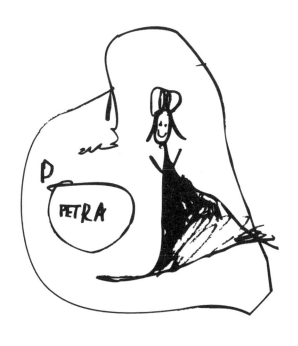

第二十一章
糖果、零食，以及冰激凌

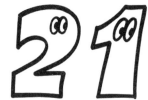

迟早会有那么一天，所有的糖尿病孩子也想和朋友同伴们一样，能够毫无顾忌开怀的享用糖果、冰激凌等零食。在家里父母可以试着用某些方式来规范零食，譬如冰激凌只能在特别的时刻享用，糖果只有在固定的日子能吃。无论孩子有没有糖尿病，一旦他们吵着要吃零食，父母都很难严格执行。而对糖尿病孩童来说，这些美味的东西确实都会造成血糖的上升（要是没有注射对应的额外胰岛素，或者替换掉其他的碳水化合物）。这也是为什么父母通常觉得他们必须要说："不行，不可以吃，这对你的糖尿病不好。"

这样的回答其实很容易让你忘记，就算孩子没有糖尿病，原本的答案也会是"不行""不行，会蛀牙。""不行，没钱。""不行，我们家规定只有周六才能吃糖果。"。这些回答同样拒绝了孩子（不能吃糖果），但是差别很大，如果你每次都把"不行"的理由归诸糖尿病，孩子很快就会开始厌恨这个疾病，因为所有的限制都来自糖尿病。孩子会很快认定，就是糖尿病一手造就了"这也不行，那也不行，通通都不行"的生活。

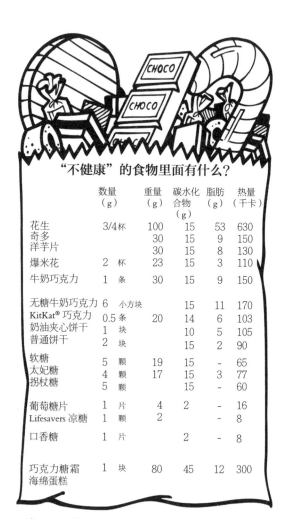

"不健康"的食物里面有什么？

	数量		重量 (g)	碳水化 合物 (g)	脂肪 (g)	热量 (千卡)
花生	3/4	杯	100	15	53	630
奇多			30	15	9	150
洋芋片			30	15	8	130
爆米花	2	杯	23	15	3	110
牛奶巧克力	1	条	30	15	9	150
无糖牛奶巧克力	6	小方块		15	11	170
KitKat® 巧克力	0.5	条	20	14	6	103
奶油夹心饼干	1	块		10	5	105
普通饼干	2	块		15	2	90
软糖	5	颗	19	15	-	65
太妃糖	4	颗	17	15	3	77
拐杖糖	5	颗		15	-	60
葡萄糖片	1	片	4	2	-	16
Lifesavers 凉糖	1	颗	2		-	8
口香糖	1	片		2		8
巧克力糖霜 海绵蛋糕	1	块	80	45	12	300

1 卡 =4.6 焦耳

仔细阅读上面的食物表单！一片面包有15g的碳水化合物。你宁愿吃什么，4颗糖还是3杯爆米花（25g 没有爆过的玉米）？

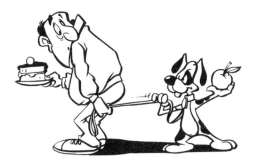

什么时候该测血糖？	
糖果	0.5 小时后
冰激凌、巧克力棒	1~1.5 小时之后
洋芋片	2~3 小时之后

身为"血糖技师"，我们可以告诉你不同的食物需要多少的胰岛素。但重点是，应付这些零食是额外的负担。天天吃蛋糕并不健康，任何人都不该这么做，你要负起照顾自己健康的责任。

我们并不全面禁止糖尿病孩童（或者成年病人）吃糖果，但也不会说要吃多少都行。我们想要传递的讯息是：你当然可以吃一些糖果或冰激凌，只不过要留意如何吃及何时吃，不要让血糖的波动过大。大部分的成年人经常吃一些零食，同理我们应该给予孩子机会，允许他们自我管理胰岛素和食物，让他们在血糖不会升得太高的前提下，偶然享受一些甜食。如果你在派对上可以和所有的人一样，享用相同的食物，不是比较开心吗？好比每天都出去狂欢对成年人的健康不好，我们也要对孩子强调，甜食是只有在特别的时候才有，不该每天吃。即使没有糖尿病，吃太多的甜食并不健康。甜食只提供空的卡路里，一来可能会增加体重，二来会造成蛀牙。

这件事简单地说，就是自由加上责任，并且需要练习和实验才会得心应手。每次在吃新的零食之前和之后都要测血糖。一次是不可能做到完美，但是几次后，你将更能学会身体运作之道。血糖日志也很重要，让你日后可以回想做了什么，然后导致怎么样的结果。

该增加多少额外的胰岛素剂量呢？

如果已经计算出自己的胰岛素和碳水化合物比值，可以妥善运用。或者可以注射 1 单位的胰岛素来应付 10~15g 额外的碳水化合物（就是糖）[270]。如果注射固定的胰岛素剂量，当平常的点心换成糖果或冰激凌，只要计算多出来的碳水化合物。这对控制血糖并不是最理想的做法，所以我们不建议时常这样，但这在特殊的时候会是不错的处理方法。要记得，例外就是例外，如果每天都这样，那就会变成习惯，而这习惯并不适合与糖尿病共存。你和你的家人要一起讨论如何与何时吃糖果和冰激凌。糖尿病医疗团队只能告诉你，甜点里面的糖会带来什么样的影响，以及该如何调整胰岛素。

额外的胰岛素需求取决于每天的胰岛素总量。如果你正处于青春期，总胰岛素剂量很高（超过每天每千克体重 1 单位），可能每 10g 的碳水化合物需要超过 1 单位的额外胰岛素。如果还在蜜月期（发病后最初的 6~12 个月，这时候的胰岛素需求很低），每 10g 的碳水化合物可能只需要用到 0.25 单位或 0.5 单位的额外剂量，剩下的需求会自己分泌。在吃了糖果后的 0.5~1 小时测血糖，试几次后就能找出最适合自己的方法。如果想比较准确地算出多少碳水化合物量需要多少的胰岛素剂量。

速效胰岛素对只含糖的糖果很有效，但它的功效对含有脂肪的甜食，譬如冰激凌或巧克力棒，可能过快。携带泵的人视需要，可以使用延长用餐剂量的输送方式。注射短效胰岛素的人可以注射完马上吃巧克力或冰激凌，而当吃只含糖的糖果还是应该提前 30 分钟打针，因为这种糖果会比较快速的影响血糖。冰棒（不是特别'无糖'那种的）含有大量的糖，对血糖的影响很大。当在沙滩上玩耍而血糖下降时，立刻来一支冰棒再恰当不过。

最好是把糖果和冰激凌当成饭后甜点，糖分就能和其他食物在胃中混合，不会太快影响血糖。譬如把 1 杯牛奶（约 200mL）改成含有 10g 碳水化合物的糖果或冰激凌，依旧可以注射和平常相同的剂量。如果每天一定非吃点甜的不可，可能最好的方法是把饮食计划中的某些碳水化合物用甜点来代替。譬如少吃点面包、马铃薯或水果。如果多吃了饭后甜点，就需要像先前描述的目测法，或计算碳水化合物来增加胰岛素剂量。饮食过量你就容易胖，全世界的人都一样。

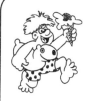

常见冰品的营养成分

	重量	碳水化合物（g）	脂肪（g）	热量（千卡）
冰激凌				
Klondike	1 块	23	19	280
巧克力脆皮香草雪糕				
Klondike	1 块	10	10	140
巧克力脆皮香草雪糕，低热量				
Eskimo	1 块	16	12	180
巧克力脆皮香草雪糕				
Eskimo Sugar-Freedom	1 块	26	6	170
雪糕三明治				
Halo Top	½ 杯	13	3	70
奶素巧克力冰激凌				
Haagen Dazs 哈根达斯				
巧克力雪糕	1 块	28	24	350
巧克力冰激凌	1/2 杯	22	18	270
香草冰激凌	1/2 杯	21	18	270
香草冰激凌，低脂	1/2 杯	29	3	170
巧克力软糖碎饼冰激凌，低脂	1/2 杯	33	3	180
Ben & Jerry's				
樱桃巧克力碎块 Cherry Garcia	1/2 杯	26	16	260
巧克力碎块饼干		28	18	290
花生奶油巧克力 Chubby Hubby	1/2 杯	33	21	350
牛奶巧克力碎块饼干		25	5	150
冰棒				
Dole 果汁冰棒	1 条	16	0	70
Dole 果汁冰棒，无添加糖	1 条	6	0	25
Haagen Dazs 覆盆子冰棒	1 条	24	0	100
比较一下				
全脂牛奶	180mL	10	6	120
起司三明治	½ 份 或 单片	15	8	150

请注意，冰激凌的成分会随时配方的更新而有所改变。脂肪的含量越高，血糖的上升就越慢，而热量也越高。

冰激凌一般含有：

霜激凌	20~30g 的碳水化合物
冰激凌	20~25g 的碳水化合物

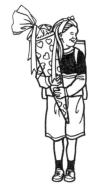

有糖尿病的人很容易成为糖果狂。很多糖尿病孩童知道，吃太多的糖果对他们的健康不好，但还是吃的比朋友多。不要让甜食成为你生命中的重要角色，尽量只在恰当的时候少少地吃。如果现在还没有办法做到，可以下定决心，等长大一点的时候再做到。问题并非是否成功，而是什么时候会成功。

冰激凌

在很多孩子的眼中，没有冰激凌的夏天就不是夏天。就算有糖尿病，还是可以吃冰。我们的建议和先前一样：先想再试，找出最适合的方法。冷冻冰品主要分成两种：冰棒和乳制品类的冰激凌。冰棒就像冷冻的果汁（通常还添加了糖或代糖），像果汁一样影响血糖，唯一的差别是果汁用喝得比较快，冰棒用舔的比较花时间。譬如在沙滩上低血糖，冰棒非常实用。但是要确认你买到的是普通冰棒，不是那种"低热量"或少糖的，那种仅能稍微或者完全不会影响到血糖。

冰激凌是乳制品，它含有的脂肪会减缓胃的排空。吃完冰激凌要等 45~90 分钟，血糖才会开始上升[835]，所以乳制品类型的冰激凌都不适合用来改善低血糖。但是如果踢足球或者从事长时间需要额外糖分的活动，冰激凌是很好的选择。

在我们的糖尿病生活营，我们安排了冰激凌和焦糖酱的实验。营养师先对孩子们解说不同冰激凌的营养成分，然后点心时间进行"冰激凌实验"。孩子们先测血糖，再和领队辅导员讨论，要如何做才能吃到他心爱的冰激凌。如果需要，他们愿意为冰激凌注射额外的胰岛素。当血糖高到 15mmol/L，理智一点的人是不会还吃一大堆冰激凌，但是生活就是充满了类似的情境，我们最好学会如何去处理。小朋友只要注射额外的胰岛素，都可以吃到他们选择的冰激凌，吃完冰激凌过后的 1.5~2 小时，孩子们再度测血糖，这次的平均血糖值比吃冰激凌前的血糖值还低。

冰激凌让血糖升高的作用比你想象得要慢，因为冰激凌含有大量的脂肪，让胃的排空变得缓慢。右边的图表来自美国的研究，成年糖尿病病人食用了 100g（3/4 杯）的香草冰激凌（碳水化合物占 24%，脂肪占 11%）。吃冰激凌前有提早 30 分钟注射短效胰岛素（3~5 单位）的糖尿病病人，他们的血糖很明显上升得比较少[835]。

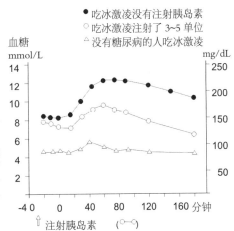

"冰激凌实验"

（1）点心时间到了，先测血糖。

（2）计算出点心的碳水化合物含量是多少克（单片面包三明治＝15g，1杯牛奶＝10g，水果）。

（3）挑选想吃的冰激凌（不是冷冻糖水类型的冰棒）。

（4）算出冰激凌的碳水化合物含量。

（5）每多出10g碳水化合物需要注射1单位的额外胰岛素（或者根据个人的胰岛素和碳水化合物比值）。

（6）如果吃冰激凌前的血糖低于4~5mmol/L，或者待会要去运动，请把剂量降低1~2单位。血糖高于10mmol/L，把剂量增加1~2单位。还在缓解期间的人（蜜月期）只需要注射上述额外剂量的1/4或1/2。

（7）吃完冰激凌过后的1~1.5小时再测一次血糖，看看血糖是不是如同预期中的一样。

（8）把经过记录在日志里，下次想吃冰激凌的时候，就知道该怎么做了。

要记得，不管孩子有没有糖尿病，冰激凌都不是每天的食物。父母决定孩子什么时候可以吃冰激凌，无论孩子有没有糖尿病，规则都是一样的。

巧克力

巧克力含有会减缓胃排空速度的脂肪，使得葡萄糖被吸收得比较慢。譬如你可以在点心时间吃一小条巧克力（重量24g，含有14g碳水化合物）来代替单片面包三明治，如果餐前注射速效胰岛素，点心需要额外的剂量；而短效胰岛素通常需要点心，不用额外注射。偶尔为之无所谓，但是（如同没有糖尿病的人）你不应该每天都把巧克力当点心。如果运动量大，应该能在吃点心的时候多加一小条巧克力。

糖果

在糖尿病夏令营，我们把下午点心的苹果改成一盒糖果（"寻宝游戏"）。里面的软糖比较难以咀嚼，所以血糖的上升会稍微慢一点。吃起来甜甜的很容易咬碎的糖果一般只含糖；无糖的糖果通常添加了山梨醇，对牙齿比较好，也让血糖上升得比较缓慢。我们一面让孩子吃不同种类的糖果，一面告诉他们关于糖果的种种，帮助他们理解不同糖果之间的差异。

一盒添加山梨醇的软糖（约15g），对血糖的作用和1颗苹果或西洋梨相同，但是1盒含普通糖的水果糖果则相当6片葡萄糖片（18g）。如果孩子整个下午只吃1颗糖果，那对他的血糖不会有所影响。我们不是主张孩子应该每天吃糖果，不管有没有糖尿病，少吃糖果对孩子都是有益的。在没有糖尿病的家庭也是父母来决定糖果的规则，重要的是在吃糖果这件事，父母要尽量让有糖尿病的孩子能够感受到，父母对他以及没有糖尿病的朋友和手足一视同仁，大家的待遇都一样。

孩子要学会，吃冰激凌和糖果的管理原则是自由与责任。如果希望能够妥善地处理不同情况，就需要练习和试验。在尝试新的食物前后都要记得测血糖。第一次可能无法让血糖控制得很好，但是几次后，就会比较了解自己的身体。血糖日志很重要，提供事后的参考，什么方法比较好，什么方法比较不好。

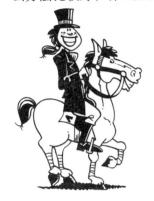

运动是吃糖果的好机会。我们认识一位女孩，她每周骑马，同时享有一次"周五糖果"。这样的方法使得糖果一点也不会影响到她的血糖。

周末的糖果

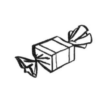

有些家庭规定孩子只有在周末才能吃糖果。最好的方法是把正餐或点心里的一部分碳水化合物用糖果来代替。如果点心时间想要吃甜食，先来一份三明治（面包最好含有大量纤维）。脂肪与纤维的搭配会减缓胃的排空，把甜食对血糖的影响降到最低。速效胰岛素（NovorRapid 或 Humalog）的功效发挥得很快，所以或许不需要用到三明治减缓吸收的功能。吃糖果的之前和之后都要测一下血糖，才能找出最好的方法。

年轻孩子可以吃多少的糖果和零食呢？这个要自己决定，但预估糖果重量的 70%~80% 是碳水化合物。如同没有糖尿病的人，太多甜食会让体重上升。基本上，糖果里有 1/2 到 3/4 的比例是糖。单片面包三明治和 20~30g 的糖果有同样多的碳水化合物。含脂肪的糖果虽然不会让血糖快速上升，但是热量较高，像是牛奶巧克力，或者巧克力类型的糖果。太妃糖和其他的糖果的成分大多是纯糖，会让血糖快速升高。甘草糖果和一般糖果的含糖量差不多。

就算小心地计算碳水化合物，糖尿病孩童还是很难找到 100g 糖果（约 80g 的碳水化合物）的正确胰岛素剂量。最好把糖果的单次摄取重量限制在 50g，如果孩子觉得 50g 的"周六糖果"不够多的话，那就 100g 分批两天吃。

吃糖果最好的时机是在从事户外运动的时候，像是午后的散步、踢足球、骑马或者在沙滩上跑来跑去。这些活动会消耗掉糖果带来的额外卡路里。

周末的糖果

孩子平常的下午点心：
三明治（两片面包）　　　　　＝30g的碳水化合物
周六的点心：
半个三明治　　　　　　　　　＝15g的碳水化合物
20g糖果　　　　　　　　　　≈15g的碳水化合物
总共　　　　　　　　　　　　30g的碳水化合物

额外15g糖果　　　　　　　　≈ 10g的碳水化合物->额外1单位*
额外30g糖果　　　　　　　　≈ 20g的碳水化合物->额外2单位*

如果糖果含有脂肪（譬如巧克力，它的碳水化合物比例占重量的50%~60%），脂肪会减缓胃的排空，造成血糖上升得较慢。如果手边有速效和短效两种胰岛素，你可能会发现短效胰岛素比较适合这一类型的甜食。泵可以选择双波剂量，譬如70%/30%延长2~3小时。
*：胰岛素和碳水化合物比值1 单位：10g碳水化合物

糖果包装上的成分标示说些什么？

糖类	果糖 乳糖 木糖 葡萄糖	其他的碳水 化合物类	氢化淀粉 水解产物 麦芽糊精 玉米糖浆
酒精糖 （糖醇类）	木糖醇 甘露醇 山梨醇 异麦芽酮糖醇 麦芽糖醇 乳糖醇		高麦芽糖浆 高果糖玉米糖浆 玉米淀粉 未修饰淀粉

如果希望能知道更多关于食品成分、代糖和不同种类的碳水化合物对血糖的影响，请教营养师就对了。

戒掉糖果

有经验的人都知道，吃很多糖果，糖尿病会变得很不好控制。但忠言逆耳，很多有糖尿病的人还是照吃不误。这好比吸烟的人，劝他少抽一点是没有用的。既然无法少吃点糖果，干脆完全不吃，把糖果戒掉，即使一段时间也好。如果我们很难对自己说"不"，那最好在家里不要放糖果。很遗憾的，糖尿病病人只有在特殊状况才能吃下过量的糖果，如果每天都这样，就不是特殊状况了。

无论家里有没有人有糖尿病，很多家庭实施一种戒糖果的活动。如果孩子能够在半年或者一年中都不吃糖果，他们就可以获得金钱或其他的奖赏。这个系统对象是过重不应该吃糖果的孩子也很有用。成年人可以犒赏自己，如果一段时间完全不吃糖果，就给自己买件新衣服或者出门旅行。

如果本身就有体重过重的问题，会更难在吃糖果与糖尿病之间找到平衡。吃含有脂肪的糖果，血糖会上升得比较慢，但是体重会增加。而吃没有脂肪的糖果，血糖的波动会比较大。假如全心全意希望能改善体重和 A1C，或许完完全全地戒掉糖果会是唯一的机会。

洋芋片

洋芋片不是健康的零食，因为脂肪的含量过高，热量也高，很容易造成体重过重的问题。洋芋片让血糖上升的速度很慢，至少需要 3~4 小时[184]。25g 的洋芋片（约成年人手掌一把的分量）和一份单片面包起司三明治含有相同的 8g 脂肪以及 15g 碳水化合物。如果当天踢了足球，睡前吃一些洋芋片当点心可以避免夜间的低血糖。谨记最重要的是适量，此外还要记得买不饱和脂肪种类的洋芋片（植物油）。如果你吃了一整袋的洋芋片（200g），你的血糖一定会上升。

口香糖

口香糖含糖量很少（一片约 2g），2~3 小时吃一片不会造成问题。从糖尿病的观点来看，一般糖或无糖的口香糖没有太大的差别，但是牙医师一定会希望你选择无糖口香糖。如果一次就吃半包口香糖，那我们还是建议选择人工代糖种类的口香糖，像是 NutraSweet。

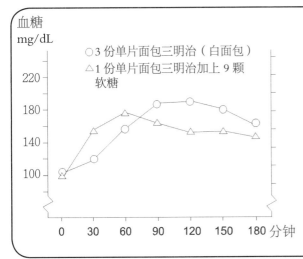

瑞典的研究让糖尿病青少年把点心时间的 3 份单片面包起司三明治中的 2 份改成软糖[183]。三明治搭配软糖会让血糖上升得稍微快一些，不过比起单独吃软糖，速度已经慢很多了。白面包几乎没有任何的纤维，但是分量比软糖多，所以胃的排空也较慢。人造奶油与起司里的脂肪也让胃的排空较慢。

用高纤面包三明治来搭配软糖可能会让血糖的上升更不明显。所以我们的结论是，吃糖果的最佳时刻是在饭后，因为这样对血糖的影响最小。

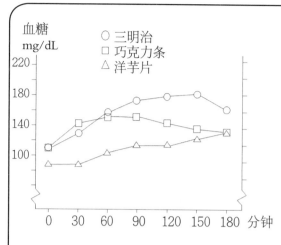

另外的研究比较相同热量但是不同种类的点心：两片半的黑裸麦面包夹起司配苹果，一条牛奶巧克力棒（67g）以及洋芋片（70g）[184]。原来的点心黑裸麦面包三明治含有稍微多一点的碳水化合物，所以血糖的上升也最高，洋芋片让血糖上升得最慢，牛奶巧克力也让血糖上升的比较缓慢，所以巧克力棒不适合用来处理低血糖。

巧克力和洋芋片中的脂肪会减缓胃的排空，造成血糖的上升变慢。洋芋片的特殊制程使得里面的葡萄糖比较难以被酶分解，进而消化得比较慢。

负责这些研究的营养师 Gunilla Cedermark 不是想告诉大家每天都可以拿巧克力和洋芋片当点心。大部分的孩子也不是这么过日子，就算他们实在很想。差别在于说"不行"的方式。当说不可以吃巧克力和洋芋片时，给孩子的理由要和给没有糖尿病的孩子一样，不要每次说"不"都硬要牵扯到糖尿病，父母一定要努力做到这点。

对要去健行或滑雪的糖尿病孩童来说，如同没有糖尿病的兄弟姐妹和朋友一样，巧克力是很好的点心。此外，每周一次，用洋芋片来当点心或晚点心，全家人可以一起没有罪恶感的开心享用。

不同种类的糖果

	重量	碳水化合物	脂肪	热量
胶状糖	100g	79g	0g	355
牛奶糖 / 水果软糖锭	100g	97g	0g	400
水果胶糖	100g	75g	0g	300
里根豆软糖、	100g	100g	0g	400
棉花糖	100g	80g	0g	360
牛奶巧克力	100g	54g	33g	570
黑巧克力	100g	60g	32g	560
太妃糖	100g	69g	18g	470

这些糖果的成分值是大约估算，因为厂家不同会有所差别。高脂肪的巧克力让血糖上升得比较慢。胶状糖果因为需要咀嚼，所以在血糖上升的速度上比容易咀嚼的糖果要来得慢。如果你有速效和短效两种胰岛素，你可能会觉得短效胰岛素比较适合巧克力类型的糖果。

吃糖果的最好时间是：运动时、低血糖或者当正餐的句点。

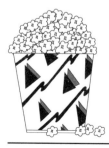

爆米花很适合当作"糖尿病零食"。2杯的爆米花和单片面包三明治有一样的碳水化合物，微波爆米花和一般爆米花有相同的碳水化合物含量。

第二十二章　体重的控制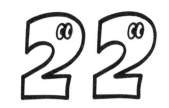

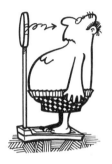

不管有没有糖尿病，很多年轻人觉得要维持理想的体重很难，特别是青春期的女孩。很多没有糖尿病的女孩在第一次月经来后（初经）就很容易变胖，尤其是运动量少的女孩们，这是因为她们虽然已经不再长高，食量却还是和以前一样。大部分的女孩在初经过后只能再增长 6~8 厘米的身高。有糖尿病的女孩问题会更复杂，因为减重对她们而言更难。所以有糖尿病的青春期女孩一旦生长缓慢下来，也要相对地减少食物的摄取以及降低胰岛素的剂量。当她们已经不再长高的时候更该如此。

身体质量指数（BMI）是用来评估体重和身高的相关指数。BMI 的计算公式是把体重除以身高的平方（千克 / 米^2）。BMI 超过 25 表示体重过重，超过 30 是肥胖，超过 35 是严重肥胖。造成体重过重的原因是摄取了超过自己能消耗的热量。适量的运动，譬如每天只要短短 30 分钟，就能改善胰岛素的敏感度，真正帮助减轻体重。

英国的研究发现，所有的女性糖尿病病人在青少年时就过重，而男女糖尿病病人在青年期也过重。大约 30% 的年轻女性（没有任何的年轻男子）会注射少于医嘱的胰岛素剂量，希望能够因此而减轻体重[160]。瑞典的研究发现，糖尿病女孩的体重平均比她们没有糖尿病的同伴多出 6.5 千克，她们的体重在 18~22 岁之间没有改变，但是 A1C 有改善，并且每天的胰岛素用量也大幅度下降[313]。

够了还是"撑了"？

我们相信，必须要让孩子吃够，但也要分辨，什么是"够了"，什么是"撑了"？吃得刚刚好与随意吃到饱不一样。就算是小学年纪的孩子也应该能够区分两者的不同，让他们认识到，过量的饮食会产生体重增加的问题。

很多孩子用餐时喜欢一次装很多的饭菜，这很容易成为习惯。所以，我们最好吃到够了就停下来，等 10~15 分钟后可能已经觉得不饿了，也就不用多吃。蔬菜能够增加饱腹感，却不会提供太多的碳水化合物及卡路里，所以如果还想吃的话，那就多来点蔬菜。

很多家里有体重过重的孩童或青少年，父母在煮饭的时候，会刻意把分量煮得刚刚好，一个人只有一份。一旦所有的食物吃完了，也不用花时间讨论能不能再来一份，或者到底还可以吃多少。父母也可以确保家里没有糖果、饼干或蛋糕等食物，免得诱惑不该多吃的孩子。

很多父母会严格要求孩子把碗里的食物吃光。但是对想要减轻体重的人而言，很难光凭目测就知道要吃多少。孩子可以和父母商量，如果拿太多，却还没有统统吃完就觉得饱了，请他们特准可以不用把碗里的食物吃光。比较高的血糖可能会减少食欲，不会像平常一样吃得那么多[616]。

减重

想要减重的人可以和营养师讨论该如何减少食物的摄取以及降低胰岛素的剂量。对有糖尿病的人而言，减重很容易招致恶性循环。就算不饿，但是只要胰岛素注射下去，就非吃不可。所以在减少进食分量的同时，也要降低胰岛素的剂量。但在胰岛素与食物两者之间找到恰当的平衡是很困难的。

你可能很难决定该减少哪种食物的摄取量。最好的方法是先把3天内吃了哪些食物记下来，也要写下确实的分量，包含所有的食物、饮料、糖果、冰激凌等。然后拿着食物日记请营养师帮忙算出所有的热量，并且告诉你该减少多少的脂肪及卡路里的摄取。

如果减少进食的分量，可能就有低血糖的风险，而一旦低血糖，又非吃不可。但是隔天，试着同时减少食物与胰岛素，以便能够安全的减重。在额外进食之前，先确认是真的发生低血糖（低于3.5mmol/L）。如果血糖很低，要小心不要吃得过量，一般而言，10~15g的碳水化合物就足够了。低血糖处理后，就算肚子还饿也先别再次进食，要等10~15分钟，给血糖足够的时间回升。

减重不宜进行得过快。宁愿改变饮食习惯，慢慢平稳的减重，也不要突然之间吃很少来大幅减重。一般1个月减少1~3kg的体重是刚刚好。这虽然听起来不多，但是1年下来就是好几千克。我们坚决反对采用完全禁食来减重，因为这种行为对有糖尿病的人是非常危险的。宗教因素的禁食请参考266页"斋戒月"。

有很多"吃什么才能减肥"的相关讨论，媒体则不停报道新的减肥方法，号称绝对有效。美国进行了一项研究，参加的是811位没有糖尿病的成年人，BMI在25~40之间。他们用抽签的方式来决定是要执行4种减重方法中的某一种。这4种不同的减重方法都要减少热量（比

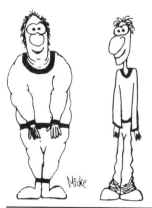

老天爷实在很不公平！有些人怎么吃都不会胖，有些人光是"看着"食物，体重就会增加。这是因为我们每个人都不一样，每个身体在消耗与储存能量上都有它自己的方式。在石器时代，能够把能量以脂肪的方式储存下来，就能保障生存，因为不是每天都有进食的机会。但是在食物丰盛的今天，这种优点反而变成缺点。

起之前，参与者每天的进食要比以前减少 750 千卡）[997]。这项研究为时两年，参与者每两周可以咨询营养师一次。6 个月后，平均每人的体重减少了 6kg，只不过接下来的体重又再度增加。等到两年期满，平均每人的最终体重只减少了 3kg。不同的减重方法，譬如高或低的脂肪、蛋白质或碳水化合物，并没有造成任何的差异。由此可知，是热量，不是食物的种类，决定了减重方法的成功。此外，只有那些咨询营养师的人成功的减重（平均下来，咨询一次可以减重 0.2kg！）。总结是，少吃一点，降低摄取的热量，使用任何能获得的支持来持续减重的动力。关于糖尿病病人和低碳高脂饮食。

少少的零食

每天吃少量的零食，如糖果、洋芋片或饼干，不到年底就很快会聚沙成塔。大约 7000 千卡就能让我们增加 1kg 的脂肪，每天一块额外的甜面包或者小三明治（热量 100 千卡）就能让体重一年增加 5kg！每周一小包的花生（175g），一年就能让体重增加约 8kg！

千万不要不吃正餐。如果按时用餐，血糖保持平稳就不会饿过头。不吃正餐的人反而容易突然暴吃比较不健康的食物，像是含有很多空卡路里的洋芋片这类的零食。

高 A1C 与减重

高血糖会使得大量的葡萄糖跟着尿液排出体外，可以说是"一个人吃双份"，一份是满足日常热量需求，另外一份应付从尿液流失的葡萄糖。A1C 在 9%~10% 之间的人，他们每天的尿液通常会夹带高达 100~200g 的葡萄糖。

高 A1C 可以是很有效但却是很危险的减重方法[259]。很多青少年为了不让体重增加而故意不注射胰岛素。美国一项研究发现，15%

如何计算卡路里？

所有的食物都含有不同的成分。查看营养成分表，就能算出摄取的卡路里量。

脂肪	9 千卡/g
糖	4 千卡/g
蛋白质	4 千卡/g
酒精	7 千卡/g
糖醇类	~2.5 千卡/g

（譬如糖果里的山梨醇）

卡路里表

下面的食物会提供 100 千卡		下面的活动会消耗掉 100 千卡	
鲜奶油	1 杯	步行	
糖	2 汤匙（25g）	慢	40 分钟
		快	15 分钟
食用油	2 茶匙		
美乃滋	1 汤匙		
松饼	1 片	骑自行车	
丹麦	1/2 个	正常	35 分钟
糕点		快速	10 分钟
洋芋片	20 片		
花生	15g		
糖果	8~10 颗	跑步	10 分钟
巧克力	20g		
甜甜圈	半个	溜冰	25 分钟
低热量啤酒	360mL	跳舞	25 分钟
啤酒	240mL		
白酒（不甜）	150mL	伐木	15 分钟
烈酒	45mL		
利口酒	30mL	游泳	10 分钟

的少女糖尿病病人曾经使用过这种减重方法[915]。这虽然可以暂时减少几千克的体重，但是不注射胰岛素，高血糖会增加得长期并发症的风险。如果你对这种减重方式感到心动的话，最好先和糖尿病医疗团队商量，他们会尽一切的努力，帮忙找到安全控制体重的方法。糖尿病青少年的父母也要注意，如果孩子突然体重减轻，或者体重没有正常的增加，就要有所警觉了。

增加胰岛素的剂量会让之前跟随尿液排出去的葡萄糖被身体吸收，造成体重的增加。不幸的刚开始一定要增加胰岛素的剂量，因为高血糖本身已经造成了身体对胰岛素的抵抗。一定得做的是，先增加胰岛素剂量（1~2周）克服胰岛素抵抗的问题，再仅快把剂量降低。这是因为一旦身体对胰岛素的抵抗回到正常，血糖就会下降。如果同时也减少进食量，减重成功的机会很大。

要记得，如果之前的血糖都高，低血糖的症状会提前出现在比正常稍微低一点的血糖值4~5mmol/L[147, 550, 619]。所以当感觉低血糖时，最好先测血糖。只有在血糖低于3.0mmol/L时，才能进食。如果血糖比3.0mmol/L高，就算有低血糖的症状也要避免进食。症状是身体给的警示，因为之前的血糖好一段时间都维持在较高的范围，所以身体以为这是希望的血糖范围。最初的1~2周是最艰难的时期，过后就能在比较低的血糖时才出现低血糖的症状，要为此有所心理准备。在适应期间，最好有父母或朋友一旁相伴，有亲密又理解的人在身边给予支持，更容易达成心愿。

替换表

你可能想象不到，用较低卡路里来代替较高卡路里的食物是那么的重要。这个表把食物的热量差异和因而减低的体重列出来：

如果你把	换成	热量减少	体重减少
2 杯全脂牛奶	2 杯低脂牛奶	120 千卡 / 天	5.5kg / 年
3 份单片面包三明治抹人造奶油和夹全脂起司	3 份单片面包三明治夹低脂起司，不抹人造奶油	205 千卡 / 天	9.1kg / 年
1 颗荷包蛋	1 颗水煮蛋	40 千卡 / 天	1.8kg / 年
2 汤匙美乃滋	3 汤匙酸奶油	155 千卡	~1kg /45 次
1 条巧克力	1 颗苹果	235 千卡	~1kg /30 次
1 份薯条	1 份水煮马铃薯	145 千卡	~1kg /50 次
1 罐啤酒	1 罐低热量啤酒	45 千卡	~1kg /155 罐
1 包花生（175g）	2 杯爆米花	1000 千卡	~1.5kg /10 包

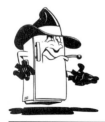

如果你习惯开冰箱找美食，可能要为冰箱雇一位看门警卫……每天多吃1份三明治会让你1年增加16kg的脂肪。

第二十三章　饮食障碍症

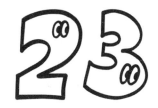

厌食症（anorexia）和暴食症（bulimia）、嗜食症（binge eating），是在对体重恐惧成疾时所表现出来的症状。这些人只要一进食，就担心体重增加。饮食障碍症病人对自己的身材知觉扭曲，但重点是他们情绪的混乱。饮食障碍症比较常发生于女孩，但也可能出现在男孩的身上。厌食症一般好发于 13~16 岁之间，暴食症比较晚一点[361]。有饮食障碍症的人自己不会感觉到事态的严重性，也不觉得他们需要医疗协助。身体曾遭受暴力攻击、性侵害或任何其他的创伤，都可能是厌食症与暴食症这种饮食障碍症的最根本来源[1169]。

厌食症

厌食症病人的体重至少低于同年龄正常体重的 15% 或更低，或完全无法达到正常体重。他们极端害怕体重的增加，对身体外观的认知非常扭曲。一般来说，厌食症病人照镜子时总觉得自己很胖，虽然对其他的人来说，他们已经非常苗条。这些人普遍对食物狂热，很喜欢为别人烹调，自己却什么也不吃。患有厌食症的人，通常运动量很大，很多有厌食症的人每天慢跑好几千米，努力让体重持续下降。

厌食症的人在饥饿的过程中会产生一些身体的症状，像是头痛、身体发冷、长出胎毛以及不规则或中断的月经。心理症状则表现在抑郁、缺乏自信、睡眠障碍和偏执。

暴食症

暴食症病人一次吃下大量的食物，吃下的分量比没有暴食症的人多很多。他们会感到失去控制，无法停止进食，直到像是有外人出现才会停止。他们也会自行引发呕吐、服用泻药、过度运动或断食来控制体重。这些人一般个性比较冲动，如果同时有糖尿病，他们会觉得把糖尿病控制好的规则非常难以遵守[972]。

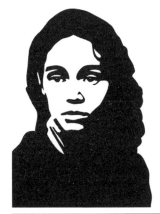

有饮食障碍症是很辛苦的。有厌食症或暴食症的年轻糖尿病病人，他们普遍会操控胰岛素的剂量，也常有血糖高低起伏的问题。任何有厌食症或暴食症的人都需要帮助，如果你也有这些症状，一定要告知糖尿病护理师、医师，或者其他信赖的大人。你可能需要被转诊到这方面的专家，同时饮食障碍症导致不规则的进食，你很难自己计算出相应的胰岛素剂量，所以在这方面也需要糖尿病医疗团队的协助。

糖尿病以及饮食障碍症

糖尿病加上饮食障碍症被称作 "糖尿病饮食障碍症"（diabulemia）[153]。英国研究发现在 11~18 岁之间的族群里，不论有无糖尿病，有 9% 比例的女孩符合饮食障碍症的条件[915]。不过瑞典的研究则发现，有糖尿病的女孩得饮食障碍症（暴食和自行引发呕吐）的风险比没有糖尿病的同伴要高[361]。

越来越普及的糖尿病密集治疗，其中包含了碳水化合物的计算，以及追求更低的 A1C 目标，让人不免担忧会增加饮食障碍相关行为的风险。德国的研究比较长期发病的糖尿病青少年（他们的年龄为 11~17 岁，病史 10~16 年，92% 采用泵或一天多针的密集治疗，平均 A1C 8.3%）和没有糖尿病的同龄青少年，发现两组皆有一样的饮食障碍相关行为的比例（女孩约 30%，男孩约 13%）[62]。只不过有糖尿病的这组，21% 的女孩和 19% 的男孩都承认每周至少 3 次不注射胰岛素或者刻意注射比较低的剂量。

糖尿病加上饮食障碍症常会出现血糖控制的问题，并且利用操弄胰岛素的剂量来控制体重[915, 972, 973]。结果是吃得不够造成低血糖，以及降低胰岛素剂量导致血糖峰值飙高。

注射进去的胰岛素无法像没有糖尿病的人那样的自行变动来因应饥饿的状态，所以有糖尿病的人不能像没有糖尿病的人那样的断食。如果有糖尿病，自行引发呕吐和服用泻药的行为也比没有糖尿病的人要来的危险。这么做身体很容易就失去平衡，特别还老是把胰岛素的剂量上下调动，健康状况会恶化得很快，甚至需要住院。BMI 低于 14 通常意味着需要医疗协助。有厌食症者，糖尿病相关死因的风险明显高很多[852]。同时高 A1C 也会增加未来得长期并发症的风险。

有厌食症或是有暴食症的糖尿病病人，除了糖尿病医师外，还需要心理专家及精神科医师的照护。任何有这些合并症状的人可能还需要长期住院，以避免因为不注射胰岛素而造成的酮症酸中毒与死亡。家人的参与在饮食障碍症年轻人的治疗中扮演很重要的角色[259]。只要接受适当的治疗，绝大多数的饮食障碍症病人都能康复。

第二十四章 运动

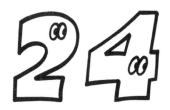

想要身体健康，就要运动，健康的体魄更能抵挡外面的风雨。不过运动时要感觉愉快，而不是被强迫的。小朋友一般在玩耍时跑来跑去就有很大的运动量了，但大一点的孩子就不同了，他们有些喜欢运动，其他的则比较喜欢静静地坐着看书、看电视或者玩电脑。我们必须让胰岛素的治疗去搭配个人，而不是背道而行，只不过运动可以增加身体对胰岛素的敏感度，因此我们要强调运动的重要性，从发病一开始就要把运动当成糖尿病治疗的一部分。实际上，糖尿病学龄孩童和青少年的运动量比没有糖尿病的同伴来得要大[776, 942]。西班牙的研究发现，8~16岁的糖尿病孩童、青少年和他们的手足有一样的体能活动量和体适能。中度到激烈的身体活动和较好的代谢控制有关，并且占 A1C 差异的 30%~37%[233]。糖尿病男孩与女孩选择的运动项目和没有糖尿病的同伴是一样[942]。运动证实对 A1C、BMI 以及血脂都有好处，并可能延缓糖尿病造成的心血管并发症[939]。

我们鼓励每个人都应该规律运动，有糖尿病的人也不例外，就算只是骑自行车去上学或去上班也好。规律的运动会降低 1 型糖尿病成年人 709 及青少年 57 的心血管疾病危险因子（过

运动对血糖的影响

- 运动会加快注射部位的胰岛素吸收。譬如跑步或踢足球会让注射在大腿的胰岛素被吸收得更快。
- 运动也会在无须增加胰岛素剂量的情况下，增加葡萄糖的吸取。
- 但是体内一定要有胰岛素，否则肌肉细胞就无法吸取葡萄糖。
- 注意！运动时要确定体内有足够的胰岛素。如果血液里的胰岛素不够（血糖高于16mmol/L 及大量的酮体），可能需要注射额外的胰岛素（剂量每千克体重0.05单位），休息2~3小时，直到血糖降低后才能运动。
- 运动过后的数小时会有低血糖的风险（晚上或夜间），这是因为大量的运动已经把肝脏储备的肝糖用完了。
- 固定运动的人会知道血糖受到的影响。偶然才运动一次的人，他们的血糖可能会在运动时以及运动后比预期中的降低更多。

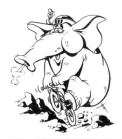

走路或骑自行车到学校让你每天都有运动。每天固定运动比较容易找到合适的胰岛素剂量，而当一天坐着不动，隔天却大量运动，胰岛素剂量会比较难调整。

运动与胰岛素的作用

胰岛素　葡萄糖（糖）

胰岛素

氧气

能量
二氧化碳
水

血管　　肌肉细胞

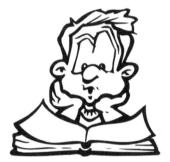

坐着不动

胰岛素"打开"细胞的"门"，让葡萄糖进去。胰岛素剂量的大小决定血糖降低的速度。日常的胰岛素剂量一般是根据上学或上班日子的活动量来调整的。

胰岛素

运动

氧气　能量
二氧化碳
水

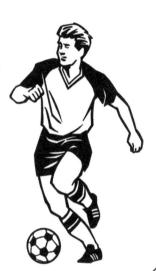

运动

在踢足球或者从事其他比较激烈的体育活动时，需要降低胰岛素的剂量。运动会让同样剂量的胰岛素把细胞的门打开得久一些，也就是说更多的葡萄糖会被送入细胞内，血糖因此很容易降低，所以要把剂量稍微调低一点。激烈运动的功效可以持续长达8~10小时，所以也应该要降低睡前的胰岛素（1~2单位，最多4单位），泵用户要把基础率降低10%~20%，才能预防夜间低血糖。睡前点心的胰岛素剂量也要降低。

重、高血压及高血脂）。相较而言，有些青少年过度缺乏锻炼和缺少肌肉活动，造成胰岛素的抵抗、过重的体重以及血糖控制的恶化[741]。

　　运动会让肌肉消耗更多的葡萄糖。肌肉工作时，它所储存的葡萄糖（肌肉肝糖，成年人约有400g[513]）会先被用尽，之后才轮到肝脏的葡萄糖以及脂肪酸（脂肪分解后的产品）被拿来当成燃料使用。运动会让肌肉细胞消耗更多的葡萄糖，这些细胞能在无须增加胰岛素的状况下，从血液中吸取更多的葡萄糖，让血糖的降低。肌肉收缩能刺激葡萄糖转运体GLUT4，加强胰岛素的功效。运动时，GLUT4移动到肌肉细胞的表面，促进葡萄糖的吸收[1108]。没有糖尿病的人，他们的胰岛素分泌会在运动时减少，但是肌肉收缩会促进GLUT4的活动，

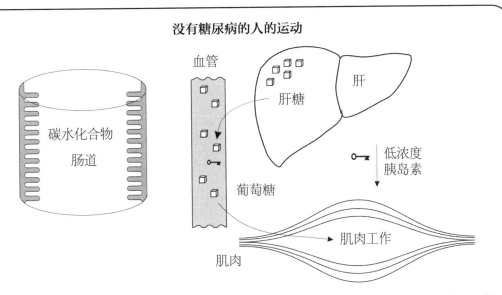

没有糖尿病的人的运动

没有糖尿病的人一旦开始运动，体内的胰岛素浓度就降低，允许肝脏储存的肝糖被分解成葡萄糖，进入血管，被肌肉吸收。

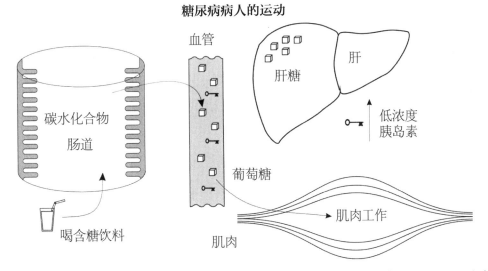

糖尿病病人的运动

有糖尿病的人无法马上把体内胰岛素的浓度降低，所以也无法即刻分解和利用肝脏储存的肝糖。这时候只能仰赖肠内的葡萄糖来避免低血糖，所以需要约每15分钟喝一些含糖饮料。

明显增加葡萄糖的吸收。无论有没有糖尿病，肌肉在运动后增加的胰岛素敏感度会维持1~2天[143, 1108]。但是对有糖尿病的人来说，会造成运动后的24小时之内，低血糖风险的增加[757, 966]。如果我们每周运动3~4次，就连不运动的时候胰岛素敏感度也是增加的，胰岛素需求总量可能会降低。有时候要等运动完毕4~6小时之后，胰岛素的敏感度才会开始升高[1167]，所以如果晚上运动，可能会在夜间发生低血糖。

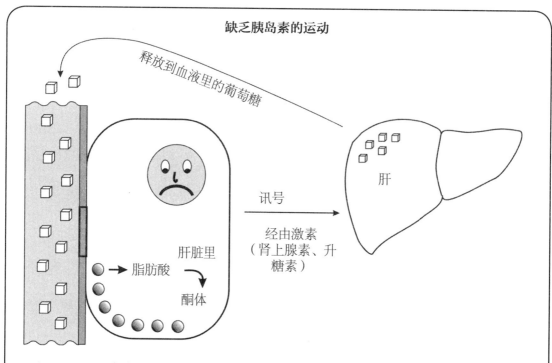

缺乏胰岛素的运动

释放到血液里的葡萄糖

肝

讯号

经由激素
（肾上腺素、升
糖素）

肝脏里

脂肪酸

酮体

运动可以取代胰岛素吗? 答案是不行! 虽然胰岛素与运动两者的作用都会降低血糖，但是运动完全不能取代胰岛素。一旦体内没有胰岛素，葡萄糖就无法进入细胞。而此时饥饿的细胞会经由激素肾上腺素及升糖素发送讯号给肝脏请求支持，要求提高葡萄糖的产量。只不过当体内缺乏胰岛素时，葡萄糖还是只能停留在血液中，血糖就升高了。因为这样，所以不应该在胰岛素水平低的时候运动。

运动与低血糖

运动可以分成两大类：无氧以及有氧[966]。无氧运动的特色是比较激烈的肌肉活动（像冲刺跑、健力及曲棍球）。有氧运动则包括较不激烈的肌肉活动（像跑步、骑自行车、划船、游泳以及其他较持久性的运动）。很多有氧活动中也带有短暂的无氧爆发（譬如足球和棒球）。无氧动作持续很短（有时才几秒），但因为激素肾上腺素及升糖素的分泌而造成血糖剧烈的上升[966]，这个上升通常是短暂的，可能维持30~60分钟，过了几小时接着可能会发生低血糖。有氧运动则在运动期间（运动开始后的20~60分钟）及运动后都会让血糖降低[966]。

我们建议大家在运动前的血糖，如果不能更高，至少也要达到6.5mmol/L，才能防止低血糖[1104]。如果在运动前无法确认血糖是往上升或往下降，可以间隔30分钟再测一次血糖。注意连续血糖监测器屏幕上的趋势箭头更简单。做有氧运动时，如果血糖低于5mmol/L，也不继续上升，那么在运动期间发生低血糖的风险很高[966]。此外，运动前发生过低血糖（甚至前天夜里的低血糖），都有可能增加运动时的低血糖风险[237]。基于这个理由，发生严重低血糖的隔天最好不要运动。

不同的运动强度会如何影响血糖？

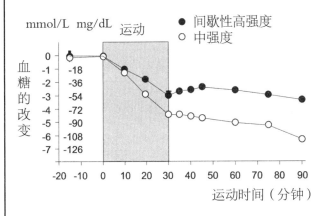

很多户外活动、团队运动以及孩子间的打闹玩耍都有同样的特性：那就是在反复的高强度运动中夹杂着长时间的低度到中度的运动或是休息。跟一般的想法相反，这样活动 30 分钟，相较于持续的中度活动，前者在运动时和运动后，降低血糖的功效皆低于后者[461]。参与间歇性高强度活动的人（每 2 分钟就来一次为时 4 秒最高速度的冲刺快跑，总共要 16 次），他们能够达到较高的心跳以及运动量。重复的瞬间高强度运动会刺激去甲肾上腺素的分泌，造成血糖上升。

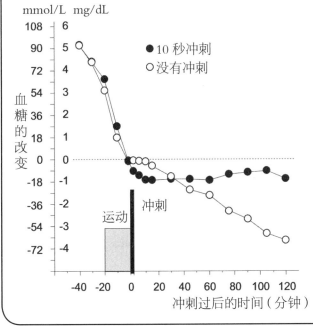

第二项研究采用 20 分钟的中强度运动（40% 最大耗氧量，踩健身车，约等同慢跑或骑自行车），其中一次加上 10 秒的冲刺快骑（用最快的速度）[169]。这两种方式都造成运动完毕后 2 小时的血糖降低，但是冲刺至少可以阻止血糖在运动后的 2 小时降得更低。一般团队运动长达 90 分钟，这个研究采用的时间较短，所以得到的结论或许无法运用在团队运动上面。

　　如果饭后的两小时内要去运动，通常需要把餐前剂量降低 30%~50%[966, 1135]。如果运动的时间较长（超过 90 分钟），剂量可能要减更多。运动的时间和低血糖的风险取决于胰岛素的种类。一项研究让 1 型糖尿病的越野滑雪者把餐前剂量降低不同的比例，剂量减少 80% 的滑雪者能够持续滑雪好几小时，而把剂量减少 50% 的滑雪者则 90 分钟后就必须停下来[1007]。有些人认为降低餐前剂量会造成血糖一开始的高升，影响到他们的表现[966]。在这样的情况下，或许摄取额外的碳水化合物比起降低剂量更能达到最佳表现。对只在晚上注射基础胰岛素（Levemir 或 Lantus）的人来说，如果计划隔天早上要去运动，或者要参加整天的比赛活动，最佳降低基础胰岛素功效的方法可以是在前一天晚上改打中效 NPH 胰岛素，如此一来，就能有较短的胰岛素功效（试着注射平常剂量的一半）。

一些通用的建议：运动和糖尿病（改编自参考文献970）

- 胰岛素疗法要搭配运动，一天多针或泵治疗会比较容易。
- 详细把运动模式、胰岛素、食物和血糖数据记录下来，对运动中的血糖控制很有益处。
- 血糖仪和试纸必须要适合运动的环境，譬如海拔高度和温度。
- 如果运动前的血糖高于14mmol/L，酮体也高（尿酮超过+、血酮超过0.5mmol/L），这时从事任何运动是危险且应该避免的事情。先注射每千克体重0.05单位或者不超过每天总剂量5%的胰岛素，等到酮体排除后，再开始运动。
- 运动前要先讨论需要降低多少比例的胰岛素。
- 如果运动选在胰岛素的高峰效用时，胰岛素剂量降低的比例要更高。
- 避免把胰岛素注射在会运动到的肌肉部位。
- 泵要在运动前90分钟提早卸下，才能在运动时有降低的基础胰岛素效用。
- 讨论不同运动项目需要的碳水化合物种类与数量。
- 如果运动前没有降低胰岛素剂量，而运动时胰岛素的效用正处于高峰，激烈运动或耐力运动需要每小时每千克体重至少补充1~1.5g碳水化合物。
- 如果只喝含糖饮料来保持血糖，要记得除非也有补充不含糖饮料，否则有脱水的可能。
- 运动结束后应尽快进食含高碳水化合物的正餐；一来妥善利用运动后的高胰岛素敏感度来帮助身体补充肝糖的储存，二来可以减少运动后的低血糖。
- 短时间高强度的无氧运动结束后，摄取额外的碳水化合物通常是最佳预防低血糖的方法。
- 混合有氧和无氧的运动（譬如足球，或者间歇性高速的骑自行车、跑步和游泳）需要在运动前补充额外的碳水化合物，通常在运动后也要补充，而运动中则视情况补充。
- 高强度运动造成的血糖上升或许可以注射额外的小剂量速效胰岛素（试试1~2单位）来避免，注射时间点是运动中场休息，或者运动结束完马上注射，也就是去冲澡前。尤其对泵用户，如果在运动期间卸下泵，这更为重要。
- 有氧训练加上短暂（10秒钟）冲刺跑，能减少低血糖的风险。
- 由于运动会增加胰岛素敏感性，运动时和运动结束后不久发生的低血糖是可以预期的，连在运动后的24小时内都还有可能会发生低血糖。
- 酒精抑制肝脏生产葡萄糖的能力（葡萄糖新生作用），运动完喝酒精饮料更加可能会发生低血糖。
- 如果基础胰岛素使用中效NPH，睡前血糖低于7mmol/L要特别小心，因为运动后的夜间低血糖的风险是高的。如果使用其他的基础类胰岛素（Lantus、Levemir或Tresiba），睡前的血糖稍微低一点也无须担忧夜间低血糖风险。
- 如果下午或晚上有运动，睡前测个血糖，并且把睡前的基础胰岛素（或泵的基础率）降低10%~20%。
- 连续血糖监测器或许可以帮忙避免运动时和运动后的低血糖。
- 旅游和运动都需要良好的建议、规划以及管理。
- 点心和低血糖所需的药物一定要准备好放在学校。
- 校外教学和体育课的建议事项要写下，以书面方式提供给老师或照顾者参考。
- 有视网膜和肾脏病变的人应该要避免可能会引发高血压的运动类型。
- 医疗专业人员应该要把握机会参加糖尿病孩童的生活营。

如果运动使用到腿部肌肉，注射在大腿皮下组织的胰岛素会被吸收得非常快速（运动对短效吸收的影响较大，对速效的影响比较少）[403]。如果胰岛素注射深入肌肉间会更快的被吸收，可能造成低血糖。有一件事情非常重要，一定要切记：单独靠运动是完全不可能把血糖降低。体内一定要有胰岛素，血糖才会降低。血液中的葡萄糖需要胰岛素才能进入肌肉细胞里。

一般的运动会让成年人的肌肉细胞每小时吸取 8~12g 的葡萄糖，激烈运动会让这个数目加倍[1177]。运动也会增加体内的激素分泌，包括肾上腺素、升糖素及皮质醇。肝脏会从它的库存释放出葡萄糖（肝脏的肝糖），肝脏也能利用蛋白质来生产新的葡萄糖。一旦肝脏无法再释放葡萄糖时，血糖会在运动期间以每分钟 0.1mmol/L 的速度下降，很快就导致低血糖[1177]。血液中高胰岛素浓度会阻挡肝脏生产葡萄糖，因而更增加低血糖的风险。没有糖尿病的人运动时，他们血液中的胰岛素浓度会自动降低[1177]。

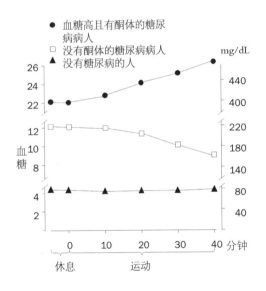

在体内胰岛素低的时候运动，血糖会上升。这是因为当肌肉细胞缺少葡萄糖时，身体会分泌不同的激素，造成血糖的上升。身体以为"它没有糖尿病"，所以对血液中已经充满了太多的葡萄糖竟然不会调适。如果血糖高（高于 14mmol/L），酮体也高，你应该先注射额外的胰岛素，并且等胰岛素发挥功效后再开始运动。图表来自参考文献 1162。

运动会让血糖上升吗？

只要体内没有足够的胰岛素，造成细胞无法知道血液中有无充足的葡萄糖，还以为身体正处于饥荒的状态下，运动反而让血糖上升。在缺乏胰岛素的状态下运动，体内肌肉储存的肝糖会先被用掉，而后当肌肉细胞缺少葡萄糖时，新的葡萄糖却因为没有胰岛素而无法进入细胞，同时激素的讯号告诉肝脏赶快从库存释放更多的葡萄糖，造成血液中的血糖更高。

> 运动永远无法取代胰岛素！运动降低胰岛素的需求。但是如果运动期间缺乏足够的胰岛素，血糖就会上升。

细胞经由激素如升糖素及肾上腺素发出信号给肝脏，肝脏会把储存的肝糖分解成葡萄糖，同时生产新的葡萄糖，这两者同时增加血液中的葡萄糖量。身体缺乏胰岛素的同时，脂肪会被分解成脂肪酸，而脂肪酸会在肝脏里被分解成酮体，上述情况可能发展成酮症酸中毒[1177]。

高于 14mmol/L 的血糖加上高酮体，两者的组合代表胰岛素的缺乏，要先注射额外的胰岛素，并延后运动的时间[966]。不要异想天开，以为跑步可以降低高血糖，这反而可能造成危险。先试着注射建议剂量的一半，等血糖和酮体下降后再运动。如果只有高血糖，没有验出酮体，请参考 151 页的修正系数表，注射修正剂量的一半。

我有群朋友去山里爬山，他们在登山步道口遇到一位 45 岁的男子。这位男子独自一人，于是询问是否能够结伴而行，朋友们答应了。登山的第二天，男子感到恶心，开始呕吐，并且看上去非常疲倦。他告诉大家他有糖尿病，总觉得运动会降低血糖，并且认为运动可能会治愈他的糖尿病，所以他把所有的胰岛素都留在家里。朋友跑了 20 千米的山路到最近的有信号的地方，打电话叫了架直升机。但是在直升机赶到前，这名有糖尿病男子已经死于严重的糖尿病昏迷，这是由于完全缺乏胰岛素，又加上大量运动才会如此的严重。

这已经是很多年前的事了。现在的知识更为普及，有糖尿病的人都知道，不注射胰岛素是很危险的做法。就算如此，因为不注射胰岛素而发生酮症酸中毒被送往医院急救的案例还是时有发生。很多人是青少年，他们还无法理解，不注射胰岛素会造成多大的危险。

运动后的低血糖

因为运动会减少肝脏的肝糖存量，所以运动过后数小时内低血糖的风险就大幅增高。肌肉增加的胰岛素敏感度至少会维持 8~10 小时，有时候甚至持续 24 小时。这表示在激烈运动后，很可能会发生夜间的低血糖[757]。在这种情况下，首要动作是补满肝脏与肌肉的肝糖库存，也就是在运动时以及运动完毕后进食。运动开始的 30 分钟后，每 30 分钟需要补充 10~15g 的碳水化合物（成年人需要 15~30g）[1167]，或者每小时每千克体重 1g 的葡萄糖[395]。

譬如去踢足球，刚开始可能需要尝试不同数量的碳水化合物，一旦找到最合适的数量，

研究调查发现：运动与血糖控制

- 对照研究无法证实运动能够改善糖尿病的管理[1092, 1177]。如此一来，运动不被认为是糖尿病治疗的一部分[519]。
- 但是有些研究指出，对儿童和青少年而言，运动有益 A1C 和体能。譬如 5~11 岁的孩童每周运动 3 次，每次激烈运动 30 分钟，就能降低他们的 A1C[173]。
- 儿童和青少年（10~18 岁），每周运动低于 1 小时有较高的 A1C（8.9%），高于每周运动 2~6 小时（8.3%）和每周运动 6~8 小时（8.0%）[95]的人。
- 另外一项研究则发现，轻度及中度的运动能改善小学生的血糖控制，但是对青少年却毫无帮助[776]。
- 高血糖不会影响运动的能力（测验的血糖是 12.4mmol/L）[1076]。

每次踢足球都补充同样的数量。如果在注射后的 1 小时内开始踢球，胰岛素的吸收会增加，可能需要再次增加碳水化合物的摄取或者降低胰岛素的剂量[1109]。

请记住在高强度的体能活动后，光靠一餐是无法补满肝脏与肌肉的肝糖库存。所以就算在比赛结束后吃了一顿丰盛的大餐，肝糖库存还是没有完全补满，同一天稍晚的时候或者晚上还是有可能低血糖。如果早上和下午都有比赛，更可能因为上述的原因而在下午的那一场比赛中低血糖。

对使用一天多针速效胰岛素或泵的人来说，他们可以经由适度调整餐前剂量来把低血糖的风险降到最低。此外，如果整个下午都运动，晚上的点心可能需要额外多吃一份，食欲好也会主动提醒你！就算晚点心吃得比平常多，可能还是需要降低 1~2 单位的胰岛素。但也不能降太多，因为肝脏需要胰岛素才能补充肝糖的库存。如果降低了剂量还是低血糖，要多吃一些碳水化合物。大部分的时候还需要降低睡前或当天最后正餐的中效或长效胰岛素的剂量，以避免夜间低血糖（睡前的基础胰岛素或泵的基础率要降低 10%~20%）。一项研究让糖尿病孩童在医院住一天，发现 34% 的一天两针使用中效 NPH 当基础胰岛素的孩童在夜间发生低血糖，特别当睡前的血糖低于 7mmol/L 更容易发生夜间低血糖[1188]。另外的研究发现使用长效类胰岛素为基础胰岛素的人，有 13% 的夜间低血糖发生率，而针对午后运动，并

研究调查发现：运动与低血糖

- 运动前不补充额外的碳水化合物，午后75分钟的运动造成大部分的参与者（10~18岁）的血糖降低了至少25%，30%的参与者还发生了低血糖（3.3mmol/L）[1104]。
- 采用1天多针方案或携带泵的11~17岁的儿童及青少年参加午后75分钟的运动（4次15分钟等同慢跑的运动量，每次中间休息5分钟），在没有降低胰岛素剂量的情况下，他们夜间低血糖（低于3.3mmol/L）的风险增加2倍[1128]。
- 这个研究还发现，1周运动6~7天比运动少于4天更容易在夜间低血糖。
- 10位采用一天多针治疗方案的成年人参与研究，他们把下午点心的胰岛素剂量减少75%，然后在跑步机上运动45分钟[175]。晚餐的剂量降低50%，，睡前点心没有注射胰岛素，并且睡前的基础剂量减少20%。如此一来，他们夜间都没有发生低血糖。可是只要注射原有的基础胰岛素剂量，所有的人的血糖在夜间都降低，其中9位的血糖低于3.9mmol/L。
- 很不幸的，轻度和中度运动都会对接踵而至的低血糖（subsequent episodes of hypoglycemia）所该出现的症状和反向调控激素的回应变得迟钝[1005]。
- 这个效应会在运动后的几小时开始，可以持续到24小时，可能让隔天的低血糖造成更大的问题。这也是为什么需要在运动期间（如果需要，每30分钟）以及运动后（每1~2小时）频繁地监控血糖[965]。

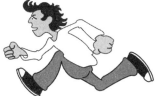

想要跑得快，肌肉要有葡萄糖。如果运动超过 30 分钟，需要额外的食物，大约每半小时的运动需要额外 10~20g 的碳水化合物。

没有特定的睡前血糖下限会让夜间特别容易低血糖[1128]。如果已经降低基础胰岛素 Lantus 或 Levemir，或降低泵的基础率，睡前先试试看 5~6mmol/L 的血糖值。夜间测试血糖 1~2 次，或者使用连续血糖监测器，就知道这样的血糖值是否适合你或你的孩子。

高强度运动的贴心建议	
下午4—5点晚餐	（意大利面不错） 使用速效胰岛素者要降低1~2单位，最好提早在比赛前至少1个小时注射。如果使用短效胰岛素，则施打相同的剂量。 比赛前测血糖：
<6mmol/L	进食额外的碳水化合物，譬如含糖饮料
6~10mmol/L	可以开始比赛。很多人在运动的时候宁愿血糖在正常范围4~8mmol/L之间。避免低血糖的一个方法是在运动期间定时喝含糖饮料，但最好一开始血糖要高一点（10~12mmol/L），保有让血糖降低的空间。
10~14mmol/L	可以参加比赛，但要在30~60分钟后再测一次血糖。口渴的时候喝水。如果血糖降低表示有足够的胰岛素，可以继续。如果血糖上升表示身体缺乏胰岛素，要暂停运动，注射额外的胰岛素。
>14mmol/L	测试有没有尿酮或血酮。如果有，注射短效胰岛素（速效胰岛素更好），剂量每千克体重0.05单位。等待1~2小时让胰岛素发挥功效。
下午5—6点	比赛： 中场休息吃半条香蕉（或者一整小条）。
晚上8点	晚点心（含有丰富的碳水化合物）： 比平常多吃一些。可以跟平常注射相同的剂量，但通常会需要减少1~2单位。
晚上10点	睡前胰岛素： 把剂量降低1~2单位，上限4单位（10%~20%），有时可能要更多，并且吃睡前点心。如果是使用泵，把基础率降低10%~20%（使用临时基础率，每小时降低0.1~0.2单位）。
经验法则	每30分钟的高强度运动需要10~15g的额外碳水化合物（成年人需要15~30g）。一半摄取"快效"碳水化合物（像果汁、运动饮料），另一半摄取较缓慢的碳水化合物（像巧克力棒）或者半条到1条的香蕉（10~20g的碳水化合物）。
低血糖	确定教练和队友知道该如何帮助你。 口袋一定要放葡萄糖片！
水分	运动期间要防止脱水，因为它会让血糖升高。事实上，运动前的高血糖的部分原因有可能是脱水所造成的。脱水造成身体质量减少，就算减少1%也可能会影响到表现[910]。运动时的水分补充要密切配合流汗量。比赛20分钟前先喝250mL（大约1杯），然后每运动20分钟补充相同的水分[910]。

请留意，运动有很多不同的形式，可能是整天在海边游泳、骑长途的自行车、整天滑雪、溜冰或者晚上跳舞好几小时。这些有氧运动都有类似的后续影响，运动诱导的低血糖会延后发生，造成夜间或隔天早上的低血糖。在这样的情况下，隔天早上赖床会特别危险。酒精会阻滞身体对低血糖采取回应措施，所以这些增加的活动量如果还加上酒精会更容易产生问题。忘记降低睡前的胰岛素或者睡前没有吃额外的点心，可能会发生丧失知觉或者伴随抽搐的低血糖。

体育课

有糖尿病的孩童和青少年不但可以上体育课，也应该如同没有糖尿病的孩子一样上体育课。如果孩子注射的是速效胰岛素，倘若能把体育课排在用餐后的第二节课或第三节课，低血糖的风险就会降低，这是因为速效胰岛素在注射后的第 1 小时，体内的胰岛素浓度会快速增加。而对注射短效胰岛素的孩子们来说，体育课排在早上第一节（或者第二节）或者午餐后的第一节（或第二节）可能最好。下午的第二节课对年纪小的孩子来说比较不适合，因为他们在午休时间很可能已经有比较高的活动量了。

提前和体育老师讨论课表的安排，看是不是能够调整体育课的时间。不只体育老师，与孩子有接触的所有教职人员都应该知道哪位学生有糖尿病、他们有什么特殊的需求、如何辨认低血糖以及如何处理低血糖，或者应该找谁帮忙。体育老师和学校保健室的护理师两者都应该备有葡萄糖片，也知道何时以及如何使用。这在教育体系的每一个阶段都应该成为糖尿病孩童教育计划的重心。

如果孩子上体育课前的血糖偏低，吃些额外的点心会有所帮助。很多小孩在上完体育课后也需要吃额外的点心，才能预防迟发性的低血糖。同样因为低血糖风险的考量，有糖尿病的小学生在进行攀爬与平衡类的活动、参加学校的校外教学、像野外大自然观察、越野跑步、游泳或郊游等活动，身旁都必须有知道该如何帮忙的朋友或老师陪伴。

职业运动员

有糖尿病的人也可以成为职业运动选手。很多成功的糖尿病运动员（男女皆有）参与国际队伍或者是职业好手。如果想要达到最佳表现，正常的血糖是非常的重要。在运动前可能需要降低胰岛素的剂量，譬如参加足球或篮球比赛。要注意的是如果发生低血糖，身体需要好几小时才能恢复到最佳的体能状态。在训练与比赛等不同情况下频繁的测血糖，可以帮助熟悉身体的反应方式。如果训练的时间安排得很规律，一旦知道身体的反应，就能够在进食和胰岛素剂量的调整上更加得心应手。划船极度需要肌耐力，英国奥运赛艇五度金牌得主雷德克雷夫（Sir Steve Redgrave）在训练时间，每天需要摄取 6000 千卡的热量，他一天吃 6 餐，每餐都注射胰岛素。他在饭前测血糖，再决定该打多少的胰岛素。

为什么高血糖会表现变差呢？这有两个原因[966]：第一，运动前的高血糖增加排尿量，造成脱水。第二，研究发现高血糖阻碍运动期间 β 脑内啡的分泌，而让糖尿病受测者自觉腿部[1173]或是全身运动[964]的运动强度较高。研究也发现，A1C 高的人，身体最大耗氧量的能力比较差[931]。想要有最顶尖的表现，就必须把每天和长期的血糖维持在最佳的状态。

很多的团队运动需要头脑快速做出决定，譬如冰上曲棍球。有家长告诉我，他们只要在观众席上看孩子在比赛中的行为举止，就可以猜出孩子的血糖。请记住，高低血糖两者都会影响到你的思考能力和反应时间。过往的一般建议是，运动前最好让血糖高一些，高于10mmol/L，这样能避免运动时血糖降低造成的低血糖。但是很多人觉得正常的血糖才能让他们表现得比较好，他们赛前会把血糖维持在 5~6mmol/L，然后每 15~30 分钟喝一些含糖饮料。这个做法可以避免低血糖，同时也允许血糖维持在正常的范围下参赛。队员伙伴可能会觉得很奇怪：不是有糖尿病吗？为什么他们喝水，你却喝含糖饮料。你可能要提醒他们，没有糖尿病的人，他们的身体在运动时会自动减少胰岛素的分泌，可是糖尿病病人却没有办法。

运动的最佳时段取决于餐前注射的胰岛素种类：速效或短效胰岛素。体内的胰岛素浓度会在注射胰岛素后的第 1 小时快速上升，特别是速效胰岛素。这时如果运动，胰岛素会被吸收得更加快速（特别是大腿部位的注射），低血糖的可能性会更高。如果运动会动到腿部，最好不要在运动前把餐前剂量注射在大腿[404]。

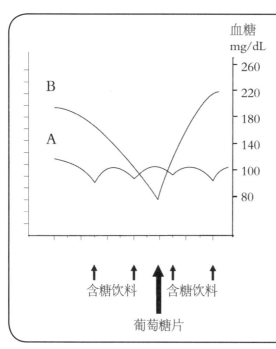

运动时该如何控制血糖？

没有糖尿病的人运动时，身体血液里的胰岛素会减少，允许肝脏释放出葡萄糖来提供给肌肉。糖尿病病人比较难以如法炮制。肌肉需要的葡萄糖，我们可以改以规律喝含糖饮料来取代，譬如鲜果汁或者果汁饮料，这样运动前可以让血糖维持低一些，也就是正常血糖值，帮助你表现更好（曲线 A）。如果你运动前让血糖高一些，替低血糖预留空间，而运动期间没有额外补充碳水化合物，你的血糖可能低到需要"急救葡萄糖"，造成接下来的反弹现象（曲线 B）。

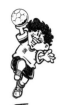
运动降血糖的功效可以持续至少 8~10 小时。

在高强度运动后，像是足球或者手球比赛，一定要记得把睡前剂量降低 2~4 单位（或者要把泵的基础率降低 10%~20%）。

1. 速效胰岛素

如果打算在注射后的 1~2 小时就去运动，应该把速效胰岛素 NovoRapid 或 Humalog 的剂量降低 1~2 单位[1135]。

2. 短效胰岛素

可以在注射后的 1 小时内运动[1135]。如果打算在注射和饭后等 3 小时才去运动，可能需要在运动前吃额外的点心。

假如晚上的训练会造成夜间低血糖，最好把训练改到下午的时刻[1177]。避免单独一人从事激烈运动，因为如果发生艰难或严重的低血糖，你会需要朋友的帮助。激烈运动过后，像足球或美式足球比赛，不要忘记把睡前剂量降低 2~4 单位。每天注射一剂 Lantus 或 Levemir 的人，如果预先知道隔天要运动超过 2~3 小时，当天晚上可以先把基础剂量降低 2~4 单位。

泵用户可以输注同样的餐前剂量（或者降低 1~2 单位），然后运动前卸下泵（前提是运动时间不超过 1~2 小时）。另外一个做法是不输注餐前剂量，但是运动期间还是携带着泵，持续输注平常的基础率。

正式比赛虽然与平常训练做的运动没有两样，但是身体的反应可能会有些差别。比赛前与比赛时的压力会让身体分泌出肾上腺素（它让肝脏释放出更多的葡萄糖），造成血糖的升高[965]。所以与平常训练相比，比赛时的低血糖风险较低，摄取额外碳水化合物的需求也减少了[966]。但是另一方面，赛后额外进食更为重要，如此才能补充肌肉与肝脏已用尽的肝糖库存。在温暖及潮湿的环境下，因为反向调节激素的过度分泌，运动也可能会让血糖升高[965]。

压力效应通常会从比赛的一开始就出现，肾上腺素的效应一般为时 15~30 分钟[607]。不同的人有不同的反应，要找出属于自己的回应方式，譬如在第一节的休息时测血糖（如同职业美式足球员 Jay Leeuwenburg）。

如果在比赛前发现血糖往上爬，可以在离比赛开始不到 1 小时的时间注射胰岛素。在有些团队运动的比赛（像冰上曲棍球），你可能大部分的时间坐在板凳上，所以总运动量会比平常的训练少。

就算身体的胰岛素刚刚好，非常猛烈的出力也会让身体分泌出过量的肾上腺素，造成血糖的上升[771]。在一连串猛烈短暂的运动后，像是足球比赛，没有糖尿病的人的血糖会因为压力激素而上升，他们可以经由体内胰岛素生产量的倍增来因应这个现象。有糖尿病的人也有同样的反应，但是他们体内的胰岛素量并不会自动增加，所以血糖就飙高了[807]。相同激烈度的运动，女性的血糖会比男性增加的更多[771]。如此升高的血糖是暂时的，大约会持续2小时[771]。这样的情况很难用额外的胰岛素剂量来回应，如果你时常有这样的反应，可以试着在中场休息注射一个小剂量的速效胰岛素，或者在比赛结束后马上注射[771]。运动结束前不要忘记收操（cooling down），这些缓和运动也可能对因压力而上升的血糖有所帮助。

运动的一些规则

（1）提早计划。至少在运动前1~2小时就已经注射过餐前胰岛素并吃完饭，否则可能在运动刚开始时就达到最大的降血糖效应。如果餐前注射的是速效胰岛素NovoRapid或Humalog，又打算注射后1~2小时去运动，最好把剂量降低1~2单位[1135]。

（2）运动前要测血糖。如果低于5mmol/L，要吃点东西再开始运动[1177]。如果有尿酮或血酮，这表示细胞正饿着，要等到血糖升高后才能开始运动。

（3）如果血糖高于14mmol/L，运动前要测酮体。如果酮体浓度很高，要先注射额外的胰岛素（每千克体重0.05单位），等候1~2小时才能运动。

（4）如果运动时间超过30分钟，要吃点东西。根据身材，通常半条到一整条的香蕉刚刚好（或者其他含有10~20g葡萄糖的食物），找出最适合自己的点心。运动期间也要测血糖，把数据记录在日志中供以后参考。

（5）运动后多吃一些。最好是高碳水化合物含量的食物，像三明治。

（6）运动后要降低胰岛素剂量（晚餐剂量降低1~2单位，以及睡前剂量降低1~2单位，最多4单位。如果使用泵，设定临时基础率，并且降低10%~20%）。如果每周运动超过4次，那么运动造成的胰岛素敏感度可能是全天候的，就不太需要如此调低剂量，因为剂量本身已经是适合这个状态了。至于季节性的运动，可能需要在运动季时大幅度调降每天胰岛素总量，譬如冰上曲棍球，可能需要调降到40%。

（7）如果运动是为了减重，重点是调降餐前剂量，而不是在运动后额外进食。

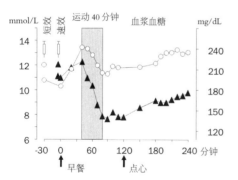

芬兰的研究比较中度运动前的短效与速效胰岛素Humalog的注射，运动是踩健身车（等同慢跑）[1135]。这个研究告诉我们，就算是中度运动，如果注射速效胰岛素没多久就去运动，血糖会骤然降低。如果注射短效胰岛素，这种中度的运动比较不会造成问题。从图表上看来，血糖还是会下降。如果增加运动量，血糖降低的幅度可能会更大。

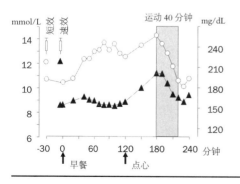

饭后多等一些时间再去运动（这个研究是3小时），注射短效比速效胰岛素Humalog会让血糖降低的幅度更多。

研究调查发现：运动与碳水化合物的补充

- 运动前约1小时饮用碳水化合物的饮料可增加肝糖的库存量（合适的分量是每千克体重1~2g的碳水化合物）[965]。
- 饮料含有6%的纯糖（蔗糖、果糖、葡萄糖）能提供最有效率的吸收。含糖浓度更高的饮料（果汁及碳酸饮料）可能会减缓吸收并造成胃的不适[965]。
- 美国一项研究给青少年男孩饮用运动饮料（Gatorade®开特力，含有6.5%蔗糖/葡萄糖），饮用分量是每千克体重2mL（每10千克体重1.3g碳水化合物），运动10分钟，再休息5分钟[1109]。
- 就算这样，90分钟后（6回合的运动）血糖还是平均下降了4mmol/L。
- 孩童之间因运动而造成的血糖变化，各有不同且差异很大。但是基本上，只要运动条件、运动前的胰岛素以及碳水化合物的补充都维持一致，孩子自己个人的血糖变化还算一致[965, 1109]。
- 无论有无糖尿病，青少年进行高强度运动时，每小时每千克体重需要消耗1.0~1.5g的碳水化合物[965]。
- 一项研究以6%~8%的葡萄糖溶剂来补充以上的消耗量，20位青少年在注射胰岛素与吃早餐100分钟后，进行中度运动（骑自行车）60分钟，低血糖的风险大幅度地降低了[963]。
- 在另外的研究里，青少年男孩饮用混合了葡萄糖和果糖的运动饮料，含糖比例是8%或10%[899]。每个人饮用每千克体重10mL（相当每千克体重0.9~1.1g的碳水化合物），他们的血糖在为时60分钟的运动（55%~60%最大耗氧量）维持不变。饮用含糖量8%的参与者，他们的血糖在60分钟的休息时段中稍微下降了。这样的高浓度没有造成胃的不适。
- 唯一能找出最适合的方法就是自己实验看看。你就会知道什么活动需要额外补充多少的碳水化合物。

应该在运动前降低餐前的胰岛素剂量吗？

研究针对使用长效胰岛素Ultratard和速效胰岛素Humalog的成年人发现，他们在60分钟的轻度运动或30分钟的高强度运动后，血糖降低了3mmol/L[941]。在注射餐前速效胰岛素时，要把这点考虑进去。如果饭前血糖本来就高了一点，这样的降低可能是件好事，但是如果血糖本身偏低（低于6mmol/L），可以按照下面的建议来降低餐前剂量，以预防低血糖。研究的参与者在运动时没有补充额外的碳水化合物。如果打算额外吃些东西，那剂量的降低幅度要少一点。这当然还是看个人。试验几次后，你就会知道什么样的血糖搭配什么样的剂量最适合。

降低用餐的胰岛素剂量

运动强度	30分钟	60分钟
走路、游泳 （25%最大耗氧量）	25%	50%
慢跑 （50%最大耗氧量）	50%	75%
足球、手球 （75%最大耗氧量）	75%	100% （不需任何剂量）

糖尿病和体适能

针对糖尿病青少年的研究发现，A1C 高的人，体适能也比较差[68]。这也就是说，想要有出色的表现，必须要有最佳的 A1C。运动竞赛选手常常为了避免低血糖而把胰岛素的剂量降得太低，以至于他们的 A1C 普遍高于从事中度运动的人[334]。不过在一群 10~18 岁的孩子中，有参与运动竞赛并且每周运动超过 6 小时的人，他们的 A1C 比较低[95]。虽然运动能够加强胰岛素的敏感度，但是只有在细心监控血糖的前提下，才能对 A1C 有所帮助。

规律的运动（至少隔天一次）会全天候降低胰岛素的抵抗性。以此类推，只要短短几天不动（譬如卧病在床），胰岛素的抵抗就会增加[1167]。训练中的运动员都要大量降低他们的胰岛素剂量，一旦运动季结束，他们就需要大量的增加剂量，否则血糖就会升高。有时他们的胰岛素剂量在不运动的季节增加幅度高达 30%~50%。对所有糖尿病年轻人而言，每天规律做某种运动的好处是能维持体重，长期还能够加强心血管的健康。

如果糖尿病已经造成了眼睛、肾脏或者神经伤害，运动前应该先咨询医师，看什么运动比较合适。已经有明显的眼睛、肾脏或神经系统并发症的人，要特别小心激烈的运动，因为激烈运动会增加高血压或表皮伤口的风险[1177]。桑拿浴后的冷水浴，可能导致血压的快速上升。

运动需要多少额外的碳水化合物呢？

以下摘录自参考资料965的表格告诉我们，当从事某种特定的运动，你需要15g额外的碳水化合物来让血糖维持不会降低。譬如说，一位40kg重的孩童每玩15分钟的篮球就需要额外进食15g的碳水化合物，而60kg重的孩童则每10分钟的篮球就需要额外摄取15g的碳水化合物。如果已经降低了餐前胰岛素和基础胰岛素的剂量，需要的额外碳水化合物可能少于下面的建议。更详细的运动列表，请参考数据[897]。

运动时间（分钟）	体重		
	20kg	40kg	60kg
篮球（比赛）	30	15	10
越野滑雪	40	20	15
自行车			
时速10千米	65	40	25
时速15千米	45	25	15
花式溜冰	25	15	10
冰上曲棍球（冰上时间）	20	10	5
跑步			
时速8千米	25	15	10
时速12千米	—	15	10
雪鞋行走	30	15	10
足球	30	15	10
游泳，蛙式（每分钟30米）	55	25	15
网球	45	25	15
走路			
时速4千米	60	40	30
时速6千米	40	30	25

有糖尿病并发症病人的运动建议

小心查看糖尿病病人的病史和身体检查，就能帮助有长期并发症病人在竞赛运动中的风险降到最低。很多案例可以采用等级评分的测试来帮忙决定运动的种类和强度[576]：

年纪>35岁。

年纪>25岁，1型糖尿病时间>15年。

是否有任何额外的心脏疾病危险因子（体重过重、高血压、高血脂）。

是否有眼睛伤害（增生性视网膜病变）或肾脏伤害［包含微蛋白尿（microalbuminuria）］。

糖尿病的足部病变。

自主神经的病变。

有严重眼睛并发症的人（所谓的增生性视网膜病变）应该要避免激烈运动，任何丧失足部感觉的人应该要对承受重量的运动有所限制（譬如跑步和踢足球）[29]。有肾脏病变的人一般活动能力减弱，会自动减低运动量[29]。

露营及滑雪

如果活动量在一段时间变得比较大，像是滑雪或者野外露营，最初的 1~2 天后，胰岛素的敏感度就会增加，可能需要适量降低胰岛素的剂量（有时候 20%，特别对平时很少运动的人来说，甚至可能需要降低 50%）。此外还要增加进食量来弥补大量消耗掉的热量，激烈活动了一天后，通常也会感到特别的饿。就算回到家，之前增加的胰岛素敏感度还会持续几天[143]。测血糖就知道什么时候应该要再度增加胰岛素的剂量。滑雪前，也要记得额外吃一些高碳水化合物的点心。

马拉松和其他极限运动

如果整天都从事高强度的体力活动，可能需要大幅度地降低胰岛素剂量，通常降低 20%，有时候甚至到 50%，也需要定时补充额外的热量、葡萄糖以及液体（每个小时约 40g 的碳水化合物[334]）。如果计划从事长时间的体能活动（好几小时），最好慢慢地增加活动时间，也就是每次增加 1~2 小时。可能需要把基础胰岛素的剂量降低不少。长时间运动时要定时测血糖和血酮。每 2~4 小时要额外摄取快效碳水化合物来补充热量，视需要注射胰岛素（如果血糖上升的话）。

如果没有摄取足够的碳水化合物，肝脏的肝糖库存量又低，再加上大幅度减少的胰岛素剂量，这样的组合会增加酮症酸中毒的风险[966]。运动完毕后最好也要检测酮体。

另外曾经被成功使用的策略是模拟正常的生理学。维持平日的基础胰岛素剂量（笔针或泵），并大量提高碳水化合物的摄取（运动期间每小时 75g）[12]。如果血糖升高，可能需要用笔针注射额外的胰岛素，或者调高泵的基础率。在滑雪竞赛结束后，参与者吃了两顿正餐（约每千克体重 1g 碳水化合物），外加一份点心（约每千克体重 0.5g 碳水化合物），并且都有给予餐前胰岛素。这样等同是每千克体重 2.5g 碳水化合物，用来填满肌肉和肝脏的库存。

野外探险

虽然有风险，但是只要小心的计划，还是可以参与终极体能的活动。高山症的定义是头痛（通常很严重）加上以下任何一个症状：恶心、呕吐、没有食欲、疲劳、头重脚轻、无法入睡[157]。如果症状持续，唯一的治疗方法是下降高度。更严重的症状是步态不稳（导因为脑水肿），以及休息时也急促呼吸（由于肺水肿），这两者都是严重的病危状态，不及时治疗会危及生命。在展开这样的旅程前，应该先咨询有高山症经验的医师。

如同研究报告指出，即使有风险，但是 1 型糖尿病或 2 型糖尿病病人，只要健康、体适能良好、懂得进阶自我管理，是可以被鼓励从事高海拔活动，并且达到登顶的目标[812]。只不过高山症和低血糖的很多症状很像，难以区分。有糖尿病的山友登顶的成功率与没有糖尿病的人几乎是一样的[157]。

一群攀登乞力马扎罗山（Kilimanjaro）的糖尿病病人把胰岛素的剂量减半[818]，比起没有糖尿病的登山客，他们的高山症状较为严重。更令人担心的是，有些人发生了严重的低血糖，并还发生了两起酮症酸中毒。这两位都服用了一种能预防高山症的药物乙酰偶氮胺（acetazolamide）。这个药会让血液变的稍微酸性，可能促进了他们的酮症酸中毒。不过另外有一则报道，11 位有糖尿病的登山客服用乙酰偶氮胺，8 位没有发生任何的副作用，但在登顶的途中额外多花了两天适应高海拔。这 11 位参与者中有 7 位成功抵达海拔 5895 米的高峰，比例和没有糖尿病的登山客差不多[630]。另外有一队 19 位 1 型糖尿病病人，全体人员成功抵达海拔 5670 米的德马温峰（Damavand）[778]。使用的泵（Accucheck Combo、Medtronic 640G、Veo 和 Paradigm），连续血糖监测器（Medtronic Enlite 和 Abbot Libre）和血糖仪（Accucheck Performa Combo、Contour Link 和 Contour Plus One）看起来毫无问题。这些仪器都被许可使用于海拔 3000 米（含以下），Contour Link 和 Contour Plus One 甚至可以在海拔 6300 米的高度（含以下）使用。虽然大多数的山友都经历一些高山反应的症状，但是没有发生任何的酮症酸中毒或严重低血糖。

缜密规划就能把所有的问题减到最少。一位爸爸带着两个儿子划独木舟绕瑞典海岸一圈（距离超过 2000 千米），其中一位 15 岁的儿子有糖尿病。他在整个旅程中没有发生任何一次的严重低血糖。在尝试任何终极体能的活动前，要先和医师商量该如何调整胰岛素的剂量、计划食物的摄取以及血糖测试的安排。

每小时消耗多少的热量？（成年人）	
散步	100~200 千卡
骑自行车（悠闲的）	250~300 千卡
桌球、高尔夫球、网球（双打）	300~350 千卡
跳舞	300~400 千卡
体操	300~400 千卡
网球（单打）	400~500 千卡
健身房	约 500 千卡
慢跑、下坡滑雪、足球	500~600 千卡
游泳	约 600 千卡
越野滑雪	800~1000 千卡

同化类固醇（Anabolic steroids）

虽然医学界大声疾呼警告不要使用同化类固醇，它也能被禁药管制单位检测出来，即便如此，很多男女运动员还是使用同化类固醇。它会如何影响糖尿病呢？我们已经确切知道，这类药物会干扰没有糖尿病的人的葡萄糖代谢，因为这种药物会增加人体对胰岛素的抵抗，所以按理推断，同化类固醇也会增加糖尿病病人对胰岛素的抵抗，只不过还没有人针对这个议题做研究。也有研究指出这类药物看起来有

运动时使用监测器？

监测器是一个非常便利的工具，能即时提供血糖的信息。你可以先试着根据下方列表来处理，再看是否需要调整。当运动时，监测器显示血糖低于7mmol/L并且持续下降中，赶快采取行动：

血糖	趋势箭头	行动
6.1~6.9mmol/L	↓ 或 ↓↓	8g碳水化合物（2片葡萄糖*）
5.0~6.0mmol/L	↓	16g（4片）
	↓↓	20g（5片）
<5.0mmol/L	无箭头	16g（4片）
	↓ 或 ↓↓	20g（5片）

*：1片葡萄糖=4g碳水化合物

如果血糖低于3.9mmol/L，先休息，等待血糖回升。以上表格来自参考文献967。这个研究的参与者年纪为8~17岁，体重40~70kg。上述的碳水化合物数量足以让他们不间断运动至少60分钟，也不会发生低血糖。葡萄糖的摄取并没有造成血糖高过10mmol/L。大多数的参与者有减少他们的胰岛素剂量（基础和餐前）20%~50%，以及视需要有在运动前吃份点心。约一半的参与者使用泵，半数采取每天多针的治疗方案。

这个研究使用每片4g碳水化合物的葡萄糖片，如果你手边只有3g的葡萄糖片，请参考下表：

血糖	趋势箭头	行动
6.1~6.9mmol/L	↓ 或 ↓↓	9g碳水化合物（3片葡萄糖**）
5.0~6.0mmol/L	↓	15g（5片）
	↓↓	21g（7片）
<5.0mmol/L	无箭头	15g（5片）
	↓ 或 ↓↓	21g（7片）

**：1片葡萄糖=3g碳水化合物。

潜水与糖尿病

英国的潜水协会（BSAC、SAA和SSAC）允许符合条件的糖尿病病人潜水[339]。这些条件也被美国的一些潜水组织像DAN和UHMS所引用。

- 过去的1年，糖尿病病人的医药治疗方案没有太大改变。
- 过去的12个月内没有发生过严重的低血糖（需要他人的协助、升糖素的注射或者医院的治疗）。
- 过去的12个月没有因为糖尿病相关状况而住院。
- 过去12个月，A1C控制良好（低于9%）。
- 没有任何的糖尿病长期并发症（视网膜病变、肾脏病变包含微蛋白尿、神经病变以及心血管疾病）。
- 糖尿病医师要确认潜水者在体力及心智的能力都能达到潜水运动的要求。
- 糖尿病潜水员每年要准备一次年度报告，在协会向大家说明糖尿病与潜水两者的相关问题。
- 糖尿病潜水员要时时刻刻带着糖尿病识别手环。

改变激素的风险，有些研究还报道性无能的问题。我们还不太清楚同化类固醇的长期作用，但假以时日，相信一定会证明出它的危险性，特别是对有糖尿病的人。

潜水

潜水是很迷人的运动。从事潜水的人要接受严格的要求。有些在岸上非常容易做到的事情（像是打开一包葡萄糖片），在水中的执行会是很困难的，即使执行当下没有低血糖症状。低血糖或许会突发以致丧失知觉，让潜水员有溺毙的危险。这也带给了没有糖尿病的潜水伙伴额外的风险。关于有糖尿病的人可不可以潜水这个话题，争议很大，且意见分歧。不过只要能够符合特定要求，注意安全，不造成非糖尿病伙伴的危险，绝大多数的潜水协会都允许有糖尿病的人在一定的条件下进行潜水（请参考重点表）。一个研究采用连续血糖监测进行3天5次的潜水活动，深度达到水下29米，潜水员没有出现任何低血糖症状[11]。

潜水的实用建议（改编自参考文献339）

- 潜水前的1~2周，要小心避免低于4mmol/L的血糖值，如此才有可能在潜水的时候明白辨认出低于4mmol/L的低血糖症状。
- 如果有无自觉的低血糖，万万不可潜水。或者如果在潜水前的24小时之内曾经有过低于3.5mmol/L的血糖，也不可以潜水（否则低血糖警示症状的出现会不准确）。
- 潜水前的24小时内不可以饮用含酒精的饮料。
- 潜水的当天要比平时多吃些碳水化合物，水也要喝够，才能预防脱水。
- 饭后再潜水。如果注射速效胰岛素，要把注射时间和潜水时间安排至少间隔1~2小时。餐前的胰岛素剂量要降低1~2单位。下水前的血糖至少要高达8mmol/L，最好在10mmol/L。下水前要吃一些碳水化合物。
- 潜水衣内要放置至少两包的葡萄糖片或葡萄糖胶。要练习在水中以及水下取出葡萄糖的动作。可以把葡萄糖胶管的出口放置在氧气输送的维生阀与嘴角之间，这样就不需要取下氧气口含器。船上和岸上要备有升糖素的注射盒，也要有人可以随时在需要的时候帮忙紧急注射。
- 只和在低血糖时能适当给予帮助的朋友或者受过急救训练的医疗护理人员一起潜水（譬如他们知道如何在水下给予葡萄糖），潜水伙伴不能也有糖尿病。
- 事前要先约定好表达低血糖的手势。
- 潜水上岸后要测血糖、进食或注射胰岛素，如果潜水前故意让血糖高一点，潜水后血糖还是偏高，可以追加胰岛素。这会防止频繁的潜水对A1C造成不良的影响。要记得激烈运动后，低血糖的风险会上升，胰岛素的剂量要少打一点。

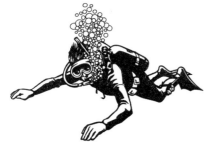

有糖尿病的人还是可以潜水，但特别要小心避免低血糖的发生，因为在水下的低血糖是非常的危险。从医学角度来说，有糖尿病的人是无权得到一般的潜水执照。糖尿病潜水员的伙伴必须要知道如何在糖尿病问题上提供协助（这位伙伴不能有糖尿病），潜水伙伴可以是一般的潜水员或者是受过训练的医护人员。

瑞典的潜水医师 Olle Sandelin 说[1004]："使用胰岛素治疗的糖尿病病人是不可能拿到一张正常的潜水证明书。"糖尿病病人必须要由一名教练陪同潜水，或者必须出示所谓的"障碍证明"，需由两位同伴陪伴才允许潜水，这比平常要求的一位潜水伙伴多出一位。

瑞典海军的顾问医师 Bengt Pergel 提供以下的建议给大家参考[720]："我们无法颁发一般正常的潜水执照给糖尿病病人，因为我们必须要顾虑到潜水者本人以及和他一起潜水的伙伴。有糖尿病的潜水员必须让整个潜水团队都知道他有糖尿病，这是非常重要的。"

"做身体检查的时候，负责开立健康证明的医师要确认，这位有糖尿病的人在从事潜水这种需要高体力的活动时，低血糖的风险会不会增加？就算对经验丰富的糖尿病医师来说，这都是很困难的决定。潜水的时候是根本无法调整血糖，就算在水面游泳，也是很困难的。有些潜水者以为只要在潜水衣口袋里放一些葡萄糖片就妥当了，这些人一定是从来没有在急湍激流或波涛汹涌的大海潜水过。"

　　英国的潜水医师 Christopher Edge（也就是我们重点表格参考数据的作者）说："不要忘记我们并不允许绝大多数的糖尿病青少年潜水，因为他们的自制力很少达到要求的水平，很多时候是父母施压要他们与爸爸一起潜水。到目前为止，我们只允许过一位 16 岁的孩子潜水，16 岁以下是完全不予考虑。"

　　潜水的时候，必须要能够明白的辨别血糖低于 4mmol/L 的症状。如果有"无自觉的低血糖"，就算血糖低于 3mmol/L 也没有任何的症状，潜水等于玩命。

　　如同从事任何激烈运动，潜水前要额外进食碳水化合物，血糖也要合理保持稍微高一些（10~12mmol/L）。这样至少会帮助预防水面下发生的低血糖。冷水也会增加身体对热量的消耗。如果高血糖是来自胰岛素的缺乏，你会感觉不适，如此潜水会危及性命。潜水前也应该测试尿酮或血酮，我们要说的是：来自过多食物的高血糖要好过来自胰岛素缺乏的高血糖。

糖尿病潜水员的限制[339]

- 告知潜水队的全部成员你有糖尿病。
- 一天建议最多潜水2次（不要连续超过3天），预防组织累积过度的氮含量。
- 不要潜水超过30米的深度。
- 遵守减压表。使用电脑减压表的人，在电脑表上显示所剩余的免减压潜水时间低于2分钟前就要准备浮出水面。
- 潜水员病与低血糖有类似的症状（譬如感觉混乱、丧失知觉、抽搐）。在这情况要假设两者皆有，马上给予葡萄糖和氧气或者施打升糖素。
  更多的建议请参考资料338，686。

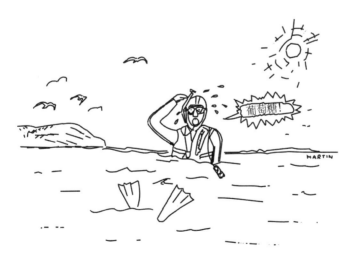

糖尿病潜水员遇到的最大问题，就是在水中或水面下发生低血糖。浮在水面上，要把葡萄糖拿出来就已经很困难了，要在水底发生低血糖时取出葡萄糖片几乎是"不可能的任务"，因为低血糖的症状会妨碍你的行动。你要练习在水中与水底拿取葡萄糖的动作。

第二十五章　压力

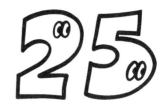

　　压力和心理紧张都会影响到身体，造成不同的激素回应，这有时也会让血糖升高。各人对自己身体的反应或多或少也有不同的敏感度。

　　身体一旦面对压力，肾上腺就分泌肾上腺素，造成肝脏输出更多的葡萄糖。我们必须先解释石器时代遗留下的习惯，才能让大家明白原因。在那个非常遥远的年代，压力通常和危险相关，譬如被熊攻击了。你的选择是留下奋战，或是飞奔而逃。无论选择何者，都需要额外的葡萄糖来当作燃料。

　　现在的年代，光看刺激的电视节目或者玩电脑游戏也能引起同样的压力反应，只不过升高的血糖毫无用武之地。没有糖尿病的人，他们的胰脏会自动分泌胰岛素，让体内的血糖再度恢复平衡。有糖尿病的人理论上也可以在压力状况下注射额外的胰岛素，但是实际上却是很难做得到。一来我们很难测量出一个人所承受的压力，二来每天的压力都不一样。所以建议大家，使用胰岛素降低压力所造成的高血糖必须很谨慎。但是如果经常体验同样程度的压力，譬如玩电脑游戏，试着找出一个好的策略会有帮助。先找一个可以应付血糖快速上升的修正剂量开始实验，并在游戏开始前注射。因为胰岛素的功效会维持2~3小时，如果只是短暂的电玩，就不要注射。泵用户可以在游戏的时间设定增加30%的临时基础率。找到适合的模式，下次就可以依法炮制。

　　一项研究要求一群糖尿病成年病人接受20分钟的心理压力检测，他们的血糖在1小时后上升，在5小时里共上升2mmol/L，同时他们的血压也升高了[811]。压力同时还增加了激素包括肾上腺素、皮质醇及生长激素的分泌，造成了胰岛素抵抗。对还保有部分胰岛素分泌能力的人来说，压力对他们的血糖造成的影响比较少。

　　另外的研究安排有糖尿病的人接受混合的压力检测：5分钟准备任务，5分钟演讲，主题是自我介绍与求职，最后是5分钟心算[1192]。参与者的血糖在测验结束后的30分钟才开始上升，升高了1.0~1.4mmol/L并持续了2小时。不过只有在用餐后测验，才看得到压力对血糖的影响，

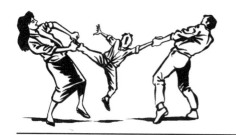

父母的离婚总是带给孩子很大的争夺压力。如果父母双方不愿意合作，反而展开一场争夺孩子的拉锯战，孩子的处境会非常困难。他会感觉什么都不好，他的血糖和A1C也很可能因此而上升。

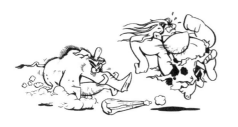

你的身体是为了适应石器时代艰苦的生活而设计的。在有压力的情况下，身体会分泌出很多的肾上腺素，准备好面对即将展开的战斗，或者让你能够迅速逃离危险。

压力

- 无法改变的压力（像是家庭问题或者工作麻烦）对健康的影响最大。
- 压力会影响血糖的简单理由是，当生活忙碌压力大的时候，你比较没有时间去关照你的糖尿病。
- 肾上腺素（压力激素）会造成：
1. 血糖的升高，由于
   （1）肝脏释放出葡萄糖。
   （2）细胞减少对葡萄糖的吸取。
2. 酮体，经由脂肪被分解成脂肪酸，然后在肝脏被转变成酮体[684]。

空腹测验压力时的血糖没有任何的改变。神户大地震过后，当地有糖尿病的人，他们的A1C都上升了。有亲友受伤或死亡，或房子严重受损的，这些人A1C上升的幅度最高[594]。

调查心脏病发作死亡的研究指出，正面压力的危险性不像其他类型的压力。正面压力的定义是，很多待做的事情让你紧张，但是这些事是你自己选择要做，并且情况都在掌控中。会增加心脏病发作概率的那种负面压力，产生于无法改变状况的时候，譬如工作上的问题、和家人不合、恋人要求分手或伴侣要离婚。类似这些情况也会造成血糖的升高。我们有一位小男病童，他只要留置了静脉针头，血糖就会上升。就算提高胰岛素剂量，上升的血糖还是会持续好多天。只要针头拔除，他的血糖就恢复正常，胰岛素的剂量也能够再度降低。在一项针对青少年的研究发现，负面压力会造成他们的血糖上升[501]。

病人在医院测出来的血糖值通常比在家测的高，观察门诊[174]及住院[478]的糖尿病病人，也能发现他们的血糖在那样的环境下会升高。血压也有类似的现象，就是所谓的白袍高血压症。

日常生活的压力

生活上的压力也会造成 A1C 的升高[233]，譬如学校的考试，很多人觉得考试带来的压力造成他们的血糖上升。考试也会带来作息的改变，你可能会忘记注射胰岛素，或者忘记带一些葡萄糖片进入考场。最好不要在考试前注射额外的胰岛素，不过如果有需要，考完后可以追加一个小小的剂量。

在孩子适应糖尿病的心理过程中，父母对压力的回应方式也扮演了很重要的角色。在刚发病的时候，如果妈妈以及孩子表现出的是对注射的焦虑及抗议，而较少扩及其他层面的悲痛时，这样家庭的孩子，他们的血糖控制会比较好[1117]。这也就是说，悲痛本身会增加适应的困难度。有些家庭采用解决问题的因应策略是化悲痛为力量，把情感的难过集中在疾病的实务面上。事实上糖尿病的日常管理就包含了很多的实务运用，除非能够控制自己的感觉，否则是没有办法专心面对问题[1117]。

当没有办法掌控情况，你会感觉没有希望了。这种无助感不是因为你的能力不够，而是因为你有不切实际的期望[327]。举个例子来说，密切遵循糖尿病医疗团队的每个建议，但还是无法把血糖控制得稳定，这件事"教导"你，血糖根本是无法控制的，然后一段时间后，你连试都懒得试了。不切实际的期望是来自你以为只要"够努力"，就可以让血糖稳定，这也被称为"糖尿病倦怠症"[930]。比较实际的期望会是，血糖本来就高高低低，你每天至少会测出一次高过10mmol/L的血糖值；或者试着在没有增加低血糖的前提下，达到较低的平均血糖（A1C），这也是实际的期望。长远的实际期望可以是好好的上学与工作，不要被糖尿病过度地连累。

研究调查结果：压力与A1C

- 研究发现，A1C高的人自称有较低的生活质量、较多的焦虑以及比较高的抑郁感[787]。
- 研究期间也发现，随着A1C上升或下降，个人的生活品质、焦虑感和抑郁得分也对应改变。
- 这些结果告诉我们，如果A1C低一点，你会感觉好一点。但是另一个的诠释则是，感觉良好就比较容易得到好一点的A1C。
- 另外研究发现，如果病人在过去3个月经验过造成严重压力的因素（不愉快的生活事故、持续性的长期问题、跟他人有所冲突），他们的A1C比较高[729]。
- 还有研究发现，压力造成的高A1C只会发生在无法有效率处理压力的人身上[916]。愤怒、不耐及焦虑都属于没有效率的压力因应方法；坚忍（非情绪化的回应压力）、务实（采用问题解决取向的方式来面对压力）以及否认（不去理睬压力，所以压力自然也就没有影响）是有效率的因应方法。
- 不过在稍早的研究曾经发现，否认的态度与血糖控制不佳有所关联。可能的解释是，在解决问题前，要先正视问题。所以在刚发病的时候先接受慢性疾病，之后再拒绝让疾病给生活带来负面的影响，这才可能是有效率的否认方法。
- 24个研究的综合分析得到结论，有糖尿病的人，他们的抑郁症与高A1C有所关联[749]。不过很难就此下论断，到底是抑郁症引起了高A1C？还是反过来，高A1C引起了抑郁症呢？
- 有数据显示抗抑郁药物能够改善有抑郁症糖尿病病人的A1C[749]。

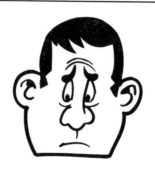

当一个人无法改变既有的压力情况，他会体验到负面的压力。工作和家庭无法克服的问题，都可能造成高血糖。

第二十六章　生病与发烧

感染生病尤其发烧时，身体会多分泌一些让血糖升高的激素（特别是皮质醇及升糖素这两种激素[1165]），这些多出来的激素会增加胰岛素的需求。而生病时通常吃得比较少、休息得比较多，这些因素会相互抵销。生病的基本规则是：就算食量减少，也不该降低胰岛素的剂量。

生病刚开始，还是要维持平时的剂量。每餐前测血糖，根据血糖值调整餐前剂量。如果血糖高于 8mmol/L，根据修正系数给予额外的胰岛素。生病期间，孩子每天的胰岛素总剂量都会改变，因此也要每天计算新的修正系数。记得要把因为高血糖而注射的额外剂量算在总剂量里。

当体温高于 38℃，通常需要把剂量增加 25%。而当发烧超过 39℃，24 小时的胰岛素总量可能甚至需要增加到 50%[741]。对于一天注射 2 次的人来说，这种治疗方案很难满足生病时所造成胰岛素需求的改变，所以生病的时候，最好暂时改为一天注射 4~5 次。或者也可以选择在血糖高的时候，注射额外的速效胰岛素。

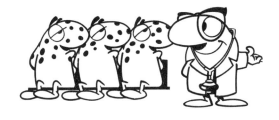

觉得不适或还好？

1. 觉得还好时
- 首先考虑食物的需求以及食欲。
- 根据进食的分量调整胰岛素剂量。
- 目标是不要让血糖升得太高。
2. 觉得不适时
- 首先考虑胰岛素的需求。
- 生病一开始先注射同样的胰岛素剂量（除非血糖很低，或者有腹泻的问题），要吃足够的碳水化合物，避免胰岛素空转。
- 目标是别让血糖降得太低。需要时喝一些含糖的饮料。

生病与胰岛素的需求

- 发烧会增加胰岛素的需求。
- 但是食欲不振及减少的进食量会降低胰岛素的需求。
- 所以可能至少需要与平常一样的每日胰岛素总量。
- 发烧时，胰岛素的需求很可能会增加 25%~50%。
- 可能会因为胰岛素缺乏而酮症酸中毒，所以要测试血酮或尿酮。
- 但是如果是肠胃炎加上呕吐与腹泻，可能需要比较少的胰岛素。

重要！

生病的时候，要用"目测法"或调整胰岛素和碳水化合物的比值来决定你的餐前剂量！

- 修正系数（胰岛素敏感度系数）：
  生病最初先使用平日的修正系数，接着每天用100法则重新计算。夜间请用200法则。
- 碳水化合物比值：
  平日的剂量不足以应付发烧的需求。先把胰岛素：碳水化合物比值降低10%~20%来调高餐前剂量，并于饭后两小时测血糖来评估。如果因为肠胃不舒服或肠胃炎而造成低血糖，你需要提高碳水化合物比值来降低胰岛素的剂量。
- 目测法：
  根据血糖值，把餐前剂量增加或减少10%~20%。

糖尿病孩童生病了（改编自参考文献1044）

1. 治疗目前的疾病
   与没有糖尿病的孩童一样，要诊断出糖尿病孩童生病的原因并给予治疗。
2. 对症治疗
   如果孩子发烧或头痛，给孩子服用一些退烧止痛药，像是普拿疼、安舒疼或泰诺（paracetamol/acetaminophen或ibuprofen），这些药物可以减轻症状。孩子一旦觉得比较舒服，他们的食欲通常也会比较好。
3. 留在家里，不要上学
   我们建议生病的糖尿病孩童最好留在家里，因为感染与发烧都会影响到血糖。
4. 水分的平衡
   发烧的孩子更需要补充水分，特别是高血糖（高于12mmol/L）会让他们比平常多尿。如果孩子还呕吐或腹泻，脱水的风险会快速升高。
5. 营养
   要确保孩子获得胰岛素、糖和营养，这非常重要。给孩子吃一些他喜爱或想要的食物。

通常在缓解期间（蜜月期），生病会大幅度地提高胰岛素的需求。孩子通常一天的总量要用到每千克体重1单位，有时候甚至更多，大人则稍微少一点。胰岛素需求之所以会这么快速升高，是因为自己的胰岛素已经无法提供大量的胰岛素了。

良好的血糖控制能提高身体对感染的抵抗能力。把血糖数据和酮体检验结果（还有胰岛素剂量）记录在日志里。如果对自己的状况有些许的不确定或者不知道该如何处理这个情形，请尽快联系糖尿病医疗团队或者医院。这样的建议对糖尿病孩童的父母更加重要。

重要！

生病的时候，千万不要用"目测法"或"计算碳水化合物"的方式来调整胰岛素的剂量！

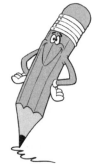

把所有的胰岛素剂量及血糖数据记录在日记本里。下次再碰到同样的情况，就能更得心应手地调整进食量和胰岛素剂量了。还有，评估生病对糖尿病影响的最好方法，就是记录下每天的胰岛素总量。

生病（譬如感冒发烧）造成的胰岛素需求增加会持续几天，但有时也可能持续到康复后的1周。这是因为升高的血糖也增加了胰岛素的抵抗。有的时候虽然还没有开始生病，但是感染的潜伏期（incubation time）就已造成了胰岛素需求的增加[1043]。

如果孩子没有食欲，不想定时用餐，还是要想办法鼓励孩子摄取跟平常一样的碳水化合物量。可以提供孩子喜欢的食物，像是冰激凌、水果或汤。

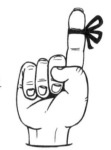

生病时切记多测血糖及尿酮或血酮！也要持续注射胰岛素，不能中断。此外还要摄取含有碳水化合物的饮料和食物。

恶心与呕吐

很多病菌感染和生病都会附随恶心与呕吐的症状，尤其孩子一生病就容易恶心与呕吐。我们面临的麻烦在于，恶心与呕吐也是糖尿病孩童缺乏胰岛素的最初征兆。这就是为什么只要孩子觉得恶心与呕吐，我们一定要测血糖及验酮体。如果血糖高，酮体也呈阳性反应，我们可以判断孩子可能是因为胰岛素缺乏而感到恶心。就算已经给孩子注射了平时的胰岛素剂量，但是生病会增加身体对胰岛素的需求，使得孩子体内的胰岛素还是不敷使用。

另一方面，如果测出来的血糖是低的，那恶心应该是疾病本身所造成的。如果孩子没有食欲，进食量太少造成酮体，也有可能测出尿酮或血酮，让孩子感到恶心。

成年人也是如此。如果生病期间感到恶心，进食量比平常少，更要注意摄取含糖及碳水化合物的食物。这两者不但能提供身体需要的营养，还能减少低血糖的风险。一次补充大量的液体可能会让恶心更加严重，最好是少量多次的饮用，譬如每10分钟喝几口。药房有贩售口服电解质溶液（oral rehydration solution），能帮助这样的情况，特别是生病的糖尿病孩童。大一点的孩子可能比较无法接受口服电解质溶液的味道（因为蛮咸的），可以加一些果汁来

生病期间的胰岛素治疗（肠胃炎除外）

- 生病一开始还是注射平日同样的剂量（除非有肠胃炎）。
- 每餐前都要测血糖，有需要的话，正餐间也要测血糖。要规律的检验酮体。
- 依据测出来的血糖值调整胰岛素的剂量。把餐前剂量调高1~2单位或依修正系数调高。把碳水化合物比值降低10%~20%，以给予较高的餐前剂量，并且依据测出来的血糖数据调整胰岛素的剂量。
- 如果血糖高于14mmol/L，此外还验出高尿酮或高血酮，应该注射额外的胰岛素（最好用速效胰岛素NovoRapid或Humalog），剂量的算法是每千克体重0.1单位。如果血糖2~3小时后依旧没有下降，再注射一次同样的剂量。
- 另外一个方法是，每3~4小时注射一次额外的胰岛素，剂量是每天总量的10%~20%。
- 如果开始呕吐或者身体的健康状态已经受到影响，要赶快联络糖尿病医疗团队或医院。

改善味道。运动饮料也不错，因为它本身含有葡萄糖及盐分，可以预防脱水及电解质的失调。小剂量的肠胃蠕动调节药（metoclopramide）或止吐药（ondansetron）也能有效预防呕吐。

如果糖尿病孩童不停地吐，连喝下去的液体都吐光光，要赶快联络糖尿病医疗团队或者带孩子去急诊室！

就算孩子无法照常进食，还是要注射胰岛素。给孩子喝一些甜的饮料，让血糖不会下降。如果血糖低于10mmol/L，要确定饮料里有真正的糖！孩子通常喜爱果汁、水果冰沙或冰激凌，他们一般能够多少吃一些。这种情况下，完全不能给孩子无糖饮料。但是如果孩子已喝了足够的含糖饮料使得血糖够高，可以给些额外的白开水，发烧的孩子尤其应该多喝些白开水。

不同的疾病如何影响血糖？（改编自参考文献1044）

1. 没有太大的影响
   对全身健康没有什么影响的疾病，一般也不会影响身体对胰岛素的需求，像是普通没有发烧的小感冒以及症状不严重的水痘（孩子）。
2. 低血糖
   这些疾病的特色是因为恶心、呕吐以及/或者腹泻而很难让营养素留在体内，譬如肠胃炎或者会腹绞痛的病毒感染。
3. 高血糖
   大部分会引起不适与发烧的疾病也会让血糖升高，造成身体对胰岛素的需求增加。如果血糖升高却没有跟着调高胰岛素的剂量，可能会发展成酮症酸中毒。这类型疾病的例子是：发烧的感冒、中耳炎、伴随发烧的尿道炎、肺炎。生殖器官的疱疹感染也可能造成胰岛素的需求大量增加[1113]。

该去医院的警讯（改编自参考文献1044）

- 大量或反复的呕吐。
- 升高的尿酮或血酮，或者呼吸费力。
- 就算注射了额外的胰岛素，血糖还是高居不下。
- 找不出问题的症结到底在哪。
- 严重或不寻常的腹绞痛。
- 知觉混乱，或者健康状态恶化。
- 稚龄的孩子生病（2~3岁或者更小），或者除了糖尿病外还有其他的疾病。
- 病者本身或者照顾者已经疲乏无力了，譬如数夜无眠不休的照护。
- 只要有一点的疑惑，就该打电话询问要如何处理现下的状况。

肠胃炎

肠胃炎是肠道的感染，一般会造成呕吐及腹泻。只有少量的养分能停留在体内，普遍会造成低血糖的问题，所以需要大幅度地降低胰岛素的剂量。肠胃炎和食物中毒是生病期间需要增加胰岛素需求规则的两个例外。降低的胰岛素需求在肠胃炎康复后还可能会持续一段时间（一般1~2周），这是因为低血糖使得胰岛素的抵抗降低了（也就是胰岛素的敏感度增加了）。

肠胃炎会减缓胃的排空[67]，造成较低的血糖。可能需要把胰岛素剂量降低 20%~50%，才能避免低血糖的发生。如果有持续的低血糖，重复注射迷你剂量的升糖素能有所帮助。

胰岛素与孩子的肠胃炎

先确认真的是肠胃炎：

- 呕吐与腹泻。
- 低血糖。
- 轻微或中度的尿酮或血酮。饥饿血酮很少超过3mmol/L。没有糖尿病的成年人，一天只要吃150~200g的碳水化合物（每3~4小时45~50g），就能减少或者阻止饥饿酮体的产生[397]

（1）如果这是孩子于糖尿病确诊后第一次的肠胃炎，或者只要你对处理方式有一丁点的不确定，赶快打电话联络医院。反复呕吐的孩子应该马上带到医院，他可能需要以静脉输注的方式补充水分和胰岛素。

（2）当孩子感到恶心或呕吐时，要少量但多次给孩子一些真正含糖的饮料（饮料千万不能是"低糖"或"无糖"！），让他每10~15分钟喝几口。适合的饮料包括果汁、加糖的茶、口服电解质溶液或者运动饮料。并记录下孩子饮用了什么以及喝了多少。

（3）每2小时测一次血糖（如果有低血糖的风险，每个小时都要测血糖），并且每1~2小时验一次血酮或尿酮。

（4）通常需要降低胰岛素的剂量，要在孩子的进食量及降低的胰岛素剂量之间找到新的平衡。先让孩子喝一些含糖饮料，等血糖稍微升高，再注射小剂量的胰岛素。如果验出酮体，代表胰岛素的剂量降低太多了！孩子同时需要糖和胰岛素两者。

（5）大于6个月的孩子，可以先服用止吐药ondansetron（安坦息吐是处方药物），来减缓恶心和呕吐。体重8~15kg给予2mg，15~30kg给予4mg，体重超过30kg给予6~8mg[202]。服用止吐药后等待15~30分钟，再给孩子一些含糖饮料。

（6）如果孩子有持续性的低血糖，最好的处理方法可能是注射迷你剂量的升糖素。迷你剂量可以重复注射，效果很好。

（7）低血糖会增加胰岛素的敏感度（降低的胰岛素抵抗），所以每天的总剂量一般需要降低20%~50%。

（8）一旦呕吐减少或者停止，就开始照常进食。

（9）如果孩子采用一天两针的方案，就先从餐前胰岛素的部分开始减少（速效或短效胰岛素），有时候可能甚至可以完全停止餐前胰岛素。通常也可能需要减少中效胰岛素。

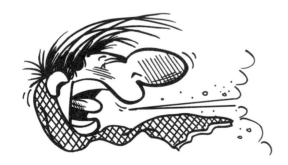

感冒发烧会让胰岛素的需求增加到25%，有时甚至会高到50%。一旦血糖开始上升，先把所有的剂量都增加1~2单位。之后如果有需要，再依据血糖及酮体的测试结果来进一步地向上调整。

要记得饮用足够的含糖饮料。如果感觉恶心或者想吐，就小口小口慢慢地喝。千万不要遗漏任何可以给孩子含糖饮料的机会！如果血糖低于15mmol/L，不要喝白开水。就算血糖有些高，但是血液里并没有太多的糖。我们以成年人每1mmol/L的血糖有1g的糖计算，体重35kg的孩子则只有一半，这表示当孩子的血糖是12mmol/L时，他体内的糖总共约6g，相当于2片3g的葡萄糖。

一旦呕吐减缓或停止，就可以开始进食一般的食物。我们已经不再像以前一样推荐所谓的肠胃炎特殊食物（水煮鱼、米饭、吐司等）。这样的饮食无法获取到需要的葡萄糖及热量，所以现在（如果还有人这样推荐）已经很少采用了。最好吃一些喜欢的食物。唯一的例外是不该让幼儿喝牛奶。如果孩子还有腹泻的问题，牛奶和乳制品要暂停1~2周。

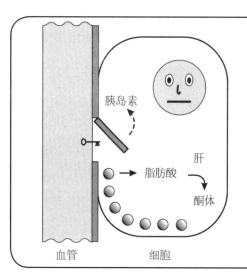

肠胃炎时的饥饿和胰岛素的缺乏

- 肠胃炎通常会造成低血糖，加上细胞处在饥饿的状态，而产生酮体。这样的情况下给予胰岛素，血糖会降得更低。所以要先确定孩子可以喝一点含糖饮料，让血糖拉高一些，再给予小剂量的胰岛素，如此一来，酮体就减少了。

呕吐但没有腹泻？

当心！要记得恶心与呕吐常常是胰岛素缺乏的症状。

只要看到没有腹泻的呕吐就要有所警戒，因为这可能来自胰岛素的缺乏。胰岛素缺乏造成了高血糖及高尿酮/血酮。

照顾小伤口与可怜的朋友……（瑞典谚语）

- 用肥皂和水清洗伤口。
- 用干净的绷带包扎伤口。
- 有发炎的迹象？如有以下的情形要去看医师！
（1）伤口1~2天后还会痛/阵痛。
（2）皮肤更红更肿。
（3）皮肤上的红斑从伤口延伸到身体（淋巴管的感染）。
（4）腹股沟或腋下有疼痛的小肿块（感染或发炎的淋巴结）。
（5）发烧。

一定要有警觉心！呕吐常常是胰岛素缺乏的症状，增加胰岛素剂量才能对症下药。

如果你或你的糖尿病孩子感到恶心或者呕吐，一定要测血糖和酮体（尿酮或血酮）。在缺乏胰岛素的情况下，血糖和酮体两者都会很高，要赶快加打额外的速效胰岛素，才能防止酮症酸中毒。如果不确定该如何诠释测验的结果，不要自己调整剂量，最好先咨询糖尿病医师或护士。

伤口的愈合

一般大众普遍认为有糖尿病的人，他们的足部伤口愈合得比较慢，所以需要定期的足部照护。这个说法对发病很多年的糖尿病病人当然是没有错，此外也适用于开始有并发症的病人。并发症造成了血液循环的不良，导致足部和脚趾头的知觉减弱。不过对于糖尿病孩童和青少年，这样的说法有待商榷。只要血糖控制良好，伤口经过处理不会引起发炎，糖尿病孩童和青少年的伤口在愈合的速度上与没有糖尿病的同年龄一样快。

而另一方面，如果没有好好的控制糖尿病，血糖总是很高，会使得身体的防卫系统运作不良，造成年轻的糖尿病病人更容易被感染[699]。

手术开刀

大手术会造成身体的压力反应。身体会分泌压力激素诸如：肾上腺素、皮质醇、升糖素以及生长激素，它们让肝脏生产和释放葡萄糖，造成血糖的上升。没有糖尿病的人可以自行分泌更多的胰岛素来修正高血糖，可是有糖尿病的人就麻烦了。如果是预定好的手术，住院前可以先做些准备，像吃营养一点，和更精确地调整胰岛素的剂量。手术期间和手术后要很注意胰岛素剂量的调整，这点很重要，因为高血糖（高于 11mmol/L）会增加手术后的感染风险[443]。

就算只是动个小手术，糖尿病病人也需要医院的特别照顾。手术最好能排在当天的越早越好。如果手术超过 20~30 分钟，并且还进行全身麻醉，我们建议最好是能够采用静脉点滴来输注胰岛素[641, 917]。这种系统比较容易调整，同时也能确保在手术以及复原的期间，病人能保有良好的血糖以及适当的胰岛素浓度。如果是时间比较短的手术，继续采用平时的一般基础胰岛素比较好（或者泵的基础率），如有需要，也能再经由静脉点滴输注额外的胰岛素。当动过手术的病人能再度进食，他们就可以恢复之前胰岛素的给予方式。

如果孩子被送入儿童外科病房，医院应该安排你和儿童糖尿病医疗团队会面，讨论适合的胰岛素治疗方案。因为你是糖尿病孩童的父母，有权力表达你对孩子胰岛素治疗的看法。不要忘记了，你拥有的关于自己孩子的糖尿病知识很可能远远超过外科手术房的医护人员。

同时，如果是选择性手术，你有权要求医院答应让麻醉师及外科手术医疗团队的所有人员都可以联络你的糖尿病医疗团队，这是为了确保孩子的糖尿病照护和正确的监控，以及能够有效率地执行胰岛素的调整。如果孩子的糖尿病医疗团队有提供24小时协助的话，你还可以要求如果发生紧急事故，医院必须马上联络糖尿病医疗团队的值班医师。要是没有所谓的值班糖尿病医师，至少也要联系医院本身的糖尿病医师或者内分泌专科医师。如果青少年进手术房，父母的陪伴是非常的重要，才能帮助孩子控管血糖。

影响血糖的药物

含糖的药物会影响到血糖。一般药物里的糖分都很低，不足以让血糖有影响性的上升。如果进餐时一起服药，额外5g的糖不会让血糖造成太大的差异。就算血糖真的上升，可以注射额外的胰岛素剂量（每10g的糖需要0.5~1单位的胰岛素）。

有些不含糖的药物也会影响到血糖。皮质醇或其他类固醇的治疗［譬如去氢皮质醇（prednisolone）与抗炎类的类脂醇（dexamethasone）］都会让血糖很明显的升高，常常高于20mmol/L。甚至连单次给予皮质醇，譬如治疗气喘或喉头炎的激烈咳嗽，血糖也会升高。如果需要持续几天服用皮质醇药物，你会需要大幅度地提高胰岛素的剂量。每天的总量可能加倍，餐前胰岛素及中效或长效胰岛素都需要增加。吸入性类固醇相比之下对血糖的影响较小，有时候小剂量的类固醇被吸收到血液里才会造成血糖稍微地上升，试着找出对气喘最有效的最小剂量。对长期需要每天使用维持剂量的人来说，睡前用药可能比较有益，因为如果需要，可以单独提高睡前的剂量来回应类固醇的效应。对严重急性的气喘，合并用药 β2 拟交感神经兴奋剂（beta-sympathomimetics）和去氢皮质醇也常会造成血糖的飙高。

牙齿

最好定期看牙医，不但能获得牙齿的保健信息，也能减少牙齿的伤害。要记得告知牙科医生你有糖尿病！

糖尿病孩童一般不会比没有糖尿病的孩童更容易蛀牙（龋齿），相反的，糖尿病孩童的牙齿问题比他们同年纪的同伴少了很多[622]。但是糖尿病孩童糖果吃的比他们的朋友少，所以他们会蛀牙让很多人无法理解，可能的解释是因为糖尿病孩童定时吃点心，外加他们因为低血糖会需要服用葡萄糖片或额外进食一些含糖的食物，所以造成他们的口腔有比较多的细菌。针对成年糖尿病病人的研究发现，他们与没有糖尿病的成年人有相同数量的蛀牙[1110]。

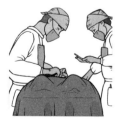

我们建议在手术期间采用静脉点滴来输注胰岛素。这是最便利又最安全的方式，能在不发生低血糖的前提下让血糖保持平稳。如果是小手术，通常继续施打平日的基础胰岛素（注射或泵），再视需要静脉给予额外的胰岛素，这样会是很恰当的安排。

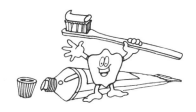

就算吃的糖果比朋友少，你还是可能蛀牙。这是因为高血糖会造成唾液里也有葡萄糖。不要忘了每天至少要刷牙两次。

这个药物里面有糖吗？

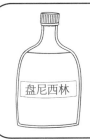

这个药物里面有糖吗？看标签来检查药物里面有什么成分。很多抗生素含蔗糖，一些其他的药物则掺有乳糖、果糖或山梨醇。治疗便秘的药物通常含有乳酮糖，它不会被肠胃吸收，所以不会影响到血糖。

另一个解释是，血糖高时，葡萄糖会跑到唾液里，促进了蛀牙的产生[1110]。人的唾液里一般是不会有葡萄糖，但是只要血糖高到一个程度，唾液里就能发现葡萄糖。如此说来，血糖不稳定或血糖高都会让糖尿病病人容易蛀牙。不幸的是，唾液里的葡萄糖含量与血液里的葡萄糖含量并不一致，所以我们无法经由测试唾液来评估血糖[1110]。A1C 高的孩童和青少年，他们的唾液里有较多的葡萄糖，因此他们也有较多的蛀牙[1139]。

牙龈炎是由堆积在牙槽的细菌造成牙龈的发炎。遗留在牙齿的细菌感染物变硬结成牙垢，牙龈会变红。刷牙的时候，牙龈会流血。牙龈炎和牙周病（细菌造成环绕牙齿的四周及支撑组织的感染）在糖尿病病人里比没有糖尿病的人稍微常见。年轻糖尿病病人有牙龈炎与牙周病的比例也是高于没有糖尿病的同伴[924]。血糖高的病人也比较容易得牙龈炎与牙周病。糖尿病病人的牙龈炎也可能恶化得比较快，造成比没有糖尿病的人更大的损害。牙周病也常见于吸烟者。糖尿病成年人的牙龈感染一旦治疗好了，他们的 A1C 也会有所改善[459]。

青少年和年轻人常常需要动手术拔除智齿，如果接受手术的是有糖尿病的人，牙科医生必须采取特别的预防措施。智齿的拔除手术一般是采用不需住院的门诊就诊，但当对象是有糖尿病的人，牙科医生或口腔外科需要遵循一定的程序，因为病人会在过程中需要用静脉点滴输注葡萄糖，或者可能还会需要胰岛素。你要在事前就决定好胰岛素剂量的调整，但是更应该详细问清楚会发生什么事情，谁负责监控你的血糖，以及如果有需要，谁能替你调整胰岛素的剂量。在进行类似这样的程序前，应该要确定参与治疗的每个人都知道你有糖尿病。

接种疫苗

糖尿病孩童应该与其他的孩童一样接种疫苗。

第二十七章　吸烟

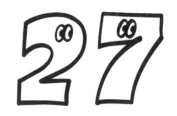

　　全世界都知道吸烟有害健康，即便如此，还是很多人吸烟，而且似乎也没有人在乎。对于吸烟我们不常以道德的角度来看待，也因此造成很多有糖尿病的人心存不平，觉得社会对他们总爱采用双重标准，指责他们吃了"错误的食物"，却完全不去理会吸烟的人有各式各样的健康问题。譬如当有糖尿病的人排队买糖果，路人都觉得有责任要当"糖果纠察队员"，瞪着他们好像想要说"你不可以买糖果！"，很多人甚至出口伤人。虽然现下所有的酒吧、餐厅和大众运输体系都全面禁止吸烟，年轻一代吸烟的习惯和以往相比，并没有什么改变。相比糖尿病病人吃糖果，吸烟造成更多的健康问题，但是绝大多数不吸烟的人看到吸烟的人排队买烟，却都闷不吭声。

　　糖尿病病人吸烟的比例与没有糖尿病的人是相同的，吸烟会大幅度提高肺癌、慢性支气管炎以及心血管疾病的风险。单单糖尿病就更加容易得心血管的疾病，像动脉硬化、心脏病发作和卒中。糖尿病病人的风险是累积的。如果把糖尿病想象成在松垮绳索上的平衡特技表演，吸烟可能是造成失足跌下来的额外因素。很多成年人的相关研究确认糖尿病病人吸烟会造成壮年早逝，风险是不吸烟糖尿病病人的 1.5~2 倍。同时研究也指出，只要能够戒烟，就能降低风险[201, 830]。

　　1994 年召开的世界烟草大会明确地告诉大家，每两位吸烟者之间就有一位会死于吸烟所造成的相关疾病[909]。吸烟也是 20 世纪危害最多生命的流行病，造成的死亡人数高于死于瘟疫与艾滋病两者的总合。当 14 岁的小烟枪开始引诱其他的青少年吸烟，可以想见他的传染性如同肺结核病人一样严重，会影响多少的青少年也开始吸烟！

　　烟草中的尼古丁造成血管的收缩，使得注射部位的胰岛素被吸收的比较缓慢，进而影响到血糖[666, 672]。尼古丁也会增加胰岛素的抵抗[55, 347]（同样剂量的胰岛素在降低血糖的功效会

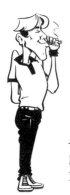

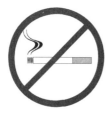

"当 14 岁的小烟枪开始引诱其他的青少年吸烟，可以想见他的传染性如同肺结核病人一样严重。"（引自 1994 年世界烟草大会的信息）[909]

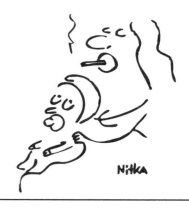

变差），使得糖尿病更加的难以管理。也因此吸烟的糖尿病病人需要更高的胰岛素剂量，才能达到如同不吸烟糖尿病病人的血糖控制[348]。吸烟的人，无论性别，得 2 型糖尿病的风险是不吸烟人的 2 倍，如果每天吸超过 8 根烟，得 2 型糖尿病的风险是不吸烟人的 5 倍[394]。

吸烟会吸入一氧化碳，这些一氧化碳会取代氧气抢先和红细胞的血红蛋白强力结合，降低血红蛋白的携氧能力，因此身体必须增加红细胞的数量来弥补受损的携氧能力。科学研究证明，吸烟增加糖尿病病人的肾脏衰竭、视力受损、足部溃疡、截肢以及心脏病发作的风险[827, 830, 1013]。吸烟降低眼睛的血液流量[820]，增加眼睛并发症的风险。有研究比较吸烟和不吸烟的糖尿病病人，两组有同样的年龄、发病时间以及 A1C。经过 6 年的追踪发现，吸烟的糖尿病病人，他们的眼睛和肾脏并发症比较明显，也比较严重[1049]。

还有研究发现，吸烟把严重低血糖（定义为丧失知觉或住院）的风险提高 2.6 倍[548]，这个研究有 15% 的参与者是吸烟者。一个可能的解释是吸烟的糖尿病病人因为胰岛素的抵抗增加，所以需要较高的胰岛素剂量[763]，另外的解释是吸烟是一种危险行为，有这种行为的人在决定胰岛素的剂量时，也可能比较冒险（像不常测血糖）。

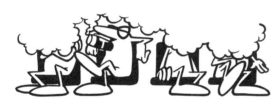

二手烟危害健康。孩童经常暴露在父母的二手烟之下。有一位从不吸烟的妇女罹患只会发生在吸烟者身上的致命肺癌，后来证明是因为工作场所有人吸烟让她得癌症。研究证实，家庭、工作或社交场所的二手烟，会让得肺癌的风险上升 25%[152]。

你会死于吸烟吗？

1994年召开的世界烟草大会预估[909]，每1000位20岁的惯性吸烟者当中，其中：
- 1位会死于谋杀。
- 6位会死于交通事故。
- 250位会中年早逝于吸烟造成的相关疾病。
- 250位会在晚年死于吸烟造成的相关疾病。

二手烟

吸二手烟也会造成健康的伤害。研究证明孩童经二手烟吸入尼古丁，他们吸收尼古丁进入血液的速度是吸烟大人的2倍。幼儿对二手烟更是敏感，吸烟父母的孩子血液内也有比较高浓度的铅和镉。靠近排油烟机（在厨房）吸烟并无法阻止烟扩散到整个房子，就好像是"在游泳池的角落尿尿"的意思一样。

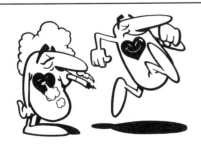

戒烟会让你更加健康！

父母禁止孩子吸烟，自己也不吸烟。

10% 的孩子吸烟

父母禁止孩子吸烟，但是自己吸烟。

19% 的孩子吸烟

父母允许孩子吸烟，但是自己不吸烟。

52% 的孩子吸烟

父母允许孩子吸烟，自己也吸烟。

72% 的孩子吸烟

针对青少年的问卷调查发现，无论父母本身吸不吸烟，只要他们禁止孩子吸烟，就能达到最大的效果[1]。

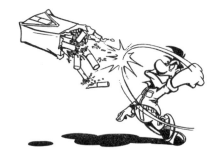

戒烟永远不嫌晚！只要一天不吸烟，烟草对身体造成的损害就会减少一些。

戒烟

戒烟最简单的方法就是不要开始吸烟。很多人无法抗拒"同侪压力"，所以他们在青少年时期就开始吸烟。你还是要努力抗拒，一旦成功，就能多活好多年。此外，不吸烟也可以省下大笔的金钱。

一个人独自戒烟可能比较困难。糖尿病医疗团队可以给你一些好的建议，尼古丁咀嚼锭或贴片可能也有效。但是除非自己有强烈的戒烟意图，否则是不可能成功的！研究发现吸烟的糖尿病病人戒烟后，他们的 A1C 从 7.7% 降到 7.0%[466]。戒烟可能会造成体重的增加，不过这不是一定的，要看戒烟方式。你应该和糖尿病医疗团队讨论，用哪种方法戒烟，才能达到最佳的成功率，并且把戒烟期间的副作用降到最低。市面上有一些药物（Bupropion、Varenicline），可以降低成年人对吸烟的渴望。

瑞典的研究指出，糖尿病青少年身旁的重要人士包括医疗团队，如果动之以情（或说之以理），孩子会很重视这些看法和建议，进而强烈影响他们的吸烟习惯，甚至开始动念戒烟[955]。所以，家长们以及相关人士，别气馁！

吸烟

在瑞典，30% 的 30 岁以下的年轻男子吸鼻烟，这个现象在其他的国家也很普遍。经由鼻子黏膜被吸收的尼古丁与静脉注射是一样的快速。不管是吸烟还是吸鼻烟，尼古丁都会严重影响到心脏、血管和血压，糖尿病病人的肾脏受到伤害的风险可能会更高[360]。尼古丁的成瘾性与可卡因或海洛因是一样强烈。因为尼古丁会让人上瘾，所以要戒掉鼻烟，就算不是更难，但至少与戒掉吸烟是一样的困难。

第二十八章　饮酒

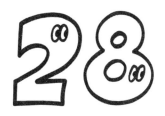

对于有糖尿病的人，我们不会建议完全禁酒。但是大家应该要知道酒精对身体的影响，以及饮酒不宜过量，不要喝醉。如果尚未达到法定饮酒年纪，父母有权决定你能不能喝酒。每个国家的法律都不一样，所以能购买酒精饮料的法规年纪也有所不同。糖尿病医疗团队既不能允许大家做些什么，也无法禁止大家做些什么。我们只能告诉各位会发生什么，提醒大家何时需要特别留意，以及为什么。

酒精与肝脏

酒精分解时会占用到肝内酶，造成肝脏生产新葡萄糖的能力（所谓的葡萄糖新生）变差[58]。虽然肝脏还是能够释放出储存的肝糖，但是一旦库存耗尽，你就会低血糖[58]。此外，饮酒后皮质醇及生长激素在血液中的浓度也会降低。这两种会升高血糖的激素要在释放入血液后的3~4小时才开始作用，因此在饮酒的几小时后，发生低血糖的风险会增加。酒精也会减弱肝脏生产游离脂肪酸的能力[58]。总结上述这些生物原因，低血糖的风险会在饮酒后大幅度的增加。酒精影响血糖的效应会持续到肝脏把体内的酒精全部分解完毕为止。肝脏每小时能够分解的纯酒精是每千克体重0.1g。举个例子，体重70kg的人需要1小时才能将一瓶低热量啤酒的酒精分解完毕，40mL的利口酒需要2小时来分解，一瓶葡萄酒的酒精则要花上10小时。如果晚上饮酒，低血糖的风险会持续一整夜，直到隔天。

为什么有糖尿病的人饮酒过量会危险呢？

有糖尿病的人必须随时保持清晰的思路，才能够在正确的时间注射正确的胰岛素剂量，以及在胰岛素不足或者低血糖的时候警觉到不舒服。喝酒过量就无法办到，就好比喝了少量的酒后，就无法安全的驾驶。曾经有过少数的年轻糖尿病病人死于酒后的严重低血糖。科学研究厘清，他们的死因并不是完全来自酒精降低肝脏生产葡萄糖的能力，而是因为酒精阻碍他们辨认低血糖的征兆，导致无法及时处置即将要发生的低血糖[410, 650, 673]。

研究安排有糖尿病的人于晚点心后的2~3小时喝一些白葡萄酒（约600mL，3个普通大小的酒杯）或白开水[1138]。饮酒的人早上的血糖比起喝白开水的人要低3~4mmol/L，并且6位饮酒者之中的5位，在早餐后的2~4小时发生有症状的低血糖（这个时候血液里已经测不出酒精了）。另外研究也证实，饮用上述分量的酒精饮料会让24

小时内的低血糖风险加倍[962]。这告诉我们，如果晚上喝酒，要对隔天早上到午前可能会发生的低血糖有所准备，同时最好把睡前胰岛素和早餐前的胰岛素两者都调低。

基本规则

成年的糖尿病病人可以在用餐的时候适量搭配酒精饮料。对有糖尿病的人而言，女性的酒量应该限制在一天 1 份（1 份是 360mL 的啤酒、150mL 的葡萄酒或者 45mL 的烈酒），男性一天 2 份[397]。出门和朋友社交的时候，要确定同行友人知道你有糖尿病，最好还携带某种糖尿病的身份证明（项链或手环）。不要忘记酒精导致的低血糖风险会延续到隔天，饮酒时一定要进食，最好吃比较长效型的碳水化合物。含糖的酒精饮料（像利口酒）会让血糖短暂的上升，但是很快就会下降，还是会有低血糖的风险。1 杯啤酒与 1 杯牛奶约有相同的碳水化合物量。

因为肝脏要花很久的时间才能把酒精分解完毕，所以严重低血糖的风险会上升，这使得饮酒隔天的赖床变得特别危险。如果饮酒的同时还有很大的活动量，像是团队球类竞赛、夜店跳舞，这种高风险的组合（额外的活动量加上酒精的摄取）更会增加发生严重低血糖的可能性。在这样的情况下，绝对切记一定要预防低血糖。

酒和热量：一些例子			
酒类和分量	酒精含量	卡路里	碳水化合物（g）
1瓶（360mL）			
无酒精啤酒	<0.5%	~60	~16
低酒精啤酒	0.5~1.2%	~40	~7
低热量啤酒	3~5%	~90	~5
啤酒	>4%	~160	~13
1杯（150mL）			
红葡萄酒	9.9%	114	3.5
不甜的白葡萄酒	9.5%	99	0.7
甜的白葡萄酒	10.7%	147	8.9
雪利酒（60mL）	16%	91	6
1份（45mL）			
伏特加	32%	100	0
威士忌	32%	100	0
调制酒	20%	132	14
利口酒	19%	150	24

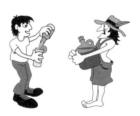

成年的糖尿病病人喝 1~2 杯酒不会产生危险，但是如果喝太多，就无法清楚地思考……

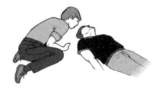

有糖尿病的人在饮酒后发生严重低血糖，看到的人只会以为是喝醉了。如果没有携带泵，一定要挂个糖尿病病人的项链或手环（也可以在皮包里放一张糖尿病证件，但是比较无法被及时发现）。

饮酒过量该怎么办呢？

上床前要额外进食，最好吃一些洋芋片，因为洋芋片会在好几小时内慢慢地升拉高血糖。上床前的血糖不要低于 10mmol/L。睡前的胰岛素剂量要降低 2~4 单位，才能防止低血糖。不要自己单独睡，如果夜间发生了严重低血糖，需要有人帮忙。就算很晚到家，虽然很不好意思，但还是要把父母或伴侣叫醒，让他们知道你的状况，毕竟性命比较宝贵，这么做可能会救你一命。也要调闹钟，不要睡到太晚！隔天起床要马上吃顿丰盛的早餐。如果觉得恶心，要测血糖，这可能是高血糖而不是宿醉所造成的。

最后大家还需要知道，在这样的情况下，连注射升糖素可能也无法有效地改善严重低血糖。一个原因是肝脏很"忙碌"地在分解酒精，所以无暇回应也无法提高血糖[397]。另外的原因是酒精会阻碍升糖素让肝脏增加生产葡萄糖的能力。有糖尿病的人饮酒后，如果发生伴随抽搐或丧失知觉的低血糖，可能需要送往医院接受葡萄糖的点滴治疗。

在家可以喝酒吗？

很多人假设"越是禁止的事，越会让人想要尝试"，也就是说，不如干脆让青少年在父母的监督下尝尝酒的味道，强过在外面偷偷摸摸的喝。事实上，很多研究发现，如果父母在家抱持允许喝酒的态度，很多孩子就开始喝酒。对青少年而言，全面禁止喝酒比在家尝试更能有效地防止孩子喝酒[770]，吸烟也是相同的[1]。这些研究的结论是，相较父母本身是否吸烟或喝酒，家长允不允许孩子在家尝试的态度，更会决定性地影响孩子是否吸烟或喝酒。

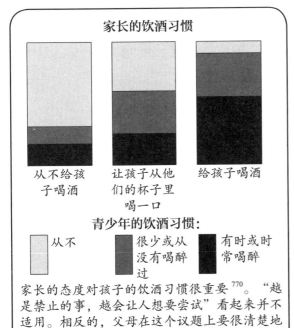

家长的饮酒习惯

从不给孩子喝酒　　让孩子从他们的杯子里喝一口　　给孩子喝酒

青少年的饮酒习惯：

从不　　很少或从没有喝醉过　　有时或时常喝醉

家长的态度对孩子的饮酒习惯很重要[770]。"越是禁止的事，越会让人想要尝试"看起来并不适用。相反的，父母在这个议题上要很清楚地表态，什么可以以及什么不可以。

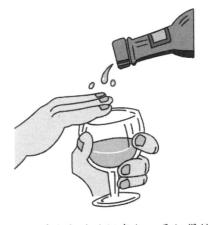

如果你还不到法定的饮酒年纪，要记得糖尿病医疗团队既不能允许，也无法禁止任何人喝酒。能不能喝酒要和父母讨论。糖尿病医疗团队能做的就是告诉你酒精如何影响到有糖尿病的身体，以及喝酒可能会产生哪些风险。

第二十九章
毒品与药物滥用

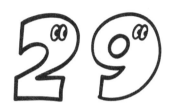

任何年轻人使用毒品都会造成问题，对有糖尿病的人而言，毒品会带来更多的风险。

毒品会影响脑部和神经系统，使得糖尿病管理变得更加困难。很多毒品会造成健忘，而有糖尿病的人如果没有注射足够的胰岛素或者忘记打针，就可能酮症酸中毒。因为毒品让人无法清楚地思考，所以使用毒品的人也容易低血糖。如果朋友知道你有糖尿病，也知道如何处理低血糖，或许能够提供帮助（前提是他们未被毒品或酒精影响）。除非吸毒的人挂有糖尿病的紧急求助手环，否则连警察或救护车的医疗人员都无法及时给予适当的协助。

麻醉药物和毒品非常容易让人上瘾。只要开始使用，如果没有外在帮助是非常难以戒掉。有糖尿病的人要从医学的角度来了解，任何毒品的使用都是极其不当与极端危险，连尝试也不行。

有些毒品可能还会增加血管相关疾病的额外风险。安非他命会损害血管的内皮层[759]，进而增加糖尿病的短期及长期并发症的风险。吸毒会改变行为，使得很多使用毒品的人无法好好地照顾自己，更别提糖尿病了。就算只是偶尔使用毒品，也会有相同的问题。

英国对16~30岁的1型糖尿病年轻人进行了一项不记名的问卷调查，有29%的人承认曾经使用过街头毒品。这些使用过毒品的人中，有2/3是至少每个月使用1次[845]。这些人中几乎有一半会警告朋友说他们有糖尿病，或者还会在使用毒品的时候额外测试血糖。有两位在吸食大麻后发生低血糖，另外两位在使用摇头丸和大麻后，因为酮症酸中毒被送往医院。美国针对1型糖尿病青少年的调查发现，有25%的人曾经用过毒品，5%的人持续使用中[440]。

毒品会毒害脑部，并且让你
上瘾，无法自拔。

兴奋剂类

兴奋剂类包括安非他命（俗称速必）、甲基安非他命（俗称冰块）、摇头丸或快乐丸，能给予服用者更多的能量与自信。这也使得这类毒品在夜店、派对和舞会上非常受欢迎。吸食人的身体可能会因为不停地跳舞或其他的激烈活动而丧失水分，造成脱水的风险，这对有糖尿病的人更是麻烦。兴奋剂类也会抑制食欲，再加上跳舞，可能会造成严重的低血糖。由此可知，这类毒品对糖尿病病人特别的危险，特别是没有补充足够的水分或者睡前忘记吃额外的点心。安非他命刺激肾上腺素的分泌，造成血糖上升[75]。摇头丸让身体保留比平常还要多的水分，造成水中毒[845]。曾经发生过两起糖尿病青少年因为使用摇头丸而发生酮症酸中毒的案例[1036]。

GHB（俗称液态快乐丸）是一种中枢神经抑制剂，如果和同类型的药物或酒精混合服用，会产生危险。GHB 刺激生长激素和皮质醇的分泌，造成胰岛素的抵抗。曾经有个案在使用GHB 后，血糖高过 28mmol/L，并产生酮体[83]。

可卡因也能让吸食者兴奋和增加自信心。可卡因非常容易成瘾，尤其是快克古柯碱（crack）更容易上瘾。

苯二氮平类药物（抗焦虑症药物）

这一类的药品一般是医师以处方签开给失眠或者过度焦虑的病人。当然也有黑市的存在，它们被当作休闲毒品。

这类型中最出名的是 temazepan（一种安眠药，品牌是 Restoril）。此药会让服用者放轻松想睡觉，如果大量服用，会产生与喝大量酒精饮料相同的效果。它会让服用者变得很健谈或过度开心，有时候还会让人具有攻击性。因为它会给予错误的自信心并削减判断力，所以会让你无法察觉自己的血糖是高了还是低了，也可能会忘记注射胰岛素。

大麻

大麻有两种产品：大麻烟（marijuana）和大麻树脂（hash）。大麻烟来自干燥的植物绿色部位，而大麻树脂则是从植物加工提炼而来的。大麻树脂通常效力较强，如果掺在食物（糕点）或饮料（奶昔）中会延后效果，有较高过量摄取的风险。人们以前认为大麻相较于其他的"硬性毒品"像海洛因、可卡因或安非他命，不是那么的有害。但是英国内政部（Home Office）在2005年发表了一个新的研究报告，证实大麻实际上会造成心理及身体两重重大伤害[13]。

大麻如同饮酒过量，让人在从事复杂活动时（譬如开车或管理糖尿病）判断能力受损。大麻加上饮酒（这时常发生）更影响糖尿病相关的决策（譬如明早要何时起床），使得风险增加。很多大麻用户发现他们很容易饥饿，想要吃下眼前所有的食物，特别是垃圾食物，这些零食会造成血糖飙高。

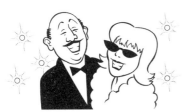

可卡因曾经是名人和富人的专属毒品。但是下跌的价格使得它越来越平民化。

鸦片

鸦片和鸦片类毒品像海洛因和美沙酮会干扰脑垂体的运作。脑垂体是脑部重要的腺体，它分泌很多激素。鸦片能减少睾固酮的分泌，造成下降[471]、肌肉变弱以及大脑功能低下[977]，甲状腺的功能也可能被影响。缺乏皮质醇，也就是皮质醇的分泌降低，可能因感染导致生命危险。这或许是一些海洛因成瘾病人的死亡原因，而不是因为过度剂量或者不纯的海洛因所造成的[977]。此外，海洛因会严重干扰成长激素的分泌，如果尚未发育完成，可能会影响你的成长模式。

中枢神经迷幻剂类

这类的迷幻毒品会改变你对外在世界的知觉，LSD（麦角酸二乙胺，俗称一粒沙）在20世纪60—70年代是嬉皮文化的一部分。虽然现在已经不太常见，但还是买得到。服用它会让你体验一个诡异如同梦境般的旅程，或者一个完全无法想象的可怕噩梦。就算曾经服用过LSD，但是每次的使用还是无从预期为时7~12小时的"旅程"中会发生什么。

另一个常见的迷幻药是K他命，最初是医院为病人的全身麻醉而研发。但是它的效应非常的诡异，所以很少（如果还有）在病人身上使用，很多黑市卖的K他命是做给兽医用的。这个药物原先用途是麻醉，所以服用它可能会造成身体知觉的丧失、甚至无法行动，有时也会产生迷幻与灵魂出窍的体验。如把K他命与酒混合服用，效果更是可怕，这药物也被称为"约会强暴药丸"。这样的效应加上低血糖，很可能会危及生命。

冒险行为

吸烟、饮酒、使用毒品与滥用药物，都是冒险行为的例子。

> **英国内政部给家长的建议**（网址www.homeoffice.gov.uk）
>
> 有备而来：研究毒品，分辨什么是事实什么是传言。如果孩子觉得你言之有物，他会比较愿意听你说，甚至会愿意跟你聊聊。
>
> 保持冷静：这一点说的比做的简单，但还是尽量不要对孩子大吼大叫，以免讨论变调成为争执。
>
> 心胸开放：听孩子说。如果有帮助，把谈话记录下来，晚一点的时候再加以考虑。不要回应孩子的脏话或者震惊的故事。
>
> 视野宽阔：不要只专注在孩子使用毒品或者孩子的行为上面，视野要宽一些，要看到故事的光明面。

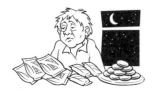

大麻会使人饥不择食，把伸手可及的食物统统吃掉！

第三十章　怀孕与性事

　　刚被诊断出糖尿病的女孩和她的家人最先会问的问题之一是："有糖尿病还能生育吗？"。怀孕对任何女人都会造成一定的负担，但是完全没有理由劝阻糖尿病妇女不要生育。怀孕也不会影响产妇日后得糖尿病并发症的风险[96]。

　　根据统计，在美国及英国出生的孩子中，母亲有糖尿病的比例约占 0.3%[145, 512]。这些糖尿病母亲中有 70% 是 1 型糖尿病[216]。妊娠糖尿病（gestational diabetes，一种发生在怀孕期间的暂时性糖尿病）占所有怀孕的 3%~5%[1063]。妊娠糖尿病的症状一般会在产后消失，只不过这些妇女未来得 2 型糖尿病的风险会增加（40%~60%）[226, 879]。

　　妈妈的高血糖很可能会影响到腹中的胎儿。早期的研究证明，只要妈妈能在受孕时及怀孕初期把血糖与 A1C 控制得像没有糖尿病的人一样，胎儿畸形与流产的风险不会高于一般的孕妇[280, 664, 1085]，就算妈妈已经有糖尿病并发症也是一样[498]。风险会随着 A1C 的升高而上升。一旦 A1C 高过 11%，风险也会大幅增加（接近 25%！）[900, 1085]。因为会有这些风险，计划生育是非常重要的；低于 7% 的 A1C 还是不够[365]，要确保怀孕前的 A1C 低于 6.5%[30]。英国研究发现，有糖尿病的母亲产下畸形儿的比例是 4.2%，相对没有糖尿病母亲的 2.1%[216]。在这个研究里，产下畸形儿的糖尿病母亲之中有 1/4 把怀孕初期 13 周的 A1C 控制在 7% 以下[216]。我们要特别说明，怀孕时间的 A1C 高于建议范围也不一定会产下有问题的孩子，所以高 A1C 本身并不足以建议进行堕胎[900]。A1C 高的妇女（A1C 高于 10%）之中有一半的生育还算正常[97]。

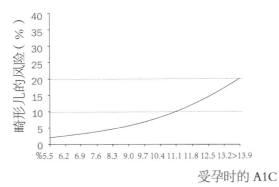

受孕时的 A1C

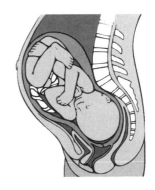

加拿大的综合分析检视了 1977 次数糖尿病母亲的怀孕。如果她们受孕时的 A1C 和没有糖尿病的妇女相同，产下畸形儿的风险是 2%，和没有糖尿病的孕妇一样[464]。从上图可以看到，A1C 越高，风险也明显越高。

只要在怀孕前下定决心，把 A1C 降到 6.5%，你就能给予肚里正在生长发育的宝宝一个好的开始，让孩子赢在生命的起跑点上！

糖尿病与怀孕：胎儿面临的风险

1. 怀孕初期
- 过高的A1C，特别是高于11%，会增加胎儿先天性畸形的风险。
2. 分娩时
- 因为葡萄糖能够自由穿过胎盘，所以胎儿和母亲会有相同的血糖。此外，因为胎儿自己能分泌胰岛素，所以多出来的葡萄糖也会增加胎儿本身的生长。
- 胎儿比较大，增加难产的风险。
- 因为新生儿在生下来的头几天还会持续分泌大量的胰岛素，所以婴儿会有低血糖的风险。

绝大多数的重大畸形能够经由超声波扫描或验血得知[1085]，1型糖尿病和2型糖尿病妇女在畸形儿和生产相关问题上面临的风险差不多[216]。就算是怀孕期间才发现的糖尿病（妊娠糖尿病），也同样可能会产下畸形儿[682]以及在分娩时遇到困难[902]。这些风险都来自妈妈的糖尿病，糖尿病父亲是不会造成任何的影响。

美国食品药物监督管理局把速效胰岛素Humalog/NovoRapid和长效胰岛素Levemir分类为B级（也就是不会增加胎儿伤害的风险）。如果妈妈怀孕前习惯注射Lantus并且控制良好，美国内分泌学会建议怀孕期间可以继续使用[1125]。至于类胰岛素Apidra和Tresiba，因为缺乏研究，所以怀孕期间要避免这两种胰岛素。

每位孕妇要与糖尿病医师讨论，先衡量新型类胰岛素的治疗功能及可能对胎儿的未知风险，再考虑使用哪种胰岛素。速效胰岛素中，Humalog上市的时间最久，研究总共追踪533个使用Humalog的怀孕案例，有重大畸形比例的婴儿占5.4%，与使用其他胰岛素的妇女一样[1205]。速效胰岛素Humalog曾经引起人们的顾虑，说会造成怀孕期间，糖尿病的眼睛病变加速恶化，但芬兰研究后来否决了这个说法[736]。针对速效胰岛NovoRapid的研究证实它至少和短效胰岛素一样的有效和安全[780]，目前有一些国家核准给孕妇使用。长效胰岛素Lantus也有为数不少怀孕期间使用的案例，对腹中胎儿没有任何的不良影响[421, 1203]。孕妇注射长效胰岛素Levemir的研究没有发现会增加对胎儿不良的风险[558]。

胰岛素的需求可能会在怀孕的初期降低，特别是当妈妈有害喜的问题。尔后胰岛素的需要会持续地增加，一直到胎儿足月（36~38周），怀孕末期的胰岛素需求通常会是怀孕前的两倍[321, 900]。需求的增加部分来自体重的增加，部分是因为胎盘分泌的激素会阻挠胰岛素降血糖的功效。平均整个怀孕期间共会增加的体重是11~12kg，个别差异很大。

虽然怀孕可能会加速孕妇眼睛和肾脏的受损[656]，但是DCCT的研究报告指出，生下孩子后，这些损害都能逆转[285]。如果妈妈的肾脏已经被糖尿病所伤害了，胎儿生长迟缓或早产的风险都升高许多[97, 656]。

虽然短时间的低血糖不会危及胎儿[893]，但是伴随昏迷及抽搐的严重低血糖就很危险[909]。低血糖也会增加怀孕期间的恶心与呕吐[323]，如果孕妇老是感到非常恶心，可能无法规律用餐，更容易发生低血糖，如此就展开一个恶性的循环。改用胰岛素泵可能会有效地减少这类的问题。

妈妈血液中的葡萄糖很容易穿过胎盘进入胎儿的血液中[623]，孩子会大量摄取妈妈的葡萄糖，如果妈妈无法定时用餐，就可能发生低血糖。准妈妈可能需要增加白天点心的次数及分量，同时也要增加睡前的点心来避免夜间的低血糖[323]。

一旦妈妈的血糖上升，部分的葡萄糖会经由胎盘被送往胎儿，胎儿自身的胰脏能分泌足够的胰岛素来处理这些多出来的葡萄糖。问题是胎儿的胰岛素并无法经由胎盘送回给母亲。如果怀孕期间妈妈大部分时间血糖都高，胎儿会长得过快，体重也会额外增加，过大的胎儿可能会造成分娩的困难。

如果可以避免严重低血糖，怀孕期间的 A1C 目标是 6.0%~6.5%[30]。就算怀孕期间的 A1C 控制良好，胎儿也可能体重过重。研究发现最主要的因素是饭后的血糖[215]，所以建议妈妈们要把饭后 1 小时的血糖目标设在 7.2mmol/L。血糖也不能过低，过低会让胎儿的体重无法增加，造成成长迟缓的风险。怀孕期间搭配连续血糖监测器，妈妈可以达到较低的 A1C（降低 0.2%），她们的血糖有较多的时间落于目标范围 3.5~7.8mmol/L（68 对比 61%）。这些妈妈产下"巨大儿"的风险较低，新生儿出生后低血糖的问题较少，也不太需要送往加护病房接受特别的照护[377]。

分娩时的血糖也要尽量控制正常，因为高血糖会使得胎儿的胰岛素分泌过高，造成即使只是如同正常分娩的部分缺氧情形，这些新生儿也较难因应[96]。当脐带被剪断，新生儿还是持续分泌大量的胰岛素而造成血糖降低。因此有糖尿病的母亲产下的新生儿更需要小心的照护与观察，他们需要额外测血糖。血糖过低的婴儿不但需要经由静脉点滴输注葡萄糖，还需要在妈妈开始分泌母乳前提早喂食。

产后每日的胰岛素需求会降低得很快，大概 1 周内就能恢复到和怀孕前一样[833]。哺乳的妈妈可能需要把剂量降的比怀孕前更低，才能避免低血糖。如果没有大幅度地降低剂量，很可能会发生严重低血糖[1172]。再过几周或几个月，胰岛素的剂量通常就与怀孕前一样了。因为哺乳会降低血糖，所以妈妈通常在每次哺乳时和哺乳后需要吃一些高碳水化合物的点心，可能也会需要晚上或半夜的点心[833]。

怀孕前的照护

有生育打算的糖尿病妇女要告诉糖尿病医疗团队，医疗人员不但能帮助你把受孕前的血糖控制到最理想，也能提供建议及咨商。

女孩最好等到年满 20 岁再怀孕，少女怀孕增加妈妈以及孩子两人的医疗风险（对孩子而言是早产和新生儿的并发症，对妈妈而言是贫血和毒血症）。

怀孕期间的胰岛素需求估算[323]	
	每千克体重/单位
怀孕前	0.6
6~18 周	0.7
18~26 周	0.8
26~36 周	0.9
36 周至分娩	1.0
生产	很低
产后	低于 0.6
哺乳	进一步降低

孕妇的照护

怀孕的糖尿病妇女通常很有动力，也能从妇产科医疗团队获得密切的照护。如果觉得好像怀孕了，或者希望怀孕，要马上告诉糖尿病医疗团队，他们会帮忙安排怀孕测试（所谓的人类绒毛膜性腺激素，简称 HCG 的测试），这个测试能在月经逾期几天后就给予准确度相当高的答案。

糖尿病妇女一旦怀孕，一致的共识是：这是全天候的工作。也就是说，怀孕期间要把血糖控制在接近正常的范围内是件非常费力的工作。孕妇的 A1C 目标是达到没有糖尿病的正常范围，胰岛素泵的治疗或许可以比较有效率地达成任务。

糖尿病孕妇越到怀孕的后期，越无法辨认出低血糖的症状。这是因为怀孕期间的血糖都维持得较低，所以低血糖的症状会出现在更低的血糖值[981]。没有糖尿病的妇女在怀孕的后期也会有低于平常的 A1C（低 0.5%~1%），这也是为什么我们要把糖尿病妇女怀孕后期的 A1C 目标设定在 6%，等同没有糖尿病妇女的上限[441, 499]。苏格兰的研究发现，一半的糖尿病妇女能够在怀孕期的某个时间达到与没有糖尿病的人相同的 A1C[441]。但是产后的 1 年内，大多数人的 A1C 又上升如同怀孕之前。这很可能是因为要照顾婴儿，所以没有太多的时间来处理自己的糖尿病。怀第二胎及第三胎的糖尿病妇女在怀孕期间也有较高的 A1C，这说明了当家事如麻的时候，就很容易影响到怀孕期间的糖尿病照顾。

怀孕期间的胰岛素缺乏会产生更多的酮体，让孕妇更容易发生酮症酸中毒[96]。怀孕期间的酮症酸中毒非常危险，特别是对胎儿，胎儿的死亡风险非常高（35%~50%）[323, 817]。较新的研究指出，胎儿死亡的风险是 16%，早产是 46%，以及新生儿需要加护病房的照顾是 59%[822]。孕妇要规律检测酮体，特别是当感到恶心、呕吐或者生病发烧时，更需要频繁地验尿酮或血酮。孕妇一般需要睡前点心，因为这能降低夜间低血糖的风险，以及避免饥饿酮体的产生。尿酮会在 12~14 小时的空腹后出现[397]，想要确认前天晚上有没有摄取足够的碳水化合物，只要在每天早上起床的时候验尿，看有没有饥饿酮体就知道了。有 30% 的没有糖尿病的孕妇会在早上验出尿酮[33]。如果妈妈在怀孕期间体内有较多的酮体，孩子在 2~9 岁之间的发展会稍微迟缓一些[968]。

因为胰岛素泵用户的胰岛素贮藏较少，所以得酮症酸中毒的风险也升高了。如果夜间泵的输液套发生故障，孕妇早上起床的血糖与酮体都会很高。可以经由额外的胰岛素注射来避免这个现象。孕妇可以在泵的平时基础率外，在睡前额外注射一剂中效胰岛素（剂量是每千克体重 0.2 单位）[768]。怀孕妇女肾脏的葡萄糖阈值会降低，使得更多的葡萄糖经由尿液排出体外，这也就是说，验尿糖是无法提供准确的信息。

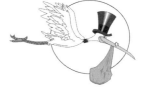

孩子将会如何发展呢？

瑞典研究发现，糖尿病妇女的孩子在 5 岁时，发展一切正常[96]。研究也证实糖尿病妇女的孩子，在身高及体重这方面与正常孩子都是一样的[96]。澳大利亚的研究密切追踪了糖尿病妇女的孩子，从出生直到 3 岁[1034]，结论是怀孕期间 A1C 低的妈妈所产下的孩子发展正常，而 A1C 高的妈妈所产下的孩子有迟缓的语言发展及头围较小的现象。

孩子也会得糖尿病吗？

有糖尿病的人可能会问自己："我的孩子得糖尿病的风险比较高，我还应该生孩子吗？"研究发现糖尿病妇女的孩子，约有 3% 在 10~13 岁时得到糖尿病[901]（风险比起没有糖尿病妇女所生出来的孩子高出 10 倍）。虽然普遍认为，得糖尿病的因素中有一半是来自遗传，但是每 10 位刚被诊断出糖尿病的孩童中，只有 1 位的父母或手足有糖尿病[242]。遗传特性会引发 1 型糖尿病的看法非常普遍，有些研究认为遗传的因素占 40%[244]。由此可以推论，糖尿病病人不应该觉得自己不适合生育。

少数人或许选择领养。他们这么决定是因为孩子得糖尿病的风险比较高，此外还考虑到妈妈怀孕期间要面临的风险，尤其已经有糖尿病并发症的妇女。

目前看起来，孩子得糖尿病的概率会随着母亲年纪的增加而降低。如果妈妈有糖尿病并且生育的时候已经超过 25 岁，孩子日后得糖尿病的概率比起没有糖尿病妈妈生的孩子不会高出太多[1174]。另外的研究发现，20 岁前发病的孩子中，8.9% 有糖尿病父亲，但只有 3.4% 有糖尿病母亲[110]。如果母亲在 8 岁或更年幼时得了糖尿病，生下的孩子有很高的风险会得糖尿病，这个研究提出的数据是 13.9%。

几乎所有的准妈妈都会担忧腹中孩子的健康。大多数的糖尿病妇女都能正常地怀孕，产下健康的孩子。如果你的 A1C 在怀孕前以及怀孕期间都低，你的孩子所面临的风险跟没有糖尿病妇女的孩子是一样的。

不孕症

控制得宜的糖尿病妇女与没有糖尿病的妇女有相同受孕的概率[96]。如果糖尿病妇女对自己的生育能力有所怀疑，可以联络糖尿病医疗团队，他们会帮忙安排妇科的转诊。

糖尿病会影响经期吗？

很多妇女察觉到，她们的血糖在月经来临的前几天会上升[8,748]。匈牙利研究发现，月经前的胰岛素剂量约要高出月经中期剂量 3 单位[1101]。但是在月经的头 2~3 天，胰岛素的需求可能降低而招致低血糖。如果你察觉到这样的问题，可以特别在月经来前多测血糖，这样就能在经期前把剂量调高，随后再度降低。

对少女而言，月经普遍在初经来后的半年到一年的这段时间，既不规律也难以预测，而糖尿病少女就算控制良好，月经周期过长的比例是没有糖尿病少女的 2 倍[416]。越高的 A1C 越会造成更加不规律或者完全不来的月经[1028]，这个研究发现，如果 A1C 高于 10%，经期混乱的风险会增加 7 倍，至于高于 12% 的 A1C，风险会增加到 18 倍。另外的研究发现，A1C 每增加 0.9%，月经就会延后 5 天[416]。

性事

有糖尿病的青少年男孩及女孩在两性关系这方面与他们同年龄的朋友是一模一样的，唯一的差别是更需要采取避孕措施，才不会意外怀孕。要记得做爱是很消耗体力的运动，可能会在后发生低血糖。有些人发现，高血糖让他们做爱的表现不好，不过只要改善高血糖，表现就会变好[64]。有些研究发现长期糖尿病对性的欲望有负面的影响，男女一致[359]，而其他的研究则无法证实这个说法[359]。

性无能可能是糖尿病的并发症，糖尿病男性在发病多年后会遇到的问题。这可能是过早的动脉硬化加上自主神经受到干扰，造成身体反应的强度减低。在一项全民调查中，受访对象是年纪大于 21 岁，以及糖尿病在 30 岁前被诊断出来的男性，其中 20% 自称有勃起的问题[608]。这个问题随着年纪的增长而增加，从年纪 21~30 岁族群中的 1.1%，到 43 岁或更年长的 47.1%。另外研究发现 40~69 岁的糖尿病男性里，有勃起问题的比例是没有糖尿病男性的 1.8 倍[665]。

无论有没有糖尿病，性无能通常也有心理（而非身体）的因素。如果早上醒来有勃起，那性无能很可能是来自心理的问题[64]。所有的男性久久一次都会遇上暂时性的勃起困扰，年轻的糖尿病男性一旦遇到这个问题，就很容易把它归咎于糖尿病，但其实真正的原因可能只是单纯地过度疲劳，或者新的感情造成的紧张。负面的期待加上担忧再次失败可能会展开恶性循环。不要羞于启齿，好好地和糖尿病医师或护理师谈谈。

如果性无能是糖尿病的并发症，有很大的机会获得有效的治疗。过去采用注射治疗，现在服用威而钢（Viagra®）及乐威壮（Levitra®）就能治疗 60% 的案例[1084]，有心脏疾病的糖尿病病人在服用这类的药物前要先询问医师。降低其他的风险因子，像是酒精、烟草及药物（譬如某些降血压的药物）也是治疗性无能的一部分。糖尿病控制不良和高 A1C 都会增加性无能的风险[1019]。如同其他的并发症，只要及早发现，改变糖尿病的治疗方式来降低 A1C，这些问题都能被中止或有所改善。

糖尿病比较不会影响到女性的性欲[64]。糖尿病妇女较常见的问题是阴道分泌物和真菌感染，进而影响到性欲。血糖高可能会使阴道黏膜暂时干燥，造成性交的困扰。目前尚无法证明，上述问题是否由糖尿病的长期并发症（神经损害）所导致。如果有阴道干燥的困扰，药剂师可以推荐合适的润滑剂。糖尿病看起来是不会影响性高潮[359]，威而钢（Viagra®）和乐威壮（Levitra®）能改善糖尿病女性的性功能[180]。

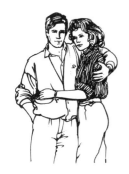

糖尿病妇女更加迫切需要有计划地生育。如果需要避孕药品，告诉糖尿病医疗团队，他们会指引你到正确的专家那边。

避孕方法

过去，医师建议糖尿病妇女服用"迷你药丸"（只有黄体素）。这种口服药物会增加非经期间的阴道点状出血，并且两次口服的时间间距较短（距上次的服用不能超过 27 小时）。混合型的口服避孕药（普通的药丸）就没有迷你药丸的缺点，避孕的功效比较好。这种口服避孕药丸含两种不同的女性激素，动情素能阻止卵子的发育及从卵巢排出，黄体素能阻止精子穿过子宫颈的黏液。口服避孕药不会增加眼睛或肾脏长期并发症的风险[424]。

混合型避孕药曾经一度被认为会让血糖稍微升高，但是最近的研究证明它们在血糖的控制上没有任何不良的效用[908]。如果在没有服用避孕药的那周血糖很难控制，胰岛素的剂量也不容易调整，可能需要长期的服用，也就是说持续服用 3 个月后才考虑中断[14]。现在都建议一开始就服用所谓的第 2 代混合型避孕药，至于吸烟（因为得血栓症及心脏病发作的风险会增加）、高血压、严重的偏头痛或者有眼睛或肾脏并发症的人则不建议服用[14]。

研究指出，子宫内避孕器对有糖尿病的妇女是安全的避孕方法[655]。糖尿病妇女装子宫内避孕器会产生的感染或点状出血的风险与没有糖尿病的妇女是一样的[657]。但是这个避孕方法不适合经期不规律或者经血量大的妇女。此外，子宫内避孕器会造成少数的子宫或卵巢感染（以及可能不孕的风险），所以不建议还没有生育过的妇女安装。对于已经有眼睛及肾脏糖尿病并发症的妇女而言，子宫内避孕器是取代口服避孕药的好方法[655]。

避孕注射剂以及皮下植入药剂和迷你药丸一样，含有相同的激素黄体素，但是这两种方式的激素浓度较高，比迷你药丸更能影响到血糖。常见的副作用是恶心、食欲增加、易怒，这都使得血糖的控制更加困难。对有糖尿病的女性而言，避孕注射剂比较不恰当，因为注射一次的功效能够持续好几个月。皮下植入药剂含有和注射剂同样的激素，采用局部麻醉植入皮下，好处是如果妇女在手术后感受到严重的副作用，可以取出。这对有糖尿病的妇女来说，比注射的避孕剂来的好。

要记得绝大多数的避孕方法只能避免意外的怀孕；保护自己不要传染到性疾病也是很重要的。有些性病会危及生命，有些性病严重到会影响妇女的生育能力。保险套是所有避孕方法里面，唯一能够保护你不会传染到性病。和医师讨论看哪种避孕方法比较适合，每个国家每个区域的政策和习惯都不一样，或许医师可以直接开药给你，或者介绍妇科医师做更进一步的咨询。服用口服避孕药的妇女应该要规律量血压，并且定期回妇科接受检查。

	避孕方法
保险套	唯一能预防经由性传染的疾病。
一般口服药丸	有时会造成血糖的些微升高。
迷你药丸	有阴道小量出血的风险，忘记吃药会造成较大的问题。
避孕注射剂	会影响代谢的控制，有时还有恼人的副作用。
皮下植入药剂	如同避孕注射剂，但是如果副作用过大，可以移除。
子宫帽与杀精药剂	使用不方便，副作用是局部会痒。
子宫内避孕器	虽然骨盆的感染风险很小，但不建议给未生育过的妇女安装。
事后丸	这是为了紧急事故，要72小时内服用。

忘记吃药？

如果发现忘了吃避孕药，就算是同时要吃两颗，也要马上补吃[154]。如果已经超过 36 小时（迷你药丸超过 27 小时），就没有保护，要在接下来的 1 周采取其他的方法，比如说用保险套[154]。如果完全忘记采取任何的避孕措施，那就需要采用"事后"的避孕方法，并且做怀孕测试。不同的避孕药在忘记服用后的保护效应可能也会不同，请阅读说明书或者询问医师。如果是每天 1 颗，在月经过后服用第 1 颗会比较容易记得（一盒内有 28 颗）。事实上，忘记服用第 1 颗或第 2 颗药的风险明显高于忘记最后 1 颗。

事后避孕方法只是为了"紧急"状况！

1. 药丸：
- 新型的药丸（Norlevo®、Postinor®、Levonelle®、PlanB®）避孕的功效更好，副作用更少。
- 没有避孕的性行为后的72小时内要服用2颗药丸，再过12小时后再服用2颗。只能使用高激素含量的特殊药丸。
- 尽快联络医师或怀孕咨询服务处。也应该在3~4周内跟家庭医师会面，讨论该采用何种避孕方式。
2. 设备子宫环：
- 子宫环要在72小时内装置，最晚5天内。
- 子宫环只建议生育过的妇女安装。

紧急避孕

　　大多数的国家可以在紧急的时候使用紧急避孕（事后丸），也就是针对没有保护的性行为[439]。事后丸可以在月经周期的任何时候使用。没有避孕的性行为会造成怀孕的可能性一般是 6%~7%，排卵期高到 20%~30%[48]。服用事后丸会把风险降低到 1%~3%。

　　这种类型的避孕药物阻止受精卵在子宫内膜着床。不幸的是，恶心或呕吐都是常见的副作用。新型的事后丸只有一种激素（黄体素，Norlevo®、Postinor®、Levonelle®、PlanB®）可以同时降低不希望的怀孕与恶心的风险。事后丸一定要在性行为后的 72 小时内服用[439]，这是为什么要尽快与怀孕咨询服务处、医师或药房联络。紧急避孕药需要处方签，但也能在急诊室、健保诊所、医院或私人诊所处获取。越早服用，药效越好。如果在周末或下班时间发现有需要，可以联络值班药局或者医院。

　　同一个月经周期内重复使用紧急避孕会降低避孕的保护效果。紧急避孕不会中断既有的怀孕，也不会有负面的影响。

有糖尿病的女性该选择哪一种避孕方法[96]？

（1）青少女使用口服避孕药（不是迷你药丸）。
（2）生育过的妇女可以选择子宫内避孕器。
（3）保险套也是不错的选择，并且是唯一能够预防经由性交传染的疾病。与暂时交往的对象有性行为时，一定要使用保险套。

第三十一章　社会议题

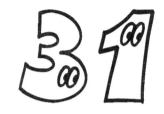

学校

被诊断出糖尿病后再度回到学校或职场时，告诉朋友得糖尿病是一件很重要的事。很多人在这个阶段都曾经有同样的感受，不想主动谈论糖尿病，况且告诉朋友或同事是需要相当大的勇气。不过如果你当面告诉他们，就会觉得生活变得轻松多了，这远胜过自个儿猜忌有谁知道或谁不知道。可能的话，最好请糖尿病宣教师来班上谈谈糖尿病，也邀请所有和你有所接触的老师，包括体育老师一起来参加。当升上新的年级或者转学到新的学校，也安排糖尿病卫教师再来一次。

真正了解糖尿病孩童或青少年的老师对孩子会有很大的帮助。老师有时候很难分辨出孩子的表现或者特别的举止（像是疲倦或坐立难安）是来自低血糖还是其他的原因。一项研究让血糖控制不好的糖尿病学生改装胰岛素泵后发现，原来之前的血糖波动过大才导致孩子无法专心，只要血糖控制良好，孩子上课的专心度也会改善[255]。学校必须要允许孩子在需要的时候测血糖。有些家长的经验是，只有等孩子在校发生了反应激烈的低血糖后，老师和校方才开始正视糖尿病。毋庸置疑，要用这种方式来示范糖尿病的严重性实在不是大家所乐见的。

美国保障糖尿病孩童的联邦法律包括了 1973 年的"残疾人正常活动法"中的第 504 条款、1991 年的"身心障碍者教育法案"（修改自 1975 年的"残疾儿童教育法"）以及 1992 年的"美国身心障碍者法案"。因为这些法律认可糖尿病是一种身心障碍疾病，所以学校与托儿所歧视糖尿病孩童

在学校的低血糖

- 要在学校建立一套紧急处置流程。一旦糖尿病孩童不舒服或者发生低血糖，是谁要负责处理。
- 如果需要，老师或保健室的护理师（如果有）最好能够协助糖尿病孩童测血糖。
- 要让老师和朋友知道，紧急葡萄糖片放在哪里，以及何时会用到。
- 准备低血糖时要吃的点心。一定要允许孩子在课堂上吃东西。
- 帮助班上的孩子了解，为什么有的时候糖尿病孩童必须要在课堂上吃葡萄糖片、水果或三明治，这是为了预防或者处理低血糖。

的行为是违法的。除此之外，任何接受政府补助的学校以及所有向大众开放的场所理所当然都应该符合糖尿病孩童的特殊需求。事实上，联邦法律规定每位糖尿病孩童都能够得到个性化的评估。孩子的需要会在一般就学的环境下得到调适，尽量不造成学校和日常作息的中断，允许孩子参与学校的全部活动。

学校的课表作息（改编自参考文献89，598）

- 学校的课表作息最好依据糖尿病学生的需求加以调整。
- 学校要知道，最近的糖尿病专家就是学生本人以及孩子的父母。
- 教职人员需要对糖尿病有足够的信息，并且也要明白孩子的1型糖尿病和2型糖尿病是完全不一样的疾病。
- 要和教职人员对孩子在校所需的协助达成共识，譬如提醒孩子测血糖或注射胰岛素。
- 不论校内或校外的活动，针对测血糖、验酮体、胰岛素的注射以及低血糖的处置都要根据孩子的年纪提供适当的协助。
- 老师要理解，高血糖会使得学生经常跑厕所。
- 只要有需要，糖尿病学生可以在不受干扰的环境下测血糖和验尿。他们可以在课堂上测血糖，并且使用连续血糖监测器、智能手机或智能手表上的相关应用程序，或其他新科技。
- 糖尿病学生在午餐时间可以不受干扰的注射胰岛素。
- 不要让低血糖的学生独自前往保健室。要先在教室给予葡萄糖片，之后如果还有需要，再请朋友或大人陪同学生去保健室报到。
- 不要让糖尿病学生提前独自回家（特别不能在发生低血糖后），要先确认家里有大人可以照顾孩子。
- 学校要明白，因为学生在低血糖发生后的几小时内都无法专心，所以他们的考试成绩可能会受到低血糖的影响而比较不理想。学校应该允许学生重考。
- 学校要建立规律的用餐时间，午餐要尽量安排在正中午。
- 如果学校提供午餐，餐点必须能够适合糖尿病学生。但是食物要吃下肚子后，才对血糖有所帮助。如果食物不合食欲，糖尿病孩童无法像其他同学一样耍脾气说"宁愿饿也不要吃"，所以学校餐厅务必要提供孩子正餐外其他的选择。如果家长和糖尿病孩童能提前看到菜单，对上述食欲问题的处理会有帮助。
- 如果糖尿病孩童注射的餐前胰岛素是速效，他们血液中胰岛素的浓度会在注射后的第1小时内快速升高，所以应该把他们的体育课排在餐后的第2节或第3节。如果注射的是短效胰岛素，体育课最好排在早上的第1或第2节，或下午的第1节或第2节。
- 变动课表要提前通知家长，譬如校外的游泳课或游戏日。
- 有需要就安排家长和老师会面，同时也邀请糖尿病卫教师或医师参加。
- 教职人员可以伴随孩童复诊拜会糖尿病医疗团队，借此增长糖尿病的相关知识。
- 替糖尿病孩童做实际的生涯辅导。

如果学校没有提供上述的协助，先礼貌地洽询主任、校长或其他管理单位，要求提供书面政策；如果基于某种理由学校不愿意配合，可以采取法律行动，强制学校配合。这些包含保健室照护、考试的额外时间、厕所使用特权、测血糖、胰岛素注射，以及如果孩子除了糖尿病还有其他的疾病，像是乳糜泻、注意力不足和学习问题，心理方面像焦虑、忧虑、愤怒管理，以及遗传性状况。依法规定，学校不但要正视这些议题，还需要和学生、家长一起努力和讨论，做出适当的调整，让学生的在校生活有最佳的体验。美国糖尿病协会ADA和国

际儿童青少年糖尿病研究基金会 JDRF 的当地分会都会提供家长支持和建议，如果真的走到那一步，他们会告知有哪些法律选项。

加拿大糖尿病协会（Diabetes Canada，简称 DC）也支持相同的信念，糖尿病孩童有权参与所有的学校活动。只要提出要求，DC 就会出面和教育局、学校教职人员以及家长合作，确保校方获得正确和最新的糖尿病相关资讯，以及协助制定糖尿病管理的政策与计划。DC 出版一本如何照顾糖尿病孩童的指南，提供大众索取。

当学童得了糖尿病，最好能够经由孩子的家长或监护人、糖尿病医疗团队以及学校或托儿所，加上孩子本人，共同合作参与制定出一份个人专属的糖尿病健康照护计划。这个计划除了对孩子在学校的基本医护需求有所说明外，还要列举该如何满足这些需求。制订的过程中会厘清每方（家长或监护人、校方以及孩子）应该负起的责任。这表示校方必须对糖尿病学童提供有受过训练的成年人（校护或其他的教职员），来负责监督或帮忙孩子测血糖和注射胰岛素。这个责任有时会引发校方的抗拒，而造成家长与学校之间的大战或大问题。通常校方是明理的，他们明白这是法律的规定，也会配合医疗团队和家长的建议做一些适当的调整。除了医疗的相关议题，糖尿病健康照护计划还必须涵盖孩子进食的相关规定。就算其他的孩子不能吃东西（譬如在课堂、校车上或体育课），糖尿病孩童还是被允许能够随时随地地进食 [647]。

国际儿童青少年糖尿病研究基金会 JDRF 专门替学校准备了一个资料袋，里面有传单、警示标志卡、低血糖的紧急处理卡、参考书单以及更多。ADA（美国糖尿病协会）和CWD（ www.childrenwithdiabetes.com ）也针对学校的议题提供参考数据以及支持服务

低血糖

孩子应该要跟朋友谈谈糖尿病以及低血糖的征兆，这不但重要也很有助益。朋友应该要知道葡萄糖片放在哪里。低血糖会影响孩子在学校的表现，而且不只是血糖低的当下，影响会持续到血糖恢复正常后的 3~4 小时。研究测试 11~18 岁的孩童与青少年，发现当血糖降到 3.0~3.6mmol/L 时，他们的智能效率明显降低，尤其是在智能的变通性、计划、做决策、注意细节以及快速回答等方面 [989]。

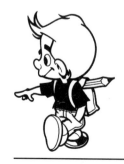

在无法确认家里是否有大人前，不可以让糖尿病孩童提前独自回家。如果孩子在路上发生低血糖，没有人能给予帮助，很可能会演变成严重的低血糖。

研究调查结果：血糖和学习

- 针对成年人的研究发现，血糖高于15mmol/L和较差的心理动作测验结果有所相关，如较慢的反应时间、背单字和心算减法出现比较多的错误[225]。不过这个效应只出现在约一半的受测者，可见得个人的差异很大。此外看不出有所谓的高血糖调适，也就是说那些A1C较高的成年人，他们在血糖高的时候受测的表现也是会比较差。

- 针对6~11岁孩童的研究发现，在血糖低于3mmol/L以及高于22.2mmol/L时做数学测试（减法和加法），孩童的反应时间和完成时间变慢了20%（不过如同平时一样的正确）[445]。孩童在低血糖时可以感受到表现上的困难，不过在高血糖的时候却毫无察觉。如同成年人，孩子之间的个别差异也很大，21%的受测孩童在低血糖以及27%的孩童在高血糖的时候明显退步。

- 根据以上以及其他低血糖与表现的相关研究，可以推论出在学校的好表现需要把血糖控制在高于4mmol/L以及低于15mmol/L的范围内。考试的时候要注意，不要为了避免低血糖而过度进食。

- 高低血糖都会影响到孩子的性情。常见的是，低血糖让孩子烦躁，高血糖让孩子易怒。如果朋友知道，就会理解有时候特定的反应是因为血糖过高或过低，而不是平常的情绪。

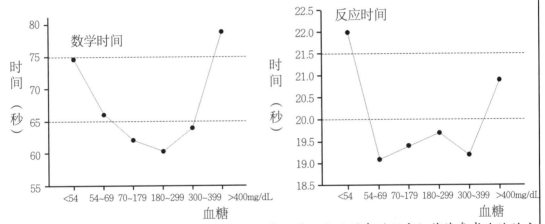

血糖过低或过高都会让你的头脑无法好好工作。关于上面图表的研究细节请参考左边的文字。图表来自参考文献445。

考试

考试的时候要确保有东西可吃，很多学生宁愿在考试前让血糖稍微高一些，以预防低血糖的发生。考试前的压力可能会让血糖变得更高。

如果你在考试的时无法专心，监考老师应该要允许测血糖。测了血糖后，你就知道该不该额外进食。此外，记得把所有考试时的血糖数值记录下来，如果觉得考试成绩不够理想想要重考，可以把低血糖或高血糖的数据给老师看，有时候这个说法可能会需要医师的证明。

托儿所与孩子的照护

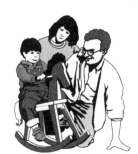

托儿所里的糖尿病孩童比同年龄没有糖尿病的孩童需要更多的时间和照顾。在有些地方糖尿病孩童可以被当成两位孩子来计算，以便托儿所的职员有更多的时间来照顾，每个国家的规定和规范都不一样。

绝大多数国家的托儿所职员和保姆没有义务替孩子测血糖，不过父母通常可以找到愿意帮忙的人，至少在孩子不舒服的时候帮忙测一下。有些地方的职员也会帮忙给予胰岛素。如果孩子备有注射辅助器，像内插式软针 i-Port 或 Insuflon 或者泵的话，胰岛素的给予会更简单一点。如果托儿所的职员知道如何以及何时注射升糖素，那么在托儿所存放一份升糖素也是很适当的做法。

邀请孩子的保姆陪伴一起复诊会很有益处，或者糖尿病宣教师也可以拜访孩子的托儿所，向职员和孩子的同学介绍糖尿病的种种。

孩子的照顾津贴

在美国，依据《家庭医疗照顾假》法案，劳工有权利请无薪假来照顾有重大伤病的孩子。最高可以请到 12 周；这样的假可以一次请完，也可以在孩子生病或者需要到学校帮忙时，一次请 1~2 天。又如孩子被诊断出糖尿病住院而得抽出时间照顾时，医师可以帮忙提供申请需要的文件。

领养

有些国家对糖尿病家长申请孩童领养有所限制，这些限制是因为政府对糖尿病生活的认识来自过时的信息。你可能会需要提出医师证明，说明你有自我照顾的良好能力。

职业的选择

几乎所有的职业都开放给糖尿病病人，与常人无异，最重要的是要先好好思考一下喜欢做什么。有些工作带有部分的体力活动，不是一整天都坐着，这类工作的好处是每天都会运动到。但从低血糖风险的角度来考虑，有糖尿病的人应该避免从事某些不允许犯错的职业，这类型的职业要求在所有的情况下都一定要完美无缺的运作，否则就会危及自己和他人的安全。警察或消防队员可能会面对特别危险的情况，而大多其他的职业（像医师或其他医护专业人员）则允许糖尿病病人暂停手边工作，以便测血糖以及适度调整食物和／或胰岛素。发生低血糖的风险可能使得糖尿病病人无法成为警察、飞行员、空服员、从军，或许也无法驾驶大巴士、出租车或火车。我们一般也不建议从事职业潜水员或需要在高海拔地方工作的职业，原因是很难处理紧急的低血糖。因为美国的州政府（加拿大的省政府）各自独立管理，所以每一个州（省）各有规定。

一般而言，糖尿病病人能够调整胰岛素的剂量来配合绝大多数的工作时间，就算不规律的工作时间也行。不过对需要轮班或者工作时间和饮食常有变动的职业来说，胰岛素的调整比较困难，你会需要比较弹性化的胰岛素方案，或者能替不同日子设定不同基础速率的泵也帮得上忙。

研究调查结果：糖尿病和学校

- 瑞典进行了一项涵盖5159位糖尿病孩童的全国性研究，发现糖尿病孩童在学校的平均成绩要比没有糖尿病的孩童稍微低一些（1~5由低到高的评分系统，前者的3.15对后者的3.23）[254]。最低的平均成绩落在2岁前就发病的孩童组，这些孩子也比其他的孩子多出2倍的概率提前辍学，无法念完九年义务教育。对照组是没有糖尿病的孩童，他们不但和糖尿病孩童的年纪相同，两组母亲的教育程度也相同。
- 美国调查244名8~18岁的糖尿病孩童和青少年的研究发现，血糖控制不好的孩童和青少年（A1C高于10%），他们的阅读分数和平均成绩比较低[790]，可是他们的手足也一样。就整组观察，糖尿病孩童和青少年在数学的表现比他们的手足好，阅读也比他们的同学好。糖尿病孩童的请假天数比他们的手足高（前者的7.3天/年对后者的5.3天/年）。此外，医疗变量，包含因为糖尿病而住院，和成绩表现并没有强烈的关联，不如其他的变量，像社会经济地位和行为。
- 加拿大研究78名糖尿病孩童发现，他们的请假天数只比手足和没有糖尿病的朋友多出几天（一年多2~3天）[438]。可能是为了复诊。
- 针对一群A1C是9%或更高，10~17岁学生的研究，安排学校护理人员在午餐时间替他们测血糖，帮忙调整胰岛素的剂量，以及监督他们注射长效胰岛素Lantus（这项研究里的Lantus在中午注射）和速效胰岛素NovoRapid[846]。周末的中午时段由家长或其他的成年照护者负责。3个月后，他们的A1C降到7.6%。由此可见，学校护理人员的参与可能大大改善糖尿病的照护。
- 澳大利亚的研究发现，A1C高的孩童，他们在全国语文和数学考试的表现比较差[220]。但是因为没有记录下考试时的血糖，所以无从得知当时的高低血糖是否影响到成绩。至于严重低血糖和酮症酸中毒是否会影响成绩的表现，这个研究并没有找到任何的关联。

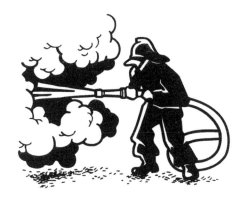

有些职业如果发生严重低血糖会危及自己及他人的性命，举例来说：警察、消防员和飞行员。在很多国家，有糖尿病的人是不允许当警察或飞行员，但是没有低血糖问题的糖尿病病人可能可以当消防员或救护车驾驶员。在英国、加拿大、爱尔兰和奥地利，糖尿病病人可以取得多组员商用飞机的飞行驾驶员执照。而在澳大利亚、奥地利、加拿大、爱尔兰、以色列、菲律宾、英国和美国等8个国家，糖尿病病人可以驾驶私人飞机飞行。更多信息，请参考www.pilotswithdiabetes.com。

在决定前，先找机会体验一下不同的职业，看这些工作的一些状况是否能跟糖尿病搭配。也可以和不同的职人聊聊，看看这些职业是否对饮食、点心、注射胰岛素和测血糖的需求提供足够的弹性。雇主面对有糖尿病的求职者应该根据是否符合工作的要求来决定该不该雇用，但事实上并不总是如此。社会上充斥很多关于糖尿病病人的偏见：他们可以做什么以及他们不可以做什么。你可能要在这样的情况下教育面试者。如果有糖尿病的人觉得是因为糖尿病的原因而导致无法获得特定的工作，可以向美国糖尿病协会或加拿大糖尿病协会寻求建议。这两个协会都相信，只要糖尿病病人符合工作的要求，雇主都应该给予考虑。雇主必须运用合理一致的标准来检视所有的求职者，看他们本身的能力是否能够胜任特定的工作，有糖尿病的人也不例外。此外，协会也认为雇主有义务替有糖尿病的员工做出适当地调整，除非雇主能够提出证明这样的调适会对整个企业造成无法承受的困扰。这两个协会都有强大的后盾能协助因糖尿病而遭受歧视的病人。

从军

在美国，有糖尿病的年轻人是被排除在军队之外。服役期间确诊糖尿病的人会马上给予医疗／荣誉退役，包括西点军校和海军军校等。虽然美国没有义务兵役，但是年满18岁的年轻人还是需要在兵役登记系统上注册，糖尿病病人也要登记，之后再因身体健康因素而除役。就算有糖尿病的人愿意，也无法进入军校或加入任何种类的军队。如果规则改变，糖尿病医疗团队与军方会提供更多的信息。

驾驶执照

在欧洲政府对接受胰岛素治疗的糖尿病驾驶员加强限制的同时，美国反而放宽了规定。在美国和加拿大，地方（州／省）制定驾驶相关的规范，所有的州／省都要求有糖尿病的人要在申请表上注明，并且要取得医师的开车许可，申请职业驾驶执照需要遵循更多的特别规定。

但是每个州的申请表对于到底要不要主动申报糖尿病并没有解释得很清楚。有些只是问申请人，是不是有什么会影响到开车能力的健康状况，有些则特别在选择项目中列出糖尿病。虽然没有标准的问卷或表格，糖尿病病人还是应该要诚实申报自己的疾病，同时还应该向医疗团队索取一张医师许可，证明有良好的测血糖和接受药物治疗，不会对公众安全产生威胁。除非糖尿病病人时常反复发生严重低血糖，否则只要有合理的自我照顾以及负责任的行为，这样的许可应该不难从医师那里拿到。要取得学习驾驶执照也是一样要依据各州／省的规定。糖尿病医疗团队可以明确地告诉你，在你的居住所在地适用哪些规则。有任何疑问，包括申请、驾驶执照、规定等，请咨询当地的监理所。

研究调查结果：驾驶与糖尿病

- 美国一项研究让有糖尿病的受测者参与驾驶模拟机器[222]，受测者并不知道自己的血糖是多少（盲目测试）。
- 血糖值在3.6mmol/L的时候，只有8%的受测者的驾驶能力变差。当血糖降到2.6mmol/L的时候，有35%的受测者的开车速度变慢，以及方向盘控制不稳（摇晃、打滑、压中线以及开到路肩）。在这些驾驶能力变差的人当中，只有一半知道自己的驾驶能力变差了。
- 同样的研究3个月后再做了一次，结果差不多，驾驶能力会在低血糖的时候变差的受测者与上次是同一批人[938]。
- 研究员使用更先进的驾驶模拟机器，进行另一项让血糖降低到2.2mmol/L的盲目测试。一旦血糖低于4mmol/L，驾驶能力就开始变差，主要是超速和压线。血糖低于3.3mmol/L时，很多人开到对向车道、不当踩刹车、龟速驾驶或离道行驶。
- 这些行为因人而异。对照正常血糖的表现，只有38%的受测者的驾驶能力出现很严重的衰退。虽然15%的参与者能察觉出低于4mmol/L的低血糖，33%会察觉到低于3.3mmol/L，79%察觉到低于2.8mmol/L，但是只有30%的人会主动处理低血糖，并且/或者停止驾驶（当他们的平均血糖降低到2.7mmol/L时！）。
- 另外一个研究让受测者的血糖从6.7mmol/L降到2.2mmol/L，受测者本人不知道他们实际的血糖值[1180]。在6.7mmol/L的时候，70%的受测者自认他能够安全的驾驶。当血糖低到2.2mmol/L时，仍有22%的比例宣称他们还能安全驾驶。

这些研究教导我们，开车前测血糖是再重要不过的了！

在美国，1型糖尿病病人通常无法申请洲际的职业驾驶执照[785]，不过很多州允许糖尿病病人拥有州内的职业驾驶执照。联邦高速公路管理局在1996年做了一份调查，证明有1型糖尿病的司机比其他司机更优秀。糖尿病驾驶员的交通事故率低于全国的肇事率，并且没有任何一件事故的发生是因为驾驶员的糖尿病。新泽西交通部门表示："在我们的经验里，这些驾驶员对他们本身独特的状况很有自觉心，他们驾驶非常小心，并且非常迅速回应对他们所提出的要求。"美国交通部在2001年决定部分开放职业驾驶执照给胰岛素治疗的糖尿病病人，并在2018年发布新的规定，胰岛素治疗的糖尿病病人，只要控制稳定良好，都可以申请洲际的职业驾照[376]，前提是法律指派的体检医师要替申请者开立体检证明（表格号码MCSA-5876），最长期限12个月，此外，负责治疗的诊所则必须开立胰岛素依赖性糖尿病病人的评估表（表格号码MCSA-5870）。

从1996年开始，美国决定以个案的方式发放休闲飞行员的飞行执照。

在加拿大，接受胰岛素治疗的糖尿病病人只要符合特定条件，便可以取得职业驾驶执照[304]。申请人要在过去12个月内，于驾驶中都完全没有发生过任何一次的严重低血糖，以及非驾驶且清醒的时候，最多一次的严重低血糖，并且在过去12个月内，没有发生过无自觉的低血糖。

驾驶与糖尿病

糖尿病病人开车要注意安全，最重要的是频测血糖及预防低血糖的发生。有糖尿病的驾驶员特别要防范无自觉的低血糖，才能确保个人以及大众的安全。

开车时发生低血糖会产生什么风险显而易见。根据研究，糖尿病驾驶员开车发生的意外并不会比没有糖尿病的驾驶员多[232]，但还是有因为低血糖而造成严重车祸的案例[309]。长达 9 年的 DCCT 研究发现，参与研究对象在这段时间内发生的交通事故，36% 的主要肇事原因是低血糖[277]。苏格兰研究指出，25% 的受访者宣称他们的车祸是低血糖引起的[760]。英国的官方统计显示，16%~17% 的失控驾驶事故是来自糖尿病驾驶员的低血糖[384]。虽然这些研究举出一些糖尿病增加车祸风险的少数个案，但整体来说，有糖尿病驾驶员造成的车祸比例并没有高于没有糖尿病的民众[761]。如果真的要减少交通事故，完全禁止年轻男性开车还比较有效，只不过这样会干涉到个人自由，没有人能接受[761]。

开车前务必要测血糖。如果血糖低于 4mmol/L，要先吃点东西才能上路。如果你在血糖很低的时候都无法察觉到低血糖的症状（无自觉低血糖），就不应该开车。有些糖尿病病人血糖低到 2.5mmol/L，还是自以为可以开车，但其实反应速度已经过慢，会危及性命安全，已经有研究证实低于 2.8mmol/L 的血糖会降低你的反应速度[767]。无自觉低血糖是因为身体已经习惯了较低的血糖。身体在低血糖过后也需要时间才能恢复，反应才会回到平常的速度。研究发现一旦血糖低到 2.7mmol/L，就算血糖恢复正常了 20 分钟，反应速度还是过慢[364]。

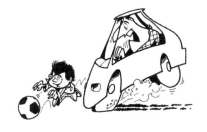

很多情况需要用到驾驶员 100% 的注意力。就算你自己觉得很好，但是万万不可以在血糖低于 4mmol/L 的状态下开车。

保险单

美国常见的医疗保险可以支付绝大部分的糖尿病看诊费用以及糖尿病所需要的医药用品，有时候医疗保险会要求长期需要照顾与药物的保人负担一小部分的共付额（copayment）。不过近年来，越来越高的共付额和自费额（deductibles）造成很多的问题，特别是比较昂贵的类胰岛素、血糖测试的试纸 / 设备、胰岛素和连续血糖监测器。通常一般好的医疗保险会给付昂贵的胰岛素泵，只不过因为胰岛素泵属于昂贵器材，所以在安装前要先向保险公司提出申请。糖尿病医疗团队也很清楚各家保险公司的保险类别包含了哪些项目、给付的比例以及处理程序，有什么问题可以请教他们。很多药厂和相关设备厂商有设立特定的协助方案，可以帮助糖尿病病人省下额外的花费和金钱，但是病人本身或者家长要主动去洽询和申请，才能够获得协助。有糖尿病的人可能很难买到医疗保险或人寿保险，不同保险公司有不同的做法，保费也可能会高一些。可以向不同的保险公司询问比价，找出最划算的保单，或者也可以询问美国糖尿病协会或加拿大糖尿病协会，他们会提供一些建议。

加拿大每个省份的全民健康保险所给付的糖尿病相关医疗费用差异很大。有些省份的健康保险几乎给付所有的药物、耗材与器材，而有些省份则只提供一点点的保障或完全没有。保险人的共付额和自付额通常很高，就算能够参与省府的医疗保险，还是无法得到任何的好处。此外，加拿大每个省份对收入与年龄的限制也各有差异。譬如说，虽然几乎所有的省份对领取社会救助金的糖尿病病人免费提供胰岛素，但是在有些地方，注射胰岛素的针管却不是免费的。

如果医疗保险公司在你或家人被诊断出糖尿病后更改了保单内容，你可能需要投诉。很不幸地，并不是全部糖尿病病人都会好好地照顾自己，保险公司就利用这些信息来提高有糖尿病病人的保费。有糖尿病的人比没有糖尿病的人使用更多的医院和急诊室资源，他们也需要持续长久的医疗（针管、笔针、胰岛素、升糖素、测血糖和酮体的机器、泵和连续血糖监测器），比没有慢性疾病的人更常去医院或诊所，以便获得疾病管理上的帮助。非公家机构的私人保险公司只追求企业获利，认为这些额外的风险都带来太多的花费。不过只要有一份

开车应该考虑的事项

（1）出发前先测血糖。出发的血糖不应该低于4mmol/L却置之不理。就算自我感觉良好，血糖绝对不能低于4mmol/L，否则驾驶能力会受到影响[222]。

（2）如果一段时间没有进食，就不能开车也不能骑自行车。

（3）要随身携带额外的食物或葡萄糖片，或者要准备一些放在车上的手套箱里。

（4）一旦发生低血糖就马上停靠路边，直到感觉比较好一些再上路。要记得低血糖过后，你还需要好几小时才能恢复原有的思考能力和判断力。

（5）对于增加的低血糖风险要特别小心，像是运动后或者最近刚调整过胰岛素的剂量。

（6）酒精不但增加低血糖的风险，也让人更无法开车。一定要养成习惯，酒后千万不开车，也别骑摩托车。

（7）血糖的改变会造成暂时视觉的模糊。

（8）在胰岛素治疗的重大改变后，最好1周内暂时不要开车（像是从一天2针的治疗方案改成一天4~5针，或者开始安装泵），直到已经知道新的治疗方案会产生什么影响。

（9）不管在血糖正常的时候是多么优秀的驾驶员，如果你对低血糖不自觉（血糖很低了却没有低血糖的症状），你就无法安全开车。

（10）开车前绝对不要抽大麻。大麻如同酒精，会影响脑部的功能与判断。

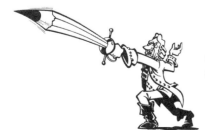

如果医疗保险的条件在被诊断出糖尿病后被更改，你可能需要投诉保险公司。

工作，大部分的糖尿病病人的家人都可以不受歧视地自动加入公司的团体医疗保险。这些情况是看个人，父母最好把资料收集齐全，要记得在换工作（也会换医疗保险）前问个详细。请记得你的家庭医师和医疗团队熟悉当地的信息，只要询问都会提供建议，一起讨论有什么选项，帮助你做出决定。

因为有糖尿病的人在统计数字上也比一般民众有较高的提前残障和早逝的风险，所以伤残保险和人寿保险都把糖尿病病人排除在外。这些虽然经由良好的自我照顾、频繁地测血糖以及更先进的胰岛素而明显改善，但是个别的保险公司与雇主却无法看到。糖尿病病人有时候还是可以买到保单，只不过保费非常高，每个人要自我衡量这类保单的好处以及开销。旅游保险也可能因为既有的健康状况而造成比较高的保费。

事实上，保险公司提高有糖尿病的人意外保险的保费以及多重限制的做法并没有任何的科学根据。丹麦研究比较 7599 位糖尿病病人与没有糖尿病的人，发现这两组发生意外以及永久伤残的风险是一样高[779]。这个研究更进一步指出，一旦过了患病 40 年的关卡（因为肾脏的伤害风险降低了），有糖尿病的人比平均寿龄多活 15 年或甚至更久，这样的结果应该能够鼓励保险公司重新审核他们的保险单[142]。

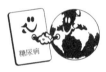

糖尿病的身份证明

有糖尿病的人最好随身携带能够证明自己有糖尿病的对象，像是特别的项链或者手环（MedicAlert® 或类似物）。旁人很容易把低血糖的人当成喝醉的人，就算你只喝了一点点酒，路人闻到味道，就可能马上走开不给予任何的帮助。

到国外旅游最好准备某些证明，说明你有糖尿病，所以需要携带胰岛素和配备。胰岛素制造商与糖尿病协会通常会提供免费的卡片，上面印有不同的语言的文字解释：当有糖尿病的人低血糖时，需要什么样的帮助。

国际儿童青少年糖尿病研究基金会

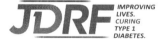

（Juvenile Diabetes Research Foundation International，JDRF）

国际儿童青少年糖尿病研究基金会 JDRF 是美国有糖尿病的孩童和青少年的父母在 1970 年成立的基金会。JDRF 志愿工作者本身都和年少时发作的糖尿病有切身的接触，也因此知道有糖尿病的人的需求。JDRF 的承诺是尽快找到糖尿病的治愈方法。

JDRF 的成立宗旨是经由支持研究找到治愈糖尿病与糖尿病并发症的方法。此宗旨内含了 3 个主要目标：

- 恢复正常的血糖。

- 预防与治疗并发症，减轻症状。

- 预防 1 型糖尿病。

JDRF 目前统筹全球的努力来复制与扩大艾德蒙吞模式（Edmonton Protocol）的成功，同时也持续朝向未来的目标发展，希望能够诱导免疫耐受性，在移植（transplantation）胰岛细胞后能够无须长期服用免疫抑制药物。到今天为止，JDRF 共设立了 8 个专门进行胰岛细胞的移植中心，还和美国国家卫生研究院共同成立了免疫耐受网（Immune Tolerance Network），承诺要投下 1.5 亿美元的金额在全球进行胰岛的移植。

JDRF 全球有超过 120 个点（分会、分支以及附属机构），分别散布在澳大利亚、加拿大、智利、希腊、印度、以色列、意大利、波多黎各和英国。基金会发行的杂志 Countdown 深入报道最新的糖尿病研究，以及治疗的相关信息等。孩童版的杂志 Countdown for Kids 特别发行给有糖尿病的孩童，里面有信息、趣味活动，还有糖尿病的楷模以及笔友交往。

糖尿病孩童（Children with Diabetes，CWD）

Children with Diabetes

CWD 的宗旨是提升大众对糖尿病的理解，特别是孩童糖尿病的治疗与照护，争取有糖尿病的孩童在学校与托儿所不受限制地照顾，给予他们家庭支持，并且推广治愈糖尿病的研究。他们的网站 www.childrenwithdiabetes.com 是全球最大的相关信息网站，内容超过 25 000 页。CWD 替有糖尿病的孩童和他们家长组织会议，包括一年一度在美国佛罗里达州奥兰多举办的"一辈子的朋友"大型活动（Friends for Life Conference）。

糖尿病团体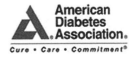

几乎每个国家都有一个替糖尿病病人捍卫权益的糖尿病团体。每个城市一般能找到一个分会。你可以看看他们有没有特别的孩童青少年组。我们非常建议大家参与当地的糖尿病团体。除了出版的刊物，你也会获得很多有用的信息。

美国糖尿病协会（American Diabetes Association，ADA）

American Diabetes Association.
Cure · Care · Commitment®

美国糖尿病协会是个非营利的健康机构，提供糖尿病的研究、信息与倡导。ADA 的成立宗旨是预防和治愈糖尿病，以及提升糖尿病的人的生活质量。为了达成宗旨，ADA 赞助研究、发表科学研究、提供有糖尿病的人、他们的家人、医护人员以及一般大众信息和其他的服务。ADA 出版的月刊分别是专门针对有糖尿病的人（Diabetes Forecast）以及医护人员（Diabetes Care，Diabetes，Diabetes Spectrum，Clinical Diabetes），协会也非常踊跃地支持科学研究，以及替糖尿病病人争取权益。

加拿大糖尿病（Diabetes Canada）

加拿大糖尿病协会（Canadian Diabetes Association）最近把名称缩短为加拿大糖尿病 Diabetes Canada。"加糖"致力于对抗糖尿病、帮助糖尿病病人过更健康的生活、预防糖尿病的发病和后果，以及找到治愈的方法。加糖的目标是成为让大众正确理解疾病和并发症的动力支柱，毕竟太多人对糖尿病有错误的看法，以及替加拿大数百万的糖尿病病人和糖尿病前期病人发声。"终结糖尿病"是他们的口号，不但要终结疾病带来的可怕健康冲击，也要终结疾病带来的羞辱感、不明就里地怪罪、污名化以及错误的信息。"加糖"出版 *Canadian Journal of Diabetes* 提供给专业医疗人士参考，以及 *Diabetes Dialogue* 给病友。

国际糖尿病联盟
（*The International Diabetes Federation*，IDF）

国际糖尿病联盟 IDF 开放给所有国家参与。它在很多不同的区域倡导糖尿病教育。IDF 每 2 年举办一次国际会议，1994 年在日本的神户，1997 年在芬兰的赫尔辛基，2000 年在墨西哥市，你可以从网络或当地的糖尿病团体中获得更多的信息。

国际儿童与青少年糖尿病学会
（*International Society for Pediatric and Adolescent Diabetes*，ISPAD）

国际儿童与青少年糖尿病学会 ISPAD 是唯一全球性（职业）替有糖尿病的儿童与青少年发声的团体。它是糖尿病医疗团队的专门组织（医师、护理师、营养师、卫教师、心理师以及其他参与糖尿病孩童照护的专职人员）。ISPAD 专注于让全世界所有糖尿病孩童与青少年都能享有最好的健康、社会福利以及生活品质。ISPAD 在 1993 年的科斯岛宣言中列出以下的目标：

- 让有糖尿病的儿童与青少年全体都有胰岛素可用。
- 降低发病率，以及因糖尿病的延误诊断或糖尿病相关的严重代谢并发症所造成的死亡率。
- 致力让全部有糖尿病的儿童与青少年都拥有适当的验尿与测血糖的自我监控仪器。
- 发展与鼓励全世界进行儿童与青少年糖尿病的相关研究。
- 针对全球有糖尿病的年轻病人的照顾和教育，制定出实际和实用的标准与规范，提供给他们及他们的家庭。强调不同医疗人员在这些工作上所扮演的重要角色（不只是医师）。

辅导家庭

很多和糖尿病有关的事情很难单单从书本上或者从糖尿病诊所的医护人员那里学到。举个例子来说，你遇到的医疗人员中，他们很少自己有糖尿病或自己的孩子有糖尿病。为此有些诊所设立了一个特别的系统，替刚发病的家庭找一个比较有经验的辅导家庭，孩子的年纪相近，最好两家住得也近。这样的辅导家庭能够给予刚发病孩子的父母很多很有用的信息，像如何有效率地处理不同情况、学校、生日派对、旅行等。对有糖尿病的成年人来说，这样的辅导系统也是有益处的。

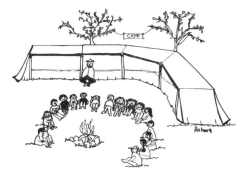

孩子在糖尿病生活营会遇到"同在一艘船上"的朋友，大家都知道糖尿病的生活是什么。我们的目标是让大家开开心心，同时也增进孩子的知识，加强他们自我管理的能力，帮他们跟糖尿病的生活铺路。

糖尿病生活营

糖尿病孩子参加糖尿病生活营可以有机会和其他也有糖尿病的孩子建立友谊，大家都要遵守相同的胰岛素、饮食和测试规则，这样的活动能够增加孩子的自信心。每个糖尿病生活营的活动规划都不一样，但是大部分都强调加强孩子自我管理糖尿病的能力。孩子在小组活动中学习正确的注射技巧、测试与监控、饮食、生理学以及其他糖尿病相关的议题。

和朋友一起做相同的事，使得胰岛素的注射与血糖的测试变得更有趣，不愿意或不会自己打针或测血糖的孩子在糖尿病生活营中很快会从同伴那里学会。当孩子发现在糖尿病生活营的其他孩子都知道什么是糖尿病的时候，他会松了口气。相较在家的日常生活，这里他们不需要解释什么是低血糖，或为什么他们要打针等。

很多人会认识新的朋友，甚至多年后仍保持联络。在针对青春期前孩子的糖尿病生活营，我们强调独立管理糖尿病基础的重要性。如果他们在青少年时期能独自处理大部分的糖尿病，就能帮助他们获取自由。我们希望这么一来，糖尿病在青春期的家庭纠纷里就不会扮演太重要的角色。糖尿病生活营的目标是让所有的孩子都能全程参与所有的活动，因此他们的控制是不会达到太完美，有些孩子的血糖甚至还比在家时高。大部分的孩子的活动量很大，所以我们必须把剂量调低，特别是睡前，才能预防夜间低血糖的发生。参加糖尿病生活营也能增加孩子的自信心，他们不需要爸妈也能把糖尿病管理得很好，这对第一次离家过夜的孩子可能更是如此。很多家长觉得轻松很多，因为有专业人员在照顾他们的孩子。

糖尿病与互联网

网络上有很多糖尿病的资料，医疗公司与健康机构都有提供信息和消息的网页。可以使用搜索引擎找到想要的数据。大部分发表的研究都采用 DCCT 标准的 A1C 数据。想要把 A1C 转换成 IFCC 标准，请参考 123 页，或者使用 www.ngsp.org/convert1.asp。

在网络上找资料有一件事情需要特别的注意，那就是大部分的数据都没有经过医疗人员的审核，可能只是作者本身的意见。不过只要对这些数据能持有批判的态度审视，也可能找到很多有趣的糖尿病相关资料，然后和医疗队讨论。

年轻人何时转为成年人？

要确切地说出进入成年的年纪可能很难，因为我们每个人一生都会持续保有部分的童心。每个国家对于糖尿病青少年何时应该被转诊到成人部门有不同的规定。可能每个诊所或中心也不一样，要视当地的规定。美国的小儿科学会指出，小儿科的上限年纪是21岁。一般在高中或者大学接近尾声的时候，就要讨论是留下来还是该转去成人部门。美国很多的糖尿病诊所会继续陪同高中毕业的孩子，病人或家长本身应该要在孩子的青春期后期主动提问，看有什么样的资源，哪种方式对孩子和家长最有利。转诊的系统也有所不同。举个例子，有的小儿科医师会陪同青少年前往成人部门的第一次门诊。有时候可能是成人部门的卫教师（和医师）会过来参与孩子最后一次的小儿科看诊。有些中心则会让青少年同时接受小儿科和成人部门医师的会诊。依据个人的情况，和医疗团队讨论出最适当的做法。

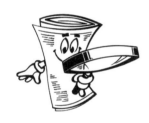

大部分的糖尿病团体会发行月刊，你可以从中获得糖尿病研究的消息以及很多有用的信息。加入美国糖尿病协会或者成为当地糖尿病团体的会员是不错的做法。

糖尿病和互联网

互联网上有很多很多的糖尿病相关信息。不过要记得网络上的信息大部分没有经过医疗人员的审核，只代表作者本身的意见。

团体

美国糖尿病协会ADA	www.diabetes.org
加拿大糖尿病Diabetes Canada	www.diabetes.ca
英国糖尿病	www.diabetes.org.uk
澳大利亚糖尿病	www.diabetesaustralia.com.au
国际糖尿病联盟IDF	www.idf.org
国际儿童与青少年糖尿病学会ISPAD	www.ispad.org
国际儿童青少年糖尿病研究基金会JDRF	www.jdrf.org
糖尿病露营协会	www.diabetescamps.org
糖尿病运动协会DESA	www.diabetes-exercise.org

给家长的连接：

有糖尿病的孩童CWD	www.childrenwithdiabetes.com
加斯林糖尿病中心	www.joslin.org

第三十二章 旅游

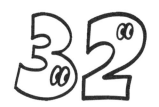

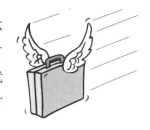

旅游在很多人生活中占有非常重要的地位。热爱旅游的人也不必因为糖尿病的缘故就放弃旅游。只要出门前好好地思考计划，没有任何目的地或交通工具是不可能的。要能如此，在旅游途中测血糖就很重要，同时也要随着旅行遇到的不同状况来调整胰岛素的剂量，才能把血糖控制好。

旅程中你需要更频繁测血糖。长时间坐在车内、搭乘飞机或者吃比平常多的碳水化合物都可能让血糖比较高，拜访新的城市或者来到一个全新的国度所感受到的兴奋也可能让血糖升高。

要记得多带一些胰岛素，分量至少是平常的2~3倍。把胰岛素、笔针/针筒放在随身的手提行李内，并且也在另外的随身行李多准备一套备份的用品，如果一件手提行李遗失，还有一份可以使用。不要把胰岛素放在托运行李内，因为飞机在高处飞行，胰岛素可能会被冷冻起来。此外，托运行李还有被延误或遗失的风险。机场安检的 X 线不会影响胰岛素的药效。糖尿病证明要随身携带，一旦机场的安检人员或海关人员要求，就出示给他们看。

通常只要出示糖尿病证明，也能在其他国家的药局购买到胰岛素。把胰岛素的厂牌、名称、剂量与浓度都写在小卡片上，或者带上胰岛素的外包装盒。旅游中可能少有机会能够把胰岛素储放在冰箱里，如果是短期的旅游，只要避免把胰岛素放在超过25~30℃的地方，胰岛素就不会被浪费掉。记住停在太阳底下的车子，里面的温度最高可达50℃。准备一个保温瓶，先用冰块把保温瓶内部的温度降低，再放一些凉水下去，最后再把胰岛素放进去，就不用担心高温。也要记得如果身体很温暖，胰岛素也会从注射部位比较快速地被吸收入血液中，造成意想不到的低血糖。

在海滩度假的时候，请记得胰岛素不耐高温和日晒。胰岛素泵用户做日光浴时，最好连同输送管一起遮盖起来。晒完太阳进入室内时，如果担心输送管里的胰岛素曾经暴露在阳光下影响到药效，记得按个排空剂量。有位 11 岁的女孩在游泳前，把泵卸下放在太阳直晒的

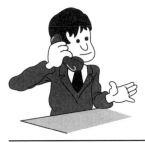

旅游或出差的时候，不要忘记你与糖尿病医疗团队之间，只隔着一通电话的距离。

桌子上，当天气温也高，结果48小时后，女孩就发生酮症酸中毒[935]。如果她当天回家有记得把储药筒的胰岛素都换成新的胰岛素，就可以避免酮症酸中毒。

冷冻过的胰岛素会丧失药效。譬如在滑雪的时候，不要把胰岛素留在车内。当室外的温度低于0℃时，要把胰岛素和笔针贴身放在内层衣服的口袋里。也不要把胰岛素储放在冰箱内太靠近冷冻库的位置。有位13岁的女孩度假的时候，把胰岛素放入冰箱，没想到居然被冷冻了。后来这冷冻过的胰岛素被放入泵，结果发生酮症酸中毒[806]。冻坏的胰岛素一般会变得棕色混浊且有块状。有些血糖试纸在高温下会测出很高的血糖值，在低温下测出很低的血糖值，大多数的血糖仪都会在过高或过低温度的环境下发出警讯。

要记得有些国家使用不同浓度的胰岛素，大部分是40U/mL。如果把专门设计给40U/mL的针筒拿来注射100U/mL的胰岛素，麻烦就大了，反过来也不行。针筒的侧面都会清楚标示该搭配哪一种浓度的胰岛素。如果胰岛素刚好用尽，当地买不到100U/mL的胰岛素，最好的方法是在买40U/mL胰岛素的同时，也买一些针筒，这样就能够持续注射和原来一样的剂量。注射相同的40U/mL与100U/mL胰岛素的剂量，药效差不多一样。唯一的差别是40U/mL胰岛素的药效作用稍微快一些。

有些国家的血糖单位是mg/dL，有些是mmol/L。

$1mmol/L=18mg/dL$，

$100mg/dL=5.6mmol/L$

旅游、航海和远行的时候，不要忘记随身携带葡萄糖片与升糖素。就算在荒郊野外离急诊室还有很长一段的距离，只要备有升糖素就能够处理严重低血糖。要确保同行的伙伴知道如何以及何时需要用到葡萄糖片与升糖素。

不同国家不同的胰岛素名称

种类	欧洲	美国
速效类胰岛素	NovoRapid Humalog Apidra	NovoLog Humalog Apidra
短效胰岛素	Actrapid Humulin S Insuman Rapid	Novolin R Humulin R
中效NPH胰岛素	Insulatard Humulin I	Novolin Humulin N
基础类胰岛素	Lantus Levemir Abasaglar Tresiba Toujeo	Lantus Levemir Basaglar Tresiba Toujeo
预混型胰岛素（70%的中效NPH胰岛素）	Mixtard 30 Humulin M3	Novolin 70/30 Humulin 70/30
预混型类胰岛素（70%~75%基础类胰岛素）	NovoMix 30 Humalog Mix 25	NovoLog Mix 70/30 Humalog Mix 75/25

不同地方会替胰岛素取不同的名字。如果出门的时间较久，最好请医师替你把胰岛素的种类写下来，或者携带上胰岛素玻璃瓶或外包装盒，这样在国外如果胰岛素掉了，购买的时候就可以出示给药局的药剂师看。要注意英国和美国混合胰岛素比例的写法是前后互相颠倒的！有些胰岛素（Lente和Ultralente）已经从美国和欧洲下市了，但是可能还在其他的国家贩卖。

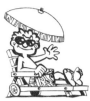

要牢记胰岛素无法抵抗你所能承受高温和日照。对胰岛素来说，车子或巴士的行李箱在夏天会过热，在冬天会过冷。

接种疫苗

糖尿病不会成为疫苗接种或免疫球蛋白注射的限制。相反的，有糖尿病的人更应该确实接种所有卫生署建议的疫苗，避免生病造成糖尿病控制不好而引发困扰。对打算到特定区域去旅行的人来说，A 型肝炎、伤寒，以及相关的腹泻疾病疫苗都是不可或缺的预防措施。因为有些疫苗会引起发烧，进而影响到接种过后几天的血糖，所以最好要提前接种。

海外生病

要记得随身携带旅游保险保单，这样如果在国外生病，才能获得理赔。要仔细阅读保单里的所有说明，才能知道保险公司是否只理赔急性病症，以及是否也理赔生病造成的糖尿病恶化。

在国外看医师要先说明有糖尿病。生病要尽量避免进行外科手术、输血以及注射。如果需要药品，最好是领取口服药，不要采用注射的方式。因为可能经由血液感染，所以也要尽量避免牙齿的治疗。

在高温及卫生条件不佳的区域要避免以下的食物和饮料：

水龙头的水（刷牙也不行）
冰块
牛奶、鲜奶油和美乃滋
没有个别包装的冰激凌
稀释过的果汁
自助餐的冷盘
长时间保温的食物
带壳类的海鲜
沙拉以及用水冲洗过的蔬菜和水果
生食
没有煮得很熟的鸡肉

其他的建议[1198]：

常常洗手。
食物要新鲜烹调，热热的上桌。
不要吃路边摊。
只能喝瓶装水。
啤酒、葡萄酒、咖啡和茶都是安全的。

旅游晕车该怎么办？

• 服用晕车药或贴晕车片（scopolamine）。
• 比起间隔数小时的大量用餐，"少量多餐"的进食方式能减少恶心感。
• 避免饮用碳酸饮料。
• 坐在车子或巴士的前部，可以看到路面。

腹泻的问题

预先服用抗生素以避免度假可能感染的腹泻疾病，这种做法颇有争议。不过因为糖尿病病人一旦生病就产生血糖和胰岛素调整的问题，所以有些医师对于事先替糖尿病病人提供这类药物的态度比较开放[178]。这类药物可以保护旅行者在高风险区域 3~4 周的旅行不受腹泻疾病的感染，保护功效高达 70%~90%[1091]。不事先服用抗生素得到腹泻的风险高达 25%~35%。如果旅行的时间超过 4 周，要等到真的腹泻时再服用抗生素。最好随身携带抗生素，不要在当地买，因为无法确定含有什么成分，说不定副作用很多。

如果不确定当地的水是否干净，为了怕得肠胃炎，最好不要喝。避开所有的自来水（包括冰块）。瓶装的水和碳酸饮料（可乐、芬达或类似的饮料）一般是安全的。如果觉得恶心或有呕吐的现象，口服电解质溶液（Pedialyte® 或 Infalyte®）是不错的替代饮料。

到很原始的地方旅行，最好把水煮开以消毒，或者使用净水药片（Chlorine®、Puritabs®、Aqua Care® 或其他）[1198]。

在户外高温下没有补充足够的水分可能会脱水，造成胰岛素的吸收变慢[507]。稍晚一点如果喝了足够的水，血液会吸收比较多的胰岛素，可能造成严重低血糖。血糖如果高于肾脏的葡萄糖阈值，会常常跑厕所流失额外的水分。

穿越时区

前往其他国家旅行，那里的时区可能不一样。如果方向往西，当天会变得长一点。如果往东，当天就缩短了。我们可以用每天的胰岛素总量来计算旅行当天的剂量，每个小时的时差（time shift）就增加或减少2%~4%的胰岛素[639, 1066]。因为在飞机上长时间坐着，所以视平常的活动量可能需要稍微提高胰岛素的剂量。别跟航空公司订糖尿病餐，一来不好吃，二来碳水化合物的分量太少，最好还是根据飞机上的一般餐点来调整胰岛素的剂量。

因为机舱气压的改变，所以笔针的胰岛素匣里很容易出现气泡，一定要在注射后马上取下针头才能避免这个问题。如果还是有气泡，要在降落后注射胰岛素前把气泡排除。

到了新地方会因为时差（jet lag，生理节奏失调）而感觉有些疲惫，通常需要几天的时间来适应新的作息，只要睡得好，体力就能恢复正常。

一天多针的方案

飞行中每4~5小时用餐一次，同时餐前注射速效或短效胰岛素。如果向西飞，大概会需要额外1~2次的餐前剂量。向东飞则餐前剂量的次数会比较少。如果因为更换时区造成当天变短，上机前的基础胰岛素剂量要降低。晚上抵达目的地的时候，像平常在家一样注射睡前胰岛素（"新的"睡前时间）。如果平常是在早上注射基础胰岛素，也是在抵达目的地时注射，这样弹性调整胰岛素更需要在每餐前测血糖。泵用户无须调整基础率，唯一需要做的事，是在抵达目的地时，更改泵的时间设定。

口服电解质溶液

国内和国外很多药局都买得到口服电解质溶液。你也可以自行调配，但切记要用干净的水，不确定时最好还是买瓶装水。

　　　　1L干净的水。
　　　　小半汤匙的盐。
　　　　8片葡萄糖片（每片3g）或2大汤匙的一般糖。

对餐前注射短效胰岛素和睡前中效 NPH 胰岛素的人而言，如果夜间飞行并在机上睡眠多时，可以试着注射比较小剂量的睡前中效胰岛素。如果睡眠时间少于 4~5 小时，还不如整晚只注射短效胰岛素，比较容易适应新的时区。

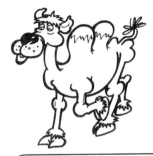

骆驼靠它的驼峰可以在沙漠中数天不饮水而存活。有糖尿病的人特别不能脱水。如果到炎热的国度旅行，特别是腹泻或呕吐时，要记得补充足够的水分。如果感到恶心或呕吐，最好是少量多次地补充水分，一次只喝几口。

美国国内航班的安全规定

- 针筒或胰岛素的注射系统必须伴随着胰岛素。胰岛素必须装在药厂原装盒子内。
- 还没有拔掉盖子的采血针必须与血糖仪放在一起。血糖仪上必须印有制造商的名字。
- 没有用过的升糖素必须要放在原来的盒子里，上面印有药厂标签。
- 规定就是规定，没有例外。出示处方笺或者医疗需求的文件是不会被接受的。
- 任何因为糖尿病相关的安检问题感觉被刁难的旅客可以向航空公司的客服人员反映。
  *此处并没强调要出示糖尿病的诊断证明，病人常跟我们要求开具此证明书。

穿越时区（改编自文献639）

一天多针方案
→向西飞（当天变长了）：
- 额外进食1~2次以及注射用餐的胰岛素剂量。
- 基础胰岛素剂量不变，把注射时间调整到目的地的当地时间。

向东飞（当天缩短了）：
- 减少用餐的次数。
- 基础和睡前胰岛素剂量不变，把注射时间调整到目的地的当地时间。

一天两针的方案
→向西飞（当天变长了）：
- 额外进食1~2次以及搭配的用餐胰岛素剂量。
- 中效胰岛素不变，但注射时间调整到目的地的当地时间。。

→向东飞（当天缩短了）：
→夜间飞行航班：
- 晚餐注射和平常一样的用餐胰岛素剂量。
- 根据时差，每减少1小时就减少3%~5%的中效胰岛素剂量[1006]。如果飞行的夜间时间短于4小时，也可以试着略过睡前的中效胰岛素。视需要注射一剂额外的速效或短效胰岛素。

→白天飞行航班：
- 早餐注射和平常一样的胰岛素剂量。
- 在机上的晚餐时间根据时差，每减少1小时就减少3%~5%的睡前中效胰岛素剂量[1006]。

一天两针的方案

使用一天两针的方案比较难以适应变长或变短的日子，最好是在飞行途中暂时改成注射3~4次的餐前胰岛素剂量。出发前就先尝试一下这样的方式，才知道不同的食物会需要多少的剂量。

采用一天两针方案的人如果向西飞（当天变长了），在飞机上注射额外的餐前胰岛素剂量，等到抵达目的地再注射平常下午的那一剂，根据当地的夜间时间做剂量上的调整。如果向东飞行（当天缩短了），飞机上的晚点心需要注射餐前胰岛素。如果飞机上的夜间时间只有4~5小时，可以试着略过睡前的中效胰岛素不注射，改而视需要注射速效或短效胰岛素。早餐就和平常一样注射速效或短效胰岛素，但是中效胰岛素的剂量要减少20%~40%[639]。

DANIEL

旅行必备良药

- 升糖素。
- 退烧药。
- 鼻喷剂（飞行时鼻塞是很痛苦）。
- 腹泻药温痢宝（Imodium®），适合12岁以上。
  使用情况：如果每天拉肚子超过4次，或者拉肚子超过2次外加发烧。
  剂量：一开始2颗，每拉一轮肚子后服用1颗。一天总量最多8颗，不能连续服用超过3天。如果整体的健康状况遭受影响、症状加重或3天内没有改善，要赶快去看医师[1091]。
- 口服电解质溶液、粉末或片（Dioralyte®或类似）。
- 晕车药或贴片。
- 要携带治疗腹泻的抗生素：
- Ciprofloxacin塞浦路斯
  不适合怀孕或哺乳中的妇女
  剂量：每天服用每千克体重10mg 1次予以预防。
  如果有严重的腹泻或呕吐，1~3天每天服用每千克体重10mg 2次（检查酮体！）[1091]。市面有250mg或500mg的膜衣锭，也有混合包装。
- 细菌的抗药性可能造成治疗的失败。可以改成azithromycin（1剂疗程请服用1000mg，或者3天疗程每天1次500mg）[164]。
- 12岁以下的孩童可以服用azithromycin，剂量是每天每千克体重10mg，最多连续5天，或者trimethoprim+sulphamethoxazole（Cotrimoxazole®，Colizole®）[164]。
- 怀孕的妇女可以服用Cotrimoxazole®或Colizole®，每天2次各2颗，疗程5~10天[164]。

无论去哪里都要随身携带升糖素，等于有了贴身的紧急治疗。

携带泵或连续血糖监测器上飞机

- 搭飞机的12小时前先更换输液套，储药筒的胰岛素量只要够用于飞行以及降落后12~24小时，不要多装。
- 泵和连续血糖监测器过安检的金属探测门毫无问题，但是如果被叫到一旁搜身，应该先卸下泵和连续血糖监测器[221]。
- 机舱的气压比地表低，如同海拔2000米高度的气压。根据物理法则，胰岛素储药筒可能会出现气泡，之前在地面就有的气泡也会膨胀。
- 储药筒里增加的容量可能会把一些胰岛素推入输送管，造成血糖的降低[658]。
- 安全起见，飞机离地的时候先把泵卸下，等抵达飞行高度30分钟后，排除气泡后，再把它装上。针对孩童的解决方法是，不要把储药筒灌满，胰岛素量只要足够飞行途上的需要即可。
- 紧急状况发生时，氧气面罩会突然落下，代表机舱内的压力降低，你要马上移除泵，因为当泵内的压力高于环境压力，胰岛素会被输注到体内。装回之前先检查有没有气泡，如果有，先排除气泡再装回去。
- 飞机降落后，压力恢复正常，泵里面的气泡也会缩小。把泵卸下，按几个单位的排气剂量，看到胰岛素从输送管的尾端冒出后，再装回去。
- 如果身上有连续血糖监测系统的皮下传感器，不同厂牌的效能也不同。Dexcom可以在飞行中全程佩戴，Medtronic厂牌适合在所有美国航班上使用。购买机票前，请先向航空公司询问他们对具无线电发射或收发功能的个人医疗器材有哪些规范。

旅游可能会需要的糖尿病相关配备

- 证明糖尿病的身份证、项链或手环。
- 额外的胰岛素笔针或针筒（抛弃式的胰岛素笔针很方便）。
- 把所有的胰岛素分装在不同的手提行李里。
- 检查冰箱温度的温度计（存放胰岛素）。
- 白天出门使用的Frio胰岛素保冷袋。
- 采血笔和采血针。
- 血糖仪与血糖试纸（多带一台备用的血糖仪）。
- 验酮体的试纸（血酮或尿酮）。
- 葡萄糖片以及葡萄糖胶。
- 体温计。
- 糖尿病医疗团队的电话和传真号码。
- 在手机输入一个紧急ICE（in case of emergency的缩写）号码，包含国码，如果发生意外或生病，可以快速联系父母或其他人寻求医疗建议。
- 告诉同行伙伴，如果你不舒服，请他拨打ICE号码。
- 保险合同的文件。

第三十三章 相关疾病

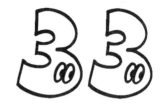

有些疾病比较容易出现在糖尿病病人身上，譬如乳糜泻以及甲状腺低能症等与自体免疫有关的疾病。因为引发糖尿的部分原因是遗传，所以有糖尿病的人与他们的家属得其他自体免疫疾病也较为普遍。甲状腺低能症与乳糜泻两者的诊断并不容易，这也是为什么有糖尿病的人每年的全身健康检查还包含了比较完整的血液测试项目。

乳糜泻

有糖尿病的孩童与成年人得乳糜泻（对小麦、燕麦、裸麦与大麦中的麸质耐受不良）的风险是一般人的 10 倍。研究发现，糖尿病孩童里有 3%~6% 的孩子患有这种疾病[591]，但是瑞典进行了更仔细的筛检，发现这个比例近乎 10%[701]。虽然糖尿病孩童的手足得乳糜泻的概率稍低，但还是高于一般的民众[1086]。

没有接受治疗的话，乳糜泻会损害肠胃的内壁，造成食物吸收的困难，因此饭后的血糖不会太高，注射的胰岛素剂量一般也比较低，并且发生低血糖的频率更高[591, 814]。有乳糜泻的人通常不会出现什么症状，有些可能会抱怨腹部痛、便秘、腹泻，或者有些人会贫血。

乳糜泻可能会造成不孕（就算有这个疾病的是男性）[799]。有乳糜泻的人和 1 型糖尿病病人有同样的遗传背景。如果亲戚有人有不清楚的症状，导致诊断的困难时，可以鼓励他们去验血，看是否为乳糜泻。

我们建议全面对有糖尿病的 1011 名孩童和 567 名成年人进行乳糜泻的验血筛检。用来诊断和追踪乳糜泻的测验有 TTG（组织转麸酰胺 transglutaminase），EMA（肌内膜抗体 endomysial antibodies），以及抗麦胶蛋白抗体（antigliadin antibodies，大部分用在 2 岁以下的孩子）。诊断的确认需要进一步进行内视镜检查，做小肠黏膜组织切片加以分析。如果怀疑

和1型糖尿病相关的自体免疫状况

- 乳糜泻。
- 甲状腺疾病（分泌不足或太多）。
- 艾迪森氏症（肾上腺的皮质醇分泌量很低）。

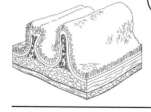

肠道的内壁充满了紧密相贴的突起褶皱，上面布满了像是手指头的突起物（叫作绒毛）。这样的安排可以增加肠道的吸收面积，最高达到 200 平方米。乳糜泻会造成绒毛的损害，大幅减少吸收养分的面积，最后甚至只剩下 2 平方米。

有乳糜泻，千万不要自行调整饮食。如果降低饮食中的麸质含量，抗体会减少，进而降低正确诊断的机会。一旦怀疑自己有乳糜泻，在还没有验血和做内视镜检查前，不应该改变日常的饮食。一般在糖尿病被诊断出来的时候，就建议进行乳糜泻的验血筛检，并且之后每年都要筛检一次，至少持续 3 年。发病满 3 年后，如果孩子有什么疑似乳糜泻的症状，可以每 2 年或每 3 年筛检 1 次。

管理这种疾病的最好方法就是避免所有含麸质的食物，同样的食品，无麸质比有麸质的种类更快提高血糖。研究发现，有乳糜泻的糖尿病青少年如果不遵守无麸质的饮食，他们得肾脏病变的风险增加 2 倍[919]。此外，有乳糜泻却不治疗，会稍微增加 15 年内得淋巴癌的风险，增幅是 0.4%，约是没有糖尿病的人的 3 倍[346]。一旦开始采用无麸质饮食，让肠道的黏膜有机会痊愈，这个淋巴癌的风险会下降 1.5 倍。潜伏性乳糜泻（有检验出抗体，但是黏膜组织切片是正常的）不会增加任何上述的风险[346]。

解连蛋白（zonulin）是肠道的内壁细胞所产生的一种物质，它的功能是将细胞之间的"紧密链接"（tight junction）打开，让肠内的蛋白质和其他的化合物能够进入血液[372]。当肠道里出现有毒的东西（像细菌或化学物品），血液中的水分会进入肠内，用腹泻的方式帮忙把不好的东西排到体外。我们知道麸质里有一种蛋白质叫作麦胶蛋白（gliadin），它会增加连蛋白的分泌，而使麦胶蛋白可以从细胞之间通过，进入血液和免疫系统接触。对一些容易发病的人来说，这个接触开启了自体免疫的过程，身体产生的麦胶蛋白抗体开始破坏肠壁。

在糖尿病前期阶段（pre-diabetic，糖尿病发作前），可以观察到体内过量的连蛋白分泌和增加的肠道通透性[1010]。或许在糖尿病的引发过程中，也有一个类似像麦胶蛋白的引发物质，只是我们还不知道，到底是哪个"坏分子"激活了免疫系统。

甲状腺疾病

甲状腺位于颈部喉结的下方，可能被自体免疫抗体［所谓的桥本氏甲状腺炎（Hashimoto's thyroiditis）］伤害而使得甲状腺激素分泌减少［所谓的甲状腺低能症（hypothyroidism）］。身体为了弥补这个现象会让甲状腺变大［叫作甲状腺肿大（goiter）］。甲状腺激素的功能是调节体内的新陈代谢，若缺乏会造成疲倦、嗜睡、怕冷和便秘，不过很多时候也不会出现任何的症状。糖尿病孩童得甲状腺低能症可能也比较容易低血糖[815]。

甲状软骨（喉结）

甲状腺

气管

甲状腺位于气管的前面，通常是看不出来的。一旦无法分泌足够的甲状腺激素，甲状腺就会变大，从外观便能非常清楚地看到（叫作甲状腺肿大）。肿大也可能是过度分泌所引起的，称为毒性甲状腺肿，以便与分泌不足有所区分。

甲状腺低能症是一种缺乏甲状腺激素的疾病（如糖尿病），但治疗方式简单多了，只要每天服用1~2颗含有甲状腺激素的药丸，身体就能取得所需的激素。在桥本氏甲状腺炎的早期阶段，病人可能会分泌更多的甲状腺激素（甲状腺功能亢进）。

毒性甲状腺肿（toxic goiter）也叫作葛瑞夫兹氏症（Graves' disease）或甲状腺高能症（hyperthyroidism），是甲状腺激素分泌过多，也比较好发于有糖尿病的人。常见的症状有：体重减轻、感觉很热以及腹泻。

艾迪森氏症（Addison's disease）

这个少见的疾病约影响0.3%的1型糖尿病病人，比一般民众患病的概率高出10倍[195]。起因是肾上腺受到破坏而无法分泌皮质醇。皮质醇是身体最重要的压力激素，不治疗可能引发艾迪森氏危症（Addison crisis）。人体一旦感染或者遭遇意外，需要马上大量增加皮质醇的产量；有这个疾病的人没有办法增加，如果这个状况又没有及时诊断出，可能引发危机并且造成死亡。如果1型糖尿病病人还患有艾笛森氏症，他们的总死亡率会增加10倍[194]。5%~10%的死因是艾笛森氏危症，通常合并感染。最高风险是除了有艾迪森氏症外，还有其他严重疾病。糖尿病病人生病，一定要检测皮质醇。皮质醇分泌缺失的症状有：只要一般感冒生病就觉得非常疲惫，黑色素沉积在手心的褶皱和指关节，以及渴望吃盐。

> **艾迪森氏症的症状**
>
> - 极度疲惫。
> - 肌肉无力。
> - 体重减轻和丧失食欲。
> - 皮肤变成棕色（黑色素沉积），特别是手心的褶皱和指关节。
> - 低血压、昏倒。
> - 渴望咸的食物、感到口渴。
> - 低血糖变得更频繁。
> - 感觉恶心、腹泻、呕吐
> - 腹部疼痛。
> - 抽筋、关节疼痛。
> - 心情低落、烦躁、抑郁。

皮肤疾病

高血糖使得大量水分经由尿液排出，在脱水到达了一定的程度，就可能会造成皮肤干燥和发痒。

不规则形状的红棕色皮肤病变，2~10毫米的大小，可能会出现在小腿上，称作胫骨斑块，这些斑块有时候还会出现在大腿或手臂上。发生的原因不明，只知道会在意外伤害后出现，像是脚不小心撞到桌子。这种皮肤病变很常见，好发于年过30岁的男性。

另外一种皮肤疾病"糖尿病脂性渐进坏死（NLD，necrobiosis lipoidica diabeticorum）"，会出现在约1%的糖尿病病人身上[896, 1213]。这种疾病的外观是皮肤上出现红棕色圆形或不规则的病变，皮肤变薄，有时候还有溃疡。这些变化一般出现在小腿的正面，但也可能出现在足部、手臂、手、脸部或头皮上[604]。对很在意外表的人来说，这种病在穿短裤或裙子的时候，让人特别难过。糖尿病脂性渐进坏死病一般出现在30~40岁的人身上，但偶尔青少年也会得[896]。这种皮肤病变需要很多年的时间才会慢慢形成，与血糖控制无关，发病原因不明，但有些数据指向自体免疫[896]。到目前为止，还没有任何药物能有效地治疗，病人可以试着把透气胶布（如 DuoDERM®）贴在病变的地方。皮肤移植能成功解决比较困难的案例。

有糖尿病的成年人可能会在手指和脚趾上出现看起来像是烫伤造成的水疱，只不过不会感觉不适[604]。这些水疱通常 1 周左右就自行干掉，但也可能演变成溃疡，很慢才痊愈。最好的治疗方式是用消毒过的针头刺破水疱，再用干燥的胶布包扎起来。

黑棘皮症也是皮肤疾病，它的特点是黑色素沉淀以及胰岛素抵抗，有时也会发生在 2 型糖尿病病人身上。就我们所知，没有任何的皮肤疾病和血糖控制或 A1C 有所关联。

感染

一旦血糖高过 14mmol/L，防卫身体的白细胞就无法有效率的对抗病菌，因而较容易受到感染[63]，特别是尿道感染和皮肤感染[699, 896]。想要避免感染，最好把血糖控制在正常的范围内。研究在 26% 的 1 型糖尿病妇女的尿液中发现细菌，但她们并没有症状[427]。其他研究则发现，只要把血糖控制在 11mmol/L 以下，就能大幅度降低手术后的感染风险[443]。

真菌感染

真菌感染造成的搔痒常见于有糖尿病的妇女以及青春期后的少女。高尿糖和高血糖促进真菌的繁殖[277]。DCCT 研究比较 A1C 低和高的两组，发现 A1C 7% 的那组感染比 A1C 9%的那组减少 46%[277]。阴部感染奇痒无比，阴道可能还会分泌白色块状物。真菌感染时常出现在采用抗生素治疗的同时，抗生素在杀细菌时，也打乱了原本会抑制霉菌的正常细菌丛。最好的治疗方式是改善血糖控制和使用局部抗真菌药膏，直到症状消失，整个疗程可能需要6~14 天[128, 896]。男性也会在包皮下同样发生真菌感染。受到真菌感染的孩童可能会有嘴角破裂的症状，或者孩子指甲边缘的皮肤或手指间会长出疮肿[896]。

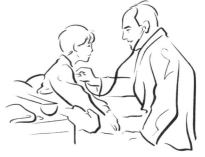

如果觉得不舒服，很疲倦，有可能除了糖尿病外还有其他的疾病。复诊的时候请医师替你安排血液检查。便秘可能表示乳糜泻或甲状腺疾病。如果得的不是什么复杂的疾病，只是一般的小感冒，却感觉疲劳，可以要求医师安排皮质醇和甲状腺激素的检查。

听觉障碍

糖尿病可能造成听力问题。澳大利亚的研究发现几乎一半（47%）的 1 型糖尿病儿童和青少年有听力障碍，这些 9~18 岁病人的听觉损失严重到产生沟通的限制，以及阻碍到学业的进展[945]。在背景噪声下的听力测试，糖尿病孩童和青少年和没有糖尿病者相比，前者的听觉障碍比例是后者的 2 倍。没有糖尿病的受测者，在日常情况下只有不到 10% 的对话需要费力理解，而这个比例对糖尿病孩童和青少年，至少是 2 倍。

听力问题可能是因为神经细胞绝缘层的伤害［脱髓鞘（demyelination）］，研究在听觉障碍和 A1C（6.5%~9.8%）、发病年龄或者病史之中，没有找到任何的关联。如果你怀疑自己或你的孩子听觉有困难，请告诉医疗团队。

让胰岛素需求变少的疾病

皮质醇的缺乏：
肾上腺如果无法分泌足够的皮质醇会造成血糖的降低。这可能是因为肾上腺萎缩（艾迪森氏症），或脑垂腺功能受到了干扰。

生长激素的缺乏：
生长激素分泌量过低（脑垂腺分泌不足）会让血糖降低。

对麸质的不耐：
对麸质的不耐（乳糜泻）会减少肠道对食物的吸收。

甲状腺激素分泌不足（甲状腺低能症）：
甲状腺激素分泌不足会减缓体内新陈代谢。

肾脏功能不全：
肾功能不全会减慢胰岛素的分解，并且也减少胰岛素从尿中排出。

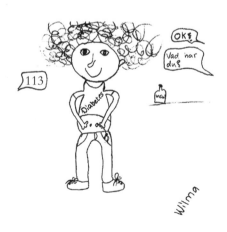

第三十四章
血管的并发症

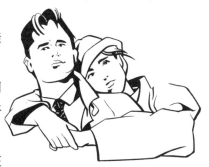

　　光去想说未来会发生什么，就让人惶恐不安。很多亲戚朋友也有认识发病多年的糖尿病病人，有人会告诉你，他认识的谁跟谁有糖尿病，所有的并发症都有！今天我们看到的这些并发症，都是 30~40 年之久的糖尿病所造成严重的眼睛、肾脏、足部及神经并发症，实在让人心灰意冷。此外，那个年代的糖尿病病人也可能因为肾脏受损或心脏疾病而提早过世。但听到这些故事的时候请不要忘记，现在的治疗方法比以前先进许多，目前这些风险都已大幅降低。

是什么造成了并发症？

　　我们确切知道，血糖和 A1C 越高、发病时间越久，越会提高并发症的风险。不同人得并发症的风险也不同，我们不知道是什么造成这个差异。重要的是，只要血糖控制得越好，A1C 越低，得长期并发症的风险就能降低。

　　有糖尿病的人丧失全部或部分视力的风险是一般民众的 3 倍[511]。欧洲的研究发现，大约有 2.3% 的 1 型糖尿病病人失明[1052]。我们还是要再重复提醒大家，今日被诊断出糖尿病，与 30~40 年前被诊断出的人相比，面对的是完全不同的未来。一方面胰岛素的治疗方法有很大的改善，另一方面，医学在治疗及预防眼睛并发症也有了很大的进步。

　　父母面对并发症这个话题也很为难，到底应该对孩子解释多少。青少年的理解力比较高，也想要知道得更多。我们认为应该要把"所有的牌都摊开在桌上"，告诉孩子，有哪些长期并发症以及风险多高。该知道的还是要知道，但是请不要每天照三餐把并发症拿来讨论。

　　家庭宣教日上到并发症的相关课程时，我鼓励孩子参加，但是不强迫他们非听不可。幼儿需要知道他们所能够理解的，不需要太多的细节。我会经常丢出一个问题，看孩子对这个话题的兴趣如何。如果一段时间后孩子想要离开出去玩，或许表示他们已经听得够多了。

　　在家偶尔小心地把并发症导入谈话是不错的做法，最好是选择糖尿病小朋友（或许已经不小了）也有心情谈论的时刻，并且有足够的时间来思考和自省。很多孩童和青少年会把问题堆积在心里，因为他们害怕父母担忧，所以不想主动提起这个困扰人的话题。糖尿病教育营的小组活动提供很棒的机会，让孩子讨论糖尿病的相关危险。很多孩子在这样的场合透露说，他们其实都想过这些议题。

父母当然很担心孩子有糖尿病，但是不管再怎么担忧，也不应该用"透析""眼睛会瞎掉"或"脚要被锯掉"来恐吓孩子。吓孩子不会有好处，相反的，这样的恐吓会让孩子感到绝望，好像"抽到生命的下下签"。我太常碰到孩子告诉我："爸妈老说：再吃糖果，眼睛就会瞎掉！"这样的说辞只会造成孩子的痛苦，他们对未来时间的长短还不太有概念，父母要努力对孩子好好解释，如何吃和吃多少，并且鼓励孩子培养自我思考的能力。

一位 13 岁的女孩相信糖果本身会造成失明及其他的并发症（而不是过度地吃糖果让血糖升高所造成的），难怪她每次吃一点甜的东西就痛苦自责，却又无法抗拒甜食。

糖尿病是这么普及且随处可见的疾病，一旦孩子大到可以理解并发症，而我们却不愿意和他们谈论，就换其他的人来告诉他们。早晚会有（古道热肠的）人对他们说："可怜的孩子！有一天糖尿病会让你瞎掉，再也看不到这个世界……"但是如果孩子已经知道详情，就能够回答："那是以前啦！医学进步很多，治疗糖尿病的方法和以前不一样了，已经改善很多。"

旧的认知是：糖尿病在青春期前控制得好或不好，并不会影响长期并发症的风险。事实已经证明，青春期前的 A1C 也会影响到长期并发症发生的风险[204, 796]，只不过没有像青春期后 A1C 的影响那么高[316, 972]。

根据个人发病后的血糖控制，有些病人会在详细的检查下，于发病的 10~20 年出现早期的并发症征兆，这些早期征兆并不会引起任何的问题，一直要等到病史满 20~30 年，才会开始严重。有些人的糖尿病超过 60 年，却还是毫无任何的并发症征兆。一位 7 岁女童在 1924 年被诊断出糖尿病，活到 93 岁，并且直到 90 岁还住在家中而不是住在医院。

并发症

（1）大血管：动脉硬化。
　　　　　　心脏疾病。
（2）小血管：眼睛、肾脏、神经。

心脏和大血管疾病：诊断

- 量血压。
- 检查足部和小腿的脉搏，视需要使用都卜勒仪器（Doppler device）。
- 检测血液中的胆固醇和三酸甘油酯。

治疗

无论有没有糖尿病，下列建议适合所有心血管疾病风险高的人。
（1）戒烟。
（2）增加运动量或开始复健。
（3）体重不要过重。
（4）避免负面与不必要的压力。
（5）饮酒不过量。
（6）治疗高血压。
（7）多吃高纤维低脂肪类型的食物，增加水果与蔬菜的摄取。

大血管

心脏及血管的疾病（心血管疾病）比较常见于有糖尿病的人，体内大的动脉有较高的风险会硬化（变硬和变窄，最后造成堵塞）。这增加的动脉硬化及心脏疾病风险被认为部分来自高血糖，其他的影响因素是胆固醇和高血压。

糖尿病病人的预期寿命比一般人短，造成他们无法长寿的最主要原因就是心血管疾病。比较美国不同年代被诊断出糖尿病的人，一组是在公元 1950—1964，另外一组是 1965—1980，后者的平均寿命达到 68.8 年，比前组多活 15 年，而同时期没有糖尿病的人，平均寿命是 72.4 年 [805]。英国长期追踪 1 型糖尿病病人直到 1999 年，研究发现，有糖尿病与没有糖尿病的人相比，前者男性的死亡风险高出后者男性的 4.5 倍，女性则是 3.3 倍 [1062]。在瑞典于15~34 岁间被诊断出 1 型糖尿病的病人，他们的死亡率相比一般民众会高 2 倍 [1161]。有 20 年病史的 1 型糖尿病病人约比没有糖尿病的人少活 11 年 [912]。不要忘记这些研究都是针对发病很多年的糖尿病病人，他们使用的是那个年代的治疗方式。

只要把血糖控制好，就很有可能延后动脉硬化类型的疾病 [606, 837]。研究也证明，有效的糖尿病治疗能够减少早发性心脏疾病的风险 [706, 837]。血糖每下降 1mmol/L，得心脏疾病的风险就下降 11% [654]。发病少于 8 年的糖尿病年轻人在改用笔针或泵的密集治疗 1 年后，相比一天 2~3 针的传统治疗组，他们血管的功能改善了 [396]。分析瑞典的 1 型糖尿病病人的数据库发现，就算一样的 A1C，泵用户得致死性心脏疾病的风险只有笔针用户的一半 [1072]。

有些人来自高胆固醇的家族，他们在发病后一旦血糖控制住，就应该安排做血脂筛检 [1046]。其他的人则应该在年满 12 岁时安排第一次的血脂筛检，之后每 5 年检查一次。如果空腹血脂过高，第一优先要控制好血糖，然后再和营养师讨论进食的习惯，看如何降低所有脂肪和饱和脂肪的摄取总量。如果能够控制体重、运动以及戒烟，就更好了。采取这些措施后，血脂依然过高，低密度脂蛋白（LDL）胆固醇高于 3.4mmol/L [317]，我们强烈建议采用药物控制。青少年可以安全服用他汀类降血脂药（statin），但是孕妇不宜 [1046]。

高A1C带来的风险

A1C	卒中的胜算比 *	死亡的胜算比 *
≤ 6.9%	1.74	2.36
7.0%~7.8%	2.16	2.38
7.9%~8.7%	3.52	3.11
8.8%~9.6%	4.38	3.65
≥ 9.7%	7.98	8.51

*：胜算比（odds ratio，简称OR）如果是1.75，代表糖尿病病人的风险是没有糖尿病的人的
1.75倍，也就是糖尿病病人的风险高出75%。死亡包含所有的原因。卒中的数据来自参考
文献1070，死亡来自参考文献719。
越高的 A1C 会显著提高风险。目前在英国和瑞典认可的 A1C 标准是较低的 6.5%，如果有
达标，你面临的风险低很多。

有糖尿病的人得心血管疾病的风险非常高，因此建议大家不要吸烟以及养成低脂少油的饮食习惯。脂肪除了会让胃的排空速度变慢，其实对血糖并没有任何直接的影响。多吃水果蔬菜以及规律的运动也非常重要，都能够保护糖尿病病人不受心血管疾病的侵犯。

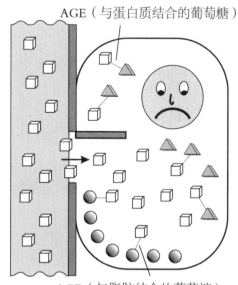

为什么高血糖会伤害到特定的细胞？

依赖胰岛素的细胞
（譬如肝脏、脂肪或肌肉细胞）

不依赖胰岛素的细胞
（譬如眼睛、肾脏或神经细胞）

就算血糖很高，血液里只有一定数量的葡萄糖能够进入细胞，这个数量由体内的胰岛素浓度所决定。这是因为细胞需要胰岛素芝麻开门才能让葡萄糖进入细胞，体内绝大多数的细胞都是属于这种类型。

体内也有很多重要细胞不需要胰岛素的帮助，葡萄糖可以直接进入这些细胞，进入的数量和血液中的葡萄糖数量成正比。这类型的细胞是脑、神经、视网膜、肾脏、肾上腺、红细胞以及血管壁细胞。有些细胞不需要胰岛素就能摄取葡萄糖似乎不合逻辑，但是仔细想想，一旦健康的身体没有葡萄糖（譬如饥荒），胰岛素分泌会停止。在这种危急的情况下，就能够把仅存的葡萄糖留给身体最重要的器官。只不过对有糖尿病的人而言，这些细胞会在血糖高的时候摄取到过量的葡萄糖。而细胞内的葡萄糖会结合成所谓的糖化终产物（advanced glycation end products，AGE），对细胞造成损害。

小血管

过高的血糖经过一段时期会使得葡萄糖囤积在血管壁的细胞内，造成这些血管变得比较脆弱[1008]。会被葡萄糖毒害的细胞主要是不依赖胰岛素运送葡萄糖的细胞，也就是：眼睛、肾脏、神经及血管。因为葡萄糖能够自由地进入这些细胞内，所以一旦血糖升高，细胞就暴露在大量的葡萄糖之中。肠道内壁的细胞属于不依赖胰岛素的类型，就算体内的血糖很高，他们还是会把肠内的葡萄糖（也就是饭后）运送到血液里[895]。

糖尿病病人体内的葡萄糖会与红细胞上的一种蛋白质结合在一起，造成红细胞的僵硬。这些变硬的红细胞很难穿过最细小的血管（微血管），无法再像以前一样，运送氧气到身体其他的组织[819]。所以光从红细胞的角度来看，血糖的控制是很重要的。只要把血糖维持正常24小时，就能让红血球壁恢复原有的柔软度，解决这个问题[819]。

眼睛并发症［视网膜病变（retinopathy）］

现代的糖尿病和眼睛保护已经大幅度地降低了眼睛伤害的风险。在1990年，大部分发病15~20年的糖尿病病人会有某种程度的视网膜变化，其中有一半的人需要进行激光治疗[28, 1092]。那个年代，每年每1000位糖尿病病人之中会有1位的视力遭到严重的损害（剩下0.1或更低的视力），但在医学先进的国家，因为糖尿病而完全失明的病人则是非常的少见[1018]。瑞典2010年的研究发现，42%的糖尿病病人有某种程度的眼睛病变，其中有12%的概率会影响到视力。德国研究指出，2008—2012年，糖尿病并发症造成失明的风险只剩下一半，失明的风险每年约降低16%[210]。可能的解释是较低的A1C提供较佳的预防，以及眼睛伤害有更好的治疗方法。

脆弱的微血管会长出小小的突起，叫作微小动脉瘤（microaneurysm）。这些病变被称为"背景性"的变化，还不会影响到视力。重要的是，我们能知道这种类型的早期病变在良好的血糖控制下就能改善。但是如果血糖与A1C持续居高不下，眼睛的改变过程就会继续，视网膜会受到更多的伤害，长出新的血管。这些新的血管很脆弱，很容易就破裂出血，伤害到视力。通常出血能被再度吸收，视力又会恢复。但是如果不去理会，大量及重复的出血可能会造成视力永久的伤害，最严重导致失明。受损的夜间视力及色觉辨认障碍可能是糖尿病引发的神经并发症[861]，吸烟也提高视力受损的风险[827]。

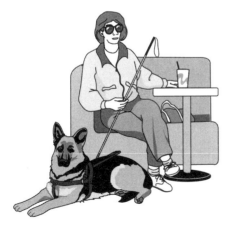

很多有糖尿病的人觉得失明是世界上最可怕的事。可能你最近吃了不少的糖果而忧心忡忡，却又无法向父母（或伴侣）开口，怕他们操心。

如果你才刚发病，未来也能维持不错的A1C，失明的风险是很低的。这是因为最近这几年医药学的发展迅速，有更好的糖尿病治疗方法，也能更妥善治疗受到损害的眼睛。

虽然很难对家人启齿，还是要试着讨论。面对事实、收集正确与实时的数据是很重要的。要知道：你可以决定未来！只有你能够影响未来的发展。相对的，很多成年人已经看过太多发病多年的糖尿病病人，特别是他们如果有年老的朋友或亲戚是如此的情况，他们可能已经很难改变先入为主的想法。

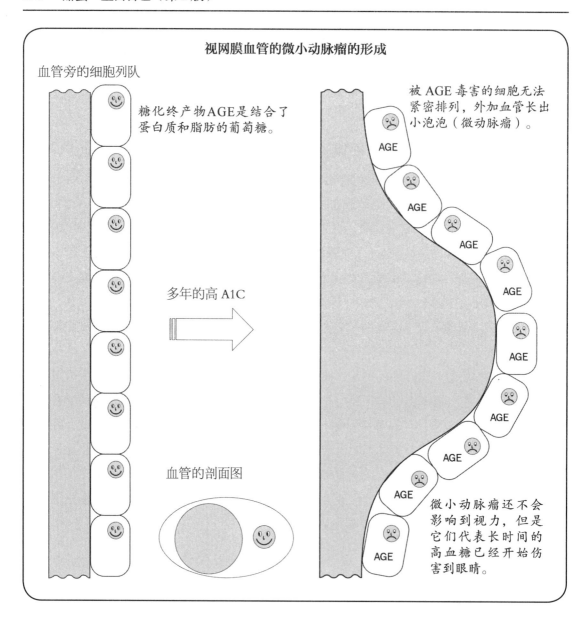

视网膜血管的微小动脉瘤的形成

血管旁的细胞列队

糖化终产物AGE是结合了蛋白质和脂肪的葡萄糖。

多年的高 A1C

血管的剖面图

被 AGE 毒害的细胞无法紧密排列，外加血管长出小泡泡（微动脉瘤）。

微小动脉瘤还不会影响到视力，但是它们代表长时间的高血糖已经开始伤害到眼睛。

治疗

　　最重要的治疗方法是良好的血糖控制，这就足以让早期的视网膜病变消失或改善。我们都会告诉新发病的孩童及青少年，因为现在对糖尿病有更好的治疗，也能提早预防眼睛的伤害，所以不用担心失明的风险。但你要好好照顾自己的糖尿病，因为过高的 A1C 还是可能会让发病 20~30 年的糖尿病病人失明。

眼睛的侧面剖析图。眼睛的伤害最先会出现在视网膜。检查前要先放大眼睛的瞳孔，通常会拍视网膜的眼底摄影照片，之后眼科医师会仔细观察照片。

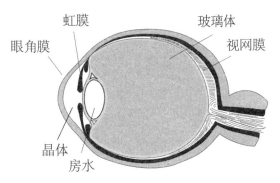

一旦血糖的控制有大幅度的改善（譬如开始用泵），当事人可能会觉得眼睛病变的症状更糟了[500, 284]。研究指出，这种状况只是暂时的，即使有些人甚至需要激光光凝固术的治疗。只要持续好好控制血糖，就能逆转已经发生的眼病变。关于额外的眼睛检查，请参考 371 页的重点表。曾经有人建议已有眼睛病变的糖尿病病人，要缓慢地改善血糖的控制，才不会对眼睛造成更大的伤害[500]。不过根据 DCCT 的研究，就算 A1C 的改善是一步步来的，风险还是一样高[284]。研究也发现，怀孕的妇女因为很快地改善血糖控制，反而造成视力暂时的恶化。在研究的尾声再次比较，这些妇女眼睛的损害程度又降回到原先的平均值[285]。

激光是非常有效的治疗方法，不但能挽救视力，有时还能加以改善。在一项针对高风险眼睛受损病人的大型研究中，将没有治疗者与接受激光光凝固术两者比较，前者进展到严重失明的比例是 26%，后者是 11%[26]。有些眼睛伤害也能经由外科手术加以治疗。

研究调查结果：视网膜病变

- 澳大利亚的研究发现，在178位年龄10~14岁，发病时间4~10年的糖尿病孩童和青少年中，28%的比例有某种程度的视网膜病变[314]。
- 在193位年纪较大15~22岁的糖尿病青少年和年轻人中，有视网膜病变的比例是52%[314]。
- 瑞典研究8~25岁的糖尿病病人发现，有视网膜病变的比例是14.5%[649]。

眼睛伤害：诊断

眼睛检查（最好是眼底摄影[587]）：
（1）糖尿病被诊断出来时有视力的问题就做第一次检查[269, 1044]。
（2）从11岁开始，病史2~5年的病人，每2年检查1次。如果糖尿病病史超过10年，或者已经出现眼睛伤害的征兆，要每年检查[317]。
（3）在很多国家要取得驾驶执照也必须检查眼睛。
（4）如果已经有眼睛伤害，并开始快速把A1C降低的时候，建议每3个月做一次眼底摄影，为期12个月[317]。

治疗

（1）好的血糖控制。
（2）戒烟[827]。
（3）激光治疗。
（4）进行抗血管新生因子（anti-VEGF）治疗。

采用抗血管新生因子（anti-VEGF）的治疗很可能改善糖尿病的视网膜病变，治疗方式是每个月1次，把药剂注射入眼睛。研究追踪有视力障碍的成年病人长达3年[595]，比较每个月治疗1次和没有接受治疗的2组病人，前者进展成增殖性视网膜病变（proliferative retinopathy，这是最严重等级的病变，可能会造成失明）的比例是没有治疗的1/3。在有接受治疗的群组，近乎40%的病人的视网膜病变严重度有改善（至少2级），15%的病人有大幅度的改善（至少3级）。如果你有视网膜病变，要尽早开始抗血管新生因子的治疗，否则会持续恶化。

一旦糖尿病发病满2年（还没有进入青春期的孩童满5年），接下来的每年都要接受一次眼睛的检查，才能及早发现任何的改变[1044]。此外，申请驾驶执照的时候可能也需要做眼睛检查。最精密的检查是视网膜的眼底摄影（fundus photography），拍摄前会先点散瞳剂让瞳孔放大，好让大部分的视网膜出现在照片上。视网膜也可以用一个特别的仪器（检眼镜）来检查，但是这个方式没有眼底摄影来得精确[826]。

只有觉得视力有任何的问题，就要联络你的糖尿病医疗团队。有中重度眼睛伤害的人，可能突然间视力减弱，或者水肿造成视力的模糊。视力问题的早期征兆可能是视野出现阴影或者会移动的漂浮点。

血糖不稳定对视力造成的干扰

2~3小时视力模糊是血糖不稳定的常见症状。这对视力不会造成任何的危险，也与未来的视力受损无关。通常会发生在开始胰岛素治疗的第1周，当血糖急速大幅下降，不稳定的血糖也可能会干扰到色觉。

有时候视力的干扰会持续好几周，这是因为葡萄糖会转变成山梨醇储存在晶体里，暂时影响到水晶体的液体分布，造成短暂的近视。血糖如果长期都高，会让视力变得混浊（白内障 cataract）。这可能会发生症状维持一段时间（好几个月）才被诊断出糖尿病的青少年身上[269]。可以进行白内障切除手术，通常也很成功。

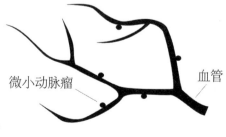

高血糖造成短暂的视力模糊不会带来任何永久的眼睛伤害。

微小动脉瘤　　血管

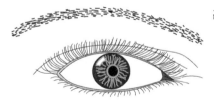

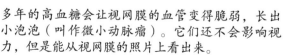

多年的高血糖会让视网膜的血管变得脆弱，长出小泡泡（叫作微小动脉瘤）。它们还不会影响视力，但是能从视网膜的照片上看出来。

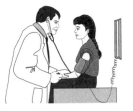

血压控制对预防和减少肾脏的伤害是非常的重要。每次复诊都应该测量血压。

眼镜

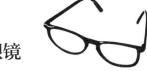

配新眼镜或换眼镜的时候，血糖必须保持平稳，否则暂时性的血糖改变会影响到视力。糖尿病发病后，身体需要 2~3 个月的正常血糖，水晶体才能恢复原有的形状[292]，最好不要在这段时间内配眼镜。

隐形眼镜

有糖尿病的人可以配戴隐形眼镜，不过要避免长戴型的隐形眼镜（每2~3周更换的那种），因为他们的眼角膜保护层细胞比一般人脆弱[207]。

肾脏并发症［肾脏病变（nephropathy）］

肾脏的血管一小丛一小丛聚在一起，把血液中的废物过滤到尿液中。蛋白质会穿越受伤的血管壁，漏到尿液中；而这些少量的蛋白质［微量白蛋白尿（microalbuminuria）］可以从尿里检测出来。如果问题持续，血压可能会升高，并且持续漏出更多的蛋白质［蛋白尿症（proteinuria）］。这可能发生在得糖尿病 10~30 年后，如果不好好治疗，会演变成尿毒症（uremia）（因为身体已经无法把废物排出去，所以血液中就堆积了大量有毒害的废物）。发现微量白蛋白尿而不加紧治疗，只要再过 7~10 年就需要进行人工透析（dialysis 洗肾）[87]。只有 30%~40% 的糖尿病病人会发展到微量白蛋白尿以及进一步的肾脏病变[87, 1092]。控制得当的糖尿病会降低肾脏伤害的风险，我们目前还不知道，为什么一半以上的糖尿病病人不会得肾脏病变，可能遗传因素扮演很重要的角色[282]。

微量白蛋白尿的定义是在计时的尿液样品中，每分钟有超过20μg的蛋白质，或者在2~3个月间收集3次24小时尿液检验中，有2次检查出超过30mg的蛋白质[87, 219]。巨量白蛋白尿症（macroalbuminuria，也称蛋白尿症，是肾脏伤害的表现）的定义是每分钟的尿里有超过200μg的蛋白质，或者24小时收集的尿液中有超过300mg的蛋白质。早上的第一泡尿可用来测验夜间的微量白蛋白尿（譬如Micral-Test®，标准是不超过30mg/L）[212]。因为整夜躺着，所以早上的蛋白质浓度会比较低。比较值得信赖的方法（美国糖尿病协会推荐）是测试早上的白蛋白与肌酸酐的比值（ACR）[605]。美国糖尿病协会ADA把标准定在男性病人不该超过2.5mg/mmol（或>30mg/g）[33]，女性因为肌肉占全身的比例较少，所以不该超过3.5mg/mmol[212]，超过就是有微量白蛋白尿，而怀孕的妇女因为会随着尿液排出比较多的肌酐，所以她们的标准要低于2.5mg/mmol[627]。24小时内的运动、感染、发烧、吸烟、月经、很高的血糖以及血尿都可能增加微量白蛋白尿，所以超出标准的检测数值应该要再重复一次[1046]。性事（射精）并不会影响到微白蛋白尿的量[553]。

白天随意验尿的ACR标准是：男孩不应该超过4.5mg/mmol，女孩不超过5.2mg/mmol[1140]。有些青少年的糖尿病史虽然很短，却也能验出微量白蛋白尿[1140]，这可能只是青春期的过渡现象，但也有可能这些孩子的肾脏特别容易受伤害，如果他们的A1C高，未来有肾脏病变的风险可能会比较高。蛋白尿症可能有除了糖尿病之外的其他原因。

研究调查结果：肾脏病变

- 丹麦调查一群12~27岁的孩童、青少年和年轻成年人发现，9%有微量白蛋白尿，4%有巨量白蛋白尿症[871]。
- 针对成年人的研究发现，只要病人的舒张压超过80mmHg，得肾脏病变的风险就会增加[831]。
- 另外的研究追踪已经有肾脏病变的病人，发现在研究期间，吸烟者中有53%肾脏伤害增加了；曾经吸烟者是33%，而不吸烟者只有11%[1013]。
- 年轻吸烟者（平均19岁，日吸5根烟或更多，吸烟史超过1年）得微量白蛋白尿的风险比不吸烟者高出2.8倍[198]。只要戒烟就能大幅度改善微量白蛋白尿。

肾脏伤害：诊断

（1）定期量血压。
（2）每年检验微量白蛋白尿（尿液中微量的白蛋白）：
　　　从11岁开始，病史2~5年的病人，每年检查1次[317]。
　　　成年人发病满5年后开始每年检查[33]。
　　　如果发现微量白蛋白尿，每次复诊都要检验。
（3）视需要检测肾脏的功能。

治疗

（1）好的血糖控制（A1C）。
（2）戒烟。
（3）微量白蛋白尿需要用血管张力素转化酶抑制剂来治疗。
（4）血压高于130/80[87, 831]或者高于同年龄人的95%[1044]就要开始治疗。
（5）治疗尿道感染。
（6）如果尿中持续有白蛋白，要降低蛋白质和盐分的摄取[397]。
（7）人工透析。
（8）器官移植。

治疗

如同眼睛伤害，肾脏病变最好的治疗方式就是严格的胰岛素治疗及血糖控制。早期发现的微量白蛋白尿可以经由降低血糖及A1C而获得改善[130]。及早治疗高血压也同等重要。注意体重可以帮助把血压控制在范围之内，平均每减少1kg的体重就能降低1~2mmHg的血压[397]。

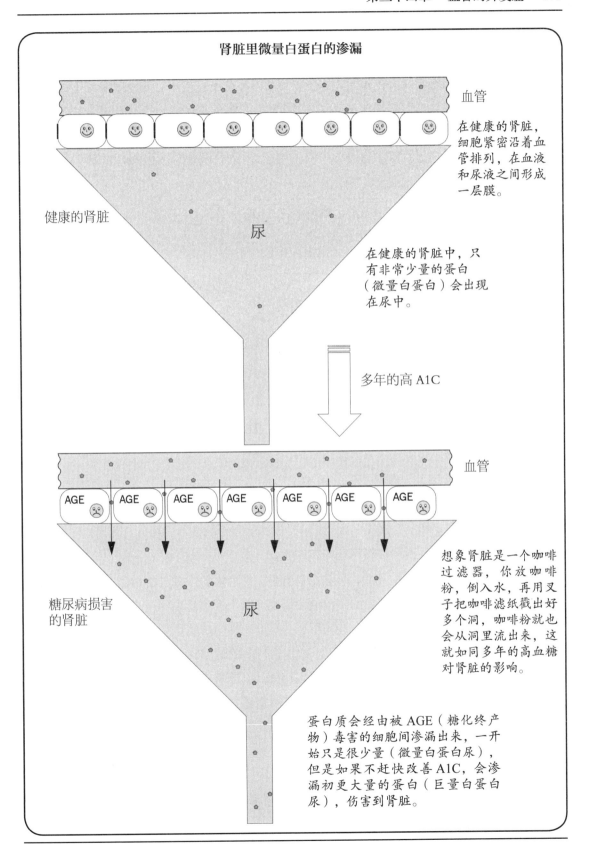

肾脏里微量白蛋白的渗漏

血管

在健康的肾脏，细胞紧密沿着血管排列，在血液和尿液之间形成一层膜。

健康的肾脏

尿

在健康的肾脏中，只有非常少量的蛋白（微量白蛋白）会出现在尿中。

多年的高 A1C

血管

糖尿病损害的肾脏

尿

想象肾脏是一个咖啡过滤器，你放咖啡粉，倒入水，再用叉子把咖啡滤纸戳出好多个洞，咖啡粉就也会从洞里流出来，这就如同多年的高血糖对肾脏的影响。

蛋白质会经由被 AGE（糖化终产物）毒害的细胞间渗漏出来，一开始只是很少量（微量白蛋白尿），但是如果不赶快改善 A1C，会渗漏初更大量的蛋白（巨量白蛋白尿），伤害到肾脏。

就算血压正常，使用特定的降血压药［血管张力素转化酶抑制剂（ACE inhibitors）］来治疗白蛋白尿也能达到很好的效果。一发现持续存在的微量白蛋白尿就应该马上服药[87, 1155]。由于血管张力素转化酶抑制剂会伤害胎儿，所以不适合怀孕妇女使用。研究证明，只要用血管张力素转化酶抑制剂治疗，微量白蛋白尿发展成肾脏伤害的比例从 21.9% 降到 7.2%[804]。

肾脏病变的进展也能经由减少蛋白质的摄取来减缓[894]，一旦肾脏丧失功能，就要开始进行人工透析或器官移植。我们观察了一个胰脏移植 10 年的案例，发现就算肾脏的伤害很严重，还是能经由正常的血糖而获得改善[383]。

神经伤害：诊断

（1）震动知觉测试（音叉）。
（2）用细的塑料线测试感觉（单股尼龙纤维）。
（3）特殊仪器的测试。

治疗

（1）改善血糖控制。
（2）足部照护，选择不伤脚的鞋子。
（3）治疗足部和腿部的溃疡。
（4）如果溃疡一直不好，可以试试高压氧仓治疗。
（5）药物治疗——持续研究开发中。

神经并发症［神经病变（neuropathy）］

身体的神经纤维是由细长的细胞所组成的，这些细胞会被多年的糖尿病所影响。受到伤害的血管使得神经纤维无法获取足够的氧气[1114]，损害到神经细胞的绝缘层（髓鞘），进而影响到神经脉冲，造成感觉降低，可能还伴随麻木或震动刺痛。越长的神经越容易受到伤害，所以问题主要出现在足部、手指或小腿。之后身体的感觉可能会开始消失，从脚趾向上蔓延。甚至连手和肩膀都能感觉到神经伤害造成的疼痛。

如果皮肤微血管的血流量降低，感觉也会减少，不但无法察觉到小伤口带来的疼痛，同时伤口的愈合也会变慢。足部减少的排汗量会造成皮肤干燥容易裂开。不适当的照顾会让小伤口变成大伤口，再不及时治疗就会造成溃疡、坏疽，最坏的状态下还要截肢。如果感觉已经开始迟钝，就要避免会伤害到足部（起水泡、伤口）的运动，像是跑步或踢足球。

不小心踩到钉子或碎片的伤口可能会受到感染。已经有神经病变感觉迟钝的人无法察觉到伤口的存在，所以感染的风险会提高。对疼痛没有感觉的糖尿病病人受伤后，会比没有糖尿病的人延迟更久才会寻求医师的帮助（研究指出，没有糖尿病的人在受伤后的第 5 天就会看医师，而有糖尿病的人会等上 9 天[704]）。这个延迟让感染趁机四处扩散，造成譬如像组织或骨头感染的风险增加。上面提到的研究也发现，糖尿病病人感染的风险是 35%，没有糖尿病的人是 13%。此外值得一提的是，糖尿病病人打赤脚时，发生足部受伤的比例是 42%，没有糖尿病的人才 19%。

自主神经系统

多年的糖尿病会伤害到自主神经系统，影响不同的器官（改编自参考文献733）。随着现在更加进步的糖尿病照顾，这些病变的风险都降低了。

器官	问题
心脏	站起时会头昏。
血管	工作的体力变差了。
食道	吞咽困难。
胃	呕吐。 胃排空缓慢。
肠	便秘。夜间腹泻。
肛门	失禁。
膀胱	无法清空。 频尿。
阴茎	无法勃起/性无能。 射精时，精液倒流回膀胱（可能造成不孕）。
阴道	干燥的黏膜。
汗腺	吃辛辣食物会造成脸部跟颈部的大量流汗。 足部、腿和身体的流汗减少。
皮肤	皮肤表面温度增高。
瞳孔	瞳孔变小。

神经病变的足部照护

（1）不要赤脚走来走去。
（2）只能穿干净和干燥的袜子，反过来穿（比较不会让线头造成水泡）。
（3）每天检查足部1~2次，看有没有红肿或水泡。用镜子就可以检查到脚底。
（4）穿合适不夹脚的鞋子，时常把鞋内的小沙石清出来。
（5）小心清洗足部，擦保湿乳液避免干裂。
（6）只要看到红肿、鸡眼、水疱、向内长的脚指甲或者感染的征兆，马上找医师紧急处理。
（7）定期去糖尿病诊所接受足部照护，学会如何修剪脚指甲，避免擦破皮肤。
（8）如果还吸烟，赶快戒掉！

　　我们的神经系统有一部分是神经自己管理的（无法用意志力来控制）叫作自主神经系统。它也可能被糖尿病伤害，只不过症状不同。可能会有流汗的干扰、腹泻、便秘、性无能或者胃排空的减缓。

　　糖尿病可能造成无法清空膀胱的问题。糖尿病发病多年的人应该每次排尿都要好好地清空膀胱，也要时常去厕所排尿。

　　胃排空速度的减缓会造成饭后 1~2 小时的低血糖，因为此时正是餐前胰岛素功效的最高峰。由于胃的缓慢排空会将进食后葡萄糖的高峰往后挪，因此无法配合胰岛素的功效，这种情形特别会发生在注射速效胰岛素（NovoRapid、Humalog 或 Apidra）的人身上。一个对应的方法是不要在餐前注射胰岛素，要等到吃完饭后再注射。胃排空减缓的其他症状是很快就有饱足感以及胃胀，可以用一种特别的 X 线核子摄影［闪烁摄影检查（scintigraphy）］来检查胃的排空速度。降低 A1C 以及避免高血糖就能减少这些症状，如果问题很严重，可能要试着避免任何会减缓胃排空的食物（脂肪、膳食纤维、很热或很冷的食物）。特定的药物也能有所帮助。

脑部的细胞不需要胰岛素就能直接拿取血液中的葡萄糖，但就算如此，这些细胞好像对长期的葡萄糖毒性有免疫性[992]。这可能是所谓的血脑障壁（blood brain barrier）能够预防血液中的物质自由的进入脑部。脑细胞内的糖分一般比血液中的糖分来的低很多。

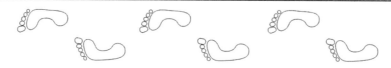

- 糖尿病孩童有健康的足部，不需要进行特别的足部照护，一般的清洁就可以了。孩子也可以光着脚丫在沙滩上奔跑。
- 足浴可以为健康的脚舒缓疲劳，有糖尿病的孩童和青少年无须限制，只有已经有神经病变的人才需要避免足浴和足部按摩。任何疑惑请询问医师。

治疗

如同其他的糖尿病并发症，神经病变最重要的治疗方法就是改善糖尿病的控制。良好的足部照护也很重要，高压氧气能够有效治疗长期无法愈合的皮肤伤口[367]。

其他的并发症

关节活动度受限制（limited joint mobility，简称 LJM）也是糖尿病的并发症[1130]，手肘和手指头的伸展度以及手腕的灵活度都会降低，足部和其他部位关节的活动性也可能减少。手指关节的灵活度可以用"祈祷姿势"来测试，就是把手指头张开，左右手合起来好像祈祷一样。如果有手指头之间的关节没有接触到，那就表示有受限制的关节活动度。最常见于小指头。

胃排空减缓：诊断[56]

（1）典型症状：
饭后1小时的低血糖。
很快就有饱足感（不饿了）。
总是不饿。
胃胀。
（2）特别的线光核子摄影（闪烁摄影检查）

治疗（续左表）

（1）改善血糖控制。
（2）更改饮食：
低纤维。
低油脂。
少量多餐。
食物的温度不能低于4℃或高于40℃。
（3）吃完饭再注射胰岛素。
（4）药物治疗。

第三十五章
降低并发症的发生风险

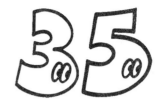

持续不断地努力把血糖控制好，长期下来让人感觉非常疲惫。包括青少年等，都很悲观，质疑这样的做法能带来什么好处。他们认为，不管再怎么努力，都不会有好的结局。

科学的证明是很有说服力的。良好的血糖控制不但可以延后、甚至能够防止并发症的产生。虽然还无法避开所有的长期并发症（就算已经采用目前最进步的治疗方法），但是 A1C 高的糖尿病病人明显会较早出现并发症，而且也会比较严重。密集治疗的目标就是尽量把并发症延后到很久远的未来，若延后到那时才发生，已经不会造成任何可以感受到的困扰，譬如受损的视力。当然还是有例外。有些人小心翼翼地控制，却还是得了并发症，而有些人从来都不好好管理，却什么问题也没有。这看起来非常的不公平，但是对于有并发症的人来说算是一种安慰，因为没有人可以保证，如果他们之前把血糖控制得比较好，就能完全避开这些问题。

科威特曾经发生过一件特殊的案例，一位肾衰竭的病人（没有糖尿病）得到一位死于车祸的糖尿病病人的器官捐赠。这颗肾脏已经被糖尿病损害得很严重，但因为没有更合适的捐赠者，只能将就。因为新的主人没有糖尿病，所以这颗被移植的肾脏是处在完善的血糖环境下，2 年后研究者针对这颗肾脏做了新的测试，发现之前糖尿病造成的损伤都消失了！

如果过去数年的 A1C 都高，然后决定把它降下来，并发症的风险需要再等几年才会跟着降低[718]。这符合逻辑，好比吸烟的人戒烟，肺癌的风险并不会马上消失。在现实的生活里，有糖尿病的人可能会惊讶地发现，努力把 A1C 降低了，眼睛的检查（眼底摄影）却发现长了微小动脉瘤［背景性视网膜病变（background retinopathy）］。有时候这是很高的 A1C 急速下降所造成的，但更多的时候是由于前些年过高的 A1C 累积下来的风险。别惊慌！根据我们的经验，只要持续保持低的 A1C，2~4 年后的眼底摄影照片会再度正常。

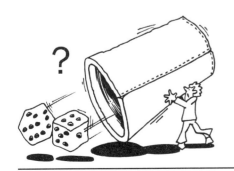

很多人相信并发症是随机出现在有糖尿病的人身上的。有些人则觉得不管控制得好不好，并发症还是会找上门来。事实上，现代的研究很清楚地证明，糖尿病病人发病后血糖控制的良好与否，与长期并发症的程度有直接的关联性。

美国的 DCCT 研究

美国大型 DCCT 研究［糖尿病控制和并发症的试验（Diabetes Control and Complications Trial）］很清楚地指出，较低的 A1C 能降低未来并发症的产生[275]。这个长达 9 年的研究总共纳入 1441 名糖尿病病人（年纪 13~39 岁），他们被分成两组，第一组采用密集治疗，胰岛素泵（研究结束时占 42%）或者一天多针方案，密集组的平均 A1C 是 7%。第二组采用一天一针或两针的传统治疗，传统组的平均 A1C 是 9%。

这两组的差别不只是胰岛素的治疗方案，密集组的病人每天要测 4 次的血糖，视需要调整胰岛素剂量，和每个月都要复诊。此外，研究人员每周至少会打一次电话联络密集组的组员，通常每天都会用电话联络，A1C 也是每个月测，最终目标就是获得低的血糖值（饭前血糖要在 3.9~6.7mmol/L 之间），以及不超过 6% 的 A1C。在传统那组，治疗的目标是让病人没有任何的不适感，也没有高血糖或低血糖的症状。病人每天监控尿糖或血糖，每 3 个月复诊一次。每次复诊都上宣教课和检验 A1C，只是医师不会告知结果。

密集组的病人得眼睛病变的风险减少了 76%，早期的肾脏病变（微白蛋白尿症）减少 39%，严重的肾脏病变（蛋白尿）减少 54%，以及神经病变减少了 60%。密集组病人发生严重低血糖（需要他人的帮助）的风险增加 2~3 倍，神经心理测试没有显现任何来自低血糖的永久伤害[279]。这一组病人的体重增加也比较多（平均 4.6kg）。除了阴道感染的风险降低了 46%，密集组的其他感染风险与传统组是一样的[277]。

这些数据的另外一个表达方式是：密集治疗会给予有糖尿病的人多出 7.7 年的保有视力、5.8 年的正常肾功能、6 年的四肢健全以及 5.3 年的寿命。总结是：A1C 每下降 10%（譬如从 9.0% 降到 8.1%），并发症的风险就能减少 43%~45%[278]。两组的人都没有感到生活质量的下降，虽然密集组需要花比较多的时间在糖尿病的照顾上，加上低血糖的发生频率也比较频繁，但还是没有影响到生活[281]。当分析两组的生活质量相关议题以及精神症状，就算密集组的人需要花很多时间在频繁地注射、测血糖及复诊上，但是并没有显示出两组有什么分别[277]。只有那些反复发生（3 次或更多）昏迷或抽搐严重低血糖的人，他们的生活质量总分比较低。总结论是减少的长期并发症风险足以弥补额外的严重低血糖风险。

不同研究的A1C			
	A1C%		
瑞典林策平[129]	5.4	7.4	9.5
瑞典斯德哥尔摩[957]	5.0	7.1	9.2
挪威奥斯陆[239]	6.6	8.3	10.1
丹麦 Steno[378]	6.7	8.7	10.8
美国 DCCT[275]	6.3	8.4	10.5
IFCC mmol/mol	46	68	91

很遗憾，并非所有检验室测出来的 A1C 都是一样的。当你想要把自己的 A1C 和其他的研究结果做比较，譬如网络上找到的研究，要记得这一点。上面的表格来自引用数据[687]。如果想要和最新的 IFCC 数据相比，请参考表中最后一行。

密集组病人自身的胰岛素分泌（测量 C– 胜肽值的水平）也能维持较久的时间，带来的好处是好的血糖控制、较不常发生低血糖，以及较少的长期并发症[283]。这些观察强调，一发病时就应该采用密集胰岛素治疗的重要性。

在 DCCT 研究里 13~17 岁青少年的组别，采用一天一针或两针的病人平均 A1C 是 9.8%，采用密集治疗是 8.1%[276]。4~7 年的治疗后，得眼睛并发症的密集组病人少于传统组病人 53%~70%，肾脏并发症少 55%。密集治疗组的青少年每年发生伴随着抽搐或失去知觉的严重低血糖的风险是 27%[276]，成年人是 16%[277]。

很多家长问我们，为了好的 A1C 而采用一天多针或泵的治疗方案，但是血糖却非常容易在同一天内忽高忽低，这样是健康的吗？ DCCT 研究比较 A1C 相同的病人，发现血糖波动大的人并没有较高的并发症风险[652]。同样的 A1C，采用密集治疗的平均血糖低于每天 1~2 针的传统治疗[633]。两组的 A1C 差异值已足够解释 96% 的并发症差异性[691]。A1C 和血糖的关联性也因人而异，有些人在较低的血糖就有发生并发症的风险，但其他人则不会。无论如何，长期下来，你的 A1C 会忠实反映出你的风险。

DCCT 研究后来进行了一项后续追踪调查，叫作 EDIC 研究［糖尿病的介入及并发症的流行病学（Epidemiology of Diabetes Interventions and Complications）］，这个后续调查发现"高血糖的记忆"（hyperglycemic memory）似乎是一个会持续的效应[287, 288, 774]。DCCT 研究告一段落后，传统组有 75% 的病人决定改成密集胰岛素治疗，虽然他们也达到和密集组相差不多的 A1C，但是在接下来持续追踪的 7~8 年，最初的密集组病人发生眼睛[287]、肾脏[288]及神经[774]病变的风险还是低很多（约 50%）。DCCT 研究时期，有较低 A1C 的密集治疗把任何心血管疾病引起的事故风险降低了 42%，非致命性心肌梗死、卒中或死亡的风险也降低了 57%[838]。研究结束的 18 年后再次进行比较，就算两组有同样的 A1C，但是采用密集治疗的病人，他们眼睛病变的风险减少 46%，肾脏病变（微量白蛋白尿）减少 40%[462]。6~9 年低血糖的好处可以一直延续蛮长的时间，如果你提不起劲来继续严格控制血糖，请想想上述的好处，应该是值得的。

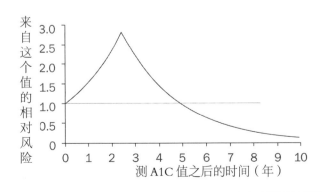

并发症最高风险的时段是测得该 A1C 值后的 2~3 年。如图，前几年的高血糖（用 A1C 表示）会持续把风险提高 2~3 年，由此推论，最好从一发病就把 A1C 尽可能地压低，以避免像上面这样累积并发症的风险。上面的分析采用 DCCT 研究的数据，并能解释接下来的追踪研究所发现的"高血糖的记忆"（EDIC 研究，请参考内文）。

一些在 DCCT 研究开始时年纪 13~18 岁的病人，在经过 EDIC 研究的 4 年追踪后发现，当初在 DCCT 研究就采用一天多针或泵的人，尽管两组的 A1C 是相同的 8.4%，他们眼睛病变进展的风险比别组少 75%[1189]。然而这个差异也有可能是因为之前采用密集治疗的组员在 DCCT 结束后，有比较高比例的人依然持续密集治疗（90%，对照传统组的 70%）。总而言之，越早开始关心你的糖尿病越好。

这个研究的结果再次被瑞典一项涵盖 7454 名 1 型糖尿病病人的研究确认。瑞典这项研究长达 5 年，比较两组不同的 A1C，7.2% 比 9%，前者的冠状动脉心脏病风险减少 41%，心血管疾病减少 37%[342]。A1C 每升高 1.0%，冠状动脉心脏病的风险增加 31%~34%，心血管疾病的风险增加 26%~32%。

瑞典统计数据库的数据

瑞典的统计数据库中有 4250 1 型糖尿病病人的数据，分布在儿童数据库（SWEDIABKIDS）以及成年数据库（NDR）[46]。我们发现，成年后再改善 A1C 已经太迟了！成年后就算把 A1C 降低到 7.4% 以下，得视网膜病变的风险还是很高[46]。就算青少年和成年期间的 A1C 能控制在 7.4% 以下，视网膜病变的风险还是高达 27%。这个发现支持 2015 年英国国家健康与临床卓越研究院所设定的更低的 A1C 目标。

A1C SWE → NDR	视网膜病变 （眼睛伤害）	白蛋白尿症 （肾脏伤害）
<7.4% → <7.4%	27%	2%
<7.4% → >9.3%	33%	0
>9.3% → <7.4%	86%	3%
>9.3% → >9.3%	82%	7%

研究使用在两个数据库都有数据的病人。

挪威奥斯陆的研究

奥斯陆 Knut Dahl-Jørgensen 带领团队进行了长期研究比较一天两针、一天多针和泵的治疗方案[500]。这个研究非常明显指出，A1C 越低，并发症的发生风险也越低（请参考图表）。

德国柏林的眼睛研究

346 位年纪 8~35 岁住在柏林的糖尿病病人接受了一种特别的 X 线［荧光摄影（fluorescence angiography）］检查，它可以照出视网膜的微血管。柏林研究的结论是，越早达到越低的 A1C，视网膜血管病变就会发生的越晚[260]。

A1C 每降下一个百分比，就能降低眼睛的伤害。高于 7% 的 A1C 会大幅度地提高眼睛病变的风险。

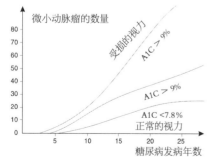

左图来自挪威的研究。这个研究告诉我们，多年长期下来越高的 A1C，越会大幅度增加微小动脉瘤的数量[500]。低一点的 A1C，微小动脉瘤的数量较低，可能不会严重影响到视力。这个研究的 A1C 和 DCCT 研究差不多。

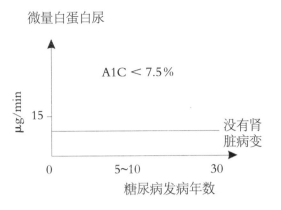
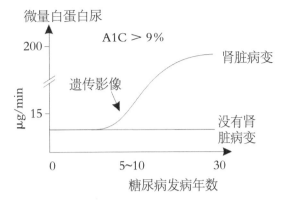

同一项挪威研究指出，A1C 高的病人才会产生肾脏病变，但也不是所有 A1C 高的人都会发生肾脏病变，似乎还要看个人的遗传"敏感度"。不管有没有这个所谓的遗传敏感度，只要把 A1C 控制在 7.5%~8% 或更低，就算有高遗传敏感度，也比较不会得肾脏病变。

平均A1C	发生眼睛病变的糖尿病年数
<7%	25
7%~8%	16
8%~9%	13
>9%	12

这里的A1C数据已经换算成了符合DCCT的数据（柏林研究的数据约高出1%）

瑞典林策平研究（Linköping）

在瑞典的林策平进行了一系列长期并发症风险的研究[129, 130, 131, 858]，研究对象是 1961—1980 年这 20 年间发病的糖尿病孩童及青少年。研究证实了越晚发病的病人，得视网膜和肾脏病变的风险越低。

其他的研究

丹麦 Hvidøre 的儿童糖尿病研究团队在欧洲、日本、澳大利亚以及北美等 19 个国家收集了 2269 位 11~18 岁孩童和青少年的数据[289]。这些病人都参与了跨领域多功能中心的定期照顾，里面也包含了专门的小儿科糖尿病医师。所有的血液样本都是统一送到同一个检验室去测量 A1C，平均 A1C 是 8.2%。但是国内或国际院所之间的 A1C 差别很大，最低到最高是 7.4%~9.2%。

SWEET 研究团体则是从欧洲的 13 个国家收集 5749 位病人的数据，发现平均 A1C 从 2009 年的 8.2% 进步到 2012 年的 7.9%[680]。A1C 低于 7.5% 的比例也有进步，从 2010 年的 33% 到 2012 年的 37%[680]。

瑞典国家统计数据库在 2016 年有 7310 位 18 岁以下的糖尿病孩童和青少年的数据（SWEDIABKIDS），平均 A1C 是 7.4%。在 0~6 岁的孩童群组，他们 A1C 低于 7.5% 的比例是

73%，在 7~11 岁的比例是 67%，在 12~17 岁的比例是 46%[20]。所有病人发生过失去知觉的严重低血糖的比例占 2.1%，以及过去一年发生酮症酸中毒的比例是 0.7%。

比较不同国家的严重低血糖风险，美国是 7.1%，德国是 3.3%，澳大利亚是 6.7%[510]。无论是针对国家、治疗方式（泵或注射）还是年龄层的研究，在较低的 A1C 和较高的严重低血糖的风险之间，找不到任何关联。

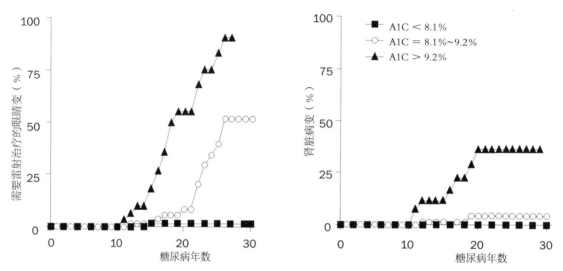

这个研究有 213 位 15 岁前发病的糖尿病病人（发病年数 11~30 年），只有一位平均 A1C 低于 8.1% 的病人需要激光治疗眼睛[131]。只有两位平均 A1C 低于 9.2% 发生了永久的肾脏病变（也就是蛋白尿）。结论是要避免眼睛病变，需要比避免肾脏病变更低的 A1C。但是只要能把 A1C 维持在 7.9% 或更低，得严重长期并发症的风险就是非常的低。

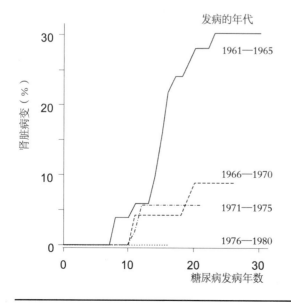

瑞典的研究发现肾脏病变（蛋白尿）的风险在最近这些年下降很多[129]。对在 1961—1965 年间 15 岁前发病的人来说，30% 的病人在发病的 25 年后得了肾脏病变。而对 1966 年之后发病的糖尿病病人而言，只有低于 10% 的病人得了肾脏病。

瑞典的研究发现 13 岁以下孩童平均 A1C 是 6.8%，但没有发生过任何一次的严重低血糖。反而是 A1C 较高的青少年，平均是 7.6%，他们发生伴随抽搐或失去知觉的严重低血糖的风险是 2%[495]。美国近年的研究也指出，发生过严重低血糖的人越来越少[117, 766]。

美国研究算出不同的 HbA1（旧的 A1C 检测方法）会让不同的器官需要平均多少年才会产生并发症。对大多数的小血管并发症而言，如果 A1C 比正常高出 1%（也就是 7%），需要 83 年，8% 的 A1C 要 42 年，9% 的 A1C 要 28 年，10% 的 A1C 要 21 年，11% 的 A1C 只要 18 年[875]。这研究告诉我们，就算 A1C 偏高，每个百分比的下降都是重要的！

澳大利亚耗时 20 年的追踪研究发现，在这段时间采用每天 1~2 针的病人比例从 83% 下降到 12%，同时视网膜病变的风险也从 53% 下降到 12%[321]。微量白蛋白尿症也从 8% 降低到 3%。平均 A1C 在这 20 年中也有改变，但是没有太多（从 9.1% 降到 8.5%），代表密集胰岛素治疗（一天多针或胰岛素泵）是这些改善的幕后功臣。

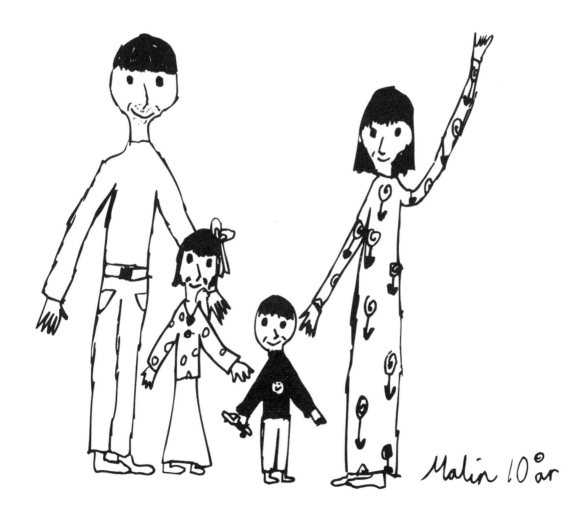

第三十六章
研究及新的发展

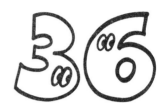

全球1型糖尿病孩童和青少年的人数持续稳定上升，让人无法不怀疑，这是不是环境中的什么引起的，毕竟人类的基因不会这么快速地改变。

世界各国都致力于糖尿病的研究，每年发表的研究报告超过1万份。这大部分属于基础研究，试着厘清糖尿病的发病原因以及病人体内发生的变化原因为何。报纸和电视时常会报道一些新的糖尿病治疗方法，但要记住，从临床研究到大众治疗是一条漫长的路。此外很不幸的，非常多新的神奇药物到最后并没有真正的疗效。

糖尿病的新治疗

植入式胰岛素泵（implantable insulin pumps）

有些研究中心正进行着能植入肚子里（腹腔）的胰岛素泵，经由针管穿过皮肤刺穿泵的薄膜来补充胰岛素。用一个小小的遥控器按下餐前剂量，泵就把胰岛素输送到腹腔〔所谓的胰岛素的腹膜内输送（intraperitoneal delivery of insulin）〕，很快就被吸收到血液里。这个方法或许违背一般的认知，但这反而能够减少低血糖的风险[836]。这种输送方式如同没有糖尿病的人的胰脏所分泌的胰岛素，胰岛素会先抵达肝脏，之后才到达身体的其他部位。

另外一个研究计划是让人工胰脏连接上血管，不但可测血糖，同时也可直接把胰岛素输送到血液里。这样的方式是非常复杂的，目前还在研究室内进行。

血糖仪

家用的血糖仪上市后，使得糖尿病病人能够自己在家测血糖，带来治疗的大革新。我们正在等待新一代的血糖仪，一种可以不用采血就能测出血糖的机器。红外线扫描的测试血糖

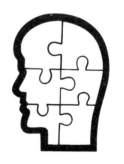

进行中的研究计划

- 人工胰脏。
- 不需要采血就能测血糖的血糖仪。
- 植入式或皮下胰岛素泵搭配连续血糖监测（传感器），泵可以自行调整胰岛素的剂量（"封闭式控制"）。
- 胰脏或胰细胞的移植。
- 胰岛素的其他给予（非侵入）方法。
- 糖尿病发病时的免疫调变。
- 在胰岛素内添加C-胜肽

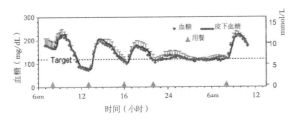

下一个步骤就是让皮下血糖传感器来指挥外接式的胰岛素泵，让泵成为外挂式的人工胰脏。虽然胰岛素经由皮下注射的输送会稍微慢一些，但是参与这项研究计划的 6 位 1 型糖尿病病人，他们的饭后以及夜间血糖都能维持在正常的范围内[1071]。孩童试验的结果也相似，如果能在用餐前搭配手动输送一个小剂量的餐前胰岛素，血糖会更为理想[1182]。

方法看起来是很有希望[764]，连低血糖也能监测[415]。此外，还有一种插在皮下深度少于 1.5 毫米的针头可以测量皮肤液体里的葡萄糖含量[1035]。

血糖传感器

血糖传感器是一种能够长期持续测量血糖的仪器。目前的传感器是单次使用，于 1 周内能测出值得信赖的数据（亚培 Libre 长达 2 周）。大多数这类的传感器要埋在皮下脂肪里。血糖的测量方式有两种，比较常见的是一种产生电流的酶方法，美敦利和 DexCom® 的感应器都会持续传送血糖数据，低血糖会发出警报，而亚培 Libre 则需要经由手持扫描器来得知血糖走向，且不提供低血糖警报功能。另一种方法是微透析[133]，经由插入皮下的针头慢慢测量四周流动生理盐溶液里的葡萄糖。

此外还有一种非侵入式的方法（GlucoWatch®）是利用电流渗透法来测量皮肤流动的液体（所谓的反向离子电渗）[333]。这个仪器在美国卖了一阵子，后来因为刺激皮肤而下市了。

这类仪器不但可以帮助我们简化夜间的测血糖工作，还能提供足够的数据来调整睡前的胰岛素剂量。如果孩子低血糖，仪器会发出警报，父母也能睡得比较安心。有些泵当血糖过低或者预测血糖降低时，会自动停止基础胰岛素的输注。世界很多国家进行的研究使用笔电或手机来接收皮下感应器提供的血糖数值，并且根据这些数据来调整泵，或者在家庭环境下连接所谓的"人工胰脏"，都非常成功[853]。

有一款能够佩戴长达 6 个月的植入式血糖感应器（Eversense）[685]，这类传感器的血糖数据经由无线连接传送到佩戴在上手臂的接收器。

升糖素

升糖素至今只能以注射的方式给予，并由于液体状态的不稳定性，必须等到要使用的时候才加以混合。在严重低血糖的紧的状况下，很容易手忙脚乱出错。有种鼻喷式升糖素在开发研究中，在室温下保有稳定性，准备时间不到 2 分钟[294]，所有参与测试者于给予喷鼻式升糖素的 15 分钟内，血糖至少上升 3.9mmol/L。这种简单的鼻喷给予升糖素还有一个好处，就是无须严重低血糖，只要是困难的低血糖就能使用。当糖尿病病人有需求，就自己给予升糖素。此外也在开发新型的泵，可以输注胰岛素和升糖素两者，当血糖降低时，能够输注小剂量的升糖素[349]。

C- 胜肽（C-peptide）

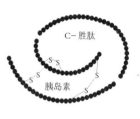

胰岛素在没有糖尿病的人的胰脏中是以"前胰岛素"（proinsulin）的形态被生产出来。在胰岛素进入血液前，有个叫作 C- 胜肽（连接胜肽）的部分会被切断。只要测量 C- 胜肽就能估计出糖尿病病人的胰脏还能分泌多少数量的胰岛素。早期的研究认定 C- 胜肽没有什么特别功能，但是最近的研究则发现 C- 胜肽对身体的新陈代谢是有作用的，能降低 A1C。糖尿病病人经过 1 个月的 C- 胜肽治疗后发现，他们不但尿中的白蛋白减少，同时视网膜微血管的功能也改善了[610]。C- 胜肽能够刺激肌肉细胞摄取更多的葡萄糖，借此改善胰岛素的功效（降低胰岛素抵抗）。有神经病变的糖尿病病人在接受 C- 胜肽治疗后，神经功能也有所改善[611]。C- 胜肽的治疗可有益血管，进而预防眼睛、肾脏和神经的损害，改善伤口的愈合，以及减少血管的发炎[98]。很多长期研究已经在进行中，未来可能会在胰岛素的治疗中加入 C- 胜肽，但是还需要更多的研究。

疫苗

疫苗接种是糖尿病发病的原因之一，因为有些孩子在 18 个月大时接种麻疹、腮腺炎及德国麻疹混合疫苗后就得了糖尿病。科学研究并无法找到疫苗和糖尿病发病之间有任何的关联[363]，事实上，麻疹疫苗看上去似乎还能够稍微降低糖尿病发病的风险[112]。防卫肺结核的卡介苗被认定对糖尿病有某种保护的功效，只不过没有任何的研究能够证实这个说法[248, 886]。百日咳疫苗[514]、水痘疫苗[363] 或者任何其他的早期童年疫苗[449] 的接种都不会影响糖尿病发病的风险。B 型肝炎疫苗和 B 型嗜血杆菌疫苗不会增加糖尿病发病的风险[302]。

毋庸置疑，让孩子接种糖尿病疫苗是最理想的解决之道。如果能够辨认出是什么病毒引发了糖尿病，就有机会研发出糖尿病疫苗。如果牛奶的蛋白质是引发糖尿病的凶手，疫苗或许就能预防糖尿病的发病[354]。

如果疫苗可以让身体的免疫系统转向，免疫系统就不会消灭负责生产胰岛素的 β 细胞。采用 β 细胞内 GAD 蛋白质疫苗的动物研究显示，GAD 疫苗能够诱导动物产生对 GAD 的耐受力，看起来很有希望。人体研究让 10~18 岁的孩童和青少年在发病后的 18 个月内接种 GAD 疫苗（Diamyd™），发现他们胰脏分泌胰岛素的功能（测量 C- 胜肽）保存得比较好，但是 A1C 不变[747]。糖尿病发病后的 2 周内采用抗 CD3 抗体（阻断 T 细胞）的治疗，能使得病人 2 年后有较低的 A1C、胰岛素剂量的需求较低，以及体内的 C- 胜肽数量较高[538]。不过这个治疗的初期副作用很大。可惜的是，上述的 GAD 疫苗和抗 CD3 抗体的好处，在后来其他较新以及测试者较多的人体研究里，并无法复制。但是直接注射在

没有任何的科学研究证实孩童的疫苗接种引发了糖尿病。

淋巴结的 GAD 疫苗，它的效果比较强大，研究还在进行中。

有些试验替一些糖尿病发病风险高的人注射胰岛素，看是否能够在所有 β 细胞被破坏之前，先改变免疫系统所造成的影响。美国进行一项人体糖尿病预防试验（DPT-1），针对糖尿病病人的近亲（成年人及孩童都有），他们本身都有得糖尿病的高风险，每天皮下注射 2 次的长效型胰岛素 Ultralente（每天的总剂量是每千克体重 0.25 单位）。很遗憾，这个方法并无法在接下来的 2~4 年间防止任何的糖尿病发生[307]。DPT-1 研究的另一个部分是让高风险的人服用含有胰岛素的药丸，但这也无法预防糖尿病的发生[1054]。参加这个研究的唯一好处就是能够及早发现糖尿病，把酮症酸中毒的风险降到最低。芬兰的研究让糖尿病发病风险高的孩童经由鼻孔喷送胰岛素（nasal insulin），也无法预防或延迟糖尿病的发生[834]。

水杨酸（salicylic acid）

水杨酸（阿司匹林，很多止痛药的成分）在临床试验上被用来降低糖尿病病人长期并发症心脏病的风险[331]。目前的建议是有心脏疾病的 1 型糖尿病病人应该服用，同时水杨酸的治疗也被建议给心血管疾病高危险群的 1 型糖尿病病人服用，以预防并发症的产生[34]。

淀粉素（amylin）

健康的胰脏在生产胰岛素的同时，也生产淀粉素，然后两者被储存在胰脏细胞内。1 型糖尿病的人体内淀粉酶也是缺乏的。淀粉素的数量过低会刺激胰岛素的释放，过高则会抑制胰岛素的释放。淀粉素除了能减少升糖素的生产，也能减缓胃的排空。淀粉素在美国有药物登记（Symlin®）。长达 1 年的 1 型糖尿病成人研究发现 A1C 降低了 0.4%~0.7%，体重也减轻了 0.5~2kg[950]，孩子的淀粉素研究发现饭后的血糖较低[533]。

类升糖素胜肽 -1（GLP-1 glucagon-like peptide）

GLP-1是胰脏的α细胞（生产升糖素的细胞）、肠壁以及脑部所生产的。脑部及激素共同调节GLP-1的分泌。碳水化合物和脂肪（特别是单元不饱和脂肪）刺激GLP-1的释放，胰岛素则抑制它。GLP-1的功效和淀粉素差不多，能刺激胰岛素的生产和释放，降低升糖素的生产，减缓胃的排空以及降低食欲。GLP-1可能也能刺激新的β细胞的产生[602]。研究显示，GLP-1能借由减少升糖素分泌来降低空腹血糖[82]、能减缓胃排空来降低饭后血糖[227]，而且不会因为减少卡路里的摄取而增加低血糖的发生频率[602]。Extendin-4是一种蜥蜴的分泌

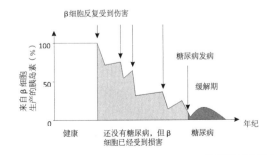

目前的认知是，在糖尿病病人显现出最早的糖尿病症状的数年前，胰脏的 β 细胞（生产胰岛素的细胞）已经开始遭受攻击。糖尿病被诊断出来的时候，80%~90% 的 β 细胞已经受损了。左图来自参考数据文献 668。

物，它可以如同GLP-1接合在受体上，功效更持久。市面上已经推出药品，一天注射两次（Victoza®，Byetta®），研究显示在1型和2型糖尿病病人身上都能发挥良好的效果[602]。另一种药物则能抑制GLP-1的分解（DPP4-inhibitors、Januvia®和Galvus®）。

肾脏的钠运输

新药钠 – 葡萄糖共同输送器 –2 抑制剂（SGLT2-inhibitors）能抑制肾脏回收葡萄糖，就算血糖低于正常的肾脏的葡萄阈值，也会使得更多的葡萄糖经由尿液排出体外（每天约70g），造成血糖降低。到目前为止，这个药物使用在 2 型糖尿病病人的身上是成功的，甚至可能对肾脏病变提供某种的保护机制[432]。针对 1 型糖尿病病人的初期研究结果是正面的，服药 24 周后，A1C 降低了 0.4%，但是酮症酸中毒的风险提高 2%~3%[782]。

统合分析这个新药在 1 型糖尿病的使用研究发现，A1C 降低 0.4%、体重减轻、胰岛素剂量减少，以及血糖变化幅度缩小，可是生殖器官的感染和酮症酸中毒的风险都增加了[1209]。有些数据指向 SGLT2 抑制剂会增加升糖素的生产，进而增加酮体的产生[911]。有时候这个药物让血糖降低很多，有些人因此会调整胰岛素剂量，而当胰岛素剂量调降太多，造成胰岛素缺乏，连血糖低于 10mmol/L 也会发生酮症酸中毒［正常血糖的酮症酸中毒（euglycemic ketoacidosis）］。如果一感到不舒服就有立刻测血酮的好习惯（所有 1 型糖尿病家庭都应该要做到），你会发现酮体浓度升高。这样的情况需要多摄取一些碳水化合物以便能多注射些胰岛素。尿酮也会是高的。

是什么引起了糖尿病？

到今天我们还是不知道，是什么造成了 1 型糖尿病。但是我们确切知道不是因为吃了太多的糖果。普遍的看法是，1 型糖尿病有 60%~70% 来自非遗传的因素，也就是说，生活方式、习惯、感染或者曾经暴露在某种环境的可能危险因子下[244]。我们还不清楚到底这些因素、感染或暴露是什么。不同国家有非常不一样的发病风险。虽然原因还不清楚，但是有许多推测理论。

很多父母老想着："只要我们有这样做或那样做，我们的孩子就不会得这种疾病。"父母需要知道一个很重要的实情，糖尿病会发生并不是因为病人本身或家人做了什么，或者没有做什么。

自体免疫疾病

免疫防卫机制（immune defense）不正常的反应可以部分解释为遗传，一些能从血液中测量到的特定征兆或"标记"几乎都能在所有的糖尿病孩童及青少年身上看到［譬如人类白细胞抗原（HLA antigens）或者 6 号染色体］。但这些标记也会出现在 20%~60% 没有糖尿病的人身上[244, 1041]。也存在一些遗传基因，它们看起来能够保护一个人的糖尿病不会发病。

大家普遍相信，病毒性疾病引发 T 细胞（一种白细胞）出动消灭病毒，但是在易染病体质的人身上，T 细胞会与胰脏里生产胰岛素的 β 细胞发生交叉反应进而破坏这些细胞。因为伤害是来自体内免疫系统的缺失，所以糖尿病被认定是一种自体免疫疾病。另外一个理论是有类似 β 细胞的 GAD 蛋白质结构的其他媒介（agent），在某时间和免疫系统产生反应，造成 T 细胞也会跟 GAD 蛋白质有所反应。过了很久，可能很多年后，当免疫系统碰到 GAD，自我免疫的"记忆"再度被激活，进而开始攻击 β 细胞。一些有类似 GAD 蛋白质结构的媒介（agent）是病毒（肠病毒[546] 和轮状病毒[572]）以及牛奶[1157]。肠病毒和轮状病毒常出现在孩童身上，引起病毒症状和肠胃炎。

通常 β 细胞在被攻击后能自动修复一部分，但是如果又再度受到反复多次的攻击，胰岛素的产量就会减少，使得血糖上升。在糖尿病发病的前几年，我们就能在血液中检验出这些攻击胰脏内生产胰岛素的兰氏小岛的抗体（ICA 及 GAD 抗体），这些抗体是细胞受到伤害的早期征兆。我们一般不会替没有糖尿病的人做这些抗体的筛检，因为就算预先知道有发病的风险，却无能为力防止疾病的发生，所以做了也是白做。这些抗体可能还会突然神奇的消失无踪，孩子就不会得糖尿病。大部分的糖尿病孩子和青少年能够测出一定数量的抗体。如果要分辨到底是自体免疫的 1 型糖尿病或者其他种类型的糖尿病，只要检测 ICA 及 GAD 抗体便清楚。

遗传

有糖尿病的孩童和青少年也有糖尿病的父母或手足的比例最高可达 13%[242]。有糖尿病直系亲属（手足或父母 / 孩子）的人，在 30 岁前发病的风险是 3%~10%[319]。在刚被诊断出 1 型糖尿病的孩子中，2%~3% 的母亲有 1 型糖尿病，5%~6% 的父亲有 1 型糖尿病，4%~5% 的

可能造成糖尿病的原因

- 要得到 1 型糖尿病，首先必须要有遗传上易发病体质。
- 病毒性疾病可能会引发糖尿病。
- 如果母亲在怀孕期间感染到特定的病毒，孩子得到糖尿病的风险可能会增加[247]。
- 在糖尿病发病的前几年，就能够发现体内胰脏的 β 细胞生产胰岛素的功能已经受到损害。
- 新生儿在出生后的 6 个月内，或甚至大一点喝牛奶也可能是发病的原因。
- 冰岛的研究发现，父亲在孩子受孕时吃熏肉（熏肉含有亚硝胺），是一种发病的风险因素[526]。从加工食品摄取大量的亚硝酸盐和硝酸[243]，以及饮水中高含量的硝酸[887]都被证实为危险因子。
- 体重过重是很重要的因素，但是只对 2 型糖尿病而言。
- 心理上的压力，像是严重的变故，时常发生于病人生命最初期的两年[1116]以及发病的前一年[467, 971]。这些虽然不被认为是直接引发了糖尿病的原因[19]，但有可能增加了自体免疫过程的风险[1116]。
- 婴儿期高标准的卫生环境[674]与很少遭受感染[431, 892]，也可能导致免疫防卫系统没有接收到正确的"训练"。
- 胆汁和肠内物逆流到胰脏的胰管[681]。

手足有 1 型糖尿病[242]。这个研究中，只有 1.5% 的直系亲属有 2 型糖尿病[242]。针对同卵双胞胎的研究发现，当一位双胞胎发病后，另外一位发病的风险高达 50%~70%[71, 689]。

环境因素

诱发疾病的环境因素可能出现在生命的早期，在发病的很多年前就开始了[714]。因为遗传的标记是不可能在短期内有所改变，所以这些年来增加的糖尿病新案例被认为是环境因素所造成的。

一项研究发现，较晚发病的糖尿病和长期饮用含锌量低的地下水有所关联[468]；另外的研究则发现早期发病的糖尿病可能和出生时间及地点有关[250]；针对不同年纪发生糖尿病的解释是，就算疾病同时间展开，但每个人胰岛素产量降低的速度有所不同。

有时候住在同一区的孩子会在同样的时间得糖尿病，这可能表示都是被病毒感染所诱发的糖尿病（所谓的群聚效应）[1002]。有一个理论认为糖尿病和其他自体免疫疾病都是某种慢性病毒（slow virus）造成的，这些病毒能够避开免疫系统的察觉和消灭，能在体内存活很多年[146]。

在卫生条件比较差的国家，比较容易发生感染，导致免疫系统的启动不但较早，也较多次。动物研究发现早期的感染能够降低糖尿病的风险[674]。北爱尔兰的研究发现，糖尿病的风险会随着高人口密度的区域而降低，这可能因为在生命早期会较频繁地被感染[892]。英国的研究也指出，如果在出生的 1 年曾得过某种感染，得糖尿病的风险会降低 20%[431]。欧洲研究证实，送孩子去托儿所（比较多的感染机会）也能降低糖尿病的风险[363]。

新生儿期的感染反而会增加糖尿病的风险，可能是因为新生儿的免疫系统还不成熟[363]。随着环境卫生的改善，过去常见的蛲虫感染越来越少见，有蛲虫感染的孩童数目也大幅度地降低。蛲虫能保护老鼠免于得糖尿病，所以有人认为很多国家的孩童越来越少感染蛲虫，可能导致罹患糖尿病却越来越多[419]。

如果母亲在怀孕期间感染德国麻疹，孩子日后得糖尿病的风险是 20%[714]。如果母亲在怀孕期间感染特定的病毒（肠病毒），日后孩子得糖尿病的风险也会增加[247, 588]。

怀孕期间喝咖啡与孩子日后得糖尿病的风险似乎也有某种关联。芬兰不但有全球最高的 1 型糖尿病发病率，也有全世界最高的咖啡消耗量[1134]。另外的危险因子是在发病的前几年，身高长得较快，这多出现在男孩身上[113, 934]。虽然体重增加和肥胖都不是 1 型糖尿病的危险

丹麦的研究发现，当同卵双胞胎中的一位得了糖尿病，另外一位在 35 岁前得糖尿病的风险高达 70%[689]，同一个研究发现异卵双胞胎得糖尿病的风险是 13%。这表示糖尿病会发病的原因中，有超过一半来自遗传，而剩下的就是环境因素了。

因子[113]，但是一项研究发现，之后得糖尿病的孩童在生命的早期（2~2.5岁前）有较快速的体重增加[609]。出生的体重越重，10岁前得糖尿病的风险也会越高[253]。

糖尿病最常发生在冬天以及青春期。虽然气候和青春期不能被当作糖尿病的发病原因，但是快速生长期和寒冷的气候这两者都会增加身体对胰岛素的需求，可能是诱发因素[714]。

环境因素影响每个人，改变了移民家庭得糖尿病的风险[841]。住在英国的亚洲孩童和住在新西兰的萨摩亚群岛的孩童，他们得糖尿病的风险高于住在自己祖国的孩童[380, 1151]。大多数的冰岛居民来自挪威，因此冰岛人和挪威人有相同的遗传基因[61]，可是冰岛居民得糖尿病的风险只是挪威人的1/3~1/2[527]。有人认为这个差异或许是环境及气候造成的，只不过冰岛和部分的挪威都位于相同的纬度，平均气温也一样。

瑞典乌普沙拉的Olle Korsgren提出一个新的理论，他相信1型糖尿病的可能原因是细菌、病毒以及胆汁从肠道逆流进胰管[681]，造成局部发炎。因为胰脏没有自己的防卫系统，而是由身体的免疫系统负责防卫，导致β细胞被慢慢地消灭掉。食物里的细菌通常是被胃酸所消灭，但是因为饮食习惯的改变，细菌也越来越多，现下可以在80%孩童的排泄物里发现口腔细菌，而在20世纪80年代，这个比例是非常的少。

牛奶

不同国家每年糖尿病发病的新案例（发病率）与当地的牛奶消耗量相符合[241]。此外也发现糖尿病孩童体内的牛奶抗体数量比较多[245, 1012]。萨摩亚群岛的孩童不喝牛奶，那里基本上没有任何孩子会得糖尿病。萨丁尼亚岛的糖尿病发病率和芬兰差不多，虽然岛民喝的牛奶没有芬兰人多，但是也高出意大利其他地方很多[374]。

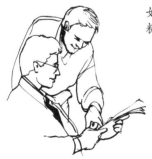

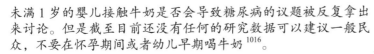

如果看到什么有趣的糖尿病研究报道，可以把它剪下来，复诊的时候和糖尿病医疗团队分享，一起讨论，或许双方都能学习到新的知识。

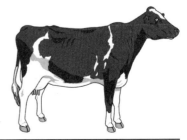

未满1岁的婴儿接触牛奶是否会导致糖尿病的议题被反复拿出来讨论。但是截至目前还没有任何的研究数据可以建议一般民众，不要在怀孕期间或者幼儿早期喝牛奶[1016]。

老鼠实验发现，牛奶里的乳清蛋白质会增加老鼠得糖尿病的风险[351]。改用豆浆喂食老鼠，它们就不会得糖尿病。只有特定种类的母牛（一般用来获取牛奶的母牛）有这种能够提高糖尿病发病风险的蛋白质。母乳看起来不会影响糖尿病发病的风险[1001]，反而是孩子第一次开始喝牛奶的时间似乎非常重要[1151, 1156]。因为母乳里也会含有牛奶的蛋白质（也含有母牛的胰岛素），所以就算是完全采用哺乳的孩子体内，也可以找到牛奶抗体[1097]。这能解释为什么长期哺喂母乳的孩子也一样可能得糖尿病。

澳大利亚的研究发现，9岁后发病的孩童在发病的前1年比其他同年纪的孩子喝了较多的牛奶[1151]。芬兰的研究显示，如果1型糖尿病孩童的手足在小时候每天饮用大量的牛奶（每天3杯或更多），他们发病的风险会增加5倍[1158]。一项进行中的大型国际研究（TRIGR）让有糖尿病父母或手足的婴儿，在出生后到6个月都完全不摄取牛奶，看这样是否能够降低日后糖尿病发病的风险。这个研究的第一阶段结果是，这些出生后6个月内没有喝牛奶的孩童6岁时，他们体内可能会造成糖尿病的牛奶抗体数量和其他孩童并没有任何差别[669]，10年后也没有任何的差异[670]。

气候

糖尿病发病的风险在北欧国家比较高，冬天也是比较常发病的季节。寒冷的气候会增加身体对胰岛素的需求，更容易诱发糖尿病。每天晒不到足够的太阳也会增加糖尿病的风险，因为钙质的代谢量增加，而维生素D的产量却相对减少[246]。

胰岛素和癌症

2009年的数个研究发表文章指出胰岛素Lantus和癌症，特别是乳腺癌，两者有关联。这引起很多的担忧，但是证据并不是很有说服力，因以医师没有建议病人停止使用Lantus。之后进行了长达8年的追踪研究，发现乳癌和不同种类的胰岛素之间毫无关联，包含旧的人类胰岛素（短效和中效NPH）和新型的类胰岛素（NovoRapid、Humalog以及Lantus）[456]。

糖化终产物（AGE）

糖化终产物（AGE, advanced glycation end products），代表葡萄糖和不同物质两者间无法逆转的结合。这些物质可能是蛋白质、脂肪以及核酸。食品化学家很早以前就知道，高浓

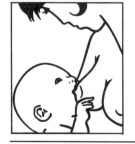

一些研究指出，如果孩子完全没有哺乳或者哺乳少于3个月，得糖尿病的风险会升高[1151]。其他研究则表示，或许原因不在于哺乳时间的长短，而是太早给孩子喝牛奶才会造成糖尿病的风险上升。但是大型的国际研究已经确认，孩子从出生到6个月大的这段时间，不喝牛奶并不会影响他们得糖尿病的风险[670]。

度的葡萄糖会让含有蛋白质的化合物褪色并成为黏胶状，而变得黏黏的蛋白质很容易交叉附着在任何其他的物质上。举个例子来说，常见的焦糖就是来自葡萄糖和牛奶蛋白质或脂肪之间的反应，这两者结合的化合物改变了原有的化学结构。如果这样的化学变化发生在细胞内，细胞的功能可能会有所改变，导致糖尿病的并发症，譬如眼睛的病变[99]。

摄取含有 AGE 的食物也会使得糖尿病病人的血液里有更多的 AGE[442]，可能更容易促成糖尿病的并发症[585]。脂肪类型的食物有最高的 AGE 含量，平均是 100kU/g，肉类和肉类替代品也测量出较高的 AGE 含量（43kU/g），碳水化合物群含有的 AGE 最低（3.4kU/g）。高温的烹调方式（像滚煮、炭烤、油炸和烧烤）都能增加 AGE 的含量[442]。如果能限制从食物摄取 AGE，就能大幅度地减少血管发炎和动脉硬化[585]。含有 AGE 的蛋白质对肾脏功能的影响比没有 AGE 的蛋白质更大（增加的灌注和氧气消耗）[860]。烟草的工艺中会添加类似 AGE 的成分，所以吸烟者体内也有较多的 AGE[189]。

意大利[204]和挪威[90]的研究发现，在孩子和青少年还没有显现出任何能被诊断出糖尿病并发症的临床征兆前，就能从他们的血液中检验出增加的 AGE 数量。意大利的研究还发现，这些孩子在改用密集胰岛素治疗的 2 年后，不但 A1C 降低了，血液中的 AGE 含量也减少了。此外，也可以在有视网膜病变病人的视网膜和眼睛血管内测出较高的 AGE[475]。大量沉积在皮肤、肌腱、结缔组织以及关节囊的 AGE 会减少组织的弹性，容易让手部、臀部或足部出现症状，类似足部溃疡的问题会更容易发生[324]。

要减轻 AGE 造成的伤害可采用以下的步骤：

（1）阻断 AGE 的产生。

（2）从血液中移除 AGE。

（3）破坏 AGE，切断葡萄糖和其他物质的结合。

（4）阻断细胞表层上的 AGE 受体。

目前有很多研究计划在开发有上述功能的药物。一种叫作醛糖还原酶抑制剂（aldose reductase inhibitors）的物质能降低 AGE 的形成[585]。这类药物已经证明能够改善神经传导的速度，也能改善神经病变糖尿病病人食道的蠕动[585]。在有肾脏病变的糖尿病病人身上的试验也得到很好的结果。肾脏病变病人的血液会先通过特殊的透析仪器，里面有能够和 AGE 结合的蛋白质[810]。还有一种药物 pimagedine 的研究，它可以切断 AGE 连接的氨基胍（aminoguanide），能够减缓眼睛及肾脏病变的进展[1048]。

> **免疫治疗**
>
> 法国与加拿大的研究使用细胞毒素（环孢菌素 cyclosporin）来进行糖尿病发病初期病人的试验治疗。
> - 有些人可以不用注射胰岛素。
> - 但是一旦停止免疫治疗，就会需要注射胰岛素。
> - 这药品有严重的副作用（像是会伤害肾脏）。

葡萄糖也能和血液中不同的蛋白质相结合，造成一种能够附着在细胞膜上受体的 AGE。这会伤害到譬如血管壁、视网膜及体内器官平滑肌细胞的功能[114]。目前要测量血液中的 AGE 还很困难，也还没有发展出任何的检验标准及方法。

阻断免疫的过程

糖尿病发病的初期，胰脏内还剩下 10%~20% 能生产胰岛素的 β 细胞。如果能够停止自体免疫对这些细胞的攻击，就能够让自己的胰岛素分泌维持很长一段时间，进而延长蜜月期。

免疫治疗

细胞毒素的治疗曾经被用在糖尿病发病初期的免疫调变试验。环孢菌素（cyclosporin）是一个成功让病人一段时间内不需要注射胰岛素的化合物。

在参加研究的 188 位刚诊断出糖尿病的病人中，接受环孢菌素治疗的病人有 25% 在发病 1 年后不用注射胰岛素，而没有接受环孢菌素治疗的病人只有 10%[176]。但是一旦中止环孢菌素的治疗，自体能够生产的胰岛素就再度减少。环孢菌素有严重的副作用，包括肾脏的伤害，所以目前并未用作常态性的糖尿病治疗。国际儿童与青少年糖尿病学会 ISPAD 非常明确指出，环孢菌素不可以用来治疗糖尿病孩童，只能用于临床试验，以厘清无法由成人的研究得到解答的问题[593]。

给予低剂量的细胞毒素 methotrexate（灭杀除癌，治疗癌症药物）可以有效治疗孩童的风湿性关节炎，且不会伴随严重的副作用。可是用来治疗刚发病的糖尿病孩童却完全没有任何的效果，用 C- 胜肽来测量，胰岛素的产量是持续减少[161]。

光线治疗

瑞典研究安排刚发病的糖尿病孩童和青少年在服用了一种特别的药物后［光活化药物（psoralen）］，让他们的白细胞接受紫外线的照射治疗［长波紫外光活化术（photopheresis）][745]。目的是让免疫防卫能够比较容易辨认出伤害 β 细胞的细胞。接受治疗病人的胰岛素需求较少，但是 3 年后的 A1C 和一般的病人没有差别。

二氮嗪（diazoxide）

在糖尿病发病的初期，免疫防卫的 T 细胞（一种白细胞）专门挑选 β 细胞里的特别蛋白质（GAD）展开攻击。一旦开始了胰岛素的治疗，β 细胞不需要那么辛劳地工作，诱发抗体的蛋白质生产量也降低，免疫攻击也就变得比较不激烈，这被认为是缓解（蜜月）期的部分机制。

二氮嗪是一种能够停止 β 细胞活动的强力化合物，能让胰岛素的产量降低，同时也降低会引来 T 细胞攻击的 GAD 蛋白质的产量，这样就能减低 β 细胞受到伤害。先让刚发病的病人接受几个月的二氮嗪治疗，然后停止，希望免疫防卫的反击就不会那么的激烈。瑞典研究让刚发病的成年糖尿病病人接受二氮嗪的治疗 3 个月，1 年半后发现自体的胰岛素产量比较高[108]。同样的研究复制在孩童的身上也发现 1 年后自体的胰岛素产量比较高，但是 2 年后的效果就不明显了[876]。然而高比例的病人会产生副作用，所以二氮嗪不适合拿来治疗刚发病的糖尿病孩童。

维生素

维生素 D

维生素 D 对钙质的新陈代谢和骨骼的强韧是不可缺少的。它需要阳光来转换成活性维生素 D 储存在体内。综合分析发现，从一出生就补充维生素 D 能给予孩子一些保护，特别是出生后的 12 个月内，孩子日后比较不会得 1 型糖尿病[1223]。研究让刚发病的成年人服用 18 个月的维生素 D，并无法影响 β 细胞被摧毁的速度，也就是身体生产的胰岛素数量降低的速度没有变慢（蜜月期）[1171]。这个研究也没有发现任何的 A1C 或胰岛素剂量的差异。

芬兰是一个很北方的国家，冬天不但长，且日照时间很短。每年糖尿病发病的新案例（发病率）从 1965 年的 18 案例 /100 000 人升高到 2005 年的 64 案例 100 000 人。同一个时期，每天建议的维生素 D 摄取量从 1964 年的 4500IU 降到 1992 年的 400IU，这或许提高了发病率[816]。

烟碱酰胺（nicotinamide）

烟碱酰胺（也叫作维生素 PP）是一种 B 族维生素，被认为能够保护 β 细胞不受免疫系统的攻击，进而减少糖尿病发病的风险。在新西兰只要有刚被诊断出糖尿病的孩子，家里的兄弟姊妹就会开始服用这种维生素数年，来预防糖尿病[353]。也曾经有研究让全校的学童都服用烟碱酰胺，糖尿病发病的风险降低了 60%~70%[352]。

在大规模的烟碱酰胺研究（ENDIT 研究）里，糖尿病孩童的父母和手足经由验血找出糖尿病发病风险较高的人，给他们服用烟碱酰胺。可惜的是这个研究并无法发现烟碱酰胺的治疗有任何的益处[420]。这个研究采用双盲试验法，也就是说，一半的参与者服用碱酰胺，一半服用安慰剂（没有任何的药效）。病人和医师都不知道谁拿到的是烟碱酰胺，谁拿到的是安慰剂。两组最后得糖尿病的人数是一样多。

给一半的人没有任何作用的药似乎是很奇怪的研究做法，但这是唯一的科学方法，才能证明是否烟碱酰胺有任何的预防效用。一般在测试新药的功效时，采用双重盲目研究是标准做法。

烟碱酰胺也被试验在刚发病的糖尿病病人身上，看是否能保存 β 细胞的功能。烟碱酰胺的正面影响只能确认在 15 岁以上的病人，他们 C- 胜肽在 12 个月后没有像没有服用烟碱酰胺的人下降的那么多[933]，这表示体内残留的胰岛素生产持续得比较久。烟碱酰胺也被试用在一群发病 1~5 年尚能生产一些自己胰岛素的糖尿病病人身上[1144]。服用烟碱酰胺的那一组有比较好的 A1C，C- 胜肽比较高，表示 β 细胞的胰岛素产量有所改善。

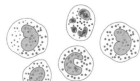

白细胞是身体防卫细菌和病毒的军队。当糖尿病开始发病时，身体以为有敌人入侵，免疫防卫系统（一种特别的白细胞——T 细胞）对生产胰岛素的 β 细胞展开了"反击"。免疫调变节治疗类型的研究就是希望能够影响这个过程。

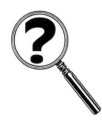

每年全世界发表超过 10 000 份的糖尿病相关研究。有很多小进步，但是还没有任何突破性的研究能够回答为什么一个人会得糖尿病，或者如何才能让糖尿病痊愈。不过我们对未来还是很乐观，有些关于自体干细胞（β细胞的起源细胞）的研究讨论，或许能够使用遗传基因工程的改造，让这些干细胞开始生产胰岛素。

移植

胰脏

胰脏的移植已经进行很多年了。现在大部分的胰脏移植是跟着肾脏移植一起进行，单独的胰脏移植也是可以，肾脏的同时移植只是标准程序。如果胰脏的移植顺利，就不用再注射胰岛素。接受移植的人可以正常饮食，A1C 也会恢复正常。

移植手术后可能会发生问题，像移植器官的排斥（免疫防卫系统不喜欢体内有"外来"的东西，会试着去排斥它们）。移植 1 年后，约 80% 的胰脏和肾脏的同步移植没有问题[1190]，但是单独移植胰脏的效果就不是很好，这是因为胰脏的排斥比肾脏的排斥较难以发现，后者只要验尿就可以获得很好的信息。一旦发现移植的肾脏开始被排斥，就能及早展开药物的治疗，因此也同时保护了移植的胰脏。另外一个可能发生的问题是来自移植胰脏的消化酶可能会伤害到组织。

移植后会需要服用多种药物，包含抗排斥的类固醇。类固醇会造成血糖的升高，使得情况更为复杂。预防排斥的药物（所谓的细胞毒剂或免疫抑制剂）会带来多种副作用，有些还非常严重。

新胰脏里的 β 细胞还是可能再度被免疫防卫系统攻击，造成糖尿病的再度发作，特别是如果胰脏移植来自同卵双胞胎[714]。但是这个现象会被预防排斥药物的免疫调节功能所防止[1090]。

就算排斥的问题能够解决，但是因为不可能有足够的移植器官来满足所有的病人，所以胰脏移植绝对不会成为糖尿病的标准治疗方式。

胰岛的移植

从捐赠者的身上取出含有能生产胰岛素 β 细胞的兰氏小岛，然后把这些胰细胞注射入糖尿病病人的肝脏里，也能生产一定数量的胰岛素。

之前大约只有 12% 接受胰细胞移植的病人能够超过 1 周不需要注射胰岛素[1190]。加拿大的艾德蒙吞在 2000 年发表了一个大突破，一种新的不含类固醇的免疫抑制剂（虽然类固醇会让血糖升高，但是所有的免疫抑制药单却非它不可）[1038]。47 位病人分别从 1~3 位捐赠者获得了胰脏细胞并且完成了移植程序，然后展开为期 5 年的追踪。他们长达平均 15 个月不用注射胰岛素。5 年后，还有 80% 的人有某种程度的胰岛素生产（经由测量 C- 胜肽产量而得知），但只剩下 10% 无须注射胰岛素[991]。"艾德蒙吞模式"（Edmonton Protocol）在加拿大、美国以及欧洲被复制，44% 的人术后 1 年不依赖胰岛素，但是 2 年后这个比例只剩下 14%[1039]。

胰岛移植的问题和整个器官的移植是一样的，就是 T 细胞和排斥反应也会随时攻击这些胰脏细胞。有人把胰岛放在小管子里或者用塑料膜包住，避免它们被抗体攻击[1069]。两位接受微胶囊化人体胰细胞移植的病人在没有服用任何的免疫抑制剂的情况下，分别在手术 6 个月以及 1 年后还有自体胰岛素的生产[172]。

目前还没有孩童接受胰脏细胞的移植，如果有不含类固醇的免疫抑制剂，就能把对成长的负面影响降到最低。如果能持续改良移植方法，或许一位捐赠者的胰岛足够提供给 2~3 位孩童使用，或许父母能捐赠部分的胰岛给自己的孩子。运用微胶囊化科技以及更安全的免疫抑制剂，或许这不是很久远的未来[504]。

基因工程细胞

科学家用遗传工程改造干细胞，诱使他们能生产胰岛素[843]。光想就觉得很有吸引力，如果生产胰岛素的是自己的细胞，就不会有排斥的问题。

不管血糖多高，改造过的老鼠肌肉细胞都能分泌定量的胰岛素[457]，这可以拿来当成有效的夜间和基础胰岛素，让血液里有稳定的胰岛素浓度。老鼠的脑下腺细胞被改造成能够辨认不同的血糖并且生产足够的胰岛素，让它的糖尿病痊愈[371]。不像移植的胰细胞，这些脑下腺细胞不会被免疫系统攻击。另一个研究从捐赠者的子宫组织中采集一种类似干细胞的细胞[716]，这些细胞被暴露在不同的媒介里培养，2 周后被植入患有糖尿病的老鼠体内。移植后，老鼠的胰岛素生产和血糖值很快恢复正常。

其他给予胰岛素的方法

经由鼻孔喷送

从鼻孔喷送的胰岛素会很快地经由鼻腔内的黏膜所吸收，比皮下注射还要快。即使已经进行了很多的人体试验，但仍然无法确定临床上是否可行[545]。当感冒、有花粉热或者其他过敏疾病的人可能会有吸收的问题，同时我们也不知道长期下来，胰岛素对鼻腔黏膜会带来什么后果。研究指出，比起注射，经由鼻孔喷送的胰岛素剂量需要多出 20 倍，才有相同的功效[545]。31 位参与研究的糖尿病病人中有 7 位因为过高或过低的血糖提前退出，这个研究的平均 A1C 也从 7.8% 稍微增高到 8.1%。

吸入式胰岛素

新的胰岛素给予方式采用气溶喷雾器（如同气喘病人喷药的方法）已成功地试验性用在成年人和 12 岁以上的孩童，能如同注射餐前的短效胰岛素达到相同的 A1C[1055]。但是发生严重低血糖的次数变得较多，体内的胰岛素抗体也增加。胰岛素会快速地经由肺部薄薄的表皮所吸收，药效的启动至少和注射速效胰岛素 Humalog 一样快，但是持续作用时间比较久，类似短效胰岛素[952]。这个方法也有一些实际上的限制，有气喘疾病的糖尿病病人吸入的胰岛素功效会减弱[532]，而吸烟的糖尿病病人吸入胰岛素的功效则会加强[547]。最重要的是，长期使用对肺功能会造成什么影响还需要很多年的观察，所以这种给予情况并不被核准给孩童及青少年使用。吸入式胰岛素在 2006 年正式推出，但已经下市了。2017 年再次以新的配方（Afrezza）在美国上市，对血糖和 A1C 都有很好的效果[914]，也不被一般的感冒影响[715]。

药片

胰岛素口服药片的问题在于它会被胃酸分解掉。这问题可以用胶囊把胰岛素药片包起来的方式解决，让药片到小肠后再释放出胰岛素[577]，那里胰岛素就能被吸收到血液中。只不过这个过程很缓慢，胰岛素功效的发挥也非常不稳定。这个方法最大的好处是如同健康胰脏分泌的胰岛素，它会先通过肝脏，再到达身体的其他部位。药片形态的胰岛素是超级长效，一剂的功效可以长达 1 周，可能很难把剂量调整到刚刚好。

胰岛素肛门塞剂

肛门塞剂的胰岛素会被直肠吸收，而直肠吸收的效果很差，如果要达到和注射方式相同的降血糖效果，剂量要高出 10 倍以上[544]。

胰岛素分子的化学变动

改变胰岛素分子的化学结构就能获得功效较长或者较短的胰岛素。最好的例子是新型的类胰岛素 NovoRapid、Humalog 及 Apidra，这些速效胰岛素的功效比一般短效胰岛素快得多。另一种兴起的加速方式是把胰岛素里的锌抽掉，并且改变胰岛素分子表面的电荷来避免六面结晶体的产生（VIAject）[1074]。

胰岛素的其他给予方法

- 经由鼻孔喷送：功效快速，适合当作餐前胰岛素。但不太可能在临床实现。

- 口服胰岛素（药片）：功效很慢，适合当作基础胰岛素。

- 肛门塞剂：功效快，但需要非常大的剂量。

- 吸入式喷雾器：功效快，但有未知的长期副作用。

- 化学合成胰岛素：胰岛素只在血糖高时才会被释放，技术的难度很高。

- 胰岛素构造的更改：快一点或慢一点的功效。

- C-胜肽：人体胰脏生产，目前还没有添加在胰岛素里。

大家也希望能有功效更好、更平稳的夜间和基础胰岛素[983]。经由替换胰岛素分子里的一些氨基酸能达成目标，这种胰岛素称为 glargine 胰岛素（Lantus）。胰岛素也能经由结合血液中的白蛋白来拉长功效。这样缓慢释放的胰岛素能在正餐间和夜间维持平稳的血糖，这种类胰岛素叫作 detemir（Levemir）。胰岛素 degludec（Tresiba）的功效时间更长，在孩童和青少年身上可以长达 42 小时[101]。这延长的功效是用酸性添加物来使得胰岛素在皮下组织形成多六面结晶体。

胰岛素添加物

在用餐前才注射速效类胰岛素，它的功效起始还是不够快速。人工胰脏计划需要更快速的胰岛素。添加玻糖醛酸酶（hyaluronidase）[823] 和乙二胺四乙酸（EDTA）[928] 可以让胰岛素的作用更加快速。无论是经由注射[696] 或是泵[953]，皮肤表层加温也可以加快胰岛素的作用。

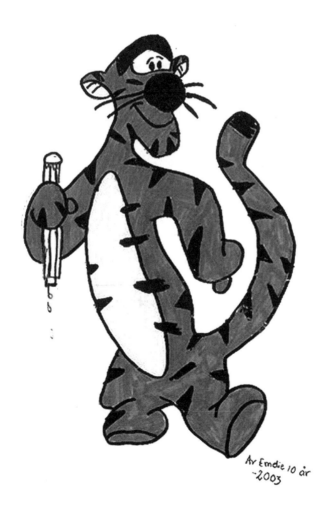

第三十七章　心理

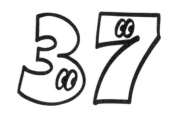

发病的刹那

任何人得长期疾病，整个家庭就陷入困境。在适应新生活的过程中，不但全家人会面临很多新的挑战，也必须花上很多的时间来调适。大多数的人在灾难降临后都会经历同样的阶段。Johnny Ludvigsson 教授描述灾难会产生以下的阶段[740]：

惊吓期

处在惊吓期的人很难清楚地思考，很多想法在脑中盘旋，所有的一切都是那么的不真实。这不可能真的发生，这不可能是真的，或许一切只是一场梦而已。很多人会感觉走入迷雾，无法吸收任何的信息。和医师见面并盯着他的肢体语言，才知道原来事态是那么的严重。你找寻希望、慰藉以及相信未来，却把疾病的所有细节都拒于门外，不理会疾病可能的进展和治疗，也不去管那些实际措施。你想要发问，却无法集中思绪，也看不到前面的道路。你认为医师、护理师以及每一个人都应该好好听听你心中的想法，他们才会知道对你而言，什么才是现在最重要的。

反应期

处于反应期的人会用眼泪、失眠、易怒以及不甘心来表达他们内心的悲伤，这些都需要时间。他们很需要安慰，但是这些安慰必须是诚实的，不是一味安抚和不切实际。"你不需要难过"这句话听起来很假。"你不应该悲伤"让人脸上像是挨了一拳，为什么我不应该感到难过？每个人在这种情况下都有悲伤的权力，感到悲伤、不甘心以及失望是天底下最自然的反应。你为过去那个健康的你而哀悼，生命似乎非常的不公平。得严重疾病的人总会愤愤不平，但是悲伤还是会慢慢退去，有一天你会觉得比较好一点。这不是你的错，疾病不是你造成的。我们必须要有倾听和面对现实的力量，并且敢于承认自己的悲伤和害怕。

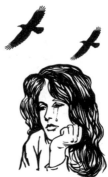

你无法阻挡悲伤的鸟儿从你的头上飞过，但是你可以阻止这些鸟儿在你的头上筑巢。

——中国谚语

灾难的阶段

（1）惊吓期。
（2）反应期。
（3）修复期。
（4）重整期。

修复期

一段时间后你会进入修复期，一定有人对这个疾病有办法。现在的你求知若渴，血糖降得太低了要怎么办？如何把这些吓死人的针头插入自己的身体？除非已经掌握了基本知识，否则你就无法放松，连呼吸都不顺畅。最坏的部分已经过去了。你可以学习更多关于胰岛素、测试、饮食和低血糖的知识。每一次吸收一些，有系统的获取新知识，你就可以开始重建新的生活。

重整期

灾难发生后需要很长的一段时间才会进入重整期。在这个时期，你架设了一个不同但是可以接受的生活方式，虽然糖尿病在新生活占有重要地位，但绝对不是全部。对有糖尿病的家庭来说，要走过灾难的每一个阶段都需要很多时间，但是周遭有些人却无法理解。当然这一切都是非常不公平，治疗很难，生活改变了，你可能会害怕死掉或者和别人不一样。不过你还是可以享有周六的午后、唱歌、欢笑、跳舞、美食、学校或工作、野餐、度假以及朋友。生命是不会再回到从前，但是即使一些规则改变了，生活还是可以充满了兴奋和欢乐。

有些人会卡在悲伤中无法继续前进，他们需要专业人士的帮助。持续否认会阻碍到知识的吸收，也无法调整生活来容纳糖尿病。

不管灾难是因为亲人死去、离婚、得了糖尿病还是其他，这些发生过的事情像一个瘢痕，会留下记忆。但是当你已经穿越了灾难并接受了它，就好像完全愈合好的伤口，虽然你还是可以看到瘢痕，但大多数时间却已经感觉不到它的存在了。

"你不能教一个人任何东西，而只能帮助他发现他自己内在的东西。"

——伽利略·伽利莱（1564—1642）

糖尿病的规矩还是家里的规矩？

随着孩子年纪的增长，糖尿病在不同的方面会让人感觉"芒刺在背"。父母在家制订孩子要遵守的"规矩"时，最优先的考虑是，这些规矩里面有哪些是孩子糖尿病所引起的？有哪些是平常教养的一部分？如果每次立下新的规矩或者开始禁止某件事，总要牵扯到糖尿病，小孩就会痛恨糖尿病，它总是让那么多美好的事情消失。仔细想想，很多其他因素会影响到我们教养孩子的模式，而这些教养方法和规矩不但适用于有糖尿病的孩子，也适用于没有糖尿病的手足或朋友。

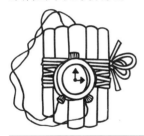

家庭诞生了第一个孩子后，有些父母感觉好像多了一个不定时炸弹。他们不知道孩子何时会哭，何时该换尿布，或何时会饿。随着时间的流逝，父母学会该做些什么，他们会开始放松，对于他们的新角色也比较安心。当父母得知孩子有糖尿病，情况和上面很类似。父母本来以为他们什么都知道，现在却又变得什么都不懂。孩子低血糖怎么办？家人能做些什么？好比适应一个新婴儿，父母也会很快学会在这个新的情况下，安顿好他们的孩子。

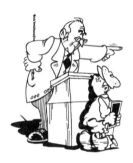

复诊的时候，我们必须要以平等的地位一起合作。如果你觉得像是被"叫到校长室"，那一定出了什么大差错。

很多孩子只有在特别的日子，像周末，才可以吃糖果。其实只要父母允许，大部分的孩子都希望每天有糖果。全世界各地的家庭都上演相同的戏码，不过对有糖尿病的孩子，父母最简单的说辞就是糖果会影响血糖，然后对孩子说"不可以吃糖果"。我常常郑重提醒父母，不但要尽快把教养孩子的规矩平常化，同时在制定相关的规定和设定界限上越少提到糖尿病越好。长期来看，孩子越能和糖尿病和平相处越好。如果很多规矩和禁止都是因为糖尿病的缘故，这只造成反效果，让孩子厌恶糖尿病。

最佳的处理方式是好好对孩子解释，告诉他们这些食物和零食的规矩以及限制不是因为糖尿病，而是本来就该如此。否则孩子会把糖尿病和所有的禁止都画上等号。

要记得在糖尿病出现前，规矩和禁止早已存在于孩子的生活中。因为糖尿病本身已经带来了相当多的限制，造成一堆"不可以这样，不可以那样"的禁令，所以我们更要鼓励孩子去做他能做的事；这包括了绝大部分日常生活里的事情。要鼓励和赞美孩子，他们非常值得我们称赞，他们每天做很多连大人都不愿意做的事情。孩子自己测血糖要赞美，自己打针也要赞美，孩子选择适合糖尿病的饮食方式更要好好鼓励他们，孩子不会偷偷摸摸在父母背后吃糖果也要表达我们的赞许（有多少父母不会在孩子上床后偷偷从柜子拿出自己的糖果呢？）。赞美和鼓励能让一切运作得更顺畅。

如果有糖尿病的是父母或成年人，他们在复诊的时候也需要被鼓励、赞美以及"正面的增强"。如果感觉像是被"叫到校长室"，那一定有哪里不对。复诊不是考试，借此评断病人及格或不及格。我们的工作是尽全力配合以及帮助大家，让糖尿病能融入家庭生活中。

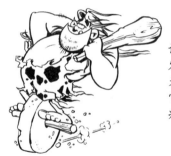

谚语说："我们从自己的错误中学习。"但是每个人一定都要重新发明轮子吗？你可以和别的糖尿病孩童的父母或有糖尿病的朋友聊天，从中学习到很多。他们可以告诉你诀窍，如何有效率去处理日常生活中的琐事，我们这些糖尿病医疗人员大多只在工作时和糖尿病有接触，反而没有父母熟练。

没有鼓励和赞美的足球队能进步多少呢？任何人，不管有糖尿病的是孩子还是大人，都需要一位能鼓舞他们的教练，评量他们的能力和潜力，以及持续调整糖尿病的训练。父母要告诉孩子，你明白这有多么的困难，举例来说，孩童或青少年管理糖尿病的生活，其困难度高于父母的戒烟。但也别在一切都很顺利的时候给予孩子过多的赞美和鼓励，这会让孩子不好意思。父母很容易过度保护有糖尿病的孩子。同理心是好的，但怜悯是没有太大帮助的。

和糖尿病当朋友

糖尿病每天 24 小时跟随着你，能与它做朋友是最好的，如果不能，至少不要把糖尿病当成仇敌对待。一旦允许自己去厌恨糖尿病，就很难继续生活而不受到负面的影响。以下是一般有糖尿病的人对待糖尿病的 3 种模式：

1. 不理它，爱吃什么就吃什么，只为了不在进食后感觉不舒服而注射足够的胰岛素

很多青少年多少会经历这个阶段，也有人因为痛恨疾病，就再也离不开这个阶段。如果成年了还是这种态度，那可能再也无法改变。为什么不把青少年最后的阶段当成一种转机，勇敢地对自己的生活方式和糖尿病有所作为。

2. 只专注执迷于糖尿病，活着的唯一目的就是把疾病照顾到最好

"疾病控制者"或"控制狂"是用来称呼那些为了疾病而放弃平常生活以及未来目标的病人[391]。父母和医护人员在一开始会觉得一切看起来很好。但是为了要达到完美的血糖，孩子不再去参加社交活动、派对、不和朋友出去、不在朋友家过夜或者不去露营，那就太超过了。如果你或你的孩子也是这样，那请赶快给自己放个假，允许自己过真正的生活。

糖尿病控制过于严格很可能会发生很多次的低血糖或者无自觉的低血糖，这样是非常不健康。

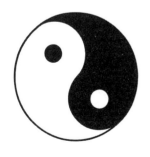

阴和阳在中国的哲学里代表平衡以及和谐。试着让糖尿病成为你的一部分，让它平衡和谐地融入你的个性里。糖尿病治疗很重要的一部分是态度，厌恨疾病的人很快就会向糖尿病宣战。

与发病较久的糖尿病病人拜师学艺是很好的主意，因为他和糖尿病生活了很多年，所以他已经有足够的时间去学习如何正面地与疾病共存。

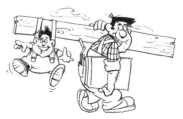

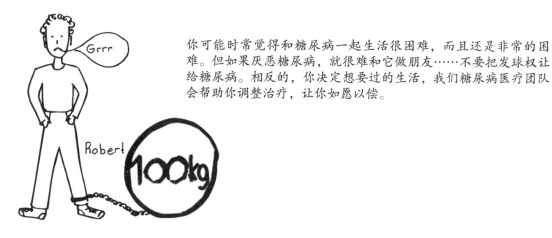

你可能时常觉得和糖尿病一起生活很困难，而且还是非常的困难。但如果厌恶糖尿病，就很难和它做朋友……不要把发球权让给糖尿病。相反的，你决定想要过的生活，我们糖尿病医疗团队会帮助你调整治疗，让你如愿以偿。

3. 让糖尿病成为日常生活的一部分

曾经试着要达到这最高境界的人都能体会知易行难。不过还是有可能在不让生活完全被糖尿控制住的状态下接纳疾病。如果注射胰岛素就像是刷牙，一件每天非做不可，而你可以不需要思考就自动做的话，那你已经走过千山万水了。

如何才能让糖尿病成为日常作息的一部分呢？从朋友那里学习，观察其他有糖尿病的人，或许能找到某人，你很欣赏他的态度也希望能像他一样。好比以前的年轻人都要拜师学艺，你可以成为某位糖尿病管理大师的学徒。

糖尿病影响整个家庭

不同的人面对糖尿病所带来的种种困难有不同的体验。对幼儿而言，注射通常是最难的部分。大一点的孩子和青少年觉得要严守时刻表以及要对朋友解释糖尿病造成了更大的困扰。成年人则认为饮食问题和体重控制是最困难的。

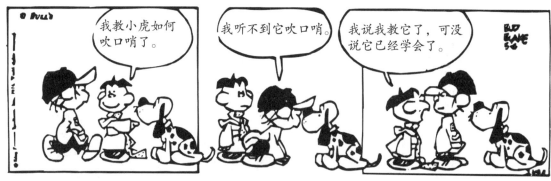

最下面：教导一个人一件事并不等于那个人已经学会了。

"胰岛素依赖型的糖尿病治疗－艺术还是科学？"是英国诺丁罕医师 Robert Tattersall 一场演讲的题目[1107]。他形容当孩子得了糖尿病，家里会发生什么事：

——"折磨一个家庭的好办法就是让家里有人得慢性病，病人最好是孩子。"

——Robert Tattersall 继续说："这个疾病要有不明的原因，部分来自遗传，这样就会强迫一家人仔细调查所有的祖宗八代，找出罪魁祸首。疾病的重点是治疗，而治疗不但非常耗时，还会带来疼痛。"

——"为了再多给全家人一些压力，疾病的管理会影响到所有家人的生活，并且强调自我控制和自我管理。"

——"还要加上未来展望才能让一切更为完整。不聪明的生活方式会带来可怕的后果，为了要留下深刻的印象，最好是让一家子和一群有同样疾病的受难者坐在同一个候诊室，这些受难者最好已经出现了明显又可怕的后果，像是截肢。更棒的是，医疗人员也不清楚治疗的目的和方案，他们给的信息相互矛盾，让整个情况变得更糟。"Robert Tattersall 教授总结："最后不要忘记，家有糖尿病病人，全家就是处于如上述一模一样的情境中。"

糖尿病病人的亲戚和朋友

身边亲近的人只想给我们最好的，虽然不是每次看起来都这样。重要的是去了解有糖尿病的人想要获得什么样的帮助，以及他们自己能管理些什么。同时有糖尿病的孩童、青少年或伴侣也要理解身边最亲密的家人需要知道他们的日常生活，才能感到安全和自信。

父母很容易过度保护，而孩子就会过度反应，什么都想自己来，或者故意反抗，譬如吃很多糖果。一家人该坦然面对每个人的需要。可以召开"家庭会议"，安排时间坐下讨论，找出大家都同意的解决方案。

朋友需要知道该如何帮忙，才不会变成"糖果锦衣卫"，虽然出自好意，但是会一直唠叨吃这个不好，吃那个不健康。最好是能在"我不想再管你的糖尿病了，这是你的问题。"和"你真的要吃掉那一整袋糖果吗？"这两个极端间找到平衡。和朋友家人讨论，告诉他们你想要多少的帮助和支持。

此外，家人和朋友必须要有足够的糖尿病知识才能给予帮助和理解，像低血糖的处置是一个最浅而易见的例子。亲友团如果还能学会注射升糖素，那就更棒了！朋友知道得越多就能提供越多的帮助。试着对他们解释你在做什么以及为什么，告诉他们胰岛素如何运作，运

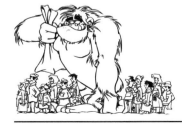

糖尿病是看不见的缺陷，无法从外观得知。有时你可能觉得没有人知道最好。但是如果告诉大家，长期下来对你和你的朋友都比较轻松。譬如低血糖时，如果事前告诉过朋友，他们就知道发生什么事以及需要做什么。很多有糖尿病的人是在低血糖需要帮助的时候才第一次向朋友解释他们有糖尿病，这种做法造成了自己的窘迫和困扰。

动会带来什么影响，为什么你有时候可以吃糖，有时候却不行。

告诉朋友

因为糖尿病无法从外观得知，所以很多人不愿意谈论他们的糖尿病。这其实也证明了你还没有接纳疾病，才不愿意告诉朋友。可是对朋友来说，他们非常需要知道你为什么会不舒服，他们很想知道该如何帮助你。糖尿病诊断后最好尽快告诉所有的人，事情就告一段落，你也不会觉得奇怪。比较坏的情况反而是你晃来晃去，猜忌有谁知道以及知道多少。

我对糖尿病的最早记忆是在我8岁那年，住在隔壁同年纪的女孩有糖尿病。我唯一知道的是她不可以吃糖果。但是我却看到她的口袋里装了一些方糖，她会经常丢一颗到嘴里。因为没有人告诉我，她为什么要这样做，所以我无法理解这件事，我以为她欺骗了大家。

如何改变生活方式？

很多人问自己这个问题。光用健康的理由来说服一个人改变习惯不是件简单的工作。劝导并不是最好的方式，而且就个人的观点而言，什么才是真正"最好的"？

心理博士 Elisabeth Arborelius 专门研究如何去改变人们的生活习惯[177]：

——"理解的重点在行为，而不是知识。知识并不一定会影响态度进而改变行为。我们假设人是理性的，但其实不是。有些事情从理性的观点来看对一个人的健康有害，但是对那个人来说，他的亲身体验却不见得是这样。"

——"我有一次听到一位护理师说："我不是狂热分子，但是我实在搞不懂为什么有人非吸烟不可！"如果完全不考虑病人的看法，她当然是对的。但是我们的目的是要改变行为，要让糖尿病病人有解释的机会，如果改变这个行为，他会体验到什么好处和坏处。"

——"我们相信一个人的行为是否会改变，最重要的是看他体验到的好处和坏处哪个较为强烈。如果行为改变的坏处多于好处，那就算用健康会变得很糟糕来威胁也是没有用，有糖尿病的人是不会改变他的生活习惯。"

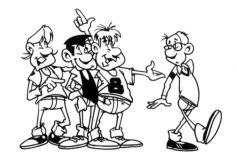

如果朋友无法理解你非得在特定的时间做一些事，你可能会跟他们逐渐远离。试着让糖尿病成为生活的一部分，向同学或同事坦白很重要，譬如当你发生严重低血糖时，他们就会帮忙，也知道该如何处理。

不同发展时期的糖尿病

　　糖尿病对家庭的心理影响会随着糖尿病孩子的年纪、发展阶段以及基本需求而改变。理所当然的，父母常常无法判断该如何处理某种特殊状况，可能偶然针对一些特殊的议题会需要专家的协助，像儿童心理师。糖尿病医疗团队可以在诊断后的 1~2 个月安排孩子或青少年全家和心理师碰个面，这样如果往后父母有心理咨询的需要，初步的接触已经完成了。

　　瑞典林策平医院儿童科部门的心理师 Marianne Helgesson 专门授课关于不同年纪的糖尿病病人以及他们的心理。她教导大家[721]：

　　——"婚姻中要同时容纳 3 个人是很不容易的，第一个孩子的出生通常会在夫妻间造成第一个裂缝。双方的讨论和争执集中在时间的安排和分配，而这在之前可能都不成问题。"

　　——"要讨论夫妻每个人该分别给孩子、自己以及伴侣多少的时间和照顾。夫妻也要对家事的分配达成共识，此外，他们之间谁可以继续在工作上有所追求，或者是否两人都可以。"

　　——"我们教养孩子的方式基本上就是重复自己被父母带大的方式，这是我们唯一熟悉的。但是父母通常有两个，每个人的都有自己的童年教养，所以冲突是不可避免。最后的结果通常是两人把双方过去的经验融合在一起。"

　　——"身为慢性疾病孩子的父母，他们一般没有任何的角色楷模可以用来参考，这让他们很没有安全感。父母面对的问题是，该给孩子多少的帮助，才不算过度保护？要在依赖和责任之间找到平衡是非常难的任务。"

婴儿（0~1.5 岁）

　　这个时期的特色是母亲和孩子的共生，父亲在稍晚的时候也会被包括进来。父母在这段时期要做到把自己的需求放在孩子的需求之后，孩子的需求永远是最优先。这个阶段的孩子是不可能把父母的需求放在第一位。当孩子不需要帮忙就可以自主到处走动，约在 1 岁，孩子开始探索世界。

糖尿病的风险

　　糖尿病在这个时期无可避免带给全家很大的压力。如果父母用紧张和不确定的态度照顾孩子的糖尿病，他们就无法把安全感和信赖感传达给孩子。安全感和信赖感以及食物和糖尿病之间有紧密的相关性，这么小的孩子无法理解，为什么他们明明不饿却非吃不可，反之亦然，所以这个阶段会出现不少喂食相关的问题，一天多针或泵治疗可以帮助解困。

　　孩子需要父母在很多的情况下展现出信赖和自信，但是这对糖尿病孩子的父母来说很难办到。过度保护会造成孩子的焦虑，只愿意留在父母的身旁，无法走向外面的世界。幼儿也无法理解为什么要测血糖和注射，更别提伴随而来的疼痛、愤怒以及焦虑。我们无法对他们解释为什么非得要如此伤害他们，一般最好的方法是赶快注射再安慰孩子。注射辅助器对这个年龄层的孩子可能很有帮助。

幼儿（1.5~3岁）

幼儿开始主动探索这个世界。他们在2岁的时候常会倒回来变得更黏妈妈。这很正常，不是父母做了什么不适当的行为造成的。

"倔强的年纪"（孩子会强烈表达出自己的意志）出现在2~3岁之间，孩子先测试父母的界线在哪里，然后再测试自己的。所有的孩子都会在这个阶段展现很多的愤怒和挫败。虽然体验界线不是愉快的过程，但父母参与这些"意志战"是非常重要，如此孩子才会学到，该如何为某些事情坚持不懈，何时该妥协以及何时该弃守。

糖尿病的风险

我们无法知道孩子的坏脾气是因为血糖过高或过低。每次孩子生气都应该给他吃东西吗？替孩子测血糖可能很困难。比起其他的孩子，糖尿病孩子有更多来自注射、用餐时间以及血糖监控的限制。我们时常观察到慢性疾病孩子的父母有种倾向，他们为了弥补这些疾病所造成的限制，就会让孩子决定其他所有的事情。但父母这种做法不但表达出对孩子的怜悯，也变成比较无法制订规范。孩子会变得没有安全感和不守规矩，他们会持续不断挑衅来测试父母的界线。一旦父母没有足够的力气来处理孩子的攻击，孩子可能会转而内缩，变得被动、没有安全感，也不太有自信。这个时期的挑战性非常高，所以我们也要谅解父母，给他们一些鼓舞，毕竟糖尿病孩童和其他孩子一样，需要正常的教养。

孩子对陌生环境的恐惧（像医院）可能大于对注射的害怕。这个年纪的孩子如果感觉受限会变得焦虑不安，最好尽量在他们觉得安全的环境下测血糖和注射。

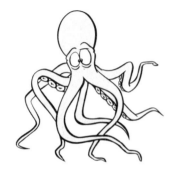

有小孩的夫妻都知道，要有足够的时间做全部的事情是几乎不可能的。再加上糖尿病的话，父母可能需要像章鱼一样多的手才能应付测血糖、注射、计划用餐，以及任何其他日常生活需要做的调整。

学龄前孩童（3~6岁）

这个年龄层的孩子开始比较了解外面的世界，也能察觉和体验到身体的欲望与疼痛。孩子玩角色扮演的游戏，想象力也很丰富。

这个阶段的孩子开始察觉到性别的差异。孩子会想要模仿同性别的父母以及会爱上或者希望能够和性别不同的父母结婚。4~5岁的孩子是"宇宙大王"，他们不但知道，并且能够做一切的事情，也特别清楚他想要什么或不想要什么。一旦孩子发现可以控制别人，就会感到自己很有力量。6岁的孩子一般比较愿意顺从父母的意思。

孩子也开始思考并发展出很基本的罪与罚的概念，但想法还很幼稚，一般是以牙还牙，以眼还眼。他们也发现身体的界线，创可贴具有神奇的疗效。

> 糖尿病像是背包，但它不统治我的生活。
> ——麦克思，5岁

糖尿病的风险

这个年龄层的孩子可能会认为糖尿病是犯错的惩罚，或测血糖也是一种处罚。就算孩子不主动问，父母也要对孩子解释清楚。毕竟在发生了什么不愉快或不幸的事情，连大人也会自问："我是做了什么才会得到这样的报应？"我们总要试着在发生的事情中找出合理的推论。

父母对低血糖的恐惧会限制到孩子的自由。拒绝合作的孩子使得测血糖和注射变成非常困难的工作。他们也会很明白地告诉父母想吃什么和不想吃什么。父母很难在饭前猜测孩子会吃多少。试着让孩子决定日常生活中其他的细节。采用一天多针或者胰岛素泵的治疗可以给孩子在饮食上有比较多的自由。

打针、测血糖或其他不愉快的事情不要太早告知这个年纪的孩子。他们很有想象力，会把这些事情在他们的小脑袋里变成与实际不相符合的巨大怪兽。

如果家庭里的孩子性别不同，孩子可能会在心里把糖尿病跟性别连在一起。譬如因为哥哥或弟弟没有糖尿病，所以女孩会觉得当男生比较好（或相反）。

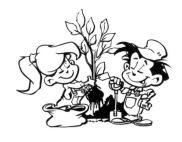

尽早帮孩子种下知识的幼苗。青春期时，比起青春前期或中期才发病的孩子，从小发病的孩子觉得管理自己的糖尿病不是那么的困难。父母要在孩子长大前就训练他们对自己负责。我们的目标是让孩子在进入青春期前就能负起管理糖尿病的主要工作。

"再说不之前，先考虑一下这些限制会让孩子的发展付出什么样的代价……"

——Marianne Helgesson，儿童心理师

小学生

刚开始上学的孩子会感受到很大的压力，很多孩子觉得适应困难。这个年纪忙于理解和探索世界，他们喜欢把东西拆开，看里面如何运作，他们也会想知道糖尿病的运作。朋友变得更加重要，最好能和朋友一起做一样的事情。这个年纪的孩子也很喜欢计时，譬如跑去买个东西要花多少时间。他们对未来会发生的事情感到有趣，但是对需要多久时间其实无法真正理解。他们把与父母的关系扩展到其他的成年人，像是学校的老师或其他的照顾者。孩子在这个阶段会学习如何控制自己的冲动，并在规范下以及可接受的界限内好好表现[42]。

糖尿病的风险

就算孩子表面上很喜欢探险，但是他们的心底还是藏有对未知的恐惧，父母要把信息改编成适合孩子的年纪。"常态化"告诉孩子他们在一些情况下，如注射或测血糖，他们的感受是正常且可以理解的（例如"其他的孩子也会和你有同样的感觉"）。计时有时能帮助，例如计算注射要花多久的时间。学校的食物和家里的味道不同，有时候孩子完全不吃，最好

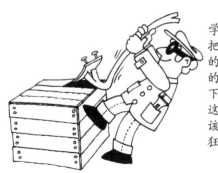

学龄前的孩子背着父母偷吃柜子里糖果的行为并不少见。别把这个行为看得非常严重；没有糖尿病的孩子也会这样。我的看法是不要为了这件事而完全禁止孩子吃糖果。比较实际的处理方法是偶尔多给孩子一些糖果，譬如每1~2周的某天下午点心额外给一些糖果，也多打一些胰岛素。对孩子解释这是例外，你希望等他长大一点，他会变得比较明智，知道该如何吃糖果。通常一段时间后，孩子就会走过这段糖果的狂热期了。

单亲妈妈

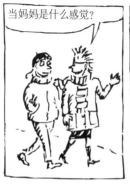

当妈妈是什么感觉？

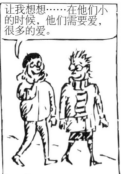

让我想想……在他们小的时候，他们需要爱，很多的爱。

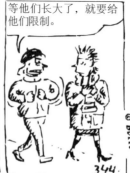

等他们长大了，就要给他们限制。

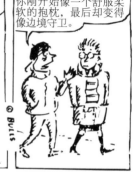

你刚开始像一个舒服柔软的抱枕，最后却变得像边境守卫。

幼儿和青少年眼中的好父母是不一样，要随着孩子年纪的需求来调整，才能帮助他们成熟，这不但重要也很难做到。所有年纪的孩子都需要很多的爱，但也要看孩子的年纪。给青少年"幼儿的爱"，会让他们受到过度保护而无法独立。

能在学校找到愿意协助孩子在午餐时间注射胰岛素的成年人。刚开始父母会很没有安全感，如果孩子在学校低血糖了怎么办？最好一开始就确保父母中至少有一个能随时电话联络，有需要马上赶到学校。很重要的是，学校的老师应该知道如何处置低血糖。学校教职人员一般在看过孩子低血糖的反应后会比较严肃看待孩子的疾病。

中学生

心理学称这个时期为"潜伏期"（latency phase）。孩子对各种教育包括糖尿病的接受度都非常高。他们想要扩展视野，但是也学会留在父母规定的界限里。这段时间会发展出社会角色："我能加入吗？""他们会接纳我吗？"同时也和同伴竞争，看谁是最棒、最聪明以及最漂亮/帅的。同伴变得更加重要，这个年纪如果能遇到同样也有糖尿病的孩子会有益处，譬如在糖尿病生活营，他们可以和其他同年龄的糖尿病孩童有所认同。鼓励也很重要，因为孩子在正确地完成一件事后需要获得肯定。

糖尿病风险

所有的孩子都会在这段时期开始思考他们在生命里扮演的角色。在9~10岁的时候，慢性疾病的孩子会用新的方法来思考和对应疾病。他们普遍思考的问题是："为什么这件事会发生在我的身上？"孩子有一段时间会把所有和糖尿病有关的事情都看得困难和费力。孩子在生命中头一次了解到，糖尿病是一辈子的，他们需要时间来接受这个事实。

父母在这段时间要坦诚并时常和孩子讨论糖尿病会带来什么，才能帮助孩子走向接纳之路。让孩子看到父母的关切，并且告诉他们，父母也知道糖尿病的生活是既困难又不公平。孩子一般都能在一段时间后走过这个阶段，但也有一些孩子可能需要心理师或辅导师的帮助。

这个年龄层的孩子在学习方面的接受度很高，也不会挑战父母的权威，所以父母更要把握这几年的时间，在孩子还没有进入青春期之前把糖尿病管理变成日常生活的一部分。如果孩子在青春期前能够有自信的管理好糖尿病，日后则比较不会埋怨是糖尿病阻碍了他们的成长与独立。

孩子何时应该接管控制糖尿病的责任？

在开始上小学后的几年，所有的孩子会多元化发展各种技能：运动、艺术、学习以及自我控制。在多元能力增长的同时，孩子自然也会加强参与糖尿病相关的任务和责任。不过目前研究的结论都一致同意父母在这个时期还是应该要参与糖尿病有关的照顾[42]。糖尿病医疗团队要尽早告诉孩子和家人，父母不能太早把责任丢给孩子，我们期待父母在孩子上小学以及进入青春期还会持续地参与糖尿病的管理[42]。

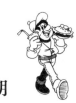

青春期

进入青春期的青少年应该开始发展出成年认同，他们应该独立，并且和成年人有同等的地位。刚发展的独立还很脆弱，这也是为什么青少年会非常激烈地维护他们本身的完整性。

早期的发展阶段在某些方面会再次重复。青少年的表现时常在孩童和成年人之间摇摆不定。父母要知道，这个过程很重要，它其实是让孩子有机会"重访"早先发展阶段中，那些还没有完成的区块。很多父母把青少年时期看得非常可怕，但如果能够把青春期当成孩子在完全展开成年前的"最后总复习"，看法就会比较正面。

朋友也是非常的重要，孩子很自然想要和所有其他人做同样的事。青少年喜欢晚上跟朋友出去一起吃个汉堡或比萨，而不是家里的家常菜。把自由和责任交付给孩子是很重要的，让他们在类似的情况下去尝试胰岛素剂量的调整。青少年，特别在青春期的早期，他们对自己的身体非常感兴趣，很清楚身体是属于自己的，也希望知道糖尿病会如何影响到身体。他们同时也很羞于暴露自己的身体，在这方面他们并不是我们想象中的那么开放。

我们鼓励大一点的青少年不用父母陪伴自己复诊，或者父母在会谈结束后再进来，医疗团队只会提出青少年之前同意的话题。这样的方式让青少年明白，医师的职业保密义务也适用于父母，如果年轻人想讨论一些私密话题，他不用担心谈话的内容会被外泄。

青少年时常带着同伴或男/女朋友一起复诊。他们仍需要别人的支持，但是已经超过父母做伴的年纪。父母对青少年孩子的糖尿病也很难决定适合的参与度。一旦父母不陪孩子复诊，他们对糖尿病的参与越来越少，就不会像以前知道的那么多。大部分的青少年都不想要父母的意见，同时却又希望父母还是无所不知。一位18岁的女孩说："我当然还是希望他们知道该如何管理我的糖尿病，否则一旦我出了差错，谁能够马上帮我呢？"

研究显示，虽然青少年觉得父母"唠叨"，他们还是需要父母[43]。试着向孩子解释，好比任何运动，他们还是需要一位糖尿病教练。年轻人必须自己完成工作，但就像大部分的运动，只有和教练保持良好关系并获得完善的指导，才能有好成果。当然，孩子在其他的生活部分照常，要越来越独立。可是很多父母无法放手让孩子全权管理自己的糖尿病。研究发现，只要给少少的金钱来奖励测血糖（孩子测1次血糖获得0.10美元，每天测4次或更多次的血糖有额外的奖金，12周的总奖励最高是251美元），90%的受测者每天都至少测4次血糖[913]。1年后的平均A1C从9.3%降低到8.4%。青少年和家长对这个这个方法都非常满意。

糖尿病的风险

在青春期得到糖尿病是很艰困的时期。青少年还没有成熟到能一个人独自扛起糖尿病的责任，但也无法把主导权拱手让给父母。从小发病的孩子比较愿意让父母控制一切，之后父母再随着孩子的成长慢慢一点一点把责任放给孩子。比较幼年时发病的孩子和青春期发病的孩子，前者糖尿病的控制在青春期不但比较好，也比较能够遵守糖尿病的治疗[599]。

有糖尿病的青少年比较无法学会独立。他们觉得永远不会完全成为大人，也无法完全控制他们的身体。就在他们应该要切断脐带的时候，这脐带又紧紧地把他们拴住，此外，每次定期复诊时，医师还要检查他们的身体。

糖尿病青少年自然也担心未来。他们担心能从事什么样的工作，如何找到伴侣，是不是能有小孩，也担心糖尿病的并发症以及更多其他等。如果对未来的看法比较负面，这些事情很容易让人沮丧。青少年普遍都会质疑生存的目的，但更需要留意自杀的念头。

同时，青少年常常也不会想太远，只会想到未来几天而已。跟他们说如果血糖持续高，40 岁可能就得眼睛病变或肾脏病变，他们会觉得没有关系："反正那时候我已经很老了，老到不用在乎。"此时这么回答可能有所帮助："当你到了 25 岁或 30 岁就开始出现并发症时，我们不希望你那时候埋怨说：'为什么当我没有照料好自己时，你们不阻止我或多帮我一点呢？'"

大部分的青少年在注射胰岛素的时候想要表现得跟大人一样，也就是说不流露任何的情感。如果做不到，或无法下手替自己注射，他们会厌恶自己被糖尿病逼迫，再度成为爱哭的"小婴儿"。此时对他们要如同对小一点的孩子一样，"常态化"很重要，告诉他们，很多成年人也觉得注射是一件很困难的工作。如果青少年感受到自己的行为被接纳了，他们也会比较有自信心。

要记住当幼儿的好父母和当青少年的是不一样的。孩子对独立的需求会在进入青春期前的几年就开始增加，研究发现，如果父母无法随着孩子的需求改变而调整，孩子也会对糖尿病的调整适应不良。

最好能尽量让青少年自己动手，但也别忘记事后讨论发生了什么以及为什么会如此。虽然进入青春期的孩子在发展和独立上都有了惊人的改变，但是糖尿病孩子和父母还是必须确保糖尿病的照护责任（譬如提醒孩子测血糖和注射），不要让过度的独立伤害到糖尿病的照顾，父母要一步一步慢慢把责任交出去[42]。

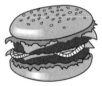

"青少年真的是难以养育的，但只要父母不放弃，什么都可以克服。"
——Ackerman

如何掌握青少年

（1）父母在青春期的前期不要太体贴。替孩子设定界限是表达父母关切的方式。

（2）父母可能需要在这 1~2 年内，接受有些事情的重要性是排在糖尿病之上。

（3）尽量让家庭争执的主题是糖尿病以外的事情。

在孩子与父母的互动中，谈判和协议是不可或缺的。当青少年说他想要负起某个责任，就让他试试。父母当然希望知道孩子出门以后，什么时候会去哪里，这种需要对有糖尿病的孩子更迫切。一个好的做法是双方同意在特定的时间联络，手机既方便又受欢迎，这样就能和糖尿病孩子或青少年保持联络。

很多青少年喜欢做一些所谓的"冒险行为"，就是他们喜欢做一些有点（或非常）危险的事来测试自己的能力。这种倾向男孩比女孩多。父母可以试着把这种行为和糖尿病的治疗连接起来，鼓励孩子试验不同的胰岛素剂量。虽然会有些风险（像为了熬夜而调整胰岛素剂量），但是只要身旁有朋友以及可信赖的成年人组成的"保护网"，出了差错也不用担心。

一种很严重的冒险行为是忘记或不注射胰岛素。美国一项调查访问了一群 11~19 岁的青少年，他们中有 25% 承认在过去 10 天中少注射 1 次或 1 次以上的胰岛素，主要的原因是忘记了[1184]。在这些忘记注射的青少年里，有 29% 没有按照事前协议测血糖，29% 在日志里写的血糖数据比实际测出来的低。这些忘记注射的青少年，他们的 A1C 都比较高。只要忘记注射，血糖就会开始产生波动，糖尿病就变得更难管理[821]。

意大利邀请 215 位 12~18 岁青少年参与匿名问卷，研究发现，有糖尿病的青少年从事冒险行为的可能性和没有糖尿病的同伴差不多[1015]。有糖尿病的男孩比起没有糖尿病的男孩更常使用避孕措施（87% 比 70%），而有糖尿病的女孩比起没有糖尿病的女孩却较少采用避孕措施（60% 比 79%）。有 47% 的糖尿病男孩每天吸烟，女孩则是 25%（健康的同伴的比例是 38% 和 55%）。只有 18% 的糖尿病男孩回答从来不曾喝醉，女孩则是 13%（和健康的同伴比例差不多）。39% 的糖尿病男孩试过大麻烟，女孩则有 41%（健康的同伴试过的比例为 39% 和 32%）。有一次或更多次冒险行为的糖尿病青少年，他们的 A1C 比较高，同时也有较多的管理问题，如故意不打针（34%）、虚报（或谎报）血糖值（69%）和不用餐或吃点心（41%）。

以上的数字显得非常高，想必也因不同的文化而有所差异。德国涵盖 27 561 人的大型研究发现，11~15 岁的糖尿病病人有 5% 吸烟，15~20 岁中有 28.4%[562]。挪威 1 658 人的研究中，12 岁以上的病人只有 3% 吸烟[769]。上述两项研究中，男孩吸烟的比例都超过女生。瑞典数据库调查在 2017 年统计出，13 岁糖尿病病人吸烟的比例是 0.4%，17 岁的比例升高到 5.7%，

朋友在青春期非常重要。如果不想和父母复诊，何妨带上你的同伴或者男 / 女朋友？

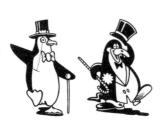
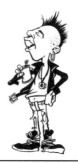

只要青少年能把自己的糖尿病管理好，其他的议题也能随着他们的增长独立拿出来讨论。

但低于 13 岁没有糖尿病青少年的 4%[20]。有吸烟习惯的病人，他们的 A1C 是 8.8%，高于没有吸烟病人的 7.5%。

"青春期是必须存在的好事。没有经历所有青春期该有阶段的青少年很可能成为他们父母失败的翻版。"

——Torsten Tuvemo，小儿科糖尿病医师

健康的手足

身为糖尿病孩童的手足有时可能会难以自处，他们时常看到生病的孩子有很多的"特权"，更别提父母给予更多的关心。此外，兄弟姐妹很难完全了解有糖尿病孩子的状况，即便他们不主动开口询问，父母应该要回答以下的问题：

——"是因为我的错，所以我的哥哥姊姊或弟弟妹妹才会得糖尿病吗？"

——"糖尿病会传染吗？我也会得吗？"

——"当父母很忙着照顾哥哥姊姊或弟弟妹妹的糖尿病，谁来照顾我呢？"

父母也要去倾听健康孩子的心声，要知道他们有时会觉得"当不生病的孩子真难"。父母很容易脱口而出说："你要心存感激你很健康！"或"难道你想要那样吗？"，其实父母只要说："我了解这对你有时会造成困扰。"附和没有糖尿病孩子的感觉就足以消弭不满。

如果健康的孩子抱怨头疼或肚子痛，就算父母觉得没有什么，也应该要重视。带孩子去看看他们自己的医师也会有所帮助，他们可以跟医师讨论压力和担忧，以及这些如何造成了头疼以及其他的身体症状。

父母可以给健康的孩子一些额外的关心，譬如两个人单独做一些事情。做什么不重要，重要的是能够单独和父母相处就很特别了。把握机会一起吃什么好吃的，然后把这件事当成秘密，不让其他的人知道。也和有糖尿病的孩子一起做一些秘密的事情，像是去特别的公园，或带大一点的孩子去看电影或展览。保守秘密的理由是不让孩子互相忌妒（不管有没有糖尿病）。

父母一天到晚说"不能吃这个或不能吃那个，否则会诱惑有糖尿病的孩子"之类的话，会让兄弟姐妹听起来不是滋味，很多家庭采用的方法是把特别的食物留在糖尿病孩子不在家的时候吃。当糖尿病孩子长大了，他也要开始习惯不能事事和其他的人一样，如同有其他疾病或问题的孩子（像是乳糜泻、过敏或容易胖的体质）也必须学会没有办法像同伴一样的进食。试着替糖尿病孩子找到其他想要的事情，避免他觉得在家受到不平等的待遇。我们的目的是随着年纪的增长，孩子应该学习抗拒诱惑，如此一来他们在学校或者独自外出的时候就能不受诱惑。

健康的手足举办生日派对的时候，父母要破例让小寿星决定吃些什么。糖尿病的孩子可以在那天多注射一些胰岛素来参加派对。

随着兄弟姐妹长大，通常他们之间的情谊也会更为茁壮。很多时候大一点的青少年会和兄弟姐妹发展出很好的关系，这会变成他们进入成年世界的跳板，并且自己扛起糖尿病的责任。假如父母正忙着离婚、出现其他的麻烦或父母保护过度造成困扰，影响到成长中的青少年无法负起责任和自我控制，手足的支持在这种情况下就非常有帮助。

澳大利亚的研究指出，相较一般孩童，11~17 岁的兄弟姐妹并未出现更多的行为或情绪问题[1067]。根据父母的说法，这些兄弟姐妹比同伴调试得更好，他们有较少的行为问题、过动举动以及同侪关系问题。但是年纪较小的手足会出现比较多的情绪和行为问题，显现他们缺少青少年面对问题的因应策略。然而，糖尿病的时间越长，手足的功能越好，这代表长期下来，绝大多数的家庭都能适应良好。

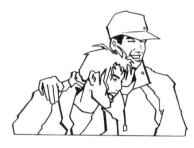

青少年整天都想和朋友在一起，别让糖尿病阻挡你。只要学会调整胰岛素的剂量和用餐时间，你就能过想要的生活。

离婚的家庭

越来越多的孩子没有和父母双方住在一起。在美国和英国，约 1/4 的孩童以及青少年只和亲生父母的一方同住。通常离婚的父母有沟通障碍，造成孩子变成两者间的传话筒。

孩子得了慢性疾病，父母双方更需要一起合作和互相信赖。如果双方已经离婚，最好从一发病就得到相同的信息。如果已经各自有新的伴侣，这些伴侣也需要了解这些信息。父母关系可能有些紧张，但是为了孩子要就事论事，一起尽力为孩子的糖尿病合作。

父亲的参与

瑞典研究不同的家庭因素如何影响糖尿病孩童以及他们对疾病的调适（高 / 低的 A1C 以及对疾病的心理调适）[994]，发现在调适不良的家庭中，父亲比较冲动和依赖，孩子也比较冲动。在调适比较好的家庭，父亲比较独立，也因此比较能够支持母亲和孩子来了解糖尿病。孩子，特别是男孩，比较容易认同父亲，也会被父亲激发，进而对自己的糖尿病负起更多的责任。孩子出生后，有拿育婴假在家照顾陪伴孩子的父亲，他们也比较主动参与孩子的糖尿病照护，"孩子小时候我就很投入，现在孩子生病，我当然更要好好照顾他"[139]。

很难从一个单独的研究归纳出一切，但是就我们看诊的经验来说，父母双方都投入孩子糖尿病的家庭，很明显所有的运作都比较好。两个人比一个人更容易处理问题，毕竟有人可以讨论，看不同的情况该如何处理。如果父亲不参与，只让母亲负起糖尿病照顾的全责，男孩子，特别是青少年，会容易发生问题。所以从诊断出糖尿病的一开始，最好父亲也可以多陪陪孩子，父母双方要主动参与糖尿病的管理。

这上面的建议也适用于离婚的家庭。父母双方还是要尽最大的努力来合作以及分担孩子的糖尿病照护。有时现实并不允许，单亲父母就只能一个人独自承担所有的责任。这对单亲的父母来说是额外的压力，他们可能会需要亲戚朋友更多的协助。不过我们观察到，绝大多数家庭都做得很好。

> "父母是无从选择的。"
> ——Henrik Pontoppidan

脱序糖尿病（brittle diabetes）

造成脱序糖尿病的因素很多，它被定义为很难控制的糖尿病，无论什么原因，生活已经不断地被高血糖或低血糖搞得混乱不堪[1105]。不管如何努力，血糖总是忽高忽低。每个年轻人的血糖都会高低起伏，但是"这么失控的糖尿病"或许有人为和生理因素（像胰岛素抗体、降低的胰岛素敏感度、青春期、延缓的胃排空、没有注射胰岛素、错误的注射技巧）以及心理因素如慢性压力（像离婚），这些都会造成过高或摇摆不定的血糖。

当一个人有脱序糖尿病，就算静脉注射的胰岛素敏感度是正常，但是胰岛素的需求量通常还是很高[615]。此外，就算他们体内的反向调控激素一切正常，还是可能产生酮体，这些病人经常发生酮症酸中毒[615]。

有些脱序糖尿病病人是为了不同的理由而故意操弄胰岛素的剂量，造成血糖很大的变动。这会展开令人费解的恶性循环，也很不容易打破。这些人在事后回想以前的行为，也难以相信自己真的做了这些事情。如果我们把这种行为看成是暂时的叛逆，用来反抗这难以生存的世界，整件事就一点也不奇怪了，很多成年人在年轻的时候也做过不甚光彩的事。

但是这种行为若是持续下去，血糖会变得非常不稳定，危险到造成反复的低血糖以及/或者酮症酸中毒。任何有这种情况的人都需要立即得到帮助，把事情解决。一开始最重要的是"把所有的牌都摊开放在桌上"，先诚实地把血糖数据记录在日志本里，定时注射胰岛素，如果忘记注射或没有注射也要记下来，否则糖尿病医疗团队根本无从得知你的身体是怎么了，可能会给予非常错误的建议。譬如血糖数据常常很高，却不告诉医师是因为没有注射，医师当然会建议把剂量调高。如果病人真的注射着比较高的剂量，接着就可能发生严重的低血糖。

你当然不需要在这个时候诚实说出你一直"忘记"注射，我们都不喜欢丢脸，重要的是重新开始。我们医疗团队只有一个小小的愿望：如果日后你愿意把当年的实情说出来（或许很多年以后），我们就比较能够发现蛛丝马迹，帮助像你一样的病人，打破恶性循环。

少数脱序糖尿病案例中，造成的原因是孩童或青少年受到身边大人的性侵犯，有时甚至是父亲[844]。要记住，如果真的发生这样的事情，责任绝不在孩子的身上。性侵犯是犯罪行为，永远是成年人的错误。这样的事情很难想象，更难以启齿。不过如果你读到这段看到了自己，你要向信赖的人坦白。只有如此才能停止这件事，这是唯一能重新开始的方法，让你有机会再度感到安全。

医院和诊所的全体医师以及护理师都必须遵守职业道德规范并保守秘密，这表示任何的谈话都不会被第三者得知。无论你住在哪里，所有的糖尿病医疗团队都有职业和法律的义务替病人保守秘密。另外的方法是和信赖的辅导员或老师谈谈。

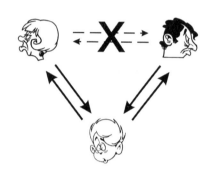

如果父母在离婚后，无法达成任何共识，孩子可能会成为父母间的传话筒。"告诉你爸爸……"或者"去问你妈……"，这会让孩子的角色很尴尬，造成孩子的困扰以及高的 A1C。

生活品质

糖尿病每天 24 小时影响病人，也对生活质量有很大的影响。一项涵盖 17 个国家、包括 2101 位 10~18 岁青少年的研究得到的结论是，低的 A1C 不但和较好的生活质量有所关联（青少年自己给的评价）[561]，同时家长也觉得糖尿病造成的负担比较少。来自单亲家庭和少数民族的青少年都有较高的 A1C 以及较低的生活质量，同样年龄层的女孩在糖尿病控制上比男孩遇到更多的困难。我们要给青少年的讯息是：认真努力控制糖尿病的青少年的生活质量比较好，而不会比较差。

第三十八章　针头恐惧症 38

不同年纪的人对注射与血糖测试的恐惧会以不同的形态出现，注射辅助器材（像 i–Port 或 Insuflon）或泵可以帮助很多孩子获得需要的胰岛素，只不过还是无法避免血糖测试。如果你"卡"在这些问题中，要赶快向心理师寻求协助，不要让你、孩子或其他家人的针头恐惧症变成永久性的问题。

局部麻醉软膏（EMLA® 或 ELA–Max®）能有效减轻疼痛，也能让验血、插入泵的针、i–Port 或 Insuflon 变得不是那么难以忍受。可以针对一些偶尔特例的胰岛素注射使用局部麻醉软膏，但实际上，不可能全部的胰岛素注射都涂抹局部麻醉软膏。指尖的皮肤太厚，所以这类软膏也无法发挥效用。

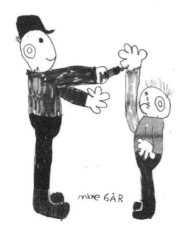

问孩子对注射有什么想法，他们时常回答无法理解为什么当大人帮孩子打针的时候，看起来那么开心。"他们很喜欢伤害我们吗？"大人的笑容本来是希望能安慰孩子，却反而造成孩子的错误解读。

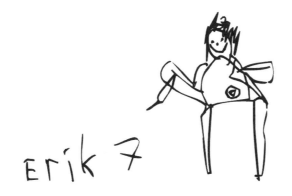

针头恐惧症：一般建议（改编自Marianne Helgesson）

（1）父母本身的态度非常重要，一定要坚信指尖采血和注射都是必要的，否则就无法把这个讯息传达给孩子。如果父母自己本身有针头恐惧症，那把针刺入孩子体内就是很难的任务。

（2）孩子需要清楚地知道会发生什么事以及为什么，很多孩子（就算大一点的）可能会把注射或测血糖看作是犯错的处罚。要很清楚地告诉孩子，注射是必要的，而不是因为谁做了什么坏事。要提醒孩子帮他注射的人不是坏人，那个人只是做该做的事。

（3）诚实面对疼痛。虽然我们都非常的希望不会痛，但是针的刺入的确会造成疼痛。

（4）告诉孩子反抗的界限在哪里，譬如说："想叫就叫出来，但是不可以把手抽走。"

（5）提供孩子实际的选择，让孩子比较不会觉得他是一名受害者。但千万不能告诉孩子可以把注射挪到下次，这是不行的；如果孩子觉得受到欺骗，事情接下来会更复杂。

（6）提议可以转移注意力的活动，像是挑选创可贴。

（7）劝导的时间要简短。对幼儿而言，最好的方法就是把他们固定住，采血和注射，然后安慰他们。注射过程的时间越久，孩子的受苦也越久。有需要就抱紧孩子，尽快完成注射。

（8）不要用笑容来鼓励孩子。孩子可能会以为你很开心。

（9）事后：安慰、鼓励以及和孩子谈谈。可以用画画或游戏的方式来处理这些困扰。孩子玩的时候要陪他，这样才能及时修正孩子的误解，帮助孩子接纳这个无法避免的经历。

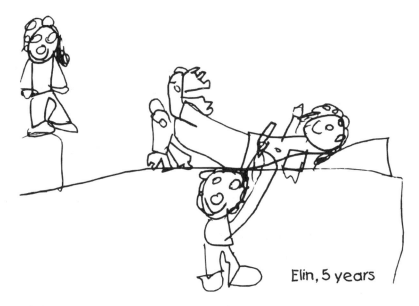

注射不一定是举步维艰。Elin 5 岁发病，她肚子插有皮下注射辅助器（Insuflon），所以不介意护理师替她注射，妈妈心里也不会难受。

第三十九章
有糖尿病也能活出自我

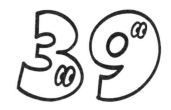

在绝大多数的职业场所都看得到有糖尿病的人，你可能知道你居住的城市或国家有哪些有名的糖尿病病人。这章介绍几位糖尿病成功人士，以及他们自己叙述如何克服糖尿病的困境。

尼克强纳斯（Nick Jonas）

歌手兼作曲家尼克强纳斯 12 岁的时候被诊断出 1 型糖尿病。出院的隔天，尼克不但开了场演唱会，还马上回到摄影棚，并且继续他的巡回演唱会[305]。最初他采用一天多针的治疗方案，每天测 12 次的血糖，后来改用泵。

在 2007 年的 3 月，也就是尼克发病后的一年半，他在 Carnival For a Cure 慈善活动上正式宣布他有糖尿病。其实他从一发病就想要告诉大众，只是还在等待比较适当的时机，直到他觉得能够做好糖尿病的管理工作。在宣布前，他不会在公共场所测试血糖，但是现在无论身在何处，他都大方地测血糖。

他知道糖尿病是生活里的一个巨大部分，我不能随便忘记它。理所当然的，我必须要持续地照顾和管理糖尿病。我很热切地希望和同年纪的年轻人分享，成为他们在这种不是太好情况下的一个正面指引。尼克四处巡回演唱，生活作息"疯狂混乱"，使得糖尿病的管理更加困难。

对新发病的糖尿病孩子，尼克想要告诉他们："刚开始，我担心糖尿病会阻止我继续演唱、出专辑，以及做每件青少年都爱做的事。我要让其他孩子知道，不一定那么困难。最重要的是，一定不要让糖尿病拖累你，就算有糖尿病，也能活得很棒！"

哲李文堡（Jay Leeuwenburg）

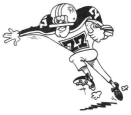

哲李文堡在 1992 年展开 NFL 职业美式足球生涯，于 1999 年 9 月和辛辛那提的孟加拉虎队签下 1 年的合约，担任进攻先锋[808]。在这之前，他在印第安纳波利当了 3 年的先发球员。哲在 12 岁时被诊断出糖尿病。

"我聆听身体，测很多次血糖，有比赛的日子我一天要测 20~30 次。比赛开始 2 小时前，每 15 分钟要测一次血糖，这样我才知道血糖的走向。我真的感到很幸运，我在 14 年的足球生涯中从来没有在球场上发生过任何紧急事故或被送去医院。但是我也非常努力。我总是把血糖仪放在球场旁，同时也准备好运动饮料，随时有需要就喝。"

"我要建议所有的糖尿病病人，这也是我自己的座右铭："你要控制糖尿病，不要让糖尿病控制你。"，很多人觉得"我不能做这个，我不要做那个，我不应该做这个。"但是只要管理好血糖，你可以做任何你想要的事，糖尿病不应该阻挡你做任何的事。"

布列特·可斯（Bret Michaels）

布列特麦可斯是美国乐团"毒药"（Poison）的主唱。他6岁得了糖尿病[786]。今天他说："我接受糖尿病。除此之外，我试着过一个平常的生活，越平常越好。这如同接受任何其他的事，先要知道规则是什么。当然有时会犯规，但是必须要先知道规则才能打破它们。"为了达到音乐的完美境界，布列特会练习好几小时，同时他对糖尿病的管理也是如此的努力。他每天要测6~10次的血糖，"因为我的工作时间非常的不规律，所以我随时需要知道我的血糖。"。

布雷特的外表震惊很多成年人。以下是他想要对刚得糖尿病青少年说的话：

"这很困难。你已经活了好一阵子，疾病却突然降临。我了解，你先坐下，看是要哭个够、打沙包出气、踢门、弄坏窗户，还是要把墙壁打个洞——只要能帮助你度过这一天。然后认可你有糖尿病，开始照顾自己。"

他建议年轻人过一个免于忧虑的生活：

"我遇到过一些充满畏缩的糖尿病年轻人。我想要告诉他们，害怕本身没有错，但你不能老过着充满恐惧的生活。你不能说：'救命，我有糖尿病，我什么也不会。'我希望孩子被教导面对生命有所准备，而不是感到害怕。"

"就像是：向前迈步，尽全力把握生命。无论去哪里或做什么，像派对，要好好照顾自己并有所准备。确定朋友知道你有糖尿病，告诉他们要学会辨认哪些症状以及如何帮助。一但你看起来脸色不好或行为不正常，他们就要帮忙。要记得你是值得的，朋友也珍惜你。如果你无法告诉他们，或他们不愿意帮忙，那这些人就不是你的朋友！"

"不管去哪里，我总是带着葡萄糖片。我也会确定如果发生低血糖，有人知道如何帮忙。"

"最后，我认为所有糖尿病青少年就是应该继续做和其他的青少年相同的事，溜滑板、骑摩托车、打棒球，以及任何其他喜欢的事情。"

米歇尔麦肯（Michelle McGann）

米歇尔麦肯连续11年在职业女子高尔夫赛中令球迷为之疯狂，她共赢过7次LPGA[308]。如同所有的13岁孩子，她并不了解1型糖尿病代表什么，以为自己再也无法打高尔夫球。米歇尔努力对抗忧虑，下定决心不让糖尿病成为她和高尔夫球热爱中的第三者。

她说："事实上我一回到球场，马上就知道糖尿病不会阻碍到我。"

但是糖尿病有时还是会对她的生活造成很大的影响。"当然我的生活也有高低起伏。有时候身体分泌很多肾上腺素，很难决定需要多少的胰岛素。当我感到疲惫，挥杆变得有气无力，虽然察觉状况不佳，但身为职业选手，只能持续前进。"

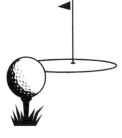

妮可强生（Nicole Johnson）

妮可强生19岁被诊断出糖尿病[217]。她无视旁人的警告，下定决心不让疾病妨碍她的梦想和目标。否认糖尿病是没有用的，她挑战自己去学会所有相关的知识，有效率地管理糖尿病。

妮可马上开始密集治疗，每天需要注射高达 5 次的胰岛素。这样辛苦多年后，曾经达到的控制却弃她而去，生命变成了血糖如云霄飞车。她决定改用胰岛素泵。她的感想是："我以为自由已经永远离我而去，泵让我重新获得它！""携带泵的第一天我好害怕，我哭着入睡。但是我不要小朋友担忧，因为一切将会好转[803]。不过泵也不是完美的，它不会解决所有的问题，还是要付出很多的努力以及承诺。"

妮可 1999 年赢得美国小姐的后冠，这对她而言并不是最终的目标。她希望这个荣耀所带来的知名度以及声望能帮助她达到更高目标，也就是替所有的糖尿病病人发言，提高大众对糖尿病、疾病的症状以及后果的理解。"我要代表所有糖尿病病人发声，特别是糖尿病孩童以及不辞辛劳照顾他们的父母和家人，我要告诉大众我们的需求。"

"我想带给年轻人希望和新观念，帮助他们展开生命的新历程。态度消极的糖尿病病人很容易就会被疾病打垮，我们不希望这样。请了解，无论当下的情况如何，你可以得到想要的。只要控制得好，你就可以实现梦想。你不需要完美，没有人是完美的，血糖也不会每天都完美，请不要感到沮丧，尽你最大的努力去做。"

全世界有很多其他出名的人士因为糖尿病而需要注射胰岛素，包括了运动员、电影明星、教授以及工商业的杰出人才。这些人都证明，只要一点点的勇气和动力，你也能成功地和糖尿病一起生活。

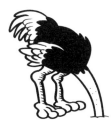

"如果你成为老师，学生会教导你。"
——Hammerstein and Rodgers

鸵鸟策略，也就是不理会糖尿病以及不负起管理的责任，是糖尿病病人所有行为中最危险的一种。糖尿病医疗团队可以提供知识、好点子以及建议，但是只有你能和它一起生活。

第四十章　后记

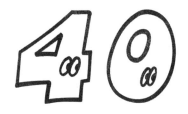

　　家庭生活会因为糖尿病的降临而变得困难。如果病人是孩童或青少年，依赖和独立的议题会被放大凸显。父母发现自己处于两难的情况下，该给予孩子多少的支持才不算过度保护他们呢？

　　只要一位家庭成员得了慢性疾病，所有的家人都面临额外的要求，造成冲突。当孩子生病了，父母会发现时间不但不够，更难以把时间公平分配给孩子、孩子的疾病、其他的孩子、自己以及伴侣。我们需要记住，所有的家庭都有它们的问题，特别是有青少年孩子的家庭。压力不是只来自糖尿病。很有帮助的思考方式是假设孩子没有糖尿病，你会如何处理这个情况呢？

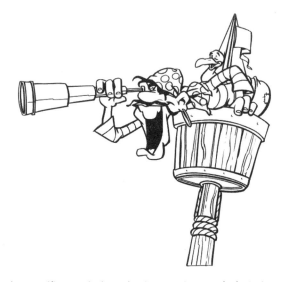

前方有陆地！很多人就算已经成年，却对糖尿病还保有青少年时期的态度。但是请把今天当成余生中的第一天，如果你的 A1C 过高，现在请下定决心为糖尿病做一些重大改变，这改变永远为时不晚。A1C 每减少一个百分比，就能降低未来并发症的风险。

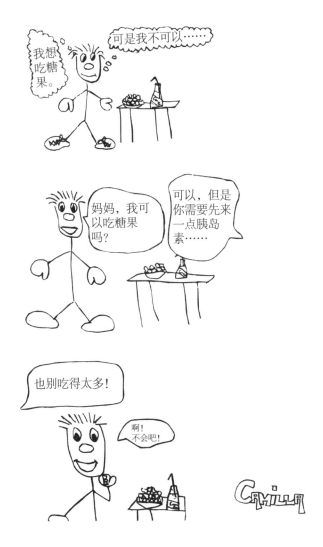

有糖尿病的人如果采用一天多针或胰岛素泵治疗会得到很多的自由，但也必须负担这些跟随自由而来的责任。不可以把这个自由和"什么都行，一切都可以"的想法混在一起。重点是次数，例外就是例外，如果每天都例外那就成为习惯。

此外还要记住，就长期来说，今天或者明天的血糖并不算数，重要是未来数年，甚至数十年的平均血糖。父母（或糖尿病青少年或成年人）需要例外才有学习的机会，也才能习惯这些未来需要继续遵守的规则。

上图的作者 Camilla 已经长大成人，她使用胰岛素泵，也把自己的糖尿病照顾得很好。她还是青少年的时候，父母对她选择的破例给予很多的支持，但也非常清楚告诉她界限在那里，她可以允许多少例外。我认为这就是展开漫长和管理良好糖尿病生涯的出发点。Camilla 把这些年来从糖尿病生活中得到的观察以及好点子都告诉了我，谢谢你。

专有名词

< 小于
> 大于
≥ 大于或等于
≤ 小于或等于
[28] 小小高起的数字代表参考的文献。

名词
A1C 糖化血红蛋白
经由验血测出有多少的葡萄糖附着在红细胞上，结果能反映过去 2~3 个月血糖的平均水平，也称作 HbA1C。

ACE inhibitors 血管收缩素转化酶抑制剂
这种药物能抑制肾脏里会让血压升高的酶。

Acesulfam K 醋磺内酯钾
一种几乎没有热量的甜味剂。

Acetone 丙酮
血液中过量的酮体会产生丙酮。酮体过量时，能从呼气中闻到丙酮的味道。

Acidosis 酸中毒
血液的酸碱值变得比较酸性。

Adrenal glands 肾上腺
位于肾脏上方的小器官，负责分泌不同激素，像是肾上腺素和皮质醇。

Adrenaline 肾上腺素
肾上腺分泌的压力激素，能提升血糖。

Adrenergic symptoms 肾上腺素症状
低血糖时，肾上腺素引起的身体症状。

Albuminuria 白蛋白尿症
尿液已经检测出大量的白蛋白，数量多于微蛋白尿症中少量的白蛋白。这表示肾脏已经受到永久的伤害了。

Aldose reductase inhibitors 醛糖还原酶抑制剂
能够缓解糖尿病造成的神经病变。

Alpha cells 阿尔发细胞
位于胰脏兰氏小岛的细胞，负责生产升糖素。

Amino acid 氨基酸
架构蛋白质的积块。

Amnesia 失忆症
丧失记忆。

Amylase 淀粉酶
一种在唾液和胰脏生产的酶。淀粉酶能分解食物里的淀粉。

Anesthetic cream 局部麻醉药膏
能让皮肤麻木的药膏（EMLA® 和 ELA-Max®），用来减轻插泵针或内插式软针所造成的疼痛。

Analog insulin 类胰岛素
按照人体分泌胰岛素所制造的胰岛素，但是有稍微不同的化学结构，借此来加快或者延长胰岛素的功效。

Anorexia 厌食症
没有食欲，全名是 anorexia nerviosa，病人不愿意进食的饮食障碍症。

Antibiotics 抗生素
能杀死细菌的药物。盘尼西林就是一种抗生素。

Antibody 抗体
身体免疫防卫系统制造出的成分，能消灭病毒和细菌。

Arteriosclerosis 动脉硬化症
血管变硬、变窄最后形成堵塞。

Aspartame 阿斯巴甜
热量非常低的甜味剂。

Autoimmune 自体免疫
有时候身体的免疫防卫系统出了问题，变成攻击自身体内的细胞。这被称为自体免疫回应或者自体免疫疾病。

Autonomic nervous system 自主神经系统
这是神经系统里"独立"的一部分，它的运作是不需要思考或刻意下达命令，就像呼吸或肠胃的蠕动。

Basal insulin 基础胰岛素
身体在不进食以及夜间所需要的低量胰岛素。这种胰岛素需求是以中效或长效胰岛素来满足，或者由泵提供。

Basal rate 基础率
泵用户白天和夜里所需要的基础胰岛素是经由泵每小时输注一个微量的基础剂量来得到满足。

Beta cells β细胞
位于胰脏兰氏小岛的细胞，负责生产胰岛素。

Blood glucose level 血糖浓度
血液里葡萄糖的含量。测量单位有 mmol/L 或 mg/dL。检测分为血浆血糖或者全血血糖。早期的家用血糖仪显示的数据是全血血糖。今天大多数的家用血糖仪都显示血浆血糖值。除非特别指出，否则本书中的所有数据都是采用血浆血糖值。

Brittle diabetes 脱序糖尿病
血糖非常不稳定的糖尿病（快速徘徊于高低之间），妨碍到病人过正常的生活。

Bulimia 暴食症
饮食障碍症的一种。病人会在大量进食后想办法用催吐或服用泻药，把食物排出体外。

Capillary blood 微血管
微血管是动脉和静脉间非常细小的血管，负责把氧气输送到组织。指头采的血就是来自微血管。

Carbohydrate 碳水化合物
所有糖类的基本成分，像蔗糖、甜菜糖、葡萄糖、糖浆、淀粉、纤维质。

Cataract 白内障
眼睛的晶体模糊。

Celiac disease 乳糜泻
对小麦、燕麦、裸麦和大麦中麸质过敏的疾病。

Cellulose 纤维质
存在于植物中的长链葡萄糖分子，无法在肠道中被分解。

Chylomicrones 乳糜粒
血液中小粒的脂肪，会被送往淋巴系统。

Cognitive 认知
和心智有关，譬如思考、记忆、学习等。

Coma 昏迷
丧失知觉。糖尿病病人的血糖过低（胰岛素昏迷）或过高（糖尿病昏迷）都可能会造成昏迷。

Cortisol 皮质醇
肾上腺分泌的压力激素。

Counter-regulation 反向调控
身体对低血糖的防卫。借由反向调控激素的分泌（升糖素、肾上腺素、生长激素以及皮质醇）就能把过低的血糖拉高。

C-peptide C-胜肽
连接胜肽，一种β细胞在生产胰岛素时一起生产的蛋白质。测试C-胜肽就能预估体内尚存的胰岛素生产量。

CSII 持续皮下胰岛素输注
使用胰岛素泵治疗的持续皮下胰岛素输注。

Cyclamate 甜精
没有热量的甜味剂。

Cyclosporin 环孢菌素
在糖尿病刚发病时用来阻断自体免疫过程的细胞毒素。

Cytotoxic drugs 细胞毒素药
影响细胞分裂能力的药物。一般用于癌症的治疗。

Dawn phenomenon 黎明现象
夜间增加的生长激素分泌造成清晨血糖的上升。

Depot effect 贮藏效应
注射的胰岛素部分被贮藏在脂肪组织中（胰岛素的"备用库存"）。胰岛素的功效越长，贮藏室也越大。

Dextrose 右旋糖
纯葡萄糖。

Diabetes ketones 糖尿病酮体
当细胞因为缺乏胰岛素而饥饿，身体产生酮体。血糖很高。请参考酮体。

Diabetic coma 糖尿病昏迷
严重的酮症酸中毒造成的知觉丧失。

Dialysis 人工透析
当肾脏已经无法良好运作，血液中有毒的物质就只能经由人工方式排出体外，这个过程叫作人工透析。请参考尿毒症。

DNA 脱氧核糖核酸
染色体里的遗传基因密码就是由脱氧核糖核酸所组成的。

Double-blind study 双盲研究
这种类型的研究采用的方法是让参与者和调查者谁也不知道谁是采用何种药物或何种治疗方式。

EEG 脑波
测量脑中非常微弱电波的检查。

Enzyme 酶
切断化学连接的蛋白质化合物。

Fasting glucose 空腹血糖
早上还没有吃早餐前做的血浆血糖测试。没有糖尿病的人的空腹血糖值一般不高于 5.6mmol/L。

Fat pad 脂肪块
请参考 lipohypertrophy.

Fatty acids 脂肪酸
体内的脂肪分解后所产生的物质。

Fluorescein angiography 荧光摄影术
一种特别的 X 线技术，能看到眼底的视网膜血管。

Fructosamine 果糖胺
测量血液中有多少葡萄糖附着到蛋白质上（主要白蛋白）。测试值反映过去 2~3 周的平均血糖。

Fructose 果糖
水果的糖。

Galactose 半乳糖
糖分子。乳糖的成分有半乳糖和葡萄糖。

Gastroparesis 胃轻瘫
糖尿病并发症（神经病变）造成的胃排空缓慢。

Gestational diabetes 妊娠糖尿病
怀孕期间才发现的糖尿病。症状一般会在分娩后消失，但这些妇女日后得 2 型糖尿病的风险会增加。

Glucagon 升糖素
胰脏兰氏小岛的 α 细胞生产的激素，能提升血糖。

Gluconeogenesis 葡萄糖新生
肝脏里的糖（葡萄糖）生产。

Glucose 葡萄糖
简单碳水化合物、右旋糖、葡萄糖以及玉米糖。

Glucose tolerance test 葡萄糖耐力测验
诊断初期糖尿病的测验。在口服或静脉注射某数量的葡萄糖后，看血糖升高多少。

Gluten 麸质
让面团黏起来的物质，存在于小麦、燕麦、裸麦和大麦中。

Glycemic index 升糖 GI 指数
一种看碳水化合物以及食物会对血糖产生什么影响来进行分类的方法，简称 GI 值。

Glycogen 肝糖
葡萄糖是以肝糖的形态储存在肝脏和肌肉里。肝糖的葡萄糖分子是长链连接在一起。

Glycogenolysis 肝糖分解
储存在肝脏和肌肉里的肝糖被分解的过程。

Glycosylated hemoglobin
请参看 A1C。

Goiter 甲状腺肿
变大的甲状腺。

Grape sugar 葡萄糖

Growth hormone 生长激素
脑下腺分泌的激素，最重要的功能是刺激生长。会让血糖升高。

HbA1
旧的 A1C 测试方法。比现今的 A1C 高出约 2%。

HbA1C
请参看 A1C。

HLA antigens 人类白细胞抗原
6 号染色体的基因标记，对器官移植以及遗传疾病的研究很重要。

Honeymoon phase 蜜月期
请参考缓解期。

Hormone 激素
身体的腺体所分泌的蛋白质合成物，经由血液循环到达它的目标器官或组织。激素如同"钥匙"能让身体的细胞进行不同的功能。

Hyperglycemia 高血糖
高的血糖。

Hyperinsulinism 高胰岛素
血液里的胰岛素很多。

Hyperthyroidism 甲状腺高能症
血液中有过多的甲状腺激素。甲状腺也变大（毒性甲状腺肿）。

Hypoglycemia 低血糖
血糖过低，一般定义是低于 3.5mmol/L 的血糖值。

Hypophysis
请参考脑下腺。

Hypothyroidism 甲状腺低能症
血液中的甲状腺激素太少。通常甲状腺也会变大（甲状腺肿大）。

ICA
胰岛细胞的抗体，专门对抗兰氏小岛的抗体。这表示免疫防卫系统攻击胰岛细胞。

IDDM
胰岛素依赖型糖尿病，1 型糖尿病的旧称。

Immune defense 自体免疫
身体对抗外来物质像细菌和病毒的防卫系统。

Implantable insulin pump 植入式胰岛素泵
植入皮下组织的胰岛素泵。胰岛素经由一条细管子输注入腹腔（腹膜内输送）。

Incidence 发病率
特定疾病每年被诊断出的新案例。

Incubation time 潜伏期
被传染疾病感染后到临床出现第一个症状的时间。

Indwelling catheter 内插式软针
能减少胰岛素注射疼痛的辅助器，如 Insuflon 和 i-Port。这是一个可以插在皮下组织的特氟龙软针，需要胰岛素时，针头插穿辅助器的硅薄膜来进行注射。

Insulin 胰岛素
胰脏 β 细胞生产的激素。胰岛素可以通过打开细胞的门，让血糖降低。

Insulin analogs 类胰岛素
新种类的胰岛素。更改胰岛素分子的结构，使得功效变快（NovoRapid、Humalog 以及 Apidra）或较慢（Lantus 和 Levemir）

Insulin antibodies 胰岛素抗体
血液中的抗体会附着在胰岛素上。被附着到的胰岛素就无法发挥功效，但稍晚当胰岛素的浓度较低时，胰岛素会被抗体释放（像夜间）。

Insulin coma 胰岛素昏迷
严重低血糖造成的知觉丧失。

Insulin depot 胰岛素贮藏
请参考贮藏效应。

Insulin pump 胰岛素泵
泵在白天和黑夜持续地经由一条细细的管子输注胰岛素进入皮下组织。只要按一个按钮就能给予用餐剂量。

Insulin receptor 胰岛素受体
细胞表面的结构能让胰岛素附着后，激活打开细胞膜让葡萄糖进入的讯号。

Insulin resistance 胰岛素抵抗
降低的胰岛素敏感度。需要比平时更高的胰岛素剂量才能达到同样降血糖的功效。

Intermediate-acting insulin 中效胰岛素
胰岛素的功效能持续 8~12 小时，约等同一般的夜间长度。

Intracutaneous injection 皮间的注射
非常表浅的皮肤注射，通常会留下一个小包（泡泡），可能会痛。

Intramuscular injection 肌肉间的注射
注射到肌肉。

Intraperitoneal delivery of insulin 胰岛素的腹膜内输送
胰岛素直接输送入腹腔（腹膜内），在那里被吸收入血液，先送往肝脏。

Intravenous injection 静脉注射
直接注射到静脉里。

Islets of Langerhans 兰氏小岛
位于胰脏的小岛，含有生产胰岛素（β细胞）以及升糖素（α细胞）的细胞。

Isophane insulin
等同 NPH 胰岛素。

Jet injector 喷射式注射器
没有针头的注射。它运用高压让胰岛素形成一条细的喷射流穿透皮肤。

Jet-lag 时差
长途飞行后，当天变长或变短所感到的疲倦。

Juvenile diabetes 幼年糖尿病
孩童和青少年时期的糖尿病。

Ketoacidosis 酮症酸中毒
因为缺乏胰岛素，所以身体产生很多的酮体，造成血液变酸的状态。可能会发展成糖尿病昏迷。

Ketones 酮体
因为身体缺乏葡萄糖，所以细胞很饥饿，身体会把脂肪分解成脂肪酸，脂肪酸在肝脏被转变成酮体。缺乏胰岛素也会发生同样的过程（高血糖，"糖尿病酮体"）或缺乏食物（低血糖，"饥荒酮体"）。

Ketosis
血液中的酮体增加。

kg 千克

Lactose 乳糖
牛奶的糖。

LADA
成年迟类型的体免疫糖尿病（latent autoimmune diabetes in the adult），35 岁后出现 1 型糖尿病，症状比较不那么的戏剧化。

Langerhans 兰格罕氏
1869 年发现兰氏小岛的科学家。

Latency phase 潜伏期
心理学用来形容青春期前几年的名词。

Lente insulin 胰岛素 Lente
胰岛素经由添加锌来达到中效胰岛素或长效胰岛素的功效。

Lipoatrophy 脂质萎缩
皮下组织的洞，可能是免疫系统对胰岛素的反应。

Lipohypertrophy 脂质肥大
多次注射在同一个部位会让组织长出脂肪块。

Long-acting insulin 长效胰岛素
胰岛素的功效很长，长达 24 小时。

Macroangiopathy 大血管病变
糖尿病造成的大血管并发症（动脉硬化、心脏疾病）。

Meta-analysis 综合分析
合并数个研究的分析，经由包含更大数量的研究对象来获得较全面的统计计算。

Microalbuminuria 微量白蛋白尿症
尿中有少量的蛋白质，是多年高血糖造成肾脏伤害（肾脏病变）的初步症状。改善血糖控制就能减轻它。

Microaneurysm 微小动脉瘤
视网膜微血管长出的小突起。多年高血糖造成眼睛伤害的初步症状。改善血糖控制就能减少微小动脉瘤。

Microangiopathy 小血管病变
糖尿病造成的小血管并发症（眼睛、肾脏和神经）。

MODY
年轻人的成熟发病型糖尿病（maturity-onset diabetes of the young）。这是一种遗传型的特殊糖尿病。

Multiple injection treatment 一天多针的治疗
每餐注射短效或速效胰岛素，外加中效或长效胰岛素来满足夜间的需求。使用速效当作餐前胰岛素的人在白天也需要基础胰岛素。

Nasal insulin 喷鼻式胰岛素
胰岛素采用气溶喷雾器的方式经由鼻孔给予。

Necrobiosis lipoidica diabeticorum 糖尿病脂性渐进坏死
糖尿病病人会得的皮肤病变。

Nephropathy 肾脏病变
多年高血糖造成的肾脏伤害。

Neuroglycopenic symptoms 中枢神经葡萄糖缺乏症状
低血糖造成脑部功能障碍的症状。

Neuropathy 神经病变
多年高血糖造成的神经伤害。

Nicotinamide 烟碱酰胺
B 族的合成物，一些小研究显示能够降低得糖尿病的风险，但是在大型的研究却没有出现任何的效果。

NIDDM
非胰岛素依赖型糖尿病，2 型糖尿病的旧称。

NPH（Neutral Protamine Hagedorn）insulin 中效胰岛素 NPH
胰岛素经由添加蛋白质（鱼精蛋白）达到中效的功效。

Pancreas 胰脏
位于腹腔的器官，负责生产消化酶（释放入小肠）以及各种的激素（直接释放入血液）。

Pituitary gland 脑下腺
位于脑部的分泌腺，生产体内很多重要的激素。

Plasma glucose 血浆血糖
一种测量血液葡萄糖含量的方式。血浆是把血液中血细胞抽走后的液体。血浆血糖高于全血血糖 11%~15%。检查你的血糖仪显示的血糖数据是哪种。这本书所有的血糖数据都是使用血浆血糖值。

Premeal injection 餐前的注射
进餐前注射的短效或速效胰岛素。

Prevalence 盛行率
一段时间中一种疾病所有现存案例的总数量。

Prospective study 前瞻性研究
这种类型的研究目的是调查，如果使用某种特定的治疗会在目前以及未来会发生什么，是探讨新型治疗效用的最佳研究方法。

Protamine 鱼精蛋白
来自鲑鱼的蛋白质，添加入胰岛素后就能延长功效时间。NPH 胰岛素就是这个原理。

Proteinuria 蛋白尿症
多年的高血糖造成肾脏永久的伤害（肾脏病变），尿中会出现蛋白质。

Pylorus 幽门
胃下方通往小肠的括约肌（开口）。

Randomize 随机
用来证明药物治疗效果的科学研究方法。参与者被随机分配到两种疗法中的一组，类似彩票。

Rapid-acting insulin 速效胰岛素
新型类胰岛素（NovoRapid、Humalog 以及 Apidra）比一般短效胰岛素的作用起始快得多。有些国家把它称为超快效（ultra-rapid）胰岛素，有些国家称为直效（direct-acting）胰岛素。

Rebound phenomenon 反弹现象
血糖可能在低血糖后升高。这是因为反向调控激素的分泌（请参考反向调控），以及低血糖病人感觉很饿，而过量进食。

Receptor 受体
细胞表面能接受激素的特殊结构。激素（"钥匙"）必须和受体相吻合才能开启它对细胞的媒介功能。

Regression 退化
心理学名词用来形容一个人暂时后退到前一个心理发展期。原本独立的青少年时常在住院后表现得比较依赖，行为举止也比实际年龄小了好几岁。

Regular insulin 一般胰岛素
也称为可溶性或短效胰岛素。这就是人体胰脏所生产的胰岛素。

Remission phase 缓解期
也叫作蜜月期。发病几个月后体内胰脏尚存的胰岛素产量增加，病人对外来胰岛素的需求会减少。

Renal threshold 肾脏的葡萄糖阈值
如果血糖高于这个数值，验尿就会发现尿液中有葡萄糖。

Retinopathy 视网膜病变
多年高血糖造成的眼睛伤害。

Retrospective study 回顾研究
回顾某种当时的治疗对病人造成了什么后果的研究。可以和前瞻性研究相比较。

Saccharin 糖精
没有热量的甜味剂。

Sensor 传感器
持续血糖监测的仪器。

Short-acting insulin 短效胰岛素
没有任何添加物的可溶性胰岛素。

Somogyi phenomenon Somogyi 现象
在夜间发生的特殊反弹现象，造成清早的高血糖。

Sorbitol 山梨醇
糖醇类，有热量的甜味剂。

Starch 淀粉
复合碳水化合物，例如马铃薯、玉米、米以及麦。

Starvation ketones 饥饿酮体
因为没有吃到足够碳水化合物的食物，所以低血糖让细胞饥饿，身体进而产生酮体。

Subcutaneous 皮下
皮肤底下的脂肪组织。

Sucrose 蔗糖
甘蔗或甜菜榨取的糖、红砂糖、一般精致糖、糖粉、甘蔗糖。

Transplantation 移植
以外科手术把他人的器官放入体内。

T-cells T 细胞
T 细胞是一种白细胞中的淋巴细胞，主要负责非抗体的免疫防卫回应。

Type 1 diabetes 1 型糖尿病
之前叫作胰岛素依赖型糖尿病（IDDM）。这是一种一发病就必须用胰岛素治疗的糖尿病。由于胰脏无法生产胰岛素所造成的。

Type 2 diabetes 2 型糖尿病
之前叫作非胰岛素依赖型糖尿病（NIDDM）。这种糖尿病刚开始可以采用饮食改变和口服药的治疗方法。身体对胰脏生产的胰岛素增加抵抗所造成。

U 单位
这是国际胰岛素单位的简写。也是旧型长效 Ultralente 在 Humulin U 的简写。

Unawareness of hypoglycemia 无自觉的低血糖
降低的血糖没有产生任何的警示症状就发生低血糖了。

Uremia 尿毒症
身体无法排出体内的废物造成的尿中毒。肾脏病变最后阶段。

Venous blood test 静脉验血
从微血管（静脉）抽血的测验。

参考文献

请扫码关注"辽科社医学图书中心"公众号，查阅参考文献。